Anstaltspsychiatrie in der DDR

Schriftenreihe zur Medizin-Geschichte des Landes Brandenburg, Bd. 9

Herausgegeben vom Landesamt für Soziales und Versorgung für die
Landeskliniken Brandenburg/Havel, Eberswalde, Lübben und Teupitz
sowie für die Ruppiner Kliniken GmbH

Wolfgang Rose

Anstaltspsychiatrie in der DDR

Die brandenburgischen Kliniken zwischen 1945 und 1990

Mit einem Beitrag von Annette Weinke

be.bra wissenschaft verlag

Bibliografische Information der Deutschen Bibliothek
Die Deutsche Bibliothek verzeichnet diese Publikation in der Deutschen Nationalbibliografie; detaillierte bibliografische Daten sind im Internet über http://dnb.ddb.de abrufbar.

KulturBrauerei Haus S
Schönhauser Allee 37, 10453 Berlin
post@bebraverlag.de
Redaktion der Reihe: Dr. Kristina Hübener
Satz: Michael Haas, Berlin
Schrift: Walbaum 9,5 pt, DIN Mittelschrift
Druck und Bindung: Hubert & Co., Göttingen

ISBN 3-937233-15-6
ISSN 1611-8456

www.bebraverlag.de

Inhalt

Einleitung

Das Thema „Psychiatrie“ gewann kurz nach der politischen Wende in der DDR vorübergehend ein großes öffentliches Interesse durch die Vermutung, das Fach wäre besonders stark in das politische Herrschaftssystem der SED-Diktatur eingebunden gewesen und zur Ausschaltung von Regimegegnern missbraucht worden. Untersuchungskommissionen in den neuen Ländern der Bundesrepublik beschäftigten sich mit diesem Verdacht und konzentrierten sich dabei auf die Rolle des Staatssicherheitsdienstes in der Psychiatrie. Nachdem im Ergebnis dieser ersten Untersuchungen ein massiver politischer Missbrauch der Psychiatrie nicht nachweisbar war, verschwand das Thema wieder sehr schnell von der Bildfläche.[1] In den Einzelfällen, wo Psychiater oder Pflegekräfte eng mit der Staatssicherheit zusammengearbeitet hatten, wurden arbeitsrechtliche Konsequenzen gezogen und die entsprechenden Personen aus dem öffentlichen Gesundheitswesen entfernt. Damit schien eine weitere Auseinandersetzung mit der Frage nach der Funktion der Psychiatrie im Zentralverwaltungsstaat DDR und seinen Vorläufern in der Sowjetischen Besatzungszone (SBZ) nicht mehr notwendig zu sein.

Im vorliegenden Buch wird diese Frage erneut aufgegriffen, der Schwerpunkt liegt jedoch auf dem „psychiatrischem Alltag“ im Spannungsfeld zwischen allgemeiner sozialpolitischer Aufgabenstellung und konkreten örtlichen Bedingungen unter denen die Anstaltspsychiatrie existierte.

Die Konzentration auf die fünf staatlichen psychiatrisch-neurologischen Krankenhäuser, die im Jahr 1990 im Zuständigkeitsbereich des wiederhergestellten Landes Brandenburg existierten, bietet sich zum einen wegen ihrer gemeinsamen Vergangenheit als Einrichtungen des Brandenburgischen Provinzialverbandes vor 1945 an. Darüber hinaus waren vier von ihnen noch bis 1952 als psychiatrische Krankenhäuser in Landesbesitz. Doch selbst lange nach der Auflösung des Landes Brandenburg gab es noch enge Beziehungen bzw. Versuche, engere Beziehungen zwischen ihnen zu organisieren, obwohl ihre administrative Unterstellung keinen Rahmen mehr dafür bot. Der Kreis schließt sich nach 1990 indem zunächst alle fünf, heute noch vier Krankenhäuser der Landesverwaltung in Form des Landesamtes für Soziales und Versorgung unterstellt wurden und damit erneut als besondere Gruppe innerhalb der verschiedenen psychiatrischen Institutionen in Erscheinung traten.

1 Vgl. Sonja Süß, Politisch mißbraucht? Psychiatrie und Staatssicherheit in der DDR, Berlin (=Wissenschaftliche Reihe des Bundesbeauftragten für die Unterlagen des Staatssicherheitsdienstes der Ehemaligen Deutschen Demokratischen Republik, Bd. 14), Berlin 1998.

In der Darstellung soll der Versuch unternommen werden, zu zeigen, wie die Einrichtungen in Brandenburg-Görden, Eberswalde, Lübben, Neuruppin und Teupitz wurden, was sie am Ende des „real existierenden Sozialismus“ waren. In der Zeit nach dem Zweiten Weltkrieg hatten sie sich unter Bedingungen entwickelt, die sich zunehmend von denen im anderen Teil Deutschlands unterschieden. Die Darstellung dieses Weges soll einerseits das Verständnis dafür fördern, dass nach der Herstellung der staatlichen Einheit die Integration der fünf Kliniken in das völlig anders organisierte bundesrepublikanische Gesundheitswesen nicht ohne Probleme und Schwierigkeiten ablaufen konnte. Andererseits soll aber auch deutlich gemacht werden, dass die Zeit davor nicht „geschichtslos“ war, dass Menschen durch ihr Handeln wesentlich den Charakter dieser Einrichtungen prägten und dass die Ergebnisse ihres Handelns eine solide Ausgangsbasis für Neues waren.

Die vorliegende Arbeit folgt in erster Linie der Fragestellung, welche Folgen gesundheits- und allgemeinpolitische Entwicklungen auf die Institutionen der Anstaltspsychiatrie im Bereich des heutigen Landes Brandenburg hatten und wie ihre Vertreter im Gefüge des staatlichen Gesundheitswesens agierten. Es soll damit auch ein Beitrag geleistet werden zur Auseinandersetzung über den Charakter des Verhältnisses zwischen „Zentralverwaltungsstaat“ und Gesellschaft in der DDR. Die, vorrangig verwaltungsgeschichtliche Herangehensweise, wird ergänzt durch Einblicke in die soziale Situation der Patienten und des Personals in konkreten Zeitabschnitten. Fachliche Aspekte der Psychiatrie – wie beispielsweise verschiedene Therapieformen – werden nur insoweit behandelt, als sie für das Untersuchungsziel von Bedeutung sind.

Der Beitrag von Annette Weinke beschäftigt sich mit dem Problem, wie sich der selbst postulierte antifaschistische Anspruch der DDR – faktisch ihre Gründungslegitimation – im Umgang mit jenen Ärzten realisierte, die in der Zeit der nationalsozialistischen Diktatur in die Verbrechen gegen Psychiatriepatienten verstrickt waren. Darüber hinaus beleuchtet sie aber auch heutige Geschichtspolitik, indem sie fragt, ob und wie sich nach dem Ende der DDR die Bewertung der genannten Personen geändert hat.

Verwaltungsakten als hauptsächliche Quellen der Untersuchung finden sich – abhängig vom jeweils betrachteten Zeitraum und von der einzelnen psychiatrischen Einrichtung – im Brandenburgischen Landeshauptarchiv (BLHA), im Bundesarchiv Berlin (BAB), in verschiedenen Kreisarchiven des Landes Brandenburg und in den Archiven der heutigen Landeskliniken sowie der Neuruppiner Kliniken GmbH. Im Bundesarchiv konnte auf Akten aus dem Bestand DQ 1 Ministerium für Gesundheitswesen der DDR zurückgegriffen werden, die erst unmittelbar vor dem Recherchebeginn für dieses Buch öffentlich zugänglich gemacht wurden und demzufolge wahrscheinlich erstmals für eine Publikation zur Verfügung standen. Unter den Klinikarchiven sind vor allem die Bestände des Archivs der Landesklinik Brandenburg-Görden hervorzuheben. Dies resultierent aus der besonderen Stellung, die die Einrichtung ab Mitte der 50er Jahre sowohl im Bezirk Potsdam als auch DDR-weit einnahm.

In der Fachliteratur ist der hier behandelte Gegenstand noch weitgehend unbearbeitet. Ausnahmen sind die Untersuchungen von Luise Köhler und Sabine Hanrath. Köhler beschäftigt sich in ihrer in Leipzig 1986 erschienene Dissertation mit der Geschichte der brandenburgischen Landesanstalten vom

Ende des Zweiten Weltkrieges bis zur Auflösung des Landes Brandenburg.[2] Hanraths Arbeit, 2002 in Paderborn erschienen, stellt in einer vergleichenden Perspektive zur westdeutschen Psychiatrieanstalt Gütersloh Aspekte der Entwicklung des Gördener Krankenhauses zwischen 1945 und 1964 dar.[3] Darüber hinaus existieren summarische Abhandlungen über die heutigen brandenburgischen Landeskliniken und die Ruppiner Kliniken GmbH während der SBZ-/DDR-Zeit in diversen Veröffentlichungen.[4]

Abschließend sei allen gedankt, ohne deren Unterstützung das vorliegende Buch nicht entstanden wäre. Stellvertretend seien genannt Frau Haker vom Bundesarchiv Berlin, Frau Büring vom Landeshauptarchiv, Frau Kunisch vom Archiv der Landesklinik Brandenburg sowie Dr. Beatrice Falk und Dr. Friedrich Hauer von KLIO – Gesellschaft für historische Recherche.

Mein besonderer Dank gilt Dr. Kristina Hübener vom Historischen Institut der Universität Potsdam, die als Projektleiterin die Publikation anregte und die Drucklegung in der von ihr betreuten Reihe zur Medizin-Geschichte des Landes Brandenburg ermöglichte und durch ihre jederzeit gewährte Hilfe wesentlich zur Entstehung des Buches beigetragen hat.

2 Vgl. Luise Köhler, Entwicklungsprobleme im Fachgebiet Neurologie/Psychiatrie im Land Brandenburg in der Zeit vom Mai 1945 bis 1952, Diss., Leipzig 1986.

3 Vgl. Sabine Hanrath, Zwischen „Euthanasie" und Psychiatriereform, Anstaltspsychiatrie in Westfalen und Brandenburg: Ein deutsch-deutscher Vergleich (1945–1964)(= Forschungen zur Regionalgeschichte, Bd. 41), Paderborn u.a. 2002

4 Vgl. Landesamt für Soziales und Versorgung (LASV) für die Landeskliniken Brandenburg/Havel, Eberswalde, Lübben und Teupitz (Hrsg.), Brandenburgs Landeskliniken in staatlicher Hand. Geschichte – Gegenwart – Zukunftsperspektiven (= Schriftenreihe zur Medizin-Geschichte des Landes Brandenburg, Bd. 1), Potsdam 2001; Landesklinik Brandenburg (Hrsg.), Draußen auf dem Görden. Eine Zeitreise durch die Geschichte der Landesklinik Brandenburg in Wort und Bild, Berlin 2002; Landesklinik Eberswalde (Hrsg.), Gropius in Eberswalde. Der Martin-Gropius-Bau der Landesklinik Eberswalde, Berlin 2002; Landesklinik Lübben (Hrsg.), Offen für Veränderung. Von der Korrigendenanstalt zur modernen Fachklinik, 125 Jahre Psychiatrieentwicklung in Lübben, Berlin 2001; Ruppiner Kliniken GmbH (Hrsg.), Und über allem wacht der Rote Max. Ein Streifzug durch die Geschichte der Ruppiner Kliniken, Neuruppin 2000; Landesklinik Teupitz (Hrsg.), Landesklinik Teupitz. Geschichte – Architektur – Perspektiven, Berlin 2003.

Entwicklung der staatlichen Anstaltspsychiatrie in Brandenburg bis 1945

Am 2. November 1960 verließ die Patientin Elise S. das Krankenhaus für Psychiatrie in Teupitz. Sie wurde von einer Schwester zum Autobus begleitet, der sie in das Feierabendheim in Senzig bringen sollte. Mit dieser Information endet ihre, im Archiv der heutigen Landesklinik Teupitz erhaltene, Patientenakte. Elise S. hatte insgesamt mehr als 43 Jahre in der brandenburgischen Anstaltspsychiatrie verbracht. Am 21. September 1917 wurde die damals Fünfzehnjährige in die „Brandenburgische Idiotenanstalt" in Lübben eingeliefert. Nach sechs Jahren Aufenthalt in Lübben, kam sie für einige Monate in die „Irrenanstalt" in Landsberg an der Warthe (heute Gorzow in Polen) und schließlich am 5. Januar 1925 in die Teupitzer Anstalt, wo sie bis 1960 lebte.[1]

Das Schicksal der Elise S. ist zugleich exemplarisch und untypisch für Patienten der staatlichen Psychiatrieeinrichtungen in der ehemaligen preußischen Provinz Brandenburg im 20. Jahrhundert. Untypisch ist, dass sie die nationalsozialistische Vernichtungspolitik gegenüber Menschen mit psychischen Krankheiten und geistigen Behinderungen überlebte – im Unterschied zur Masse der Anstaltsbevölkerung, die ihr zum Opfer fiel. Exemplarisch sind jedoch die Umstände ihres Lebens vor und nach 1945. Zudem weist die Tatsache, dass allein 15 Jahre ihres Patientendaseins in die Zeit nach dem Ende des Zweiten Weltkrieges fallen darauf hin, wie sehr die Anstaltspsychiatrie in der Sowjetischen Besatzungszone (SBZ) und der Deutschen Demokratischen Republik (DDR) von Kontinuitäten geprägt war, die sich unter vollkommen anderen politischen und sozialen Bedingungen herausgebildet hatten. Um die Geschichte der heutigen brandenburgischen Landeskliniken und der Ruppiner Kliniken GmbH in der Zeit zwischen 1945 und 1990 verstehen zu können, ist es daher notwendig auf diese historischen Voraussetzungen einzugehen. Das betrifft die Entstehung der Psychiatrie als medizinisches Fachgebiet ebenso, wie die Herausbildung und Entwicklung des staatlichen Fürsorgewesens in der Provinz Brandenburg.

Die Heilung und Pflege psychisch kranker Menschen wurde ab dem 18. Jahrhundert zunehmend als Teilbereich der medizinischen Wissenschaft gesehen. Die Entstehung des Faches Psychiatrie erwies sich als ambivalenter Vorgang, mit dem sich verschiedene Interessen verbanden. Einerseits gab es im Zuge der Aufklärung sowohl die Hoffnung auf therapeutische Möglichkeiten zur Überwindung psychischer Krankheiten, als auch eine allmähliche Humanisierung des Umgangs mit den „Irren".[2] Auf der anderen Seite diente das

1 TEU, Patientenakte Elise S., Deckblatt und Vermerk vom 2.11.1960, o.Bl.
2 Vgl. u.a. Erwin H. Ackerknecht, Kurze Geschichte der Psychiatrie, Stuttgart 1985; Kurt Kolle (Hrsg.), Große Nervenärzte, 21 Lebensbilder, Stuttgart 1956; Edward Shorter, Geschichte der Psychiatrie, Berlin 1999 (New York u.a. 1997).

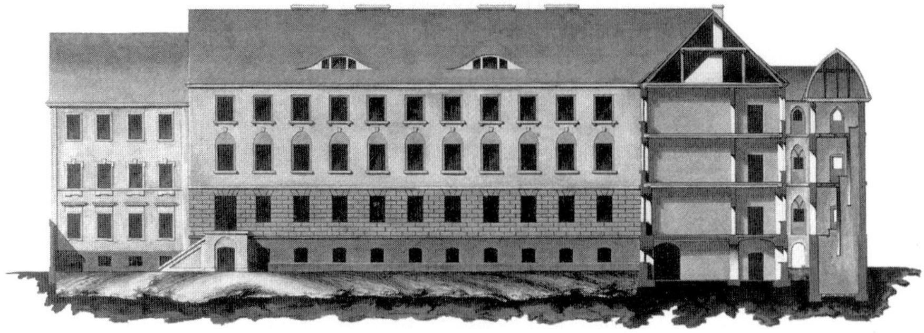

Ansicht und Schnitt des Land-Irrenhauses in Neuruppin, 1801.

„Irrenwesen“ als Instrument der Sozialdisziplinierung im Zuge der Herausbildung moderner Staaten.[3]

In der Provinz Brandenburg nahm dieser neue Ansatz im Jahr 1801 institutionelle Form an, als in Neuruppin die erste nach modernen Grundsätzen in Deutschland arbeitende Irrenanstalt eröffnet wurde.[4] Elf Jahre später wurde in Sorau in der Niederlausitz (heute Zary in Polen) eine zweite Anstalt gegründet, in der die so genannte Irrenabteilung des Zuchthauses Luckau untergebracht wurde.[5] Die Einrichtung in Neuruppin wurde auf Initiative der kurmärkischen Stände ins Leben gerufen, die in Sorau von den Ständen der Niederlausitz. Die Stände – regionale Interessenvertretungen des Adels und der Städte innerhalb der preußischen Monarchie – waren zu diesem Zeitpunkt für das Landarmen- und Irrenwesen zuständig.[6]

Erst 1865 wurde in Eberswalde eine weitere öffentliche Irrenanstalt in der Provinz Brandenburg errichtet, deren Planung in den Händen des Berliner Architekten Martin Gropius (1824–1880) lag.[7] Mit ihrer Eröffnung wurde zugleich die – inzwischen vollkommen überalterte und überbelegte – Anstalt in Neuruppin geschlossen. Der Eberswalder Neubau erfolgte noch in Verantwortung der kurmärkischen Stände, trotzdem markiert er in verschiedener Hin-

3 Vgl. u.a. Dirk Blasius, „Einfache Seelenstörung“, Geschichte der deutschen Psychiatrie 1800–1945, Frankfurt am Main 1994; Klaus Dörner, Bürger und Irre, Zur Sozialgeschichte und Wissenschaftssoziologie der Psychiatrie, Frankfurt am Main 1984; Michel Foucault, Wahnsinn und Gesellschaft. Eine Geschichte des Wahns im Zeitalter der Vernunft, Frankfurt am Main 1973 (Paris 1961).

4 Vgl. Christof Baier, Neuruppin, Das „Land-Irrenhaus“ (1796–1801), in: Brandenburgische Denkmalpflege, Jg. 9, H. 1, Berlin 2000, S. 66–77; Ilona Rohowski, Vom Verwahren zum Pflegen und Heilen, Die Eberswalder Anstalt als Zeugnis der Medizin- und Architekturgeschichte, in: Landesklinik Eberswalde (Hrsg.), Gropius in Eberswalde, S. 13–30, hier: S. 13 f. sowie Kristina Hübener, Zum Wohl und Wesen vieler Unglücklicher, Das soziale Engagement der kurmärkischen Stände in Eberswalde, in ebd., S. 31–40, hier: S. 33 f.

5 Hans Schulze, Geschichte der Landesanstalt Sorau N.L., Strausberg 1912, S. 6 ff.

6 Vgl. hier und im Folgenden: Kristina Hübener, Leistende Verwaltung und Anstaltsfürsorge in der Provinz Brandenburg (1876–1933), in: LASV, Brandenburgs Landeskliniken, S. 13–28.
Der Band 13 der Reihe zur Medizin-Geschichte des Landes Brandenburg von Kristina Hübener wird sich ausführlich mit der Rolle der Provinzialverwaltung für die brandenburgische Anstaltspsychiatrie beschäftigen.

7 Zur Gründung der Anstalt in Eberswalde vgl. Martin Gropius, Die Provinzialirrenanstalt zu Neustadt-Eberswalde. Mit 13 Kupfertafeln und 14 in den Text eingearbeiteten Holzschnitten, Berlin 1869; Landesklinik Eberswalde, Gropius in Eberswalde sowie Angelika Grimmberger und Jens Fehlauer, Architektur und Psychiatrie im Wandel. Beiträge zum Martin-Gropius-Bau der Landesklinik Eberswalde (= Schriftenreihe zur Medizin-Geschichte des Landes Brandenburg, Bd. 5), Berlin 2004.

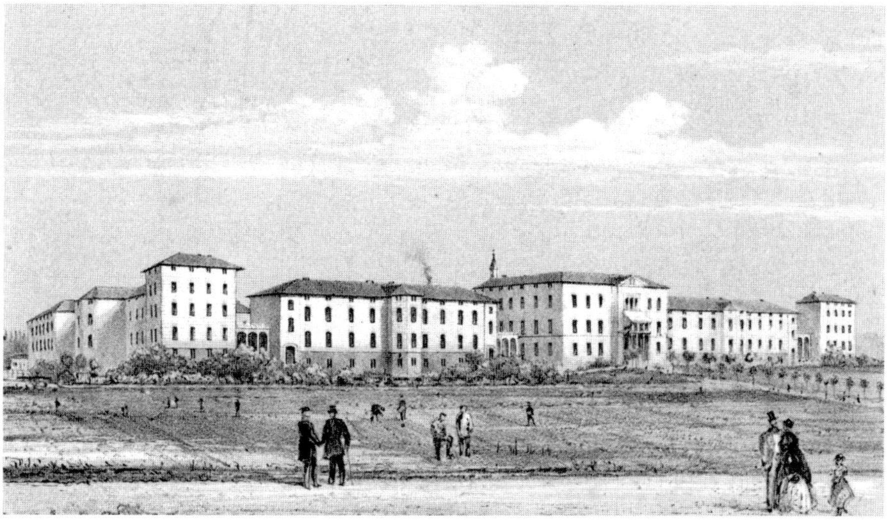
Anstalt Eberswalde, Gesamtansicht von Süden, 1868.

sicht eine Wende in Bezug auf die Anstaltsfürsorge für psychisch Kranke in Brandenburg. Eine Anstalt dieser Größe – vorgesehen für zunächst 500 Patienten – war ein Novum für die Provinz, ebenso wie ihr Charakter als „relativ verbundene Heil- und Pflegeanstalt", in der sowohl als „heilbar" wie auch als „unheilbar" eingestufte Kranke untergebracht und medizinisch betreut wurden. Dieses Prinzip fand auch auf Elise S. Anwendung, die mit der Diagnose „angeborener Schwachsinn" – im heutigen Sprachgebrauch würde der Begriff „geistige Behinderung" verwendet werden – in eine Psychiatrieanstalt eingeliefert wurde.[8]

Wenige Jahre nach der Eröffnung in Eberswalde änderte sich die Zuständigkeit für die öffentliche psychiatrische Fürsorge in der Provinz Brandenburg. Im Zuge der Reformen der preußischen Kommunalverfassung in den 70er Jahren des 19. Jahrhunderts ging sie – nicht ohne Widerstand der Stände – an den Brandenburgischen Provinzialverband über. Dieser war ein Kommunalverband mit den Rechten einer öffentlichen Körperschaft, der seine Angelegenheiten selbst verwaltete. Als seine wichtigsten Organe fungierten der Provinziallandtag, der Provinzialausschuss und der Landesdirektor. Die staatliche Aufsicht über diese Selbstverwaltung führte ein Oberpräsident. Zu den provinzialen Verwaltungsaufgaben zählten die Wirtschaftsförderung, die Kulturförderung, der Straßenbau und das Fürsorgewesen. Letzterem war die so genannte Irrenpflege zugeordnet.[9]

Im Jahre 1878 übernahm der Provinzialverband die beiden bestehenden Irrenanstalten aus ständischem Besitz in eigene Regie. Zehn Jahre später begann eine regelrechte „Gründungswelle" neuer psychiatrischer Anstalten zum

8 TEU, Patientenakte Elise S., Bl. 1.
9 Kurt Adamy (in Zusammenarbeit mit Kristina Hübener), Die administrative Gliederung der Provinz, in: Ingo Materna und Wolfgang Ribbe (Hrsg.), Brandenburgische Geschichte, Berlin 1995, S. 515 f.

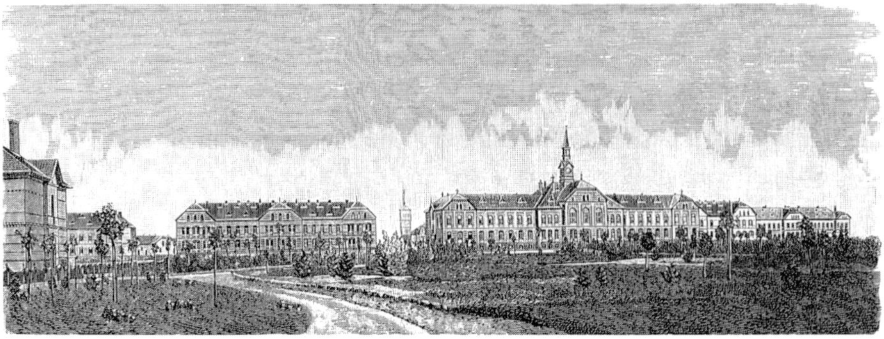

Anstalt Landsberg, Schaubild der Gesamtanlagen, vom Park gesehen, 1892.

einen durch Neubau, wie 1888 in Landsberg an der Warthe, Neuruppin (1897), Teupitz (1908), Brandenburg-Görden (1914), zum anderen durch die Umwandlung einer Landarmen- und Korrigendenanstalt in Lübben (1893) und durch die Übernahme und Vereinigung verschiedener konfessioneller Einrichtungen in Potsdam (1886/92).[10] Zudem wurden die Anstalten in Eberswalde und Sorau beträchtlich ausgebaut. Innerhalb eines Vierteljahrhunderts hatte sich damit die Zahl der staatlichen Heil- und Pflegeanstalten Brandenburgs für psychisch kranke Menschen vervierfacht. Die Bettenkapazität war im gleichen Zeitraum noch stärker gestiegen; sie lag im Jahr 1914 bei etwa 8 000. Die jährlichen Aufwendungen der brandenburgischen Provinzialverwaltung für die so genannte außerordentliche Armenpflege, zu der auch die Fürsorge für Geisteskranke zählte, stiegen zwischen 1893 und 1914 auf mehr als das Fünffache, zuletzt ca. 3,2 Millionen Reichsmark.[11]

Zur Erklärung dieses erstaunlichen „Booms" psychiatrischer Großanstalten an der Wende vom 19. zum 20. Jahrhundert gibt es verschiedene Ansätze. Eine wesentliche Ursache wurde in dem von Zeitgenossen beobachteten Anstieg der „Geisteskrankheiten" gesehen.[12] Allerdings lässt sich diese Zunahme an psychischen Erkrankungen nicht allein pathologisch erklären. Vielmehr dürfte in erster Linie der gesellschaftliche Modernisierungsschub im letzten Viertel des 19. Jahrhunderts dafür verantwortlich sein. Der äußerst schnell verlaufende Urbanisierungs- und Industrialisierungsprozess veränderte die Normen des Sozialverhaltens grundlegend. Das Zusammenleben auf engstem Raum in städtischen Massenquartieren und die Anforderungen der industriellen Produktion führten dazu, dass eine größere Zahl von Abweichungen von der gesellschaftlichen Norm wahrgenommen wurde – Menschen, die dem vorherrschenden Bild vom „Normalen" nicht entsprachen, die durch ihr „Anderssein" zum Problem für ihre Umgebung wurden. Die gleichen Prozesse, die diesen Anstieg verursachten, bewirkten jedoch auch, dass sich traditionelle ländliche Milieus und Familienstrukturen rasch auflösten, in denen die „Irren" bisher ihren Platz gefunden hatten. Viele Familien waren jetzt nicht mehr in

10 Zur Gründung der einzelnen Anstalten vgl. Wohlfahrtspflege in den Brandenburgischen Provinzialanstalten, Düsseldorf 1931 sowie LASV, Brandenburgs Landeskliniken.
11 Hübener, Leistende Verwaltung, S.22.
12 Vgl. dazu v.a. Shorter, Geschichte, S.88 ff.

der Lage, störende und intensiver Pflege bedürftige Angehörige zu beherbergen und zu versorgen. So hielten die Eltern und später die Geschwister von Elise S. den Kontakt zu ihrer Tochter bzw. Schwester über Jahrzehnte aufrecht und nahmen sie regelmäßig für einige Wochen im Jahr zu sich. Auf Dauer war die Familie jedoch außerstande für ihren Unterhalt zu sorgen.[13]

In der preußischen Provinz Brandenburg stellte sich die Situation durch das explosionsartige Bevölkerungswachstum der Reichshauptstadt Berlin und ihrer Umgebung besonders dramatisch dar.[14] Dadurch erhöhte sich auch die Zahl der als „geisteskrank" eingestuften Personen rapide.

Das mit der Industrialisierung einhergehende Wirtschaftswachstum ermöglichte jedoch auch das Entstehen einer ausgedehnten Sozialverwaltung, die unter anderem das „Irrenproblem" in seinen bisher ungekannten Dimensionen lösen sollte. Der Brandenburgische Provinzialverband war am Ende des 19. Jahrhunderts ein Musterbeispiel für eine moderne und effizient arbeitende Verwaltung. Hier wurde eine umfassende provinziale psychiatrische Infrastruktur geschaffen, während private und konfessionelle Einrichtungen eine geringere Rolle spielten. Obwohl schon damals Ideen einer gemeindenahen, kleinteiligen psychiatrischen Versorgung existierten, entschied man sich in Brandenburg – wie auch in anderen Ländern Europas und Nordamerikas – für die Errichtung von Großanstalten, in denen die Masse der psychisch Kranken konzentriert wurden. Hier setzten sich offensichtlich die mit dem Fürsorgegedanken dieser Zeit untrennbar verbundenen Ordnungsideen und Kontrollansprüche der Sozialbürokratie durch. Auf diese Weise sollte das Armutsproblem entschärft und zugleich eine umfassende Kontrolle über die „Irren" als potentielle Gefährdungen der öffentlichen Sicherheit hergestellt werden.[15] Nicht zuletzt das Kontroll- und Sicherungsbedürfnis der Bürokratie führte zu ständig steigenden Patientenzahlen, die eine rasche Überfüllung der vorhandenen Einrichtungen nach sich zogen. Darauf wurde mit dem Bau neuer Anstalten geantwortet. Wie eng ordnungspolitische und therapeutische Intentionen miteinander verwoben waren, lässt sich am Beispiel der Anstaltsneubauten des Brandenburgischen Provinzialverbandes aufzeigen. So wurden die Anstalten in Randlagen städtischer Siedlungen errichtet. Darin kommt einerseits das Bemühen der bürgerlichen Gesellschaft zum Ausdruck, die soziale Distanz zu störenden Randgruppen auch durch eine deutliche räumliche Trennung zu betonen.[16] Gleichzeitig entsprach die Lage in einer ruhigen, ländlichen Umgebung jedoch der Idee, die Natur als unterstützenden Faktor bei der Heilung von Geisteskrankheiten einzusetzen.

Die Anstalten selbst wurden nach dem modernsten Standard ihrer Zeit errichtet und waren das Werk namhafter Architekten. War der Eberswalder Neubau noch im so genannten Blocksystem errichtet worden, wurde mit seinen Nachfolgern nach der Barackenbauweise mehr und mehr der Pavillonstil

13 Vgl. TEU, Patientenakte Elise S., insbesondere Bl. 42, 66.
14 Vgl. Wolfgang Hofmann, Rathaus und Selbstverwaltung im Zeitalter der Urbanisierung (1800–1945), in: Kristina Hübener (Hrsg.), Preußische Verwaltungen und ihre Bauten 1800–1945 (= Einzelveröffentlichungen der Brandenburgischen Historischen Kommission e.V., Bd. IV), Potsdam 2001, S. 103–112, hier: S. 107. So stieg die Einwohnerzahl von Charlottenburg zwischen 1871 bis 1911 von 19 000 auf 310 000, ehemalige Dörfer wie Schöneberg und Rixdorf-Neukölln hatten 1905 etwa 153 000 bzw. 141 000 Einwohner.
15 Blasius, Seelenstörung, S. 80 ff.
16 Vgl. Dörner, Bürger, S. 20 f.

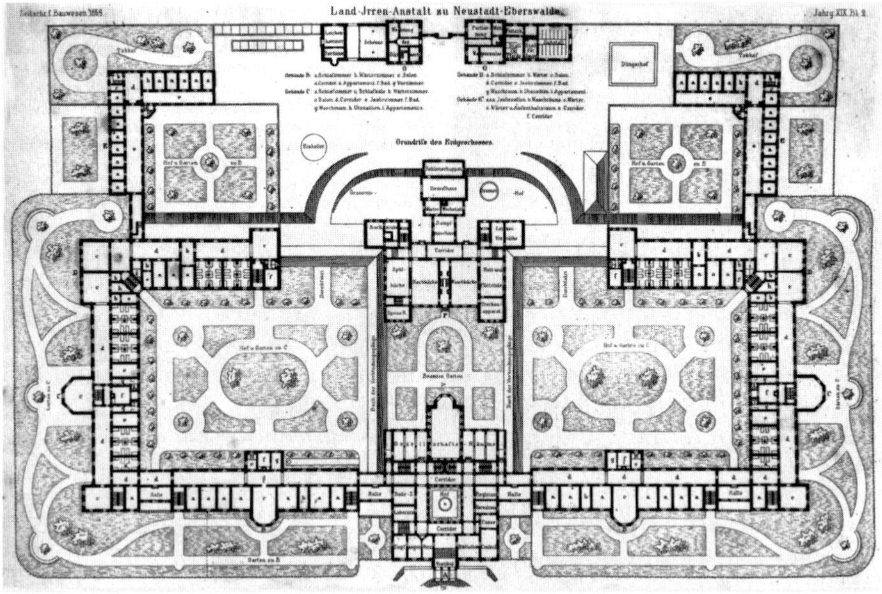

Lageplan der Provinzial-Irrenanstalt Eberswalde, 1862 (publiziert 1869).

entwickelt, der seine konsequenteste Ausführung schließlich in Teupitz und Görden erfuhr.[17] Die verschiedenen Krankenhäuser und technischen Gebäude standen einzeln in einer parkähnlichen Anlage, die für Spaziergänge und Tätigkeit im Freien der Patienten genutzt wurde. Damit wurde den damaligen Auffassungen über die Einbeziehung der Landschaft in den Behandlungsprozess entsprochen.

Mit dem Bau bzw. Ausbau der Anstalten wurde eine räumliche Ordnung geschaffen, die bis zum Ende des Zweiten Weltkrieges prägend blieb und auch über diesen Zeitraum hinaus wirkte. Unabhängig von der baulichen Gestaltung im Einzelnen folgte sie dem zeitgenössischen Ordnungsverständnis der Psychiatrie. Drei wesentliche Gliederungskriterien lassen sich erkennen:

Erstens, waren die Patienten streng nach Geschlechtern getrennt. Es gab einen Frauen- und einen Männerflügel, zwischen denen jeweils die architektonische Hauptachse der Anstalt aus Wirtschafts- und Verwaltungsgebäuden verlief. Die strikte Geschlechtertrennung betraf auch das Pflegepersonal.

Zweitens, wurden die Kranken nach dem Grad der notwendig scheinenden Überwachung und dem erforderlichen Pflegeaufwand unterteilt. So gab es Häuser für „unruhige“, „halbruhige“ und „ruhige“ Patienten sowie für „Sieche“. Türen und Fenster der Stationen waren gesichert, an den einzelnen Krankengebäuden gab es von leichten Drahtzäunen umschlossene Plätze für den Aufenthalt der Kranken im Freien.[18] Die so genannten Festen Häuser in

17 Axel Hinrich Murken, Vom Armenhospital zum Großklinikum. Die Geschichte des Krankenhauses vom 18. Jahrhundert bis zur Gegenwart, Köln 1991, hier: S. 122ff.
18 Karl Sitzler, Beitrag zur Geschichte der Landesanstalt Teupitz, Teupitz 1948, in: BLHA, Rep. 211 Ministerium für Gesundheitswesen, Nr. 659, Bl. 3.

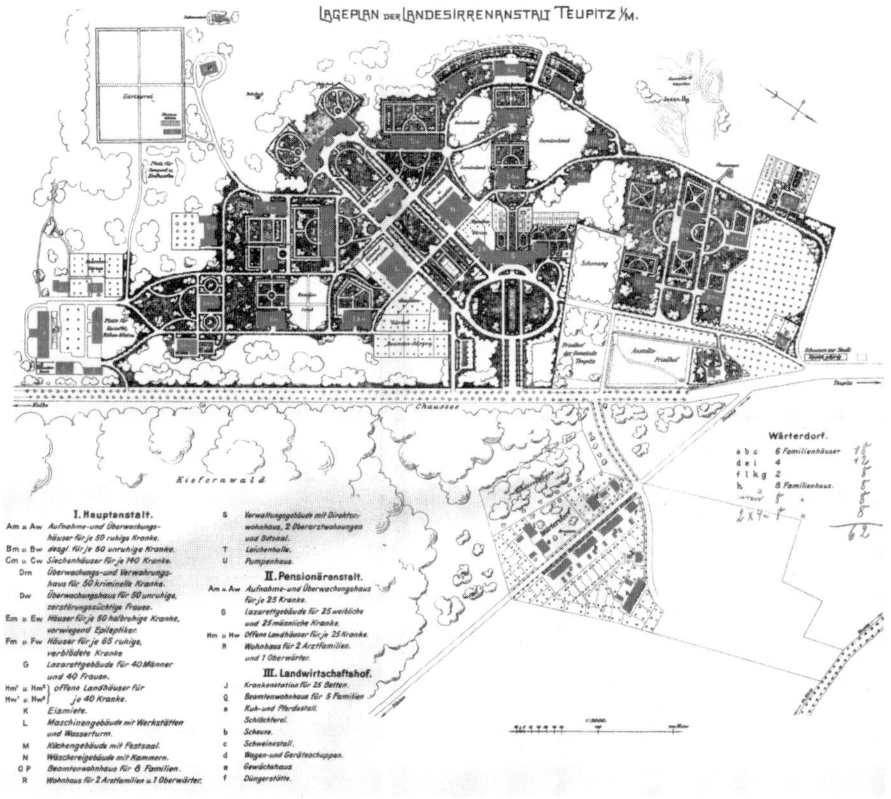

Lageplan der Landesirrenanstalt Teupitz, 1908.

Neuruppin, Teupitz und Görden, in denen kriminell gewordene, männliche Patienten untergebracht wurden, waren von hohen Mauern eingefasst.[19]

Das dritte Unterscheidungsmerkmal war die soziale Lage der Patienten. Sie wurden in vier Verpflegungsklassen unterteilt. Die 3. und 4. Klasse bildeten das Gros der Patienten und entstammten den unteren Gesellschaftsschichten, wie auch Elise S., deren Vater in den 30er Jahren eine Rente von 150 Reichsmark bezog.[20] Kranke der 1. und 2. Klasse wurden – räumlich von den übrigen getrennt – in so genannten Pensionäranstalten untergebracht. Neben der separaten und komfortableren Unterbringung waren die Verpflegungskosten dieser Patienten höher, und ihr Aufenthalt war mit einer finanziellen Selbstbeteiligung verbunden.[21]

Zum Selbstverständnis der Anstaltspsychiatrie gehörte die Idee einer relativen Autarkie. Auch hier verbanden sich therapeutische Ansprüche mit anderen – in diesem Fall betriebswirtschaftlichen – Vorstellungen. Noch 1931

19 [Karl Berthold] Knörr, Brandenburgische Landesirrenanstalt in Teupitz, in: Sonderabdruck aus dem Illustrationswerk: „Deutsche Heil- und Pflegeanstalten für Psychisch-Kranke in Wort und Bild“, II. Bd., Halle a. S. 1911, S. 1.
20 TEU, Patientenakte Elise S., Bl. 89.
21 Knörr, Teupitz, S. 10.

wurde eine Landesanstalt als „eine Stadt für sich“ beschrieben, „mit eigenem Fernheiz-, Wasser, und Elektrizitätswerk, mit eigener Kanalisation, mit Rieselfeld oder Kläranlage, Schlächterei, Landwirtschaft, Gärtnerei, Festsaal, Kirche, Friedhof, mit Schulgebäude und Werkstätten (Arbeitstherapie) aller Art; mit ausgedehnten Park-, Garten- und Straßenanlagen.“[22] Zu den Werkstätten einer brandenburgischen Provinzialanstalt gehörten beispielsweise Schneiderei, Flickschneiderei, Schusterei, Sattlerei, Korbflechterei, Malerei und Buchbinderei. Neben der Arbeitstherapie dienten sie bis zu einem gewissen Grade der Selbstversorgung der Anstalten. Auch die angegliederten Landwirtschaftshöfe und Gärtnereien hatten den doppelten Zweck der Arbeitstherapie und der Verbesserung des Betriebsergebnisses durch die Produktion eines Teils der in der Anstalt verbrauchten Lebensmittel.[23]

In räumlicher Nähe zu den Anstalten wurden so genannte Wärterdörfer errichtet, in denen ein Teil der verheirateten Pflegekräfte und deren Familien wohnten. Die unverheirateten Pflegerinnen und Pfleger waren in der Regel auf dem Anstaltsgelände, in Gemeinschaftsräumen untergebracht, beispielsweise in ausgebauten Dachgeschossen von Krankenhäusern.[24] Die Mehrzahl des ledigen Personals waren Frauen, da sie nur unverheiratet ihren Beruf ausüben durften. Für die Ärzte und das leitende technische und Verwaltungspersonal gab es in den Anstalten oder in ihrer Nähe eigene Wohnungen oder Wohnhäuser.

Die innere Struktur, die sich in der Gründungszeit der psychiatrischen Anstalten herausbildete, überdauerte ebenfalls in wesentlichen Teilen bis weit nach 1945 und gehört insofern zu den Entwicklungsvoraussetzungen der Anstaltspsychiatrie in der SBZ/DDR. Sie war streng hierarchisch organisiert. Darin spiegelte sich die zeitgenössische Vorstellung, dass die Wiederherstellung psychischer Gesundheit u.a. ein Ordnungsproblem sei. Die psychische „Ordnung“ sollte durch einen geregelten Tagesablauf, den „kräftigenden“ Aufenthalt im Freien, Arbeit und gesellige Unternehmungen befördert werden. Als Grundlage von Heilungsprozessen wurden in erster Linie das Spezialwissen des Arztes und seine fachgerechte Anleitung angesehen. Entsprechend hoch war der Status, den die Gruppe der Ärzte innerhalb der Anstaltshierarchie einnahm. An ihrer Spitze stand der Chefarzt und ärztliche Direktor, der sowohl im medizinischen als auch im administrativen Bereich nahezu unumschränkte Befugnisse besaß. Da er für einen Großteil der Verwaltungsbelange und Finanzgeschäfte verantwortlich war, blieb ihm real nur wenig Zeit für medizinische Angelegenheiten. Der Direktor verteilte Arbeitsaufgaben auf täglichen Konferenzen und kontrollierte die Erfüllung seiner Anordnungen bei den täglichen Visiten und unangemeldeten Kontrollbesuchen. Gegenüber dem Pflegepersonal hatte er weitreichende Disziplinarbefugnisse. Auch alle wichtigen Entscheidungen in Angelegenheiten von Kranken, wie Entlassungen und die Gewährung von Vergünstigungen, waren ihm vorbehalten. Die praktische Krankenversorgung wurde vor allem von den Ober- und Abteilungs-

22 Richard Lang, Das Hochbauwesen im Dienste der Provinzialanstalten, in: Wohlfahrtspflege, S.71–77, hier: S.71.
23 Otto von Manteuffel, Die neue Landes-Irrenanstalt in Teupitz, Berlin 1908, S.14 f.
24 Sitzler, Beitrag, Bl. 7.

ärzten durchgeführt, aber ihre Eigenständigkeit gegenüber dem ärztlichen Direktor war gering.

Einen weitaus niedrigeren sozialen Status hatte das Pflegepersonal. Pflegerinnen und Pfleger hatten die Anweisungen der Ärzte zu befolgen. Ein eigenes Gewicht pflegerischer Belange gegenüber medizinischen war im Behandlungskonzept nicht vorgesehen. Dies drückte sich nicht zuletzt in dem geringen Ausbildungsstand des psychiatrischen Pflegepersonals aus, das in der Regel von den Anstalten selbst in staatlich nicht anerkannten Kursen angelernt wurde. Die Kontrolle über das Pflegepersonal erstreckte sich auch auf den privaten Bereich, insbesondere für die auf dem Anstaltsgelände untergebrachten ledigen Personen.[25]

Am unteren Ende der „psychiatrischen Pyramide" waren die Patienten angesiedelt. Die Mehrheit von ihnen konnte, auf Grund des Entwicklungstandes der Psychiatrie, nicht auf eine Heilung oder zumindest Linderung ihrer Krankheit hoffen, was in der Regel einen jahrelangen Aufenthalt in den Anstalten bedeutete. Die Patienten der 3. und 4. Klasse schliefen meist in großen, dicht mit Betten belegten Sälen, in denen es keine Schränke oder Nachttische für private Dinge gab. Auch die Tagesräume waren in der Regel lediglich mit Bänken und Stühlen ausgestattet.[26]. Der streng geregelte Tagesablauf war nicht nur ein therapeutisches Instrument im damaligen Psychiatrieverständnis, sondern zugleich ein Erfordernis des Zusammenlebens vieler, oft pflegebedürftiger Menschen auf engem Raum. Für eine individuelle Betreuung durch das Pflegepersonal oder einen abwechslungsreichen Alltag war kaum Zeit. Patienten, die nicht bettlägerig waren, konnten sich tagsüber im Tagesraum oder innerhalb der Umzäunung ihres Stationsgebäudes aufhalten oder sie wurden zur Arbeitstherapie herangezogen. Erschwert wurde die Situation der Patienten dadurch, dass jedes Aufbegehren gegen diese Zustände – und sei es der Wunsch nach mehr persönlichem Freiraum – von der Definitionsmacht der Mediziner an der Spitze der Anstaltshierarchie als Symptom ihrer Krankheit interpretiert werden konnte.

Ein weiteres Kontinuum, das zu den wesentlichen Entwicklungsgrundlagen der brandenburgischen Anstaltspsychiatrie nach 1945 zählte, war die vorherrschende wissenschaftliche Ausrichtung. Diese etablierte sich ebenfalls in der Entstehungsphase der Anstalten und stand – wie die deutsche Psychiatrie seit der zweiten Hälfte des 19. Jahrhunderts in ihrer Mehrheit – in einer biologisch-somatischen Tradition,[27] die eng mit dem Namen Wilhelm Griesinger (1817–1869) verbunden ist. Griesinger vertrat den Standpunkt, dass Geistes-

25 Zur Entwicklung der Krankenpflege in der Psychiatrie und der Stellung des Pflegepersonals vgl. u.a. Karl-Heinz Pohlmann und Daniel Wicker, Die Rolle der Krankenpflege nach der Machtübernahme, in: Kristina Hübener (Hrsg.), Brandenburgische Heil- und Pflegeanstalten in der NS-Zeit (= Schriftenreihe zur Medizin-Geschichte des Landes Brandenburg, Bd. 3), S. 61–78, insbesondere: S. 62 ff.

26 Vgl. u.a. BAB, R 36 Deutscher Gemeindetag, Nr. 1825, Prüfungsberichte der Heil- und Pflegeanstalten, hier: „Bericht der Wirtschaftsberatung Deutscher Gemeinden Aktiengesellschaft Berlin NW.40, Roonstraße 8 über die im Januar 1934 bei der Landesanstalt Sorau/Niederlausitz durchgeführte Wirtschaftlichkeitsprüfung" vom 28.3.1934, S. 6, o.Bl.

27 Zur Auseinandersetzung zwischen biologisch-somatischen und biopsychosozialen Auffassungen über die Ursachen psychischer Krankheiten in der Psychiatrie vgl. Ackerknecht, Kurze Geschichte.

krankheiten ihre Ursache in Hirnschädigungen haben.[28] Er forderte – in Auseinandersetzung mit den in Deutschland in der ersten Hälfte des 19. Jahrhunderts vorherrschenden romantischen Schulen der Psychiker – die Etablierung der Psychiatrie als selbständiges medizinisches Fachgebiet. Die Erkenntnis, „dass die sogenannten ‚Geisteskranken' hirn- und nervenkranke Individuen sind"[29] müsse dazu führen, dass die Psychiatrie medizinisch, nicht poetisch oder moralisch eingestellt sei. Als Inhaber des einflussreichen Lehrstuhls für Psychiatrie an der Berliner Charité von 1865 bis zu seinem Tode, trug er wesentlich zur Durchsetzung dieser Ansichten in Deutschland bei. Griesingers monistische Auffassung des Leib-Seele-Problems und ihre Durchsetzung hatten in Deutschland eine weitere spezifische Folge: Psychiatrie und Neurologie wurden im Grunde als ein Gebiet betrachtet, „wo alles eine Sprache spricht und von denselben Gesetzen regiert wird. Jeder Schritt, den die Hirn- und Nervenpathologie vorwärts macht, fördert auch die Psychiatrie."[30] Darin bestand ein wesentlicher „Unterschied zu anderen europäischen Ländern, in denen sich die Neurologie aus der Inneren Medizin als selbständige Fachdisziplin herausbildete."[31]

Der zweite deutsche Psychiater, der für die Entwicklung des Fachgebietes maßgebend wurde, war Emil Kraepelin (1856–1926). Kraepelin schuf die Grundlagen für die noch heute übliche Klassifikation der psychischen Krankheiten, insbesondere ihrer beiden Hauptgruppen des schizophrenen und des manisch-depressiven Formenkreises. Kraepelins Klassifikationsmodell bedeutete den Übergang von der bis dahin praktizierten „symptomatischen zur klinischen Betrachtungsweise des Irrseins"[32] und unterstützte den seit Griesinger zu beobachtenden Prozess der Etablierung der Psychiatrie als Natur-, nicht als Geisteswissenschaft in Deutschland. Die Dauerhaftigkeit seines Modells erklärt sich u. a. daraus, dass Kraepelin nicht die Ursachenforschung zu seiner Grundlage gemacht hatte, da Ursachen „nch seiner Überzeugung bei dem damaligen Wissensstand nicht auffindbar"[33] waren. Noch heute werden die Ursachen der meisten psychischen Krankheiten kontrovers diskutiert. Stattdessen machte er die Prognose des Krankheitsverlaufes zu einem entscheidenden Kriterium seiner Einteilung.

Entsprechend dieser wissenschaftlichen Präferenzen dominierten an den brandenburgischen Provinzialanstalten Versuche einer somatischen Therapie der Patienten. Vor dem Ersten Weltkrieg gehörten dazu beispielsweise die Wasserbehandlung der Kranken in Duschen und Einzelbadzellen, „elektrische Lichtbäder" und Schlafkuren. Die Regel war jedoch die Bettbehandlung, d.h. die Patienten verbrachten den größten Teil des Tages in ihren Betten – z.T. unter Verabreichung allgemeiner Beruhigungsmittel. Es gab auch bestimmte Formen von Arbeitstherapie, die aber lediglich dazu dienten, arbeitsfähige Pa-

28 Wilhelm Griesinger, Die Pathologie und Therapie der psychischen Krankheiten für Aerzte und Studirende, Stuttgart 1861 (Neuaufl. Amsterdam 1964), S.7.
29 Wilhelm Griesinger, Vorwort, in: Archiv für Psychiatrie und Nervenkrankheiten, Bd. I, Berlin 1868, S.III.
30 Griesinger, Pathologie, S.7.
31 Eckard Marg, Neurologie in der Landesklinik Brandenburg/Havel, in: LASV, Brandenburgs Landeskliniken, S.171–174, hier: S.171.
32 Emil Kraepelin, Psychiatrie. Ein kurzes Lehrbuch für Studirende und Aerzte, 4. Ausg., Leipzig 1893. S.v.
33 Shorter, Geschichte, S.165.

tienten zu beschäftigen und gleichzeitig einen Beitrag zur Verbesserung des Betriebsergebnisses zu leisten. Eine wirkliche Aussicht auf Heilung und Besserung boten all diese Therapieformen nicht.

Während des Ersten Weltkrieges wurden in den meisten Provinzialanstalten Lazarette eingerichtet. Die für den 1. Oktober 1914 geplante Eröffnung der Gördener Anstalt fiel sogar wegen der Umwandlung des gesamten Komplexes in ein Lazarett aus. Das Problem einer nichtpsychiatrischen Nutzung trat auch später immer wieder auf.[34] Offenbar wurde diese Praxis durch die, im Vergleich zu anderen medizinischen Einrichtungen, außerordentlich hohe Bettenzahl in psychiatrischen Anstalten begünstigt. Für die psychisch Kranken brachte eine Fremdnutzung in der Regel räumliche Beschränkungen mit sich. Die kriegsbedingten Versorgungsschwierigkeiten führten zu einem Anstieg der Todesfälle unter den Patienten infolge von Unterernährung und Entkräftung.[35]

Nach dem Ersten Weltkrieg geriet das brandenburgische Anstaltswesen zunächst in eine tiefe Krise. Zu den allgemeinen, durch die militärische Niederlage Deutschlands hervorgerufenen Krisenerscheinungen, wie der Hyperinflation, trat als spezifische Ursache noch die Bildung „Groß-Berlins" durch das entsprechende Gesetz von 1920 hinzu. Dadurch verlor die Provinz Brandenburg zahlreiche finanzkräftige Gemeinden, die nun zu Berlin gehörten und etwa zwei Drittel der provinzialen Steuereinnahmen erbracht hatten. Doch es waren nicht nur die finanziellen Einbußen Brandenburgs, die die Existenz der Provinzialanstalten gefährdeten, weil ihr Betrieb zu teuer wurde. Problematisch war auch, dass für die psychiatrische Versorgung der etwa zwei Millionen Einwohner der ehemals brandenburgischen Gemeinden nunmehr Berlin zuständig war. Insbesondere die Berlin nahen Anstalten verloren damit den bevölkerungsreichsten Teil ihres Aufnahmegebietes und waren für den geringen Patientenzugang aus dem verbleibenden ländlichen Raum überdimensioniert. Infolge dieser Situation wurde die Schließung der Anstalten in Teupitz und Lübben geplant und in Teupitz an der Jahreswende 1923/24 sogar zeitweise realisiert. Die Berliner Psychiatrieeinrichtungen waren jedoch nicht in der Lage die neu hinzu gekommene Bevölkerung zu versorgen. Deshalb einigte sich die Stadt nach jahrelangem Streit schließlich mit der Provinz auf die Nutzung von zunächst 1 200 Betten in brandenburgischen Anstalten gegen eine entsprechende finanzielle Beteiligung. Anfang Juni 1924 begannen die Überführungen aus den Berliner Anstalten.[36]

34 Vgl. für die Landesanstalten in Brandenburg-Görden und Eberswalde, Beatrice Falk und Friedrich Hauer, „... schönste und zweckmäßigste provinziale Anstalt – Aus der Historie der Landesklinik Brandenburg. Aspekte ihrer Bau- und Nutzungsgeschichte, in: LASV, Brandenburgs Landeskliniken, S.35–50, hier: S.40 sowie Jens Fehlauer und Kristina Hübener, „Den Baumeister zum Meister seiner Kunst erheben." Überlegungen zur Bau- und Nutzungsgeschichte der heutigen Landesklinik Eberswalde, in: ebd., S.51–66, hier: S.64.
35 Zur steigenden Patientensterblichkeit während des Ersten Weltkrieges vgl. Heinz Faulstich, Hungersterben in der Psychiatrie 1914–1949: mit einer Topographie der NS-Psychiatrie, Freiburg im Breisgau 1998, S.25 ff.
36 Landesrat Salow, Öffentliche Wohlfahrtspflege, in: Wohlfahrtspflege, S.7–14, hier: S.13 f.

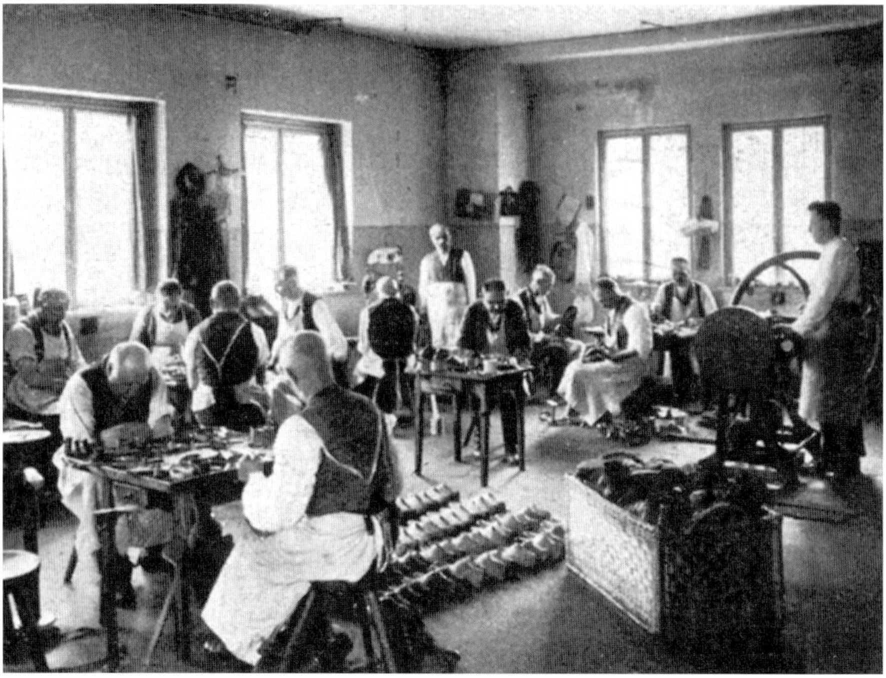

Landesanstalt Görden. Beschäftigungstherapie in der Schuhmacherei, um 1930.

Für die gesamte Anstaltspsychiatrie war diese Zeit angesichts der schwierigen Wirtschaftslage mit existenziellen Bedrohungen verbunden. In der öffentlichen Kritik standen vor allem die hohen Unterhaltungskosten der Anstalten bei gleichzeitig weitgehender Erfolglosigkeit der angewandten Behandlungsmethoden. Nicht zuletzt war es diese Legitimationskrise, die Mitte der 20er Jahre zur Entwicklung reformpsychiatrischer Konzepte führte. Zu den wichtigsten zählten die ‚offene Fürsorge' und die ‚aktivere Krankenbehandlung'.

Der Begriff der offenen Fürsorge, der vor allem von Gustav Kolb geprägt wurde, beschrieb ein System ambulanter Betreuung, dessen Hauptinstrumente Hausbesuche und Sprechstunden waren. Die Sprechstunden sollten von den Anstaltsärzten mit Hilfe von Fürsorgerinnen in den Gesundheitsämtern, die zum Aufnahmebezirk ihrer Anstalt gehörten, durchgeführt werden. Mit der offenen Fürsorge sollten die stationäre Aufnahme und Entlassung leicht Erkrankter beschleunigt, entlassene Patienten weiterhin betreut sowie eine öffentlichkeitswirksame psychiatrische Aufklärungsarbeit geleistet werden.

Das Konzept der aktiveren Krankenbehandlung wurde von Hermann Simon entwickelt und beruhte auf der Annahme, dass psychisch kranke Menschen kranke und gesunde Persönlichkeitsanteile hätten. Ziel der Behandlung war es, die gesunden Anteile zu stärken und die kranken zurückzudrängen. Ausdrücklich wurde die Konzentration der aktiveren Therapie auf Krankheitssymptome betont, da die eigentlichen Ursachen psychischer Krankheiten

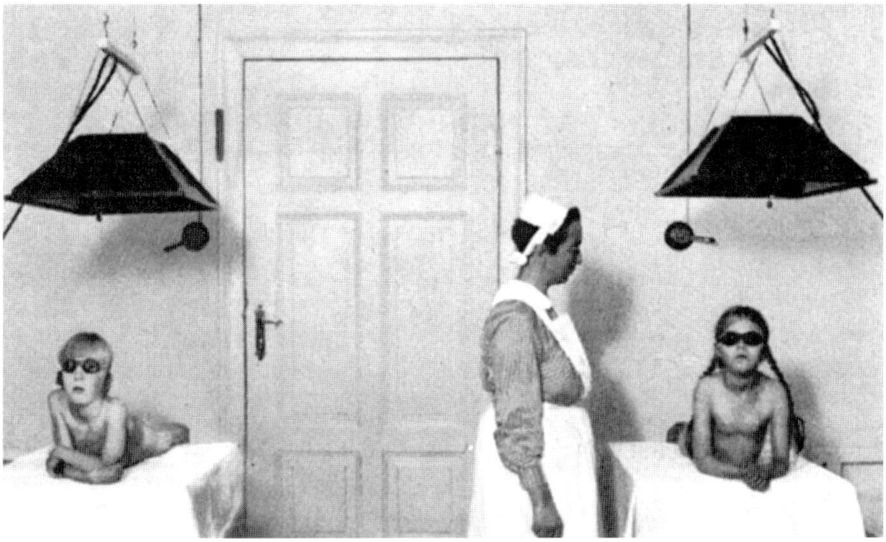

Höhensonnenbehandlung für rachitische und skrofulöse Kinder, um 1930.

noch nicht bekannt seien. Den Kern dieses Konzeptes bildete ein mehrstufiges Modell der Beschäftigungstherapie. Nach genauen therapeutisch-pädagogischen Kriterien sollten die körperlich gesunden Psychiatriepatienten durch wiederholtes Üben bestimmter, ihren individuellen Voraussetzungen entsprechender Tätigkeiten an die obere Grenze ihrer Leistungsfähigkeit gebracht werden.[37] Beschäftigungstherapie – oft auch unter der synonym gebrauchten Bezeichnung „Arbeitstherapie" – war schon vorher eine übliche Behandlungsmethode in der Psychiatrie, allerdings bis dahin noch nicht auf der von Simon erarbeiteten systematischen und theoretisch fundierten Grundlage.[38]

Ein auf Kolbs Konzeption beruhendes System der offenen Fürsorge scheint bei einigen brandenburgischen – nunmehr als „Landesanstalten" firmierenden – Einrichtungen zumindest in Ansätzen existiert zu haben. Es wird als „Außenfürsorge" bezeichnet und beinhaltete Sprechstunden eines Arztes der jeweiligen Anstalt in umliegenden Kreisen. Darüber hinaus wurde nach dem älteren ambulanten Betreuungskonzept der Familienpflege verfahren, bei dem „harmlose", arbeitsfähige Kranke in bäuerlichen Haushalten untergebracht und von der Anstalt aus durch einen Arzt betreut wurden.[39] Auch Elise S. kam ab 1935 in eine solche Pflegestelle in der Nähe der Teupitzer Anstalt.[40]

In Bezug auf die aktivere Therapie wird von Schwierigkeiten berichtet, da es einerseits eine relativ große Anzahl von Patienten gab, bei denen arbeitstherapeutische Maßnahmen nicht angewendet werden konnten. Verantwort-

37 Hermann Simon, Aktivere Krankenbehandlung in der Irrenanstalt, 1. T. in: Allgemeine Zeitschrift für Psychiatrie, 87 (1927), S. 97–145, hier: S. 115 ff.
38 Zu den Konzepten von Kolb und Simon vgl. Hanrath, Zwischen „Euthanasie" und Psychiatriereform, S. 28 ff.
39 Vgl. für Teupitz: Sitzler, Beitrag, Bl. 11 f., für Landsberg: BLHA, Rep. 55 Provinzialverband, Abt. IX, Nr. 1410, Bl. 13 und für Sorau: BAB, R 36, Nr. 1825, Prüfungsbericht Sorau, S. 11 f., o. Bl.
40 TEU, Patientenakte Elise S., Bl. 97.

lich dafür wurde die Überweisungspraxis aus Berlin gemacht, von wo aus oft Patienten abgeschoben wurden, die einen hohen Pflegeaufwand erforderten und zu körperlicher Arbeit nicht in der Lage waren. Eine andere Ursache wurde darin gesehen, dass die Krankenhäuser zur Zeit ihrer Erbauung in erster Linie für die Bettbehandlung ausgelegt waren, die Schlafsäle also dementsprechend geräumig gestaltet wurden, die Tagesräume dagegen relativ klein und für die Arbeitstherapie kaum zu nutzen. Die Werkstätten und Gutshöfe der Anstalten boten nur eine begrenzte Zahl von Arbeitsplätzen für Patienten.[41]

Zur Anwendung kamen in den 20er Jahren auch neue, experimentelle Behandlungsmethoden wie die Fiebertherapie zur Behandlung der progressiven Paralyse, bei der die Patienten mit Malariaerregern geimpft wurden. Die technische Basis der Landesanstalten wurde modernisiert, Laboratorien eingerichtet, Röntgenapparaturen und Bestrahlungseinrichtungen beschafft. Zwischen den Landesanstalten gab es eine Arbeitsteilung in Bezug auf spezielle medizinische Aufgaben. So wurden von Teupitz versuchsweise die Patienten aller psychiatrischen Einrichtungen mit Verdacht auf Typhus- und Ruhr übernommen, um so dem Ausbruch von Epidemien vorzubeugen, alle brandenburgischen Anstalten nutzten das bakteriologisch-serologische Laboratorium in Neuruppin, in Landsberg wurde eine zentrale Prosektur eingerichtet.[42]

Die Patientenzahl wuchs in allen Landesanstalten. Nach dem Krieg für andere Zwecke, beispielsweise als Notwohnungen, genutzte Häuser wurden geräumt und wieder mit psychisch Kranken belegt. Im Mai 1931 waren schließlich 12 278 Patienten in den brandenburgischen Landesanstalten untergebracht, rund 4 000 mehr als noch 1911. Neubauten erfolgten jedoch nicht. Es wurde lediglich um- und ausgebaut und die vorhandenen Gebäude dichter belegt.[43]

Ab 1931 verschlechterte sich durch die Weltwirtschaftskrise rapide die Finanzlage, was zu drastischen Einschränkungen der Fürsorgeleistungen führte. In allen psychiatrischen Einrichtungen mussten einschneidende Sparmaßnahmen vorgenommen werden. Dazu gehörte beispielsweise die Schließung ganzer Abteilungen, um Personal entlassen zu können, während die Patienten in andere Abteilungen hineingezwängt wurden sowie die Absenkung der Verpflegungstagessätze der Patienten.[44] Die Lebensbedingungen in den Anstalten verschärften sich.

Ab März 1933 funktionierten die Nationalsozialisten das Gesundheitswesen nach ihren rassistischen und rassenhygienischen Vorstellungen um: So genannte „Erbgesunde“ wurden gefördert, während Kranke, Behinderte und sozial Auffällige als „Gemeinschaftsfremde“ Vernachlässigung und Diskriminierung erfuhren. Allerdings waren rassenhygienisch-eugenische Erklärungsmuster schon vor der ‚Machtergreifung‘ in der Psychiatrie weit ver-

41 Vgl. für Teupitz: Sitzler, Beitrag, Bl. 7., für Görden: Franz Viedenz, Die Brandenburgische Landesanstalt Görden bei Brandenburg an der Havel, Düsseldorf 1930, S.7, 13.
42 Kristina Hübener, Brandenburgische Heil- und Pflegeanstalten in der NS-Zeit. Sterilisation und „Vernichtung lebensunwerten Lebens“, in: Dietrich Eichholtz (Hrsg.) Brandenburg in der NS-Zeit, Berlin 1993, S.230–246, hier: S.231.
43 Vgl. Hübener, Leistende Verwaltung, S. 24 und BLHA, Rep. 55, Abt. IX, Nr. 1697, Chronik der Landesanstalt Teupitz, 1939/1940, D. Nutzung, I. Bettenzahl und II. tatsächliche Belegung sowie ebd., A. Lage und Zweckbestimmung, o. Bl.
44 Vgl. Hübener, NS-Zeit, S.231 f.

breitet. Die Krisensituation am Ende der Weimarer Republik hatte die Hinwendung vieler Psychiater zu solchen Ideen verstärkt, von denen man sich eine dauerhafte Lösung gesellschaftlicher Probleme versprach und die zudem eine Aufwertung und Ausweitung des eigenen Tätigkeitsfeldes in Aussicht stellten.[45] Insofern traf die nationalsozialistische Gesundheits- und Fürsorgepolitik auf breite Zustimmung und bereitwillige Mitarbeit in der deutschen Psychiatrie. Dies lässt sich an der Durchführung des 1933 verabschiedeten „Gesetzes zur Verhütung erbkranken Nachwuchses (GzVeN)" verdeutlichen. Auf seiner Grundlage wurden ab 1934 psychisch Kranke und Behinderte erfasst und auch gegen ihren Willen sterilisiert.[46] Elise S. geriet, wie hunderttausende anderer Psychiatriepatienten in die Maschinerie der nationalsozialistischen Rassenhygiene. In ihrer Akte findet sich der komplette bürokratische Vorgang einer Sterilisation nach dem GzVeN von der Anzeige der Anstaltsleitung über die Bestätigung der „Erbkrankheit" bis zum Beschluss über die Unfruchtbarmachung durch das Erbgesundheitsgericht Berlin. Im ärztlichen Bericht der für die Sterilisation zuständigen Landesfrauenklinik Berlin-Neukölln wurde akribisch vermerkt, dass die Wunde „in 38 Tagen mit Nebenerscheinungen" heilte.[47] Die Anzeige „erbkranker" Patienten in den psychiatrischen Anstalten bei den zuständigen Erbgesundheitsgerichten oblag den Anstaltsleitungen. Dass diese regen Gebrauch davon machten, belegt die ermittelte Zahl von etwa 15 000 Kranken allein aus den brandenburgichen Landesanstalten, die von Mitte 1935 bis Ende 1939 sterilisiert wurden.[48] Da Zwangsterilisationen an Anstaltspatienten bereits unmittelbar nach Inkrafttreten des GzVeN in den Jahren 1934 und 1935 durchgeführt wurden, dürfte die Gesamtzahl noch weit höher liegen.

Das therapeutische Spektrum erweiterte sich in den 30er Jahren vor allem um die so genannten Schock- oder Heilkrampfbehandlungen, wie die Insulinkomatherapie und die Cardiazolkrampfbehandlung bei Schizophrenie und ab 1938 die Elektro-Krampf-Methode vor allem für die Behandlung von Depressionen.[49] Die Heilkrampfbehandlungen waren die ersten somatischen Therapieformen, mit denen sich größere Erfolge bei der Heilung psychischer Krankheiten einstellten. Allerdings ließen sich diese Erfolge nicht systematisieren und stellten sich bei der Mehrheit der Behandelten nicht dauerhaft ein. Allen Schockbehandlungen haftete ein relativ großes Risiko für Gesundheit und Leben der Patienten an.

Im Jahr 1938 kam es zu einer umfangreichen Strukturveränderung in der brandenburgischen Anstaltslandschaft. Die Einrichtung in Potsdam wurde aufgelöst und ihre Bewohner – vornehmlich Kinder und Jugendliche – nach Görden verlegt.[50]

45 Vgl. Hanrath, Zwischen „Euthanasie" und Psychiatriereform, S.33 f.
46 Vgl. hierzu ausführlich Annette Hinz-Wessels, NS-Erbgesundheitsgerichte und Zwangssterilisation in der Provinz Brandenburg (= Schriftenreihe zur Medizin-Geschichte des Landes Brandenburg, Bd.7), Berlin 2004.
47 Vgl. TEU, Patientenakte Elise S., Bl. 63 ff. Zitat Bl. 79.
48 Hübener, NS-Zeit, S.237.
49 Die Anwendung neuer Therapieformen stand nicht im Widerspruch zum Selbstverständnis der NS-Psychiatrie, deren Vorgehen gegen die „unheilbar" psychisch Kranken u.a. dadurch motiviert war, sich auf die „heilbaren" Patienten konzentrieren zu können.
50 Vgl. Marco Zabel, Die brandenburgischen Landesanstalten Lübben und Potsdam in der NS-Zeit, in: Hübener, Brandenburgische Heil- und Pflegeanstalten, S.105–128, hier: S.120 ff.

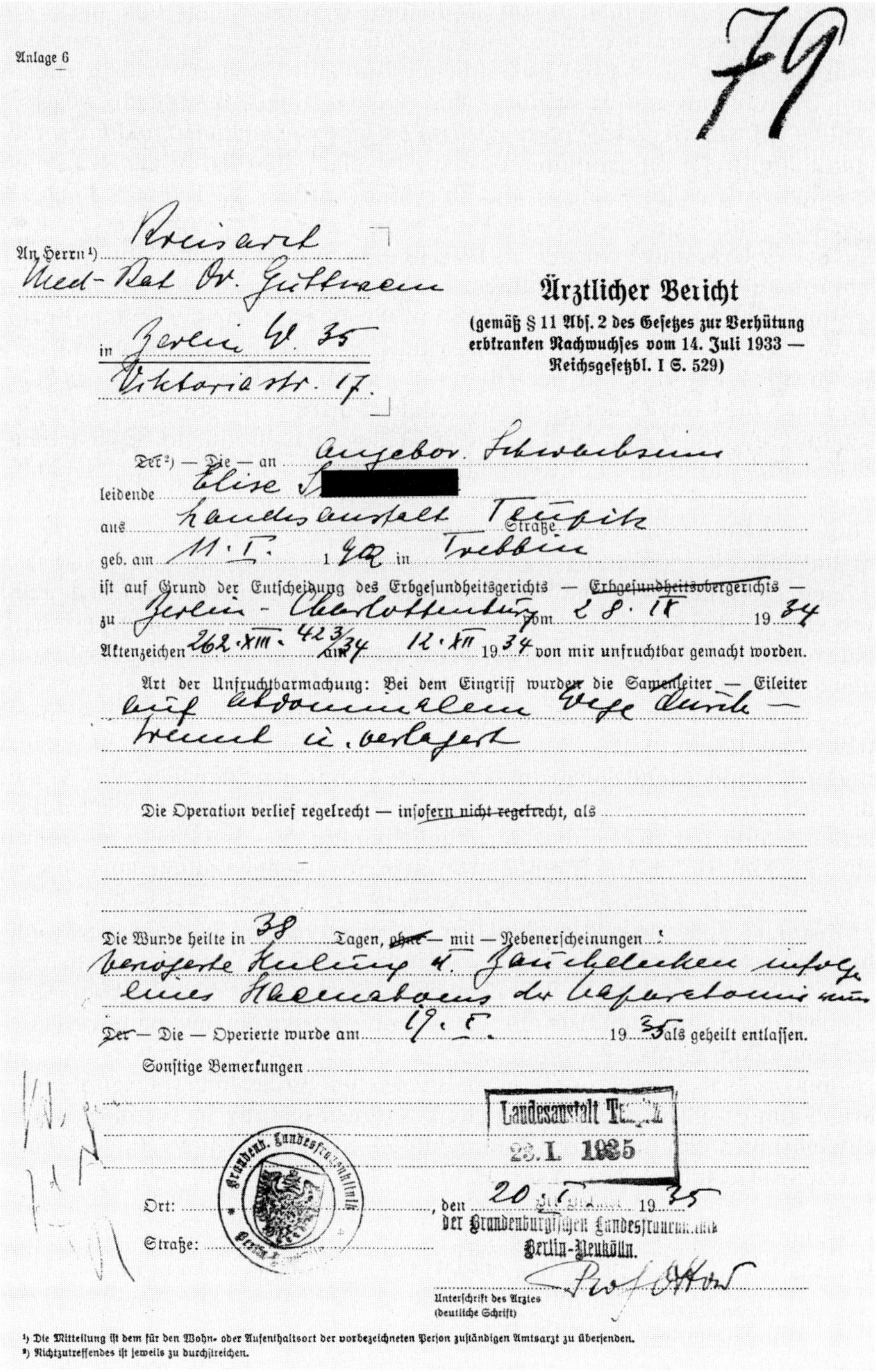

79

Anlage 6

An Herrn[1]) Kreisarzt
Med.-Rat Dr. Guttmann
in Berlin W. 35
Viktoriastr. 17.

Ärztlicher Bericht

(gemäß § 11 Abs. 2 des Gesetzes zur Verhütung erbkranken Nachwuchses vom 14. Juli 1933 — Reichsgesetzbl. I S. 529)

~~Der~~[2]) — Die — an angebor. Schwachsinn
leidende Elise [redacted]
aus Landesanstalt Teupitz Straße
geb. am 11. I. 1902 in Trebbin
ist auf Grund der Entscheidung des Erbgesundheitsgerichts — ~~Erbgesundheitsobergerichts~~ —
zu Berlin-Charlottenburg vom 28. 11. 1934
Aktenzeichen 262. XIII. 423/34 am 12. XII. 1934 von mir unfruchtbar gemacht worden.

Art der Unfruchtbarmachung: Bei dem Eingriff wurden die ~~Samenleiter~~ — Eileiter
auf abdominalem Wege durchtrennt u. verlagert

Die Operation verlief regelrecht — insofern ~~nicht regelrecht~~, als

Die Wunde heilte in 38 Tagen, ~~ohne~~ — mit — Nebenerscheinungen:
verzögerte Heilung d. Bauchdecken infolge eines Hämatoms der Laparotomienarbe

~~Der~~ — Die — Operierte wurde am 19. I. 1935 als geheilt entlassen.

Sonstige Bemerkungen

Landesanstalt Teupitz
23. I. 1935

Ort: ..., den 20. I. 1935
der Brandenburgischen Landesfrauenklinik
Berlin-Neukölln.

Straße: ...

Prof. Otto

Unterschrift des Arztes (deutliche Schrift)

[1]) Die Mitteilung ist dem für den Wohn- oder Aufenthaltsort der vorbezeichneten Person zuständigen Amtsarzt zu übersenden.
[2]) Nichtzutreffendes ist jeweils zu durchstreichen.

Bericht über die Sterilisation der Teupitzer Patientin Elise S., 1935.

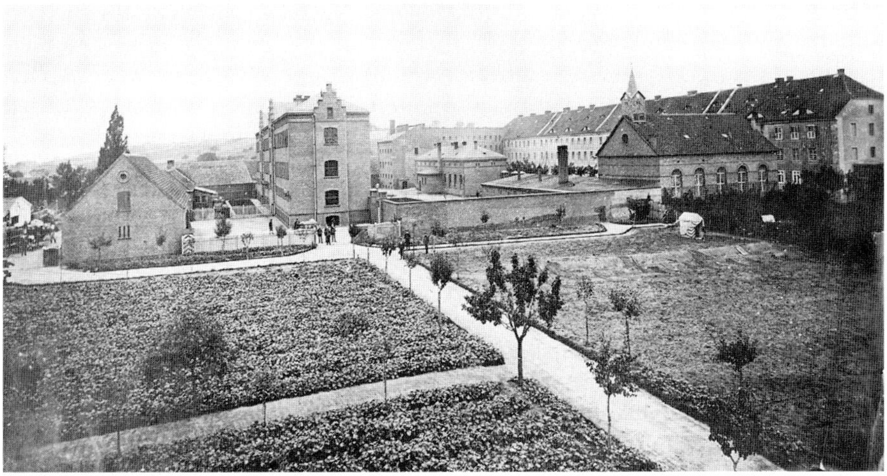

Eine der zentralen Tötungsanstalten der „Aktion T 4" befand sich 1940 im alten Zuchthaus Brandenburg/Havel. Aufnahme um 1870.

Eine Eskalation bei der Umsetzung des rassenhygienisch-eugenischen Paradigmas bedeutete die „Euthanasie"-Politik ab 1939. Die Tötung psychisch Kranker und geistig Behinderter verlief in verschiedenen Phasen. Im Rahmen der zentral von Berlin aus organisierten „Aktion T 4" wurden von Januar 1940 bis August 1941 Patienten aus Heil- und Pflegeanstalten in ganz Deutschland über Zwischenanstalten in Tötungsanstalten verlegt und ermordet. Teupitz und Neuruppin wurden als Zwischenanstalten zur vorletzten Station für „Euthanasie"-Opfer.[51] Nachdem die Patienten aus anderen Anstalten dort eingetroffen waren, verblieben sie hier einige Zeit, bevor sie in die Tötungsanstalten verlegt wurden. Die Einrichtung von Zwischenanstalten diente nicht zuletzt dem Zweck, die Spur der ermordeten Kranken zu verwischen. Am Ende der „T 4-Aktion" war die Patientenzahl in den brandenburgischen Landesanstalten, drastisch gesunken.[52]

Die offizielle Einstellung der „Aktion T 4" im August 1941 bedeutete jedoch keine Beendigung der Praxis von Patiententötungen. Vielmehr begann nunmehr die Phase der so genannten wilden „Euthanasie", in der in lokaler und regionaler Verantwortung die Kranken durch Vernachlässigung, systematischen Nahrungsmittelentzug oder durch eine Überdosis Beruhigungsmittel getötet wurden. Hier lassen sich die Ereignisse noch schwieriger als während der zentral organisierten Phase rekonstruieren. Es gibt lediglich Indizien dafür, dass auch die brandenburgischen Anstalten keine Ausnahme in dieser Hinsicht darstellten, insbesondere die erhöhte Patientensterblichkeit in den Kriegsjahren. Die Sterberaten lagen deutlich über der durchschnittlichen Mortalität in psychiatrischen Anstalten in Friedenszeiten. Ob diese Zunahme der

51 Vgl. für Neuruppin Dietmar Schulze, Die Landesanstalt Neuruppin in der NS-Zeit (= Schriftenreihe zur Medizin-Geschichte des Landes Brandenburg, Bd. 8), Berlin 2004, S. 98 ff. und für Teupitz Ders., Die Landesanstalt Teupitz als Zwischenanstalt der „Euthanasie"-Anstalt Bernburg 1940–1941, in Hübener, Brandenburgische Heil- und Pflegeanstalten, S. 195–206.
52 Faulstich, Hungersterben, S. 469.

Todesfälle auf gezielte Patiententötungen zurückgeht, lässt sich kaum noch ermitteln. Als wichtiger Ursachenkomplex, der möglicherweise mit einer Weiterführung der „Euthanasie“ einherging, sind Hunger, Infektionskrankheiten und allgemeine Unterversorgung zu nennen. Die Verpflegungssätze wurden während des Krieges immer weiter gesenkt und das Personal reduziert, so dass von einer Pflege kaum mehr die Rede sein konnte. Elise S. überlebte die Vernichtungsaktionen vor allem wohl deshalb, weil sie nach wie vor in einer Familienpflegstelle untergebracht war und somit arbeitsfähig war, was sie vor dem direkten Zugriff der Tötungsbürokratie bewahrte.

Trotz Absinkens der Patientenzahlen verbesserten sich die räumlichen Verhältnisse für die psychisch Kranken nicht. Den frei gewordenen Platz nahm mit Beginn des Zweiten Weltkrieges die deutsche Wehrmacht zur Unterbringung verwundeter Soldaten und Kriegsgefangener in Anspruch. 1940 wurde die Anstalt in Lübben aufgelöst und in ein Lager für kriegsgefangene Offiziere umgewandelt. Die Lübbener Patienten wurden – bis auf ein Arbeitskommando für den Landwirtschaftsbetrieb – auf die anderen Landesanstalten verteilt. Mit den zunehmenden Luftangriffen der Alliierten auf Berlin wurden in den Landesanstalten Hilfskrankenhäuser für die betroffene Bevölkerung eingerichtet, so dass sich die Raumknappheit für die psychiatrischen Patienten weiter erhöhte. Am Ende des Krieges drängten sich in den Landesanstalten jeweils mehrere medizinische Einrichtungen sowie zahlreiche Flüchtlinge, die hier Schutz vor den näher rückenden Kampfhandlungen suchten.

Anfang 1945 erreichte die vorrückende Rote Armee brandenburgisches Gebiet und besetzte in der Folge auch die Landesanstalten; Landsberg bereits am 31. Januar und Sorau am 13. Februar. Die übrigen Anstalten folgten Ende April/Anfang Mai 1945. Vor ihrer Besetzung waren die Landesanstalten teilweise direkt von Kampfhandlungen betroffen, so z.B. Teupitz und Neuruppin. Im Allgemeinen blieb das Ausmaß der dadurch entstandenen Schäden jedoch gering. Der Einmarsch der Roten Armee brachte ein Ende der nationalsozialistischen Vernichtungspolitik gegenüber psychisch Kranken und Menschen mit geistigen Behinderungen. Die Umstände des Kriegsendes führten jedoch dazu, dass sich die Lebensverhältnisse dieser Menschen – sofern sie Patienten der Landesanstalten waren – in der Folgezeit teilweise weiter verschlechterten.

Zusammenbruch und Wiederaufbau: Die Jahre 1945–1949

Kriegsende und unmittelbare Nachkriegszeit

Von ursprünglich acht Heil- und Pflegeanstalten befanden sich bei Kriegsende nur noch vier im Besitz der Provinz Brandenburg. Mit der Besetzung durch sowjetische Truppen und die kurz darauf erfolgte Unterstellung unter polnische Verwaltung hörten die Landesanstalten in Landsberg/Warthe und Sorau faktisch auf, brandenburgische Einrichtungen zu sein. Ihre weitere Entwicklung wird daher hier nicht behandelt. Zwei Anstalten (Potsdam und Lübben) waren bereits in der NS-Zeit aufgelöst worden. In einem Teil der ehemaligen Lübbener Anstalt existierte nach 1945 ein allgemeines Landeskrankenhaus. Erst 1962 wurde dort wieder ein psychiatrisches Krankenhaus eingerichtet, so dass auch dieser Standort für die Untersuchung zunächst nicht relevant ist.

Die Situation in den verbliebenen brandenburgischen Landesanstalten Eberswalde, Görden, Neuruppin und Teupitz zum Zeitpunkt ihrer Besetzung durch sowjetische Truppen weist eine Reihe von Parallelen, aber auch Unterschieden auf.

Eberswalde, die am weitesten im Osten gelegene Anstalt, war noch am 21. und 22. April 1945 vor der heranrückenden Roten Armee nach Neuruppin evakuiert worden, wobei offensichtlich nur ein Teil der Patienten mitgenommen wurde. Während Direktor Heinrich Ehlers ebenfalls die Flucht ergriff, verblieb Dr. Max Gillwald mit einigen anderen Angehörigen des Personals vor Ort, um die zurück gebliebenen Kranken zu betreuen. Nach zehntägigem Aufenthalt in Neuruppin kehrten die meisten Flüchtlinge nach Eberswalde zurück. Dort hatte die sowjetische Armee inzwischen den größten Teil der Anstaltsgebäude beschlagnahmt, in denen ab Mitte Mai ein Lazarett eingerichtet wurde. Bei den letzten Kampfhandlungen wurden auch einige Eberswalder Patienten getötet, größere Gebäudeschäden gab es dagegen nicht. Das Archiv mit den Krankenakten und die wissenschaftliche Bibliothek gingen in der unübersichtlichen Situation während und nach Ende der Kampfhandlungen zum größten Teil verloren. Zahlreiche Einrichtungsgegenstände waren durch Plünderungen abhanden gekommen bzw. zerstört. Die Zahl der Anfang Mai in der Anstalt befindlichen Psychiatriepatienten lag bei etwa 200.[1]

Die Anstalten in Görden und Teupitz wurden am 27. April 1945 besetzt, Neuruppin folgte am 1. Mai. Da hier offensichtlich keine Ausweichmöglichkeiten mehr gesehen wurden, gab es keine Evakuierungsmaßnahmen. Alle drei Ein-

1 Zu den Ereignissen in Eberswalde bei Kriegsende vgl. BLHA, Rep. 55, Abt. I, Nr. 1128, Bl. 196 v+r, 202; ebd., Rep. 211, Nr. 655a; Fritz Barylla, Von der Landesirrenanstalt zum Bezirkskrankenhaus für Psychiatrie und Neurologie, in Ders. (Hrsg.), 100 Jahre Psychiatrie in Eberswalde 1865–1965, Eberswalde 1965, S. 13–23, hier: S. 17; Köhler, Entwicklungsprobleme, S. 13 ff.

richtungen waren zum Zeitpunkt ihrer Besetzung überfüllt, wobei psychisch Kranke nur einen geringeren Teil der Belegung stellten. Neben Wehrmachtslazaretten, Berliner Ausweichkrankenhäusern, lokalen Krankenhäusern und evakuierten provinzialen Fürsorgeeinrichtungen[2] drängten sich auf dem jeweiligen Anstaltsgelände auch Familienangehörige des Personals sowie zahlreiche Flüchtlinge aus der näheren und weiteren Umgebung. Für Teupitz wird eine Gesamtzahl von 3 000 Personen angegeben, die hauptsächlich in den Kellern Zuflucht gesucht hatten, in Görden waren es mindestens 4 000, aus Neuruppin wird berichtet, dass „zeitweise Hunderte von Flüchtlingen" – darunter die bereits erwähnten aus Eberswalde – untergebracht werden mussten. Die Zahl der psychiatrischen Patienten lässt sich nur schätzen, so für Teupitz auf 550, Görden auf 500 und für Neuruppin auf 440. Die – gegenüber den Vorkriegsjahren – geringen Patientenzahlen sind in erster Linie auf die Krankenmorde ab 1940 zurückzuführen, zudem entwichen viele Patienten in den Wirren der letzten Kriegstage.[3] Beim Verhalten des Anstaltspersonals unmittelbar vor und nach der sowjetischen Besetzung lässt sich kein allgemeingültiges Muster für die drei Anstalten erkennen. Während aus Neuruppin zahlreiche Angestellte – darunter auch mindestens ein Arzt – flohen, wird für Teupitz hervorgehoben, dass das Personal „treu auf seinem Posten ausgehalten" hätte. Ausschlaggebend für die unterschiedlichen Reaktionen dürfte die Einschätzung der Erfolgsaussichten einer Flucht gewesen sein. In Teupitz, dass Ende April noch in eine Randlage der so genannten „Halber Kesselschlacht" geriet, war der Versuch des Entkommens vermutlich gefährlicher als in Brandenburg oder Neuruppin. Gehäuft traten Selbstmorde unter dem Anstaltspersonal auf, die entweder auf persönliche Ausweglosigkeit angesichts des allgemeinen Zusammenbruchs zurückzuführen sein dürften, teilweise aber auch direkte Folgen vorangegangener Vergewaltigungen durch sowjetische Soldaten gewesen zu sein scheinen. Über das Ausmaß sowohl von Suiziden als auch Vergewaltigungen wird aus den einzelnen Anstalten sehr unterschiedlich berichtet. Plünderungen an Einrichtungsgegenständen, medizinischen und Nahrungsvorräten der Anstalten – seitens sowjetischer Armeeangehöriger ebenso wie durch die deutsche Zivilbevölkerung – und damit einhergehende Zerstörungen traten sowohl in Görden als auch in Neuruppin und Teupitz auf.[4]

Das Vorgehen der sowjetischen Seite in Bezug auf die Anstaltsleitungen war unterschiedlich. Es variierte zwischen den Polen ‚Wahrung der personellen Kontinuität' auf der einen und ‚Ablösung' auf der anderen Seite.

Direktor in Eberswalde blieb bis Mitte Juni 1945 Heinrich Ehlers. Auch in der Neuruppiner Landesanstalt gab es zunächst keine personellen Verände-

2 So waren nach Teupitz das Landesblindenheim aus Königs Wusterhausen und nach Görden das Landesjugendheim aus Strausberg und die Landesgehörlosenschule aus Guben evakuiert worden.
3 Für Neuruppin wird die Zahl der Entweichungen bis zum 7. Juni 1945 mit 150 angegeben.
4 Zu den Ereignissen bei Kriegsende vgl. – für alle Landesanstalten: BLHA, Rep. 55, Abt. I, Nr. 1128; Köhler, Entwicklungsprobleme, S. 16 ff. – für Görden: BLHA, Rep. 55, Abt. IX, Nr. 91; ebd., Rep. 211, Nr. 656, 656a; Hanrath, Zwischen „Euthanasie" und Psychiatriereform, S. 149 ff.; Beatrice Falk und Friedrich Hauer, Erbbiologie, Zwangssterilisation und „Euthanasie" in der Landesanstalt Görden, in: Hübener, Brandenburgische Heil- und Pfleganstalten, S. 79–104, hier: S. 102 f. – für Neuruppin: BLHA, Rep. 211, Nr. 657 – für Teupitz: TEU, Akten über Belegung, Bd. I (1945); BLHA, Rep. 211, Nr. 658a, 659; Hans Sussmann, Teupitz und das Schenkenländchen, T. I, Königs Wusterhausen (1975), S. 35 f.

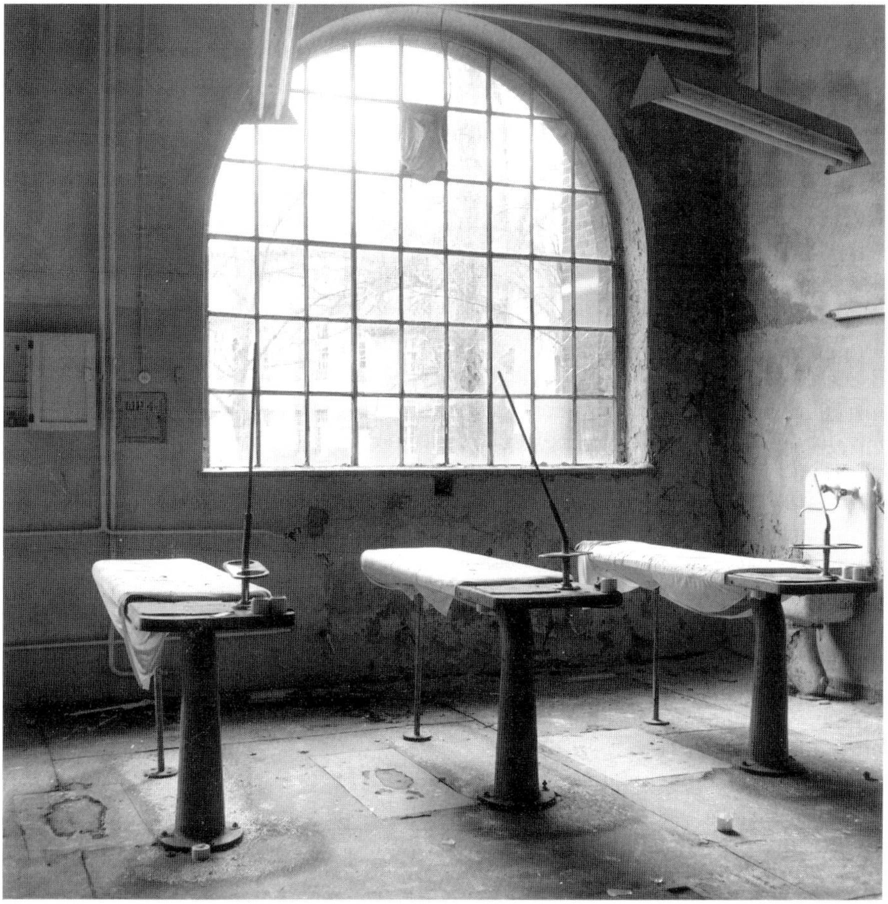

Landesanstalt Teupitz, alte Anstalt. In der Wäscherei, 2003.

rungen. Dr. Hans Berendes, der bereits seit 1942 den im Fronteinsatz befindlichen Direktor Herbert Meyer vertrat, blieb im Amt. Anders in Görden, wo Hans Heinze nach einer kurzzeitigen Verhaftung zwar wieder als Chefarzt eingesetzt wurde, ab dem 11. Mai jedoch ein ehemaliger Häftling des Zuchthauses Görden namens Tank, der angab aus politischen Gründen inhaftiert gewesen zu sein, als Anstaltsleiter fungierte. Tank erwies sich jedoch als Hochstapler und Betrüger, was die Situation in Görden zusätzlich erschwerte. Er wurde nach wenigen Wochen verhaftet und durch einen Anstaltsangestellten ersetzt. Die stärksten unmittelbaren Veränderungen betrafen die Anstaltsleitung in Teupitz. Direktor Felix Großmann war unmittelbar nach der sowjetischen Besetzung verhaftet worden und blieb verschollen. Die Amtsgeschäfte übernahm

der – nach der Verhaftung eines weiteren Arztes – einzige in der Anstalt verbliebene Psychiater, Dr. Karl Sitzler.[5]
Die uneinheitliche Handlungsweise der sowjetischen Seite gegenüber den Anstaltsleitungen hing damit zusammen, dass die Rote Armee noch nicht über eine Verwaltungsstruktur als Besatzungsmacht verfügte. Die politische Macht vor Ort lag zunächst in den Händen der Kampfkommandeure, deren Truppen das jeweilige Gebiet besetzt hatten. Diese blieben in der Regel jedoch nicht lange dort stationiert. In den folgenden Tagen und Wochen wurden immer wieder militärische Einheiten umgruppiert, so dass die örtlichen Befehlshaber häufig wechselten. Von einer kontinuierlichen Besatzungspolitik konnte demnach nicht die Rede sein. Wie mit den Anstaltsleitungen verfahren wurde, hing in hohem Maße von der persönlichen Einschätzung des jeweiligen Kommandanten ab, die sicher auch von lokalen Faktoren – beispielsweise dem Organisationsgrad von NS-Gegnern im jeweiligen Bereich – beeinflusst werden konnte. So soll die erste Verhaftung Hans Heinzes auf Initiative des lokalen antifaschistischen Ausschusses erfolgt sein.[6] Genauere Angaben lassen sich darüber auf Grund der Quellenlage jedoch nicht machen. Die Umstände der Verhaftung Großmanns bleiben demnach ebenso im Dunkeln, wie die Gründe dafür, dass Ehlers und Berendes zunächst im Amt belassen wurden. Letzteres lässt – wie auch die Wiedereinsetzung Heinzes als Chefarzt – zumindest auf einen gewissen Pragmatismus der sowjetischen Kommandanten schließen, der von der Notwendigkeit ärztlicher Fachkompetenz ausging.
Der Handlungsspielraum der Anstaltsleitungen wurde auch in den nächsten Monaten in wichtigen Bereichen weiter von den örtlichen sowjetischen Militärkommandanten vorgegeben, bei denen die Verantwortung zur Organisation aller Lebensbereiche lag und die sich dabei vielfach auf die bestehenden deutschen Verwaltungen stützten, ohne deren Befugnisse konkret zu regeln. Diese Situation änderte sich auch durch den Aufbau sowjetischer Verwaltungsstrukturen im eigentlichen Sinne ab dem 9. Juni 1945, als die Sowjetische Militäradministration in Deutschland (SMAD) gegründet wurde, nicht sofort, da die Organisation der mittleren und unteren Verwaltungsebenen der SMAD erst nach und nach erfolgte; so für die Länder und Provinzen mit dem Befehl Nr. 5 vom 9. Juli 1945.[7]

In der unmittelbaren Nachkriegszeit wurde die Entwicklung in den Landesanstalten weiterhin durch die Präsenz anderer medizinischer Einrichtungen auf ihrem Gelände beeinflusst. Die Beziehungen zu ihnen waren einerseits durch Kooperation, beispielsweise bei der gemeinsamen Nutzung von Einrichtungen, wie Labors oder Küchen geprägt. Andererseits konkurrierten die

5 Vgl. für Eberswalde: BLHA, Rep. 211, Nr. 655a, o.Bl.; Gregor Sänger, Die Entwicklung der Heil- und Pflegeanstalt Eberswalde und ihre Bedeutung für die psychiatrische Versorgung geisteskranker Patienten in der Provinz Brandenburg 1865 bis 1945, Diss., Leipzig 1998, S. 65.; Kristina Hübener, Die Landesanstalt Eberswalde 1933–1945, in: Dies., Brandenburgische Heil- und Pflegeanstalten, S. 179–194, hier: 193.; Neuruppin: BLHA, Rep. 55, Abt. I, Nr. 1128, Bl. 202 ff.; Görden: ebd., Bl. 197 v+r; Hanrath, Zwischen „Euthanasie“ und Psychiatriereform, S. 151, 185 f.; Teupitz: BLHA, Rep. 211, Nr. 658a, Bl. 1, 5.
6 Hanrath, Zwischen „Euthanasie“ und Psychiatriereform, S. 185.
7 Hans-Joachim Schreckenbach und Werner Künzel, Das Land Brandenburg und der brandenburgische Landtag 1945–1952, in: Kurt Adamy und Kristina Hübener (Hrsg.), Geschichte der Brandenburgischen Landtage. Von den Anfängen 1823 bis in die Gegenwart, Potsdam 1998, S. 225–326, hier: S. 226 f.

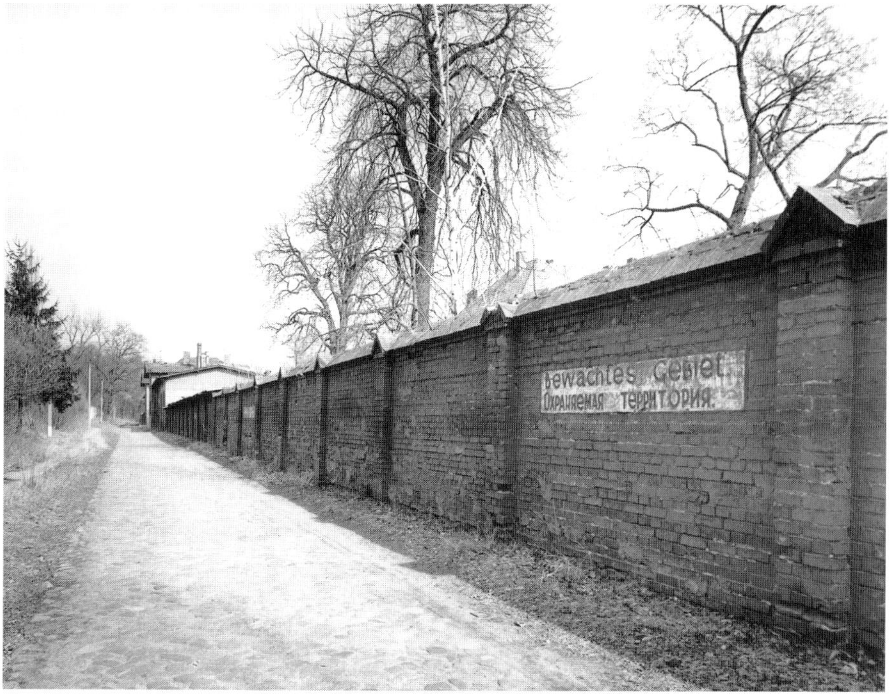

Landesanstalt Eberswalde. Umfassungsmauer des sowjetisch besetzten Anstaltsteils, 1994.

psychiatrischen Anstalten mit ihnen um die knappen Ressourcen, insbesondere Nahrungsmittel für die Patienten und Platz in den Krankenhäusern. Da die sowjetischen Kommandeure jedoch die verschiedenen deutschen Krankenhäuser entweder als eine Einheit ansahen oder nicht gewillt waren, einzeln mit den entsprechenden Leitungen zu verhandeln, bestimmten sie für die Gesamtleitung verantwortliche Ansprechpartner. Nicht zuletzt von der Durchsetzungskraft ihres Führungspersonals schien es abzuhängen, welche Rolle die Landesanstalten dabei spielten. Während in Görden und Eberswalde die Landesanstalten eine zentrale Stellung behielten, übernahmen in Teupitz Vertreter anderer medizinischer Einrichtungen die Rolle als Ansprechpartner für die Besatzungsmacht. In Neuruppin scheinen die Verhältnisse eine Zeit lang nicht eindeutig geregelt worden zu sein, bevor der sowjetische Kreiskommandant am 9. August 1945 verfügte, „die verschiedenen auf dem Gelände der Landesanstalt befindlichen Krankenhausbetriebe ... unter Leitung des Landrats in Neuruppin zu einem Kreiskrankenhaus des Kreises Ruppin" zusammenzufassen. Die Landesanstalt fungierte in dieser Institution als „psychiatrische Abteilung".[8]

In allen vier Anstalten wurde zwischen Mitte und Ende Mai jeweils etwa die Hälfte des Gebäudebestandes durch die sowjetische Armee beschlagnahmt,

8 BLHA, Rep. 211, Nr. 403f, Bl. 30.

um Lazarette für die eigenen Soldaten einzurichten. In Neuruppin wurde schon im Herbst 1945 der größte Teil der besetzten Gebäude wieder geräumt. Dafür mussten das Kreiskrankenhaus und verschiedene andere Kliniken in der Stadt Neuruppin für Zwecke der Besatzer frei gemacht werden; Patienten und Personal dieser Einrichtungen wurden in die Landesanstalt verlegt.[9] Für die psychiatrischen Patienten bedeuteten die Beschlagnahmen, dass sich die Umstände ihrer Unterbringung weiter verschlechterten. Am Beispiel Teupitz lässt sich verdeutlichen, dass bei den notwendigen Verlegungsmaßnahmen die psychisch Kranken als unterste Patientenkategorie angesehen wurden. Am 28. Mai 1945 wurde auf dem größten Teil des Teupitzer Anstaltsgeländes ein sowjetisches Lazarett eingerichtet. Die dazu genutzten Gebäude, „die räumlich zusammenlagen", entsprachen einem Teil der früheren Hauptanstalt, einschließlich aller Wirtschafts- und Verwaltungsgebäude. Zu diesem Zeitpunkt waren noch zahlreiche deutsche kranke und verwundete Soldaten auf dem Gelände der Landesanstalt untergebracht. Auf Befehl des sowjetischen Kommandanten „mußten innerhalb weniger Stunden sämtliche Frauenhäuser geräumt werden, um Platz für die deutschen Verwundeten zu schaffen, deren Plätze wiederum russische Soldaten einnahmen." Dafür erhielten die psychiatrischen Patienten und Blinden neue „Unterkünfte" zugewiesen. Für die Männer standen jetzt nur noch ein einziges Krankengebäude sowie eine Holzbaracke, in der ursprünglich Werkstätten für Lazarettpatienten eingerichtet werden sollten, zur Verfügung. Noch härter traf es jedoch die Frauen: „... morgens um 8 Uhr kam der Befehl zur Räumung der Häuser und eine halbe Stunde später fuhren bereits 50 russische Gespanne vor, die die geisteskranken, siechen und blinden Frauen mit der allernotwendigsten Einrichtung und dem Eigentum der Frauen in ein der Anstalt überlassenes offenes Landheim bei Egsdorf (auf der anderen Seite des Teupitzer Sees – W.R.), das in Friedenzeiten Landesschulheim der Stadt Berlin gewesen war, überführten."[10] Außerdem verblieben der Landesanstalt zunächst die Gebäude der Gutshofstation, die ebenfalls mit Kranken belegt waren. Damit war die Anstalt auf drei, zum Teil mehrere Kilometer voneinander entfernte Gelände verteilt, was sowohl eine einheitliche Verwaltung wie auch die Betreuung der Kranken erschwerte. Wenn auch nicht so extrem wie in Teupitz war die Unterbringungssituation für Patienten in allen staatlichen psychiatrischen Einrichtungen Brandenburgs äußerst prekär. Erschwert wurde sie in Görden, Eberswalde und Teupitz dadurch, dass auch die Gebäude von den Sowjets beschlagnahmt wurden, in denen sich technische und Versorgungseinrichtungen der Anstalten befanden. Infolgedessen musste beispielsweise das Essen für die Kranken unter freiem Himmel gekocht werden, was die Einhaltung der notwendigen hygienischen Bedingungen unmöglich machte und der Ausbreitung von Infektionskrankheiten Vorschub leistete.[11]

9 BLHA, Rep. 55, Abt. I, Nr. 1128, Bl. 196r (Eberswalde), 197v (Görden), 219v (Teupitz), 203 f., 215 (Neuruppin).
10 Sitzler, Beitrag, Bl. 16 sowie BLHA, Rep. 211, Nr. 658a, Bl. 6.
11 BLHA, Rep. 211, Nr. 655a, o.Bl. (Eberswalde), ebd., Rep. 55, Nr. 1128, Bl. 197v (Görden), Bl. 220v (Teupitz).

Das größte Problem für alle Landesanstalten war in der Nachkriegssituation jedoch die dramatische Versorgungslage und das damit zusammenhängende überdurchschnittliche Patientensterben.

Hungersterben und Reorganisation der Verwaltung

Die Versorgungslage der brandenburgischen Landesanstalten mit Nahrungsmitteln war durchgehend schwierig, wobei das Ausmaß der Probleme sowohl im Vergleich untereinander als auch im Verlauf der Zeit variierte. In Görden wurde schon kurz nach der sowjetischen Besetzung ein großer Teil der ursprünglich vorhandenen und an verschiedenen Plätzen im Anstaltsgelände vergrabenen Vorräte geplündert, während in Teupitz zumindest im Monat Mai offenbar noch auf ähnliche Reserven zurückgegriffen werden konnte. In Eberswalde wurden Nahrungsmittelvorräte der Landesanstalt von der Stadtverwaltung beschlagnahmt. Auch in Neuruppin kam es zu Verlusten, immerhin reichte aber der anstaltseigene Kartoffelvorrat für die Versorgung der Patienten aus.[12]

Die Nahrungsmittelknappheit hatte dramatische Folgen für die Psychiatriepatienten. Aus Eberswalde wird über zahlreiche Todesfälle berichtet. Konkrete Zahlenangaben wurden bisher nicht gefunden. In Neuruppin starben innerhalb von fünf Monaten 239 Menschen. Als Hauptgrund für die zahlreichen Todesfälle wird eine Typhusepidemie angegeben.[13]

Monatliche Sterberaten in der Landesanstalt Neuruppin (August bis Dezember 1945)

MONAT	BELEGUNGSZAHL	VERSTORBENE	PROZENT
August	409	70	16,3
September	386	45	11,7
Oktober	366	27	7,3
November	439	35	7,9
Dezember	597	62	10,3

12 Vgl. BLHA, Rep. 211, Nr. 655a, (Eberswalde); 656 (Görden); 656c, 657 (Neuruppin); 658a, 659 (Teupitz).
13 BLHA, Rep. 211, Nr. 657, Bl. 4. Die von Köhler, Entwicklungsprobleme, S. 21, angegebene durchschnittliche monatliche Sterberate in Neuruppin von 10,7 Prozent ist wenig aussagekräftig. Interessant sind einerseits die tatsächlichen monatlichen Raten, also beispielsweise die Tatsache, dass im August 16,3 Prozent der Neuruppiner Patienten starben während es im Oktober „nur" 7,3 Prozent waren. Das ist ein Indiz dafür, dass sich die Lebensbedingungen in den beiden betrachteten Monaten voneinander unterschieden. So kann der August-Wert als Hinweis auf die erwähnte Typhus-Epidemie gedeutet werden. Will man dagegen eine generelle Aussage über den gesamten Zeitraum von Mitte bis Ende 1945 treffen, muss man die Zahl aller in dieser Zeit in Neuruppin untergebrachten Patienten zur Gesamtzahl der Verstorbenen ins Verhältnis setzen. Während man den zweiten Wert durch Addition der monatlichen Totenzahlen erhält, errechnet sich der erste Wert aus der Zahl der zu Beginn des betrachteten Zeitraums anwesenden zuzüglich der in diesem Zeitraum neu aufgenommenen Patienten – vgl. Heinz Faulstich, Hungersterben in den brandenburgischen Landesanstalten, in: Hübener, Brandenburgische Heil- und Pflegeanstalten, S. 319–340, hier: S. 326. Für Neuruppin besteht das Problem, dass keine Aufnahmezahlen bekannt sind. Der von Köhler, Entwicklungsprobleme, S. 69, genannte Wert 443 ist in Wirklichkeit die durchschnittliche monatliche Belegungszahl. Trotzdem kann aus den überlieferten Zahlen geschlussfolgert werden, dass die Situation für die Psychiatriepatienten in Neuruppin dramatisch war, und etwa 30 Prozent von ihnen zwischen Anfang August und Ende Dezember 1945 starben.

Die Zunahme sowohl in der Belegungszahl als auch bei den Todeszahlen im Dezember 1945 ist auf die Überführung der Restanstalt Sorau nach Neuruppin zurückzuführen. Die Sorauer Anstalt musste „auf Befehl des polnischen Landrats geräumt werden“ und die sowjetischen Besatzungsbehörden verfügten die Aufnahme der Ausgewiesenen in Neuruppin. Am 13. November 1945 traf der Transport mit 222 Patienten und 40 Angestellten nach einwöchiger Bahnfahrt ein. Unterwegs waren 26 Patienten verstorben.[14]

Vermutlich führten sowohl die Schwierigkeit, diese zusätzliche Personengruppe zu versorgen als auch die Schwächung der Sorauer Patienten durch den strapaziösen Transport zum Ansteigen der Todeszahlen im Dezember.

Die größten Verluste an Menschenleben waren in Görden und Teupitz zu verzeichnen. Die Gördener Anstalt war, wegen der zerstörten Havelbrücken, von der für ihre Versorgung zuständigen Stadt Brandenburg praktisch abgeschnitten. Von April bis Juni erhielt sie von dort überhaupt keine Lebensmittellieferungen. Erst Anfang Juli gab es wieder eine Zuteilung, die jedoch so gering war, dass das Überleben der Patienten damit nicht gesichert werden konnte. Die anstaltseigene Landwirtschaft fiel als zusätzliche Nahrungsquelle fast vollständig aus, da das Vieh zum größten Teil geschlachtet und ebenso wie das vorhandene Futter und Getreide zur Versorgung der Roten Armee verwendet wurde. Statt 300 Litern Milch, die der Gutshof bisher täglich an die Anstalt geliefert hatte, kamen den Patienten jetzt nur noch 15 Liter zugute. Obst, Gemüse und Kartoffeln, die auf den Anstaltsländereien angebaut wurden, wurden entweder entwendet oder mussten in noch unreifem Zustand geerntet werden, „um wenigstens etwas zu retten.“[15] Infolgedessen konnte der am 26. Juni 1945 neu eingesetzte Anstaltsleiter in Görden, Ernst Schulz, nur berichten, dass sich die „Ernährungsmängel immer erschreckender bemerkbar“ machen. „Die älteren Patienten siechen unter fieberhaften Magen- und Darmstörungen überraschend schnell dahin. Bei Kindern und Jugendlichen sind Gewichtsabnahmen innerhalb von 3 Monaten bis zu 10 kg keine Seltenheit.“[16] Durchgängige statistische Angaben über die Patientensterblichkeit in der unmittelbaren Nachkriegszeit liegen – wie auch im Fall von Eberswalde – für Görden nicht vor. Vom Juli 1945 bis zum Sommer des darauf folgenden Jahres sank die Zahl der in Görden untergebrachten Patienten von 1 202 auf 758.[17] In dieser Zahl sind sowohl psychisch Kranke als auch Lazarettpatienten enthalten, auch sind mögliche Neuaufnahmen oder Entlassungen im angegebenen Zeitraum nicht berücksichtigt. Die Mortalitätsrate innerhalb dieses Jahres unter den Psychiatriepatienten in Görden lässt sich also nur schätzen. Sie dürfte aber mindestens zwischen 30 und 40 Prozent gelegen haben und überstieg damit noch die hohen Werte in Eberswalde und Neuruppin. Noch dramatischer war jedoch die Situation in Teupitz. Hier liegen zudem serielle Angaben über die Patientensterblichkeit vor, die es erlauben ein relativ detailliertes Bild zu zeichnen. Im Archiv der Landesklinik Teupitz aufgefundene Statistiken über die Belegung sowie über Todesfälle geben Auskunft über

14 BLHA, Rep. 211, Nr. 403f, Bl. 36.
15 BLHA, Rep. 211, Nr. 656a, Schulz an PMB, 21.9.1945, o.Bl.
16 BLHA, Rep. 211, Nr. 656, Schulz an PMB, 21.7.1945, o.Bl.
17 BLHA, Rep. 211, Nr. 77 Bericht über die landeseigenen Anstalten 1947, o.Bl.

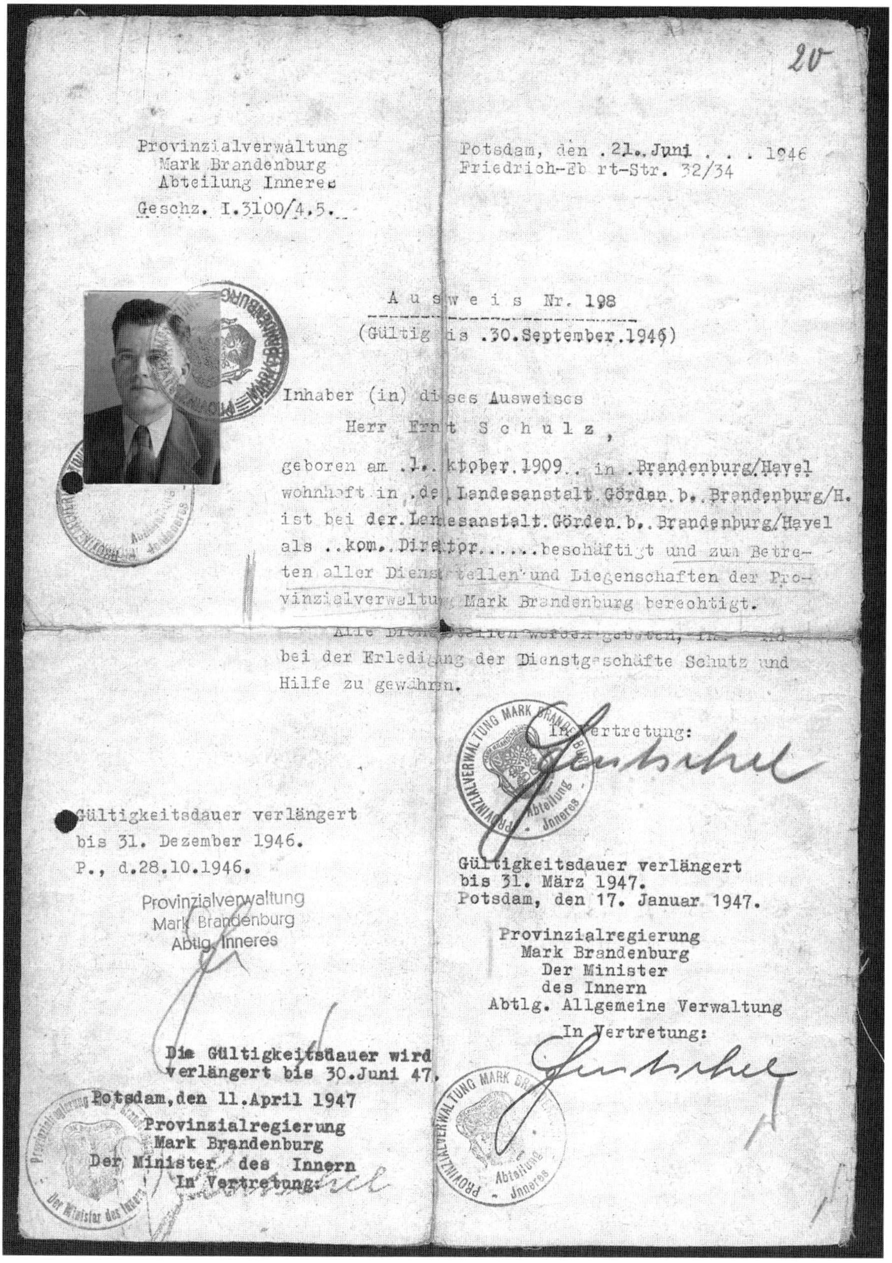

20

Provinzialverwaltung
Mark Brandenburg
Abteilung Inneres

Geschz. I.3100/4.5.

Potsdam, den .21. Juni . . . 1946
Friedrich-Eb rt-Str. 32/34

Ausweis Nr. 198
(Gültig bis .30.September.1946)

Inhaber (in) dieses Ausweises
Herr Ernst Schulz,
geboren am .1. Oktober.1909.. in .Brandenburg/Havel
wohnhaft in .der Landesanstalt Görden b. Brandenburg/H.
ist bei der Landesanstalt Görden b. Brandenburg/Havel
als ..kom. Direktor.......beschäftigt und zum Betreten aller Dienststellen und Liegenschaften der Provinzialverwaltung Mark Brandenburg berechtigt.

Alle Dienststellen werden ersucht, ihm bei der Erledigung der Dienstgeschäfte Schutz und Hilfe zu gewähren.

In Vertretung:

Gültigkeitsdauer verlängert
bis 31. Dezember 1946.
P., d.28.10.1946.
Provinzialverwaltung
Mark Brandenburg
Abtlg. Inneres

Gültigkeitsdauer verlängert
bis 31. März 1947.
Potsdam, den 17. Januar 1947.
Provinzialregierung
Mark Brandenburg
Der Minister
des Innern
Abtlg. Allgemeine Verwaltung
In Vertretung:

Die Gültigkeitsdauer wird
verlängert bis 30.Juni 47.
Potsdam,den 11.April 1947
Provinzialregierung
Mark Brandenburg
Der Minister des Innern
In Vertretung:

Dienstausweis von Ernst Schulz, 1946.

eine Tragödie, die sich vom Juni bis zum Jahresende 1945 – nahezu unbemerkt – in der Abgeschiedenheit der Teupitzer Anstalt vollzog. In diesem Zeitraum starben fast 70 Prozent aller Patienten der Einrichtung an Unterernährung bzw. an epidemischen Krankheiten.

Nachdem offenbar bei Kriegsende noch vorhandene Vorräte sich ihrem Ende zuneigten, spitzte sich die Ernährungslage gegen Ende Mai zu: „In der Zeit vom 24. Mai bis 13. Juni – 21 Tage – haben wir je Kopf insgesamt zugeteilt bekommen: 1 500 Gramm Brot, 335 Gramm Fleisch, 65 Gramm Wurst." Der weitere Verlauf lässt sich aus den Belegungsakten rekonstruieren.

Um eine monatliche Mortalitätsrate ermitteln zu können, sind Angaben über die Belegung am Monatsbeginn oder zum Ende des Vormonats notwendig, um diese ins Verhältnis zu den Sterbeziffern des betrachteten Monats zu setzen. Außerdem benötigt man die Zahl der Neuaufnahmen in dem betrachteten Monat. Da jedoch insgesamt bis zum Ende des Jahres nur 44 Personen neu in Teupitz aufgenommen wurden, wird dieser Wert bei der Berechnung der monatlichen Raten vernachlässigt.[18] Am 30. April 1945 befanden sich 658 Patienten in der Landesanstalt Teupitz.[19] Legt man nun die Zahl von 63 Verstorbenen zu Grunde, kann für Mai 1945 von einer Mortalitätsrate von etwa 10 Prozent unter den Patienten der Landesanstalt ausgegangen werden. Das war, im Vergleich zum Vormonat eine leichte Steigerung, jedoch in Bezug auf die Folgemonate sowohl prozentual als auch in absoluten Zahlen eine deutlich geringere Rate. Daraus kann geschlussfolgert werden, dass die Situation für die Patienten im ersten Nachkriegsmonat sich langsam verschlechterte, sei es, weil Vorräte der Anstalt ihrem Ende zugingen, sei es, weil die körperlichen Reserven der Patienten zum Überstehen einer Notzeit sich ihren Grenzen näherten. Eine dramatische Veränderung der Situation trat aber erst in der Folgezeit auf und hing eng mit dem Handeln der sowjetischen Besatzungsmacht zusammen.[20]

Die Entwicklung bis Dezember 1945 muss als „katastrophal" bezeichnet werden. Ab Juni nahm das Patientensterben nie gekannte Ausmaße an.[21] Im Folgenden werden zunächst die quantitativen Dimensionen erörtert, die sich aus der Auswertung der zur Verfügung stehenden Belegungsakten der Teupitzer Anstalt ergeben.

18 Köhler, Entwicklungsprobleme, S. 69.
19 TEU, Akten über Belegung, Bd. I (1945), Bl. 44. In dieser Zahl sind auch die 101 Bewohner des Landesblindenheimes enthalten, das organisatorisch an die Landesanstalt angeschlossen war.
20 Köhler, Entwicklungsprobleme, S.16 zeichnet dagegen ein völlig anderes, katastrophales Bild der Situation im Mai 1945: Sie gibt an, „daß auch von den psychiatrischen Patienten bis zum 26.05.1945 von 600 Patienten 311 verstorben sind." Aus der von ihr angegebenen Quelle, einem Schreiben Sitzlers an den Präsidenten der Provinzialverwaltung Mark Brandenburg vom 26.9.1945 (BLHA, Rep. 211, Nr. 327f, Bl. 1) geht jedoch eindeutig hervor, dass es sich bei der angegebenen Zahl um die Todesfälle in der Zeit vom 26.5. 1945 bis zum Tag der Abfassung des Schreibens – also einen Zeitraum von vier Monaten – handelt. Offensichtlich liegt hier ein Fehler bei der Quellenauswertung vor, zumal die Zahl 311 später (Köhler, Entwicklungsprobleme, S. 22), unter Berufung auf die gleiche Quelle, als Belegungszahl zum Kriegsende erscheint, die auch von Hanrath, Zwischen „Euthanasie" und Psychiatriereform, S. 160 übernommen wird.
21 Zur Patientenmortalität in Teupitz in den Jahren 1940 bis 1944 vgl. Faulstich, Hungersterben in den brandenburgischen Landesanstalten, S. 328.

Belegung der Landesanstalt Teupitz an Stichtagen sowie Zahl der pro Monat verstorbenen Patienten[22]
(M.: Männer, Fr.: Frauen)

STICHTAG	GEISTESKRANKE		SIECHE		BLINDE		GESAMT	VERSTORBENE IM MONAT
	M.	Fr.	M.	Fr.	M.	Fr.		
30.4.1945	172	219	47	119	43	58	658	April: 58
31.5.1945	143	172	44	102	40	54	555	Mai: 63
30.6.1945	114	138	29	79	28	50	438	Juni: 86
31.7.1945	97	111	16	53	15	42	334	Juli: 101
31.8.1945	73	95	7	32	13	36	256	Aug.: 65
30.9.1945	62	74	5	22	10	30	203	Sept.: 51
31.10.1945	52	55	4	16	7	22	156	Okt.: 46
30.11.1945	48	38	2	9	3	15	115	Nov.: 37
31.12.1945	48	33	2	6	3	17	109	Dez.: 11

Mit Hilfe des schon oben angewendeten Verfahrens ergeben sich aus dem vorliegenden Material folgende monatliche Mortalitätsraten für Mai bis Dezember 1945 in der Landesanstalt Teupitz: Mai: 9,6 Prozent; Juni: 15,5 Prozent; Juli: 23 Prozent; August: 19,5 Prozent; September: 19,9 Prozent; Oktober: 22,6 Prozent; November: 23,7 Prozent; Dezember: 9,5 Prozent. Ein halbes Jahr lang – von Juni bis November – waren die Sterberaten extrem hoch, der Rückgang in der absoluten Zahl der Todesfälle ab August bedeutet nur, dass die Patientenzahl insgesamt mehr und mehr schrumpfte.[23] Die 397 bis Ende 1945 registrierten Todesfälle bedeuten, bezogen auf die für den 31. Mai angegebene Patientenzahl eine Sterblichkeitsrate von über 70 Prozent. Selbst wenn man die 44 Neuaufnahmen in diesem Zeitraum berücksichtigt, ergibt sich, dass nahezu zwei Drittel aller Patienten der psychiatrischen Einrichtung in Teupitz das Jahresende nicht mehr erlebten.

Da die Differenz zwischen der Belegungszahl von Ende Mai und der von Ende Dezember durch die angegebene Zahl der Todesfälle nicht vollständig abzudecken ist, kann angenommen werden, dass ein Teil der Patienten, die in der Statistik nicht mehr auftauchen, die Anstalt auf verschiedene Art verließen. Dafür kommt die Abholung durch Angehörige in Frage, was jedoch angesichts der schwierigen Versorgungslage auch außerhalb der Einrichtung nicht allzu häufig gewesen sein dürfte. Darauf deutet das Schreiben des Vaters einer Patientin hin, in dem zwar ein Besuch der Tochter in Egsdorf erwähnt wird – die Patientin wurde aber nicht von der Familie mitgenommen. Möglicherweise erhofften sich die Angehörigen eine bessere Versorgung der Kranken in der Anstalt, als ihnen möglich gewesen wäre.[24] Bedeutender war vermutlich, begünstigt durch die räumliche Zersplitterung des Anstaltsgeländes und die

22 TEU, Akten über Belegung, Bd. I (1945), Bl. 44–48, 54–127.
23 Vgl. auch BLHA, Rep. 211, Nr. 327f, Bl. 1.
24 TEU, Schreiben vom 29.1.1946, o. Bl.

fehlenden Sicherungsmöglichkeiten an den genutzten Unterkünften, die Zahl der flüchtigen Patienten: „Hatte sich vorher schon eine ganze Anzahl von Kranken in der turbulenten Zeit entfernt, so mehrten sich jetzt (nach dem 28. Mai 1945 - W.R.) die Entweichungen sehr stark. Sie zu verhindern war ganz unmöglich.“[25]

Eine hohe Patientenmortalität in der Nachkriegszeit wird auch aus anderen psychiatrischen Einrichtungen berichtet, wenn auch nicht in dem hier aufgezeigten Ausmaß.[26] Als Hauptursache dafür wird die mangelnde Versorgung der Patienten mit Nahrung gesehen. In Bezug auf Teupitz scheint es berechtigt von einem ‚Hungersterben‘ zu sprechen.[27] Zur Untermauerung dessen stehen für die Zeit nach dem Um- bzw. Auszug der psychiatrischen Patienten nicht nur die statistischen Angaben zur Verfügung. Sitzler beschreibt die Zeit nach dem 28. Mai 1945 als „Hungerzeit“. Es gab keine Reserven für die Lebensmittelversorgung mehr, da die entsprechenden Vorräte von den sowjetischen Truppen und den deutschen Lazaretten beschlagnahmt wurden und andererseits auch die Landwirtschaft und die Gärtnerei der Anstalt durch Beschlagnahme und Aberntung als mögliche Nahrungsquellen ausfielen. Für die Versorgung der Landesanstalt mit Lebensmitteln war die Stadt Teupitz zuständig. Der kleine Ort war jedoch mit dieser Aufgabe angesichts des allgemeinen Mangels an Lebensmitteln, der weitgehend zusammengebrochenen Infrastruktur und der zahlreichen Flüchtlinge aus dem Osten, die sich hier wie in anderen brandenburgischen Städten drängten, offensichtlich überfordert.[28] Zugesagte Kartoffellieferungen blieben tagelang aus, an Gemüse gab es bis zum 26. September 1945 insgesamt drei Kilogramm Mohrrüben pro Kopf, lediglich eine regelmäßige Versorgung mit 200 Gramm Brot täglich pro Person konnte nach einiger Zeit gewährleistet werden.[29] „Die Hauptnahrung waren Suppen von Melde und Brennesseln und Gerichte von Pilzen, die glücklicherweise im Sommer und Herbst 1945 massenhaft wuchsen.“[30]

Die permanente Mangel- und Unterernährung führte zu einer rapiden Verschlechterung des körperlichen Zustandes der Patienten. In dieser Situation traten, auf Grund des Fehlens „jeglicher hygienischer Einrichtungen sehr heftige, ansteckende Darmerkrankungen auf, zu deren Behandlung alle Medikamente und sonstige Mittel fehlten.“ Dies, in Kombination mit der Entkräftung durch Hunger, bewirkte die außerordentlich hohe Zahl an Todesfällen.[31]

25 Sitzler, Beitrag, Bl. 16 f.
26 Achim Thom, Die Nachkriegslage der Psychiatrie in Sachsen 1945–1948, in: Sozialpsychiatrische Informationen, (1994) H. 1, S. 8–11, hier: S. 9, ermittelt für das Jahr 1945 in der Heil- und Pflegeanstalt Untergöltzsch eine Sterblichkeitsrate von 51 Prozent.
27 Vgl. Faulstich, Hungersterben sowie Hanrath, Zwischen „Euthanasie“ und Psychiatriereform, S. 51 f. Sabine Hanrath hält die durchgehende Bewertung hoher Sterblichkeitsziffern als 'Hungersterben' für problematisch und vertritt die Meinung, dass sie sich nicht ausschließlich darauf zurückführen lassen. Tatsächlich ist anzunehmen, dass bei einer Reihe Patienten die letztendliche Todesursache eine andere gewesen ist. Allerdings muss davon ausgegangen werden, dass andere Sterblichkeitsfaktoren (wie beispielsweise epidemische Krankheiten, Unterkühlung) sich nicht in dem verheerenden Maße entfaltet hätten, wenn sie nicht auf die durch den langanhaltenen Nahrungsmangel geschwächten Organismen der Patienten getroffen wären.
28 BLHA, Rep. 211, Nr. 658a, Bl. 13 sowie Köhler, Entwicklungsprobleme, S. 17. Zur Zusammenbruchsgesellschaft in der Provinz Brandenburg vgl. Wolfgang Ribbe, Das Land Brandenburg in der SBZ/DDR (1945 bis 1952), in: Ingo Materna und Wolfgang Ribbe (Hrsg.), Brandenburgische Geschichte, Berlin 1995, S. 677–726, hier: S. 679 ff.
29 BLHA, Rep. 211, Nr. 327f, Bl. 1.
30 Sitzler, Beitrag, Bl. 17.
31 BLHA, Rep. 211, Nr. 658a, Bl. 5, 6 sowie Sitzler, Beitrag, Bl. 17.

Die, im Vergleich zu anderen psychiatrischen Einrichtungen, besonders hohe Sterblichkeitsrate in Teupitz ist vermutlich nicht zuletzt auch auf die katastrophale Unterbringung des größten Teils der Patienten in offenen, nicht beheizbaren Holzbaracken zurückzuführen, die spätestens in den Herbstmonaten eine zusätzliche körperliche Schwächung durch Unterkühlung bei vielen Kranken bewirkt haben dürfte. Besonders deutlich wird dieser Zusammenhang, bei der Betrachtung des überdurchschnittlichen Rückgangs der Belegungszahl für weibliche Patienten von denen die meisten in das – für psychiatrische, aber auch für allgemeinmedizinische Zwecke völlig unzureichende – ehemalige Landesschulheim in Egsdorf evakuiert worden waren. Laut Sitzler hatten am 28. Mai 350 Frauen mit 22 Pflegerinnen die Anstalt in Teupitz verlassen. Der Bericht eines Landesbeamten spricht für den 20. Juni noch von 283 Patientinnen in Egsdorf. Am 26. September nennt Sitzler die Zahl von 172 verstorbenen Frauen.[32] Anfang November 1945 erfolgte die Rückführung der Frauenabteilung deren Lage „durch die zunehmende Kälte unhaltbar" geworden war, nach Teupitz. „Ihre Zahl war so gering geworden, daß sie in den wenigen, noch einigermaßen wohnlich gebliebenen Räumen der Pensionärstation ohne besondere Schwierigkeit Aufnahme finden konnten."[33]

Es lässt sich nicht mehr ermitteln, welche Wirkungen die furchtbaren Lebensumstände, das Mitverfolgen des Todes der meisten Mitpatienten innerhalb kürzester Zeit auf die überlebenden Insassen der Landesanstalt Teupitz hatte. Sie müssen in höchstem Maße traumatisierend gewesen sein. Als einziges Dokument unmittelbarer Betroffenheit, das den hier behandelten Zeitraum widerspiegelt, hat sich der bereits erwähnte Brief eines Vaters, dessen Tochter in Egsdorf verstarb, erhalten: „Wir gingen nun auf den betreffenden Kirchhof. Da war alles voller frischer Gräber. Also deswegen war da oben in der Jugendherberge alles so still. Hier unten lagen sie Alle, tot, eingescharrt."[34]

Im Juni 1945 wurden nach und nach die Verbindungen der Landesanstalten zu übergeordneten Behörden wiederhergestellt. Diese Kontakte brachten einen gegenseitigen Schriftwechsel, Besichtigungsberichte von Provinzialbeamten und andere Dokumente hervor. Damit verbessert sich für die historische Forschung die Quellenlage für den Untersuchungszeitraum.

Nach der militärischen Niederlage Deutschlands waren die zentralen, reichsweiten Verwaltungen zusammengebrochen oder ersatzlos aufgelöst worden.[35] In den Gemeinden, Städten und Kreisen der SBZ wurden durch die örtlichen Militärkommandanten sehr schnell Bürgermeister und Landräte, Gemeinde-, Stadt- und Kreisverwaltungen eingesetzt oder bestätigt.[36] Auf der mittleren Verwaltungsebene existierten zunächst die alten Verwaltungsapparate mit Billigung der Militärregierung weiter. Für die Provinz Brandenburg

32 BLHA, Rep. 211, Nr. 658a, Bl. 1, 6; Ebd., Nr. 327f, Bl. 1. Vgl. auch TEU, Akten betr. Beerdigungskosten Egsdorf, Bl. 1. Hier ist von 124 in der Zeit vom 28. Mai bis 7. August im Landheim Egsdorf verstorbenen Frauen die Rede.
33 Sitzler, Beitrag, Bl. 17.
34 TEU, Schreiben vom 29.1.1946, o.Bl.
35 Vgl. Schreckenbach/Künzel, Brandenburg 1945–1952, S. 225 f.
36 Ebd., S. 228 f. Vgl. für Teupitz BAB, SAPMO SgY 30, Nr. 1250/1: Sussmann, Hans, Bl. 91.

betraf das die Bezirksregierung in Potsdam und den Provinzialverband.[37] Parallel dazu begannen jedoch Ende Mai 1945 die Vorarbeiten zur Bildung einer neuen Provinzialverwaltung. Diese standen, wie in allen sowjetisch besetzten Gebieten, unter der Federführung deutscher, aus dem Moskauer Exil zurückgekehrter Kommunisten der „Gruppe Ulbricht". Am 29. Juni nahm die Provinzialverwaltung Mark Brandenburg (PMB) ihre Arbeit auf, fünf Tage später wurde sie offiziell von der SMAD bestätigt.[38] Zu den Aufgabenbereichen, die die PMB vom Brandenburgischen Provinzialverband übernahm, gehörte auch das Fürsorge- und Anstaltswesen. Diese Zuständigkeit wurde nunmehr in der Abteilung VIII der PMB bzw. im Provinzialgesundheitsamt angesiedelt, dem damit auch die psychiatrischen Landesanstalten unterstellt wurden.[39] Allerdings gab es offenbar Kommunikationsschwierigkeiten zwischen der alten und der neuen Behörde, die eine Zeit lang nebeneinander arbeiteten. Während von den Beamten des Provinzialverbandes, die im Juni erste Besichtigungen der Landesanstalten vorgenommen hatten, ohne Zweifel von der Zuständigkeit der Provinz ausgegangen wurde, beschäftigte sich der Rechtsnachfolger PMB erst ab September 1945 mit der „Rücküberführung der Brandenburgischen Provinzialanstalten auf die Provinzialverwaltung". Hintergrund war, dass die Versorgung der Anstalten – teilweise schon vor dem Kriegsende – den lokalen Behörden, in deren Bereich sie lagen, übertragen worden war. Nach dem weitgehenden Zusammenbruch übergeordneter Verwaltungen bzw. der Kommunikationsmöglichkeiten war eine andere Lösung kaum möglich. In Eberswalde resultierten aus dieser Lage Probleme zwischen der Anstaltsleitung und der Stadtverwaltung. Letztere vertrat den Standpunkt, die Landesanstalt sei ihr unterstellt.[40] Solche Unklarheiten wurden durch eine Verordnung vom 26. September 1945, die die Landesanstalten zu „Außenstellen" des Provinzialgesundheitsamtes erklärte, zumindest offiziell beseitigt.[41] Die Rechtslage wurde in der Regel anerkannt, wie ein Schreiben des Landrates des Kreises Teltow an die Provinzialverwaltung verdeutlicht. Der Landrat teilte mit, dass der Kreis „in keiner Weise in die Verwaltung (der Landesanstalt Teupitz – W.R.) eingegriffen" habe und auch „keine Betreuung der Anstalt durch den Kreis" stattfand.[42] Auch in Eberswalde wurde die Zuständigkeit der neuen Provinzialverwaltung letztlich akzeptiert, ebenso in der Stadt Brandenburg. Probleme traten in Neuruppin auf, wo – wie bereits erwähnt – auf Befehl des sowjetischen Kreiskommandanten die verschiedenen medizinischen Einrichtungen auf dem Gelände der Landesanstalt zu einem Krankenhaus des Kreises Ruppin mit psychiatrischer Abteilung zusammengefasst worden waren. Erst nach längeren Verhandlungen zwischen der Provinz und dem Kreis Ruppin

37 Allerdings waren diese Institutionen keine Zentralverwaltung im Sinne einer Regierung an die in den bereits vor 1945 existierenden Ländern (z.B. Sachsen) angeknüpft werden konnte. Der Brandenburgische Provinzialverband, die Bezirksregierungen in Potsdam und Frankfurt/Oder sowie der ihnen übergeordnete Oberpräsident hatten vielmehr nur „eine beschränkte Selbständigkeit im Sinne kommunaler Selbstverwaltung besessen" und waren der preußischen Staatsregierung unterstellt. Insofern war die Provinzialverwaltung Mark Brandenburg als Zentralbehörde ein Novum in der Geschichte der Provinz, die von der sowjetischen Besatzungsmacht den übrigen Ländern ihrer Zone gleichgestellt wurde. – Schreckenbach/Künzel, Brandenburg 1945–1952, S. 228 ff.
38 Ebd., S. 229.
39 Hanrath, Zwischen „Euthanasie" und Psychiatriereform, S. 156.
40 BLHA, Rep. 211, Nr. 655a, Bl. 12.
41 VOBl PMB Nr. 2, 1945.
42 BLHA, Rep. 211, Nr. 658a, Bl. 10.

wurde die organisatorische Trennung und wirtschaftliche Selbstständigkeit von Kreiskrankenhaus und Landesanstalt ab Oktober 1946 vertraglich festgelegt.[43]

Einer der ersten Nachweise für den Kontakt des Provinzialverbandes mit den Anstalten ist die Aufforderung vom Juni 1945, Rechenschaftsberichte und Haushaltsvoranschläge einzureichen.[44] Stellt man die oben geschilderten administrativen Verhältnisse, die zerrüttete Infrastruktur und den allgemeinen Mangel an Versorgungsgütern zu diesem Zeitpunkt in Rechnung, dann war eine Einflussnahme auf die reale Situation in den Anstalten seitens der alten Provinzialbehörden nicht zu erwarten. Der Zweck dieses Schreibens dürfte in der Beschaffung statistischer Angaben bestanden haben, vielleicht um durch Gewinnung dieser Informationen die eigene Bedeutung gegenüber der Besatzungsmacht zu unterstreichen. Tatsächlich griff die sowjetische Militärveraltung auf dieses Wissen zurück, wie eine Aufstellung der provinzialen Krankenanstalten und ihres Landbesitzes vom 15. Juni 1945 zeigt, in der von Seiten des Provinzialverbandes auch weiterer Bedarf an landwirtschaftlicher Nutzfläche für die Eigenversorgung der Einrichtungen aufgeschlüsselt ist.[45] Reale Möglichkeiten zur Verteilung von Ressourcen oder zur Durchsetzung gesundheitspolitischer Ziele hatte die bisherige mittlere Verwaltungsebene jedoch nicht. Allerdings spiegelt diese Auffassung die heutige Sicht wider. Die Anstaltsleitungen in Eberswalde, Görden, Neuruppin und Teupitz verbanden möglicherweise mit dem Wiedererscheinen vertrauter, übergeordneter Verwaltungsstrukturen einerseits die Hoffnung auf Hilfe in der sich verschlechternden Situation des Frühsommers 1945. Andererseits scheint die Reaktion auf die Aufforderung von der Provinzebene der Versuch zu sein, das eigene Handeln zu legitimieren, bzw. durch die detaillierte Schilderung der äußeren Umstände zu begründen, warum die Handlungsoptionen begrenzt waren. Anders lassen sich die entsprechenden Berichte der Anstaltsleiter nicht einordnen.[46]

Neben den Berichten der Anstaltsleitungen gewann die weiterarbeitende Gesundheitsbürokratie der Provinz Brandenburg Informationen auch aus Kontrollbesuchen ihrer Beamten die unter Nutzung verschiedenster Verkehrsmittel, teilweise auch zu Fuß, im Juni 1945 die Landesanstalten erreichten. Deren Berichterstattungen schildern – im Unterschied zu den Berichten der Anstaltsleiter – nicht die Entwicklung der Lage in den psychiatrischen Einrichtungen, sondern sind Momentaufnahmen eben dieser Lage und daher in verschiedener Hinsicht präziser. So kann man ihnen konkrete Angaben über die Nutzung von Gebäuden und die Belegung entnehmen, wie sie zum Zeitpunkt der Besichtigung gegeben waren; ebenso über die Landwirtschaftsbetriebe der Anstalten und über das Personal der Anstaltsleitung. Die Sicht von außen musste keine Rücksicht auf anstaltsinterne Loyalitäten nehmen und stand unter keinem Rechtfertigungszwang für das Handeln der Anstaltsleitungen, wie deren eigene Darstellung. Bestimmte Probleme werden deutlicher be-

43 Vgl. BLHA, Rep. 211, Nr. 403f, Bl. 112.
44 BLHA, Rep. 211, Nr. 655a, Bl. 4.
45 BLHA, Rep. 211, Nr. 25a, Bl. 14, 17,19.
46 Vgl. BLHA, Rep. 55, Abt. I, Nr. 1128, Bl. 202-204, 215 (Neuruppin); ebd., Rep. 211, Nr. 658a, Bl. 5–7 (Teupitz).

nannt. Letztendlich konnten aber auch diese Beamten nur die schwierige Lage vor Ort registrieren. Ihr Erscheinen hatte weder einen spürbaren Einfluss auf das Handeln der örtlichen sowjetischen Militärkommandanten oder der lokalen deutschen Behörden noch konnten sie den Anstaltsleitungen wirksam bei der Überwindung der Versorgungsschwierigkeiten helfen. Der Umfang der überlieferten Quellen zum Verwaltungshandeln steht in einem makabren Widerspruch zu den realen Lebensbedingungen der Patienten in den brandenburgischen Psychiatrieanstalten.

Entnazifizierung und Personalpolitik

Die Frage nach personellen Kontinuitäten oder Diskontinuitäten in der Nachkriegszeit ist auch in der Anstaltspsychiatrie eng mit dem Problemkreis der „Entnazifizierung" verbunden. Wenn man die Verstrickung der deutschen Psychiatrie in die NS-Verbrechen gegenüber psychisch Kranken bedenkt, sollte man annehmen, dass es hier zu einem klaren Bruch mit der Vergangenheit kam. Hinzu kommt, dass die Entnazifizierung in der Sowjetischen Besatzungszone mit einem besonders radikalen Anspruch auftrat. Es sollte nicht nur persönliche Schuld geahndet werden, sondern durch einen Prozess der „antifaschistisch-demokratischen Umwälzung" jene gesellschaftlichen Strukturen beseitigt werden, in denen nach marxistisch-leninistischer Auffassung die Ursachen für das Entstehen des „Faschismus als einer konsequenten Weiterentwicklung der kapitalistischen Herrschafts- und Gesellschaftsform" bestanden.

Hier soll vor allem die personelle Säuberung in den brandenburgischen Psychiatrieanstalten untersucht werden, wobei der Schwerpunkt auf der Gruppe der Ärzte liegt.[47] Die Säuberungsaktionen waren in der Regel an formale Kriterien gebunden, wobei die Mitgliedschaft der Betroffenen in der NSDAP und ihren Gliederungen die entscheidende Rolle spielte. Über den tatsächlichen Grad der Verbundenheit des Einzelnen mit dem nationalsozialistischen Regime lassen sich auf dieser Grundlage natürlich nur Aussagen treffen, wenn es zusätzliche Informationsquellen gibt, was nur selten – im größten Umfang bei den Anstaltsdirektoren – der Fall ist. Aber auch schon eine Überprüfung, ob es im brandenburgischen Teil der SBZ gelang, den eigenen Anspruch zu realisieren, und auf dem Gebiet der Psychiatrie einen personellen Bruch mit dem Nationalsozialismus zu vollziehen, dürfte erhellend sein.

Der Entnazifizierungsprozess in der SBZ erfolgte in mehreren Phasen, die allerdings regional stark variierten: Vom Kriegsende bis einschließlich Juli 1945 fand eine erste, unsystematische Säuberung statt, teilweise unter der Regie spontan gebildeter antifaschistischer Ausschüsse. Die Resultate dieser Phase hingen in großem Maße von den örtlichen Verhältnissen ab, so von der Einstellung der örtlichen sowjetischen Kommandanten oder – bei Bestehen eines antifaschistischen Ausschusses – von der parteipolitischen Orientierung

47 Zur Frage der inhaltlichen Entnazifizierung, d.h. der Auseinandersetzung mit der Gesundheitspolitik und Praxis der Anstaltspsychiatrie im Nationalsozialismus vgl. Hanrath, Zwischen „Euthanasie und Psychiatriereform, S. 202–220. Vgl. auch den Beitrag von Annette Weinke in diesem Band.

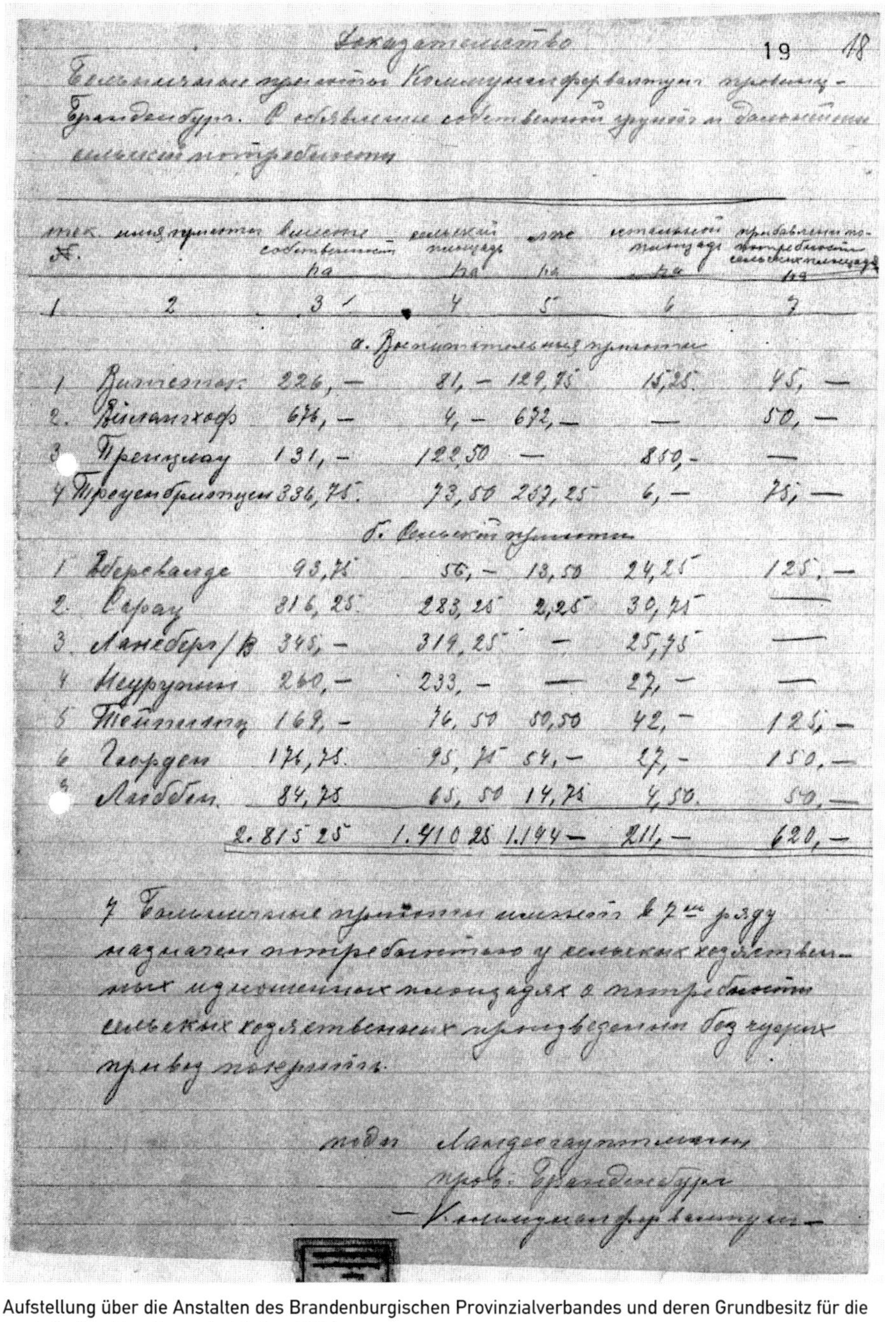

1	2	3	4	5	6	7
	а. Воспитательные приюты					
1	Виттшток	226,–	81,–	129,75	15,25	45,–
2.	Вилангхоф	676,–	4,–	672,–	—	50,–
3	Пренцлау	131,–	122,50	—	8,50	—
4	Треуенбритцен	336,75	73,50	257,25	6,–	75,–
	б. Больные приюты					
1	Эберсвальде	93,75	56,–	13,50	24,25	125,–
2.	Сорау	816,25	283,25	2,25	30,75	—
3.	Ландсберг/В	345,–	319,25	—	25,75	—
4	Неуруппин	260,–	233,–	—	27,–	—
5	Тейпиц	169,–	76,50	50,50	42,–	125,–
6	Гёрден	176,75	95,75	54,–	27,–	150,–
7	Любен	84,75	65,50	14,75	4,50	50,–
		2.815,25	1.410,25	1.144,–	211,–	620,–

Aufstellung über die Anstalten des Brandenburgischen Provinzialverbandes und deren Grundbesitz für die sowjetischen Besatzungsbehörden, 1945.

der Ausschussmitglieder, aber vermutlich auch von persönlichen Animositäten gegenüber als „belastet“ eingestuften Personen. In allen vier brandenburgischen Landesanstalten kam es in diesem Zeitraum zu Veränderungen an der Anstaltsspitze. Den Anfang machte Teupitz, wo Ende April/Anfang Mai zwei der drei Ärzte der Landesanstalt, von der Roten Armee verhaftet wurden; der Einfluss eines antifaschistischen Ausschusses lässt sich jedoch nicht nachweisen. Beide waren Mitglied der NSDAP gewesen, aber ob der Grund der Festnahmen in ihrer Verstrickung mit dem NS-Regime lag, also im Zeichen der Entnazifizierung stand, lässt sich nicht mehr zweifelsfrei klären. Im Falle des Ärztlichen Direktors, Großmann, fehlen jegliche Nachrichten dazu, bei dem Oberarzt Hellwig könnte ein entsprechender Zusammenhang vermutet werden. Über ihn waren „Beschwerden an die russische Kommandobehörde durch Kranke geleitet worden, die eine Untersuchung durch eine Kommission an Ort und Stelle und die Festnahme … zur Folge gehabt haben.“[48] Der erste Oberarzt, Karl Sitzler, der seit 1937 Mitglied der NSDAP war, übernahm die Leitung der Anstalt.[49] Offensichtlich spielten schon in dieser Phase pragmatische Gesichtspunkte bei der politischen Säuberung eine Rolle. Sitzler war anscheinend der am wenigsten belastete Arzt in Teupitz und wurde – da er der einzige Spezialist war – im Amt belassen.[50] Das übrige Personal verblieb in der Anstalt, wenn auch nicht immer in seinen ursprünglichen Funktionen.[51]

Ebenfalls kurz nach der sowjetischen Besetzung wurde der Gördener Direktor Hans Heinze verhaftet, wobei hier ein antifaschistischer Ausschuss eine Rolle gespielt haben soll, über dessen Zusammensetzung und Handlungsmotive jedoch weiter nichts bekannt ist. Heinze war in exponierter Stellung an der Organisation und Durchführung der Krankenmordaktionen im Dritten Reich beteiligt gewesen.[52] Inwieweit der Grad seiner Verstrickung in die nationalsozialistischen Medizinverbrechen im Frühjahr 1945 bekannt war, lässt sich nicht mehr rekonstruieren. Offensichtlich war es jedoch der Verschleierungstaktik, die die kriminellen Aktivitäten der NS-Psychiatrie stets begleitete, gelungen, Heinzes Anteil daran zu verbergen. Anders lässt sich seine bereits wenige Tage später erfolgte Freilassung nicht erklären, denn es ist kaum anzunehmen, dass sie bei Kenntnis des wahren Ausmaßes seiner persönlichen Schuld erfolgt wäre. Die übrigen vier Ärzte der Gördener Einrichtung – alle frühere NSDAP-Mitglieder – blieben im Amt.

In Eberswalde und Neuruppin erfolgte ein Wechsel an der Anstaltsspitze erst gegen Ende der ersten Entnazifizierungsphase. Heinrich Ehlers, der Eberswalder Direktor, war über die „Euthanasie“-Maßnahmen vollständig in-

48 BLHA, Rep. 211, Nr. 658a, Bl. 2. Ob sich die Beschwerden über Hellwig auf seine Rolle vor oder nach der sowjetischen Besetzung bezogen, geht aus der angegebenen Quelle – dem Besichtigungsbericht eines Provinzialbeamten – nicht hervor. Nach Hans Sussmann, Teupitz und das Schenkenländchen, T. II, Königs Wusterhausen (1975), S. 60 war Kurt Hellwig SS-Obersturmführer und stand im Verdacht, an Selektionen für die „Euthanasie“ beteiligt gewesen zu sein. Sussmann bemerkt, dass er „in der Haft verstarb.“
49 BLHA, Rep. 211, Nr. 658a, Bl. 11.
50 In ebd., Bl. 17, wird über Sitzler berichtet, dass er „lediglich als Mitläufer bezeichnet“ wird.
51 Ebd., Bl. 1.
52 Zur Person Heinzes und seiner Rolle in der NS-Psychiatrie vgl. Falk/Hauer, Erbbiologie, S. 89f., 96f., Thomas Beddies, Kinder und Jugendliche in der brandenburgischen Heil- und Pflegeanstalt Görden als Opfer der NS-Medizinverbrechen, in: Hübener, Brandenburgische Heil- und Pflegeanstalten, S. 129–154, hier: S. 133ff. sowie den Beitrag von Annette Weinke in diesem Band.

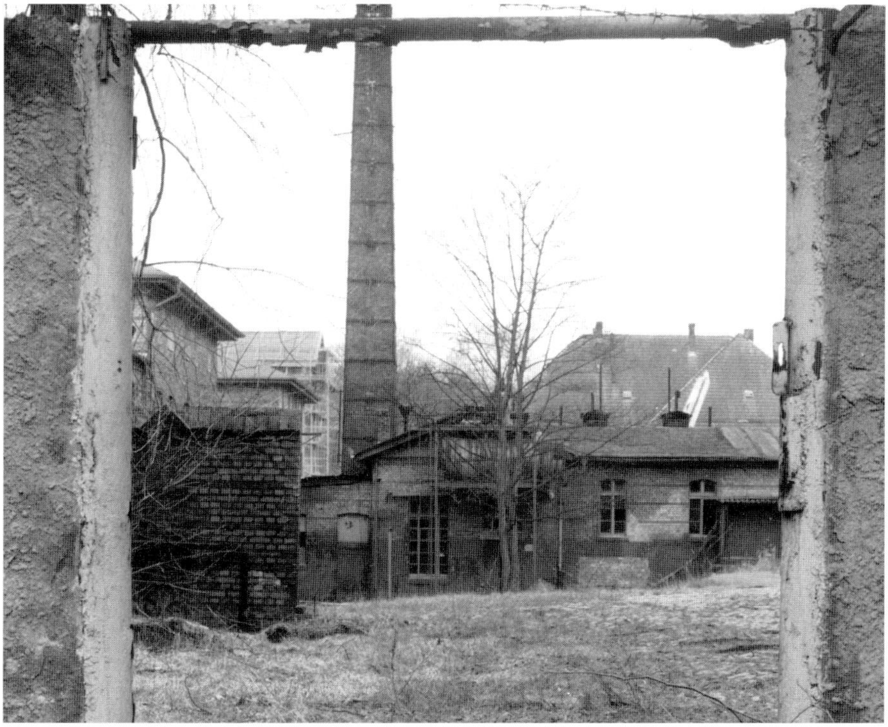

Landesanstalt Eberswalde, Blick zum Heizhaus, 2001.

formiert. An seiner Anstalt wirkte der Gutachter für die Krankenmordaktion „T 4", Otto Hebold.[53] Ehlers' Name erscheint im September 1945 in einer Liste von sechs Angestellten und Beamten, die „auf Anordnung der Polizei entlassen bzw. verhaftet" wurden, darunter drei Pflegekräfte, eine Büroangestellte und ein Landesoberinspektor. Ebenfalls der ersten Säuberungsphase zuordnen kann man möglicherweise das „freiwillige" Ausscheiden einer Ärztin und eines Verwaltungsbeamten im Juli 1945. Auf Grund der auf etwa 200 gesunkenen Zahl an Psychiatriepatienten wurde das Pflegepersonal stark reduziert. Dadurch konnten gleichzeitig säuberungspolitische Vorgaben umgesetzt werden. Von den 27 verbliebenen Pflegekräften war nur eine Pflegerin Mitglied der NSDAP, diese wurde allerdings als Oberin eingesetzt, da es offenbar keine unbelasteten Kandidatinnen mit der notwendigen Erfahrung für dieses Amt gab. Anders sah es bei den ärztlichen und Verwaltungskräften aus. Der als Direktor eingesetzte Max Gillwald war nicht Mitglied der NSDAP gewesen, sein Arztkollege Dr. Deffge dagegen seit 1935. Von den sechs schon vorher in der Anstalt tätigen Verwaltungsangestellten waren fünf NSDAP-Mitglieder. Hinzu kamen noch drei von der Stadt Eberswalde zugewiesene Angestellte, die offenbar als unbelastet galten. Die Zusammensetzung des Anstaltspersonals war – nach

53 Zur Person Ehlers' vgl. Hübener, Eberswalde 1933–1945, S. 191 sowie Schulze, Die Landesanstalt Teupitz als Zwischenanstalt, S. 201.

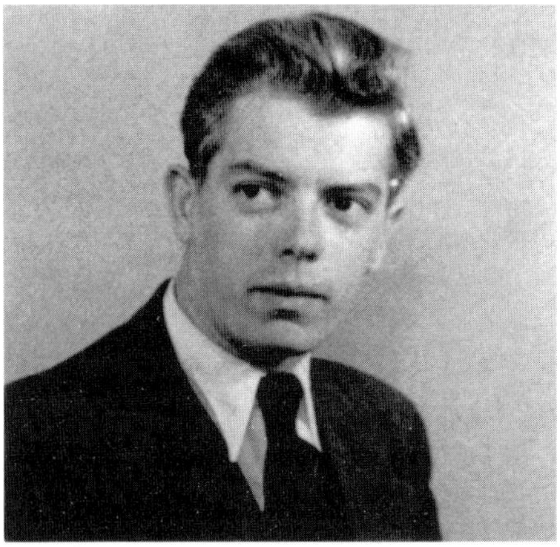

Heinz Sawatzki, Direktor der Landesanstalt Neuruppin 1945–1952.

Gillwalds Angaben – von der örtlichen Leitung der Kommunistischen Partei Deutschlands (KPD) bestätigt worden.[54]

Ein ähnlich klares Bild lässt sich von den Vorgängen der ersten Entnazifizierungsphase in Neuruppin nicht zeichnen. Ein wesentlicher Grund dafür ist die spezielle Situation, die durch den Befehl zur Bildung eines Kreiskrankenhauses unter Einschluss der Landesanstalt entstanden war. Zu diesem Zeitpunkt – Anfang August 1945 – war Hans Berendes noch im Amt. Als Direktorin des Kreiskrankenhauses wurde eine Berliner Ärztin bestellt. Berendes, der bei diesen Entscheidungen übergangen wurde, wird in einem späteren Dokument bescheinigt, dass er „in verschiedener Weise nicht geeignet schien, sich ... in der erforderlichen Weise durchzusetzen". Es kann nur spekuliert werden, ob damit auch auf seine Amtsausübung in der NS-Zeit angespielt wurde. Ein Bezug zur Entnazifizierungspolitik stellt sich insofern her, als kurzzeitig die Wiedereinsetzung des früheren Direktors Herbert Meyer erwogen wurde, der auf Grund seines Fronteinsatzes von Berendes offiziell nur vertreten worden war. Im Zusammenhang damit wird erwähnt, dass das „Einverständnis des Blocks der antifaschistischen Parteien ... vorzuliegen schien". Meyer lehnte jedoch aus persönlichen Gründen ab.[55] Nachdem die eingesetzte Direktorin bereits nach zwei Monaten ihren Posten aufgab, wurde der bisherige Verwaltungsleiter Heinz Sawatzki zum Direktor der gesamten Einrichtung ernannt. Berendes erscheint ab Ende August nicht mehr als Angehöriger der Landesanstalt Neuruppin.[56] Er wurde am 23. Februar 1946 von der Neuruppiner Polizei verhaftet. Ob die Verhaftung im Zusammenhang mit der Entnazifizierung stand, bleibt unklar.[57]

54 BLHA, Rep. 211, Nr. 403b, Bl. 1ff.
55 BLHA, Rep. 211, Nr. 403f, Bl. 30f. Vgl. auch ebd., Bl. 24. Dieser Befund widerspricht der Darstellung von Dietmar Schulze, der zufolge Meyer wegen seiner NSDAP-Mitgliedschaft nicht wieder als Direktor eingesetzt wurde. Vgl. Schulze, Neuruppin in der NS-Zeit, S. 201.
56 Vgl. BLHA, Rep. 211, Nr. 403f, Bl. 1.
57 Vgl. Schulze, Neuruppin in der NS-Zeit, S. 201f.

Eine zweite – systematischere – Phase der Entnazifizierung setzte nach der Errichtung der regionalen sowjetischen Militäradministrationen (SMA) und der deutschen Landes- und Provinzialverwaltungen ein. Auf der Grundlage von Direktiven, die von den jeweiligen SMA in den fünf Verwaltungsgebieten der SBZ verabschiedet wurden, sollten die deutschen Behörden den Entnazifizierungsprozess umsetzen. Für medizinische Einrichtungen bestand eine Besonderheit darin, dass die Deutsche Zentralverwaltung für das Gesundheitswesen (DZVG) die Entnazifizierung koordinieren sollte.[58] Für die praktische Durchführung waren die Landes- und Provinzialgesundheitsämter verantwortlich.[59] Am 9. September 1945 gab die DZVG „Richtlinien über die Reinigung der Pflege und Volksgesundheit dienenden Verwaltung von nazistischen Elementen" heraus. In diesen wurden folgende Kriterien für Entlassungen festgelegt:

- die Mitgliedschaft in der NSDAP und ihren Gliederungen, soweit keine zwangsweise Rekrutierung für die SS stattgefunden hatte oder die Betreffenden mit dem NS-Regime in Konflikt geraten waren,
- für hauptamtliche Leiter auch die Mitgliedschaft in angeschlossenen Verbänden, wie dem Nationalsozialistischen Deutschen Ärztebund (NSDÄB),
- die öffentliche Äußerung nationalsozialistischer Anschauungen in Wort und Bild noch nach Kriegsausbruch und schließlich
- die Duldung oder Unterstützung von „Verstößen gegen die Menschlichkeit" als Beamter, Vorgesetzter, Sanitäts- oder Aufsichtsperson.[60]

Es ist zweifelhaft ob die Richtlinien der DZVG mit ihren relativ strikten Kriterien in den Ländern und Provinzen griffen, abgesehen von der Tatsache, dass auch das Misstrauen der regionalen Gesundheitsverwaltungen gegenüber der institutionellen Konkurrenz in Berlin die Durchsetzung zentral angeordneter administrativer Maßnahmen bedeutend erschwert haben dürfte.[61] Für Brandenburg ist schon für den 22. August 1945 – also noch vor den „Richtlinien" der DZVG – ein Rundschreiben des Vizepräsidenten der Provinzialverwaltung, Bechler, zur Entlassung von NS-Mitgliedern in den Landesanstalten überliefert, in dem bereits die Einschränkung „soweit nicht fachlich unentbehrlich" enthalten ist.[62] Eine andere als diese pragmatische Herangehensweise an die Entnazifizierung war im Bereich der Psychiatrie kaum möglich. Hier hatte es insgesamt eine starke organisatorische Bindung an das NS-Regime gegeben.

58 In der SBZ waren in den Monaten August und September 1945 auf Befehl der SMAD zunächst 11 Deutsche Zentralverwaltungen (DZV) – darunter die Deutsche Zentralverwaltung für das Gesundheitswesen – mit Sitz in Berlin eingerichtet worden. Ihre Aufgabe bestand hauptsächlich darin, die entsprechenden SMAD-Abteilungen zu beraten und zu entlasten. Gleichzeitig wurden sie von der sowjetischen Besatzungsmacht in der frühen Besatzungsphase als Keimzellen für gesamtdeutsche Verwaltungen gesehen, auf deren Etablierung damit Einfluss genommen werden sollte. Der Einfluss der DZV blieb jedoch bis 1947 gering, da bis zu dieser Zeit das sowjetische Interesse noch vorrangig auf den föderalen Strukturen lag. – Vgl. Helga A. Welsh und Wolfgang Zank, Einleitung, Zentralverwaltungen, in: Martin Broszat, Hermann Weber (Hrsg.), SBZ Handbuch: Staatliche Verwaltungen, Parteien, gesellschaftliche Organisationen und ihre Führungskräfte in der Sowjetischen Besatzungszone Deutschlands 1945 – 1949, München 1990, S. 201–206.

59 Hanrath, Zwischen „Euthanasie" und Psychiatriereform, S. 178.

60 Anna-Sabine Ernst, „Die beste Prophylaxe ist der Sozialismus". Ärzte und medizinische Hochschullehrer in der SBZ/DDR 1945–1961, Münster 1997, S. 177.

61 Vgl. Hanrath, Zwischen „Euthanasie" und Psychiatriereform, S. 158 f.

62 BLHA, Rep. 211, Nr. 250, Bl. 30.

Diese war besonders hoch unter der Ärzteschaft.[63] Max Gillwald in Eberswalde und Franz Polik in Neuruppin waren bei Kriegsende die einzigen brandenburgischen Anstaltspsychiater, die nicht Mitglied der NSDAP waren. Andererseits gab es 1946 in der gesamten Provinz Brandenburg nur 27 als Neurologen bzw. Psychiater tätige Ärzte, einschließlich der in den vier psychiatrischen Großeinrichtungen Beschäftigten.[64] Wollte man die psychiatrische Versorgung der Bevölkerung nicht gefährden, mussten Kompromisse zwischen dem politisch Gewollten und dem sozialmedizinisch für notwendig Erachteten gefunden werden.

Am Beispiel Teupitz lassen sich besonders deutlich die Interessenlagen zeigen, aus denen heraus ein solcher Kompromiss erstrebenswert war:

Die Situation am Ende des Jahres 1945 legt aus heutiger Sicht die Frage nahe, warum es nicht zur Auflösung der Landesanstalt kam. Die Patientenzahl war auf knapp über 100 gesunken, davon waren fast 20 Prozent keine psychisch Kranken, sondern die Überlebenden des ehemaligen Landesblindenheimes, das der psychiatrischen Anstalt nur organisatorisch angeschlossen war.[65] Eine Verteilung dieser geringen Personenzahl auf die psychiatrischen Einrichtungen in Eberswalde, Görden und Neuruppin hätte sich verhältnismäßig einfach gestalten lassen. Die Versorgung der wenigen Kranken war wegen der ungünstigen Verkehrslage der Anstalt und der äußerst beschränkten Kapazitäten der Kleinstadt Teupitz weiterhin ein großes Problem – auch dieses hätte beispielsweise durch Verlegung der Patienten in die insgesamt besser versorgten anderen Landesanstalten vereinfacht werden können. Schließlich war die Existenz der Anstalt durch die Präsenz sowjetischer Truppen auf einem großen Teil ihres Geländes, wozu so überlebenswichtige Funktionsbauten wie das Heizwerk, die Küche und die Pumpstation gehörten, bedroht. Bis zum Sommer 1946 meldete die sowjetische Lazarettkommandantur zudem immer wieder Ansprüche auf das gesamte Territorium an.[66] Tatsächlich scheint die Frage der Auflösung eine Zeitlang akut gewesen zu sein, diese wurde aber „durch Vermittlung der Abteilung Gesundheitswesen der damaligen Provinzialverwaltung“ verhindert.[67]

Drei Gründe lassen sich erkennen, die für die Weiterführung der Anstalt sprachen. Zum ersten war es das Interesse der provinzialen Gesundheitsverwaltung am Erhalt von ihr als genuin angesehener Kompetenz- und Einflussbereiche, wie den Landesanstalten.[68] Zweitens, gab es ein außerordentlich starkes örtliches Interesse am Erhalt der Anstalt, die der „grösste Steuerzahler der Stadt, und zum anderen der grösste Arbeitgeber der Stadt“ war.[69] Dies überschnitt sich mit einem dritten Interesse, das wiederum auf provinzialer

63 Eine Übersicht für das Jahr 1947 und alle in der SBZ tätigen Neurologen / Psychiater zeigt, dass insgesamt 48,4 Prozent von ihnen NSDAP-Mitglieder waren. – BAB, DQ 1 Ministerium für Gesundheitswesen der DDR, Nr. 1901, Zusammenstellung der Psychiater und Neurologen, 19.6.1947, o.Bl.
64 BAB, DQ 1, Nr. 139, Aufstellung der DZVG, 27.6.1946, o.Bl. Zur prekären Personalsituation im Bereich der Psychiatrie in Brandenburg und die ungleiche geographische Verteilung von Psychiatern in der Provinz vgl. auch Köhler, Entwicklungsprobleme, S. 102.
65 TEU, Akten über Belegung, Bd. I (1945), Bl. 48 (siehe Tabelle S. 39).
66 Vgl. BLHA, Rep. 211, Nr. 658a, Bl. 34.
67 BLHA, Rep. 211, Nr. 327f, Bl. 31.
68 Ein Hinweis auf dieses Interesse ist eine Rundverfügung des Präsidenten der PMB vom 6. September 1945 in der es um die Wiederherstellung der provinzialen Kontrolle über die Landesanstalten geht. – BLHA, Rep. 211, Nr. 658a, Bl. 10.
69 Ebd., Bl. 35.

Ebene existierte und im Wesentlichen strukturpolitischer Art war. Die Anstalt in Teupitz war nicht nur als lokaler Wirtschaftsfaktor in einer strukturschwachen Region wichtig, sondern zugleich die einzige Einrichtung ihrer Art südlich Berlins, nachdem die Landesanstalt in Lübben schon ab 1940 ihren psychiatrischen Charakter praktisch verloren hatte und auch nach Kriegsende nicht mehr für diesen Zweck genutzt wurde. Damit war bis auf weiteres eine wichtige Funktion der Teupitzer Anstalt bei der psychiatrischen Betreuung des gesamten Südens der Restprovinz Brandenburg abzusehen.

Angesichts des hier dargestellten Widerspruchs zwischen dem starken Interesse an einer Weiterführung der Landesanstalt und den existenzbedrohenden Faktoren ihrer Lage, kam der Frage, wie die beabsichtigte Entnazifizierung gehandhabt werden sollte, eine Schlüsselrolle zu. An dem Vorhandensein der einzigen ärztlichen Fachkraft hing letztendlich das Schicksal der gesamten Einrichtung, da ohne sie ihr Status als psychiatrische Heil- und Pflegeanstalt endgültig fraglich geworden wäre. Damit verbot sich eine Entlassung Dr. Sitzlers, solange man keinen unbelasteten Ersatz fand.[70] Dies war jedoch wegen des oben angedeuteten Mangels an Psychiatern und wegen des hohen Anteils ehemaliger Mitglieder nationalsozialistischer Organisationen unter ihnen kurzfristig nicht möglich.[71] Die pragmatische Lösung war, wie auch in Görden und Neuruppin, dass die Gesamtleitung in die Hände von nichtmedizinischen Angestellten gelegt wurde, denen auch das ärztliche Personal untergeordnet war. Der neue Teupitzer Anstaltsleiter, Glaser, trat im Januar 1946 seinen Dienst an.[72] Das war ein radikaler Bruch mit der herkömmlichen Anstaltshierarchie und ihrer außerordentlich starken Rolle des ärztlichen Direktors. Eine solche Maßnahme musste von den Medizinern als Bedrohung ihrer traditionellen Kompetenzen und damit ihres Status' in den Anstalten gesehen werden. Dies spiegelt sich in dem Ton der Geringschätzung mit dem Sitzler darüber berichtet: „Nachdem ... die Verwaltung der Anstalt in Laienhänden gelegen hatte, übernahm dann wieder ein ärztlicher Direktor die Anstalt und damit traten auch die ärztlichen und pflegerischen Belange wieder in ihre gebührenden Rechte."[73] In Neuruppin gab es Konflikte zwischen dem fachfremden Direktor Sawatzki und Dr. Franz Polik, der nach Berendes' Ausscheiden und Meyers Verzicht in die Chefarztposition des psychiatrischen Bereiches aufgerückt war und sich offenbar gegenüber dem „Laien" zurückgesetzt fühlte.[74] Poliks Aufstieg hing unmittelbar mit der Entnazifizierung zusammen, da er der einzige Mediziner der Neuruppiner Anstalt ohne frühere NSDAP-Mitgliedschaft war. Seine Ernennung zum ärztlichen Direktor war jedoch wegen der verwickelten rechtlichen und organisatorischen Verhältnisse in Neuruppin anscheinend nicht möglich. Möglicherweise traute man im Provinzialgesundheitsamt Polik zu diesem Zeitpunkt auch nicht zu, diese Funktion erfolgreich zu erfüllen.[75] Auch in Görden funktionierte die Unterordnung der Mediziner unter einen Verwaltungsbeamten offenbar nicht reibungslos. Die provinziale Gesund-

70 Zur Person Sitzlers vgl. den Beitrag von Anette Weinke in diesem Band, S. 214ff.
71 Vgl. Köhler, Entwicklungsprobleme, S. 40.
72 BLHA, Rep. 211, Nr. 658a, Bl. 45–48.
73 Sitzler, Beitrag, Bl. 17.
74 BAB, DQ 1, Nr. 135, Notiz vom 30.10.1946, o.Bl.
75 BLHA, Rep. 211, Nr. 403f, Bl. 31.

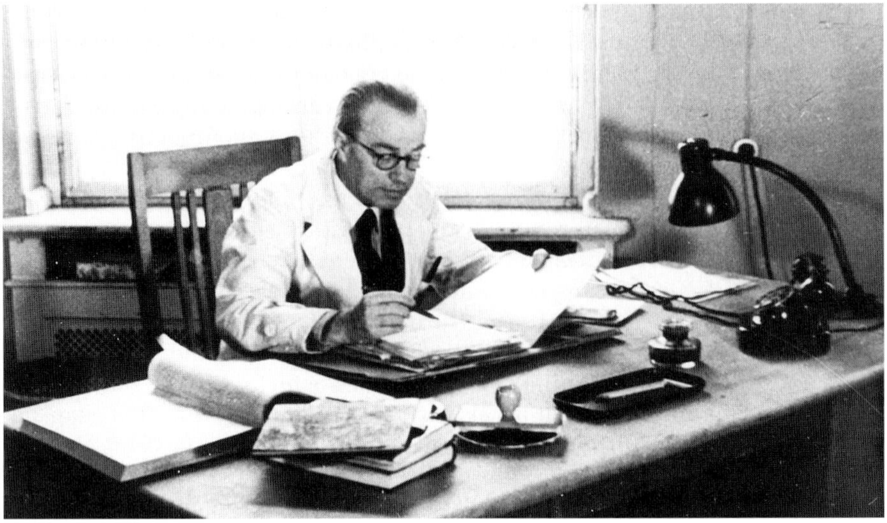

Dr. Franz Polik, Chefarzt bzw. Direktor der Landesanstalt /des Krankenhauses für Psychiatrie Neuruppin, 1945–1957.

heitsverwaltung sah sich schließlich genötigt klarzustellen, dass in Zukunft wieder „die Chefärzte der Landeskrankenanstalten die volle Verantwortung für die Verwaltung der Anstalten tragen" sollten, der aktuelle Zustand sei im Zuge der Entnazifizierung notwendig.[76]

Die Dauer des nichtärztlichen Zwischenspiels an der Spitze der Anstaltsleitungen war unterschiedlich. Sie hing davon ab, zu welchem Zeitpunkt ein politisch unbelasteter Mediziner gefunden wurde, der das Direktorat übernehmen konnte. In Teupitz war das bereits im Frühjahr 1947 der Fall. Glaser hatte in seiner Amtszeit anscheinend nicht besonders viel Geschick bewiesen, anders als seine beiden Kollegen in Görden und Neuruppin.[77] Ernst Schulz blieb bis März 1949 in der Führungsposition und arbeitete danach bis Anfang 1951 weiter als Verwaltungsleiter in der Landesanstalt Görden. Heinz Sawatzki in Neuruppin übte das Amt als Direktor der Landesanstalt sogar bis Juli 1952 aus.

So zugespitzt wie in Teupitz stellte sich die Frage der ärztlichen Besetzung in den anderen Landesanstalten nicht, trotzdem konnte auch dort auf Mediziner, die nach den formalen Kriterien der Entnazifizierung hätten entlassen werden müssen, nicht verzichtet werden. Soweit bekannt, musste in der zweiten Phase der Säuberungsaktionen keiner von ihnen den Dienst wegen seiner nationalsozialistischen Vergangenheit quittieren. Der große Bedarf an Psychiatern führte sogar dazu, dass ehemalige NSDAP-Mitglieder neu angestellt wurden – wenn auch in Positionen, die unter ihrer eigentlichen Qualifikation lagen und mit der Möglichkeit einer kurzfristigen Kündigung – so im Fall von

76 BLHA, Rep. 211, Nr. 340a, Abteilung Gesundheitswesen an v. Bredow, 11.9.1946, o.Bl. Vgl. auch Hanrath, Zwischen „Euthanasie" und Psychiatriereform, S. 198
77 BLHA, Rep. 211, Nr. 327f, Bl. 31: „Glaser hat [...] dem Personal nicht einmal den sachlich erforderlichen Einblick in die Bücher etc. gewährt."

Dr. Richard Fischer in Görden.[78] Eine Ausnahme war lediglich Hans Heinze in Görden, der am 15. Oktober 1945 von der sowjetischen Besatzungsmacht verhaftet und kurz darauf wegen „früherer Zugehörigkeit zur NSDAP“ aus dem Provinzialdienst entlassen wurde. Heinze wurde später von einem sowjetischen Militärtribunal zu sieben Jahren Strafarbeitslager u.a. „wegen Sterilisation und Tötung von 200 Geisteskranken“ verurteilt.[79]

Abgesehen von den Ärzten variierte der Organisationsgrad des Personals in der NSDAP oder ihren Gliederungen von Anstalt zu Anstalt sehr stark. Der Anteil an den 1945 noch beschäftigten „Dienstkräften“ ergibt sich aus der folgenden Übersicht:[80]

Anteil der Mitglieder in nationalsozialistischen Organisationen am Anstaltspersonal (1945)[81]

LANDESANSTALT	GESAMTZAHL DER „DIENSTKRÄFTE“	DARUNTER NSDAP BZW. GLIEDERUNGEN	PROZENT
Eberswalde	191	64	33.5
Görden	408	97	23.8
Neuruppin	220	89	40.4
Teupitz	155	108	69.7

Die Tatsache, dass die hier angegebene Personalstärke der Eberswalder Anstalt erheblich über der in Direktor Gillwalds oben erwähnter Meldung liegt, hängt damit zusammen, dass die nicht für die Pflege bzw. in der Verwaltung beschäftigten Personen mit der „Aufrechterhaltung des Anstaltsbetriebes und Befriedigung der Anforderungen der Besatzungstruppe“ beschäftigt waren und weiterhin als Angestellte galten.[82] Bis Dezember 1945 wurden von den hier angegeben Personen entnazifizierungsbedingt entlassen: in Eberswalde 28, in Görden 25, in Neuruppin 22. Die Umsetzung der Säuberungskriterien erfolgte beim nichtärztlichen Personal also offenbar konsequenter. Dennoch blieben jeweils weit über die Hälfte der politisch Belasteten weiterhin im Provinzialdienst. Das fiel auch in der Provinzialverwaltung auf und führte beispielsweise zur namentlichen Festlegung weiterer 41 zu entlassender Personen bis zum Jahresende im Fall Görden.[83] In Eberswalde beschränkte man sich auf die allgemeine Forderung noch weitere zehn ehemalige Parteigenossen zu entlassen. Erstaunlicherweise liegen ausgerechnet über Teupitz, dass den höchsten Organisationsgrad innerhalb einer brandenburgischen Landesanstalt während der NS-Zeit zu verzeichnen hatte, keine Entlassungszahlen vor.[84] Auf Grund späterer Aussagen kann vermutet werden, dass es nicht zu

78 GÖ, Personalakte Richard Fischer, zitiert bei Hanrath, Zwischen „Euthanasie“ und Psychiatriereform, S. 192
79 Vgl. den Beitrag von Annette Weinke in diesem Band.
80 Die Angaben umfassen auch das ärztliche Personal. Auf Grund seines geringen zahlenmäßigen Anteils am Gesamtpersonalbestand bleiben die dargestellten Relationen jedoch im Großen und Ganzen zutreffend.
81 Nach Köhler, Entwicklungsprobleme, S. 39.
82 BLHA, Rep. 211, Nr. 403b, Bl. 27.
83 BLHA, Rep. 211, Nr. 403c, Bl. 57.
84 Köhler, Entwicklungsprobleme, S. 39.

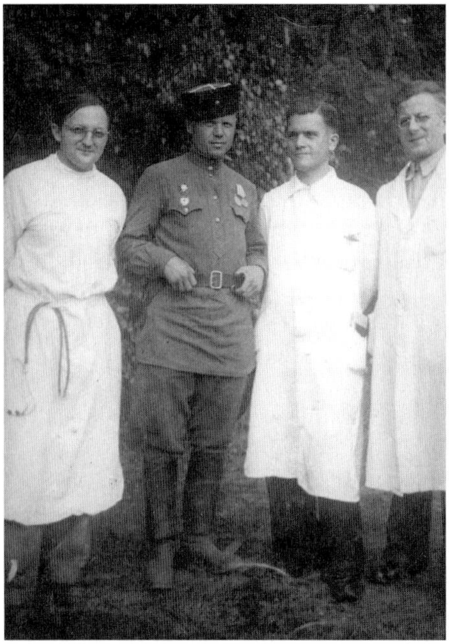

Dr. Hans Fischer (links), kommissarischer Chefarzt 1945–1946 und Ernst Schulz (2. von rechts), Leiter 1945–1949 der Landesanstalt Görden.

besonders vielen derartigen Maßnahmen kam. Ähnlich wie in Eberswalde dürften auch hier die meisten Anstaltsmitarbeiter zunächst nicht direkt im psychiatrischen Bereich sondern für den allgemeinen Anstaltsbetrieb und die sowjetische Truppe gearbeitet haben. Der Grund für den außergewöhnlich hohen Anteil an Mitgliedern nationalsozialistischer Organisationen unter dem Personal lag wahrscheinlich nicht in einem höheren Grad an entsprechender politischer Überzeugung. Wesentlich waren wohl vor allem sozialkonditionierende Einflüsse, denen die Mitarbeiter der Anstalt als Mitglieder einer relativ isolierten Subgesellschaft stärker ausgesetzt gewesen sein dürften, als in den anderen Landesanstalten – in der Nähe größerer städtischer Siedlungen –, wo es mehr Möglichkeiten gab, der Kontrolle durch das eigene Milieu auszuweichen. Erhärtet wird diese Annahme durch die Beobachtung des späteren Verwaltungsleiters Sussmann, „daß der Eintritt in den neugegründeten FDGB in der Regel in dieser Einrichtung ein formaler Akt war.“[85] Lässt man die normative Seite dieser Aussage beiseite, zeigt sich genau das Muster, das man wahrscheinlich auch in Bezug auf die NSDAP-Mitgliedschaft zugrunde legen kann. 1947 hatte die Landesanstalt Teupitz wiederum den höchsten Organisationsgrad – nunmehr in den neuen politischen Parteien und Verbänden – unter allen vergleichbaren Einrichtungen in Brandenburg.[86]

Eine dritte Phase der Entnazifizierung in der SBZ wurde im Dezember 1946 eingeleitet. Ihr wurde die Direktive 24 des Alliierten Kontrollrates zu Grunde

85 Köhler, Entwicklungsprobleme, S. 114.
86 Nach BLHA, Rep. 211, Nr. 417, Bl. 12, waren am 30.09.1947 von 123 Mitarbeitern 122 Mitglied des FDGB, 47 Mitglied der SED, 3 der LDP.

gelegt. Ein Ziel dieser neuen Phase bestand darin, die bisher in den einzelnen Ländern unterschiedlich gehandhabten Entnazifizierungsverfahren weiter zu vereinheitlichen. Es wurden Entnazifizierungskommissionen auf Landes- und Kreisebene gebildet, die erneut alle Beschäftigten überprüfen und über deren Weiterbeschäftigung entscheiden sollten. Alle Personalentscheidungen mussten abschließend der SMA des jeweiligen Landes vorgelegt werden, die dagegen ein Veto einlegen konnte.[87] Im Gesundheitswesen traten jedoch die gleichen Probleme auf, wie schon in der vorangegangenen Phase: der hohe Anteil politisch Belasteter einerseits und die dünne Personaldecke andererseits verhinderten eine durchgehend rigorose Handhabung der Direktive 24. Zur Durchführung einer Säuberung nach pragmatischen Gesichtspunkten wurden daher Sonderregelungen eingeführt und die Aufgabe im Sommer 1947 Fachausschüssen für die Entnazifizierung des Gesundheitswesens übertragen.

In diese Phase fällt für Teupitz die Einsetzung eines neuen Direktors. Mit Dr. Erich Raabe war ein unbelasteter – weil parteiloser – Mediziner gefunden worden, der als ärztlicher Direktor die Anstaltsleitung übernehmen konnte.[88] Da Gillwald in Eberswalde und Polik in Neuruppin bereits den erforderlichen Kriterien entsprachen, gab es keine Veränderungen. Komplizierter war die Situation an der Anstaltsspitze in Görden. Hier war es nach der Festnahme Heinzes bereits zweimal zu einem Wechsel in der Chefarztposition gekommen. Dem kommissarischen Amtsinhaber und ehemaligen NSDAP-Mitglied Dr. Hans Fischer folgte im Juli 1946 Dr. Werner Schwechten, der den Richtlinien der Direktive 24 zwar entsprach, aber bereits Ende Mai des folgenden Jahres die Anstalt wieder verließ, um eine Direktorenstelle an einer anderen psychiatrischen Einrichtung anzutreten. Da sich kein – im politischen Sinne – gleichwertiger Ersatz finden ließ, übernahm wiederum ein belasteter Mediziner, der bereits erwähnte Richard Fischer, kommissarisch den Chefarztposten in Görden.[89]

Die folgende Übersicht fasst die Ergebnisse der dritten Entnazifizierungsphase für die brandenburgischen Landesanstalten zusammen:

Ergebnisse der Überprüfung nach Direktive 24[90]

LANDES-ANSTALT	PERSONAL 1947	BELASTET NACH DIREKTIVE 24	DAVON	
			ENTLASSEN	WEITER BESCHÄFTIGT
Eberswalde	212	81	19	62
Görden*)	412	103	77	26
Neuruppin	250	129	66	63
Teupitz	123	71	10	61

*) In der Statistik werden widersprüchliche Zahlen angegeben, die sich nicht mehr nachprüfen lassen.

87 Vgl. Clemens Vollnhals (Hrsg.), Entnazifizierung. Politische Säuberung und Rehabilitierung in den vier Besatzungszonen 1945 – 1949, München 1991, S. 47f.
88 Vgl. TEU, Akte Gesundheitsamt Mahlow, Dienstverzeichnis, o.Bl.
89 Vgl. Hanrath, Zwischen „Euthanasie" und Psychiatriereform, S. 191 ff. Zur Person Hans Fischers vgl. den Beitrag von Annette Weinke in diesem Band, S. 210ff.
90 Nach Köhler, Entwicklungsprobleme, S. 58. Vgl. BLHA, Rep. 211, Nr. 417.

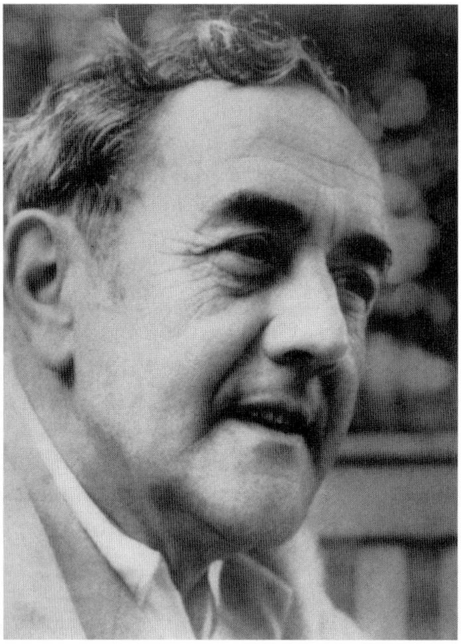

Dr. Gustav Donalies, Ärztlicher Direktor der Landesanstalt /des Krankenhauses für Psychiatrie Eberswalde, 1948–1961.

Die vierte Phase der Entnazifizierung in der SBZ basierte auf dem SMAD-Befehl Nr. 201 vom August 1947. Damit wurde die Behandlung ehemaliger NSDAP-Mitglieder für die gesamte Besatzungszone auf eine einheitliche Grundlage gestellt und zugleich ein Ende der Säuberungsaktionen in Aussicht gestellt, indem die bürgerlichen und politischen Sanktionen gegen Belastete, wie Herabstufung in der beruflichen Hierarchie, Dienstverpflichtungen oder jederzeit mögliche Kündigung, aufgehoben wurden. Mit dem SMAD-Befehl Nr. 35 vom 26. Februar 1948 wurde offiziell das Ende der Entnazifizierung verkündet, alle nicht erledigten Verfahren wurden eingestellt und einem Großteil der Entlassenen wurde die Aussicht eröffnet, durch „ehrliche und loyale Arbeit im Laufe der Zeit" in ihre alten Positionen zurückzukehren.[91]

In dieser letzten Phase scheint es keine bedeutenden Personalveränderungen mehr gegeben zu haben, die explizit auf Entnazifizierungsvorgänge zurückzuführen sind. Die einzige Ausnahme im Bereich der Ärzte der brandenburgischen Landesanstalten war der Weggang Karl Sitzlers von Teupitz.[92] In Görden blieb Richard Fischer, der eigentlich nur als vorübergehende Lösung gedacht war, noch bis März 1949 im Amt. Am Beispiel Eberswalde lässt sich dagegen der verordnete Schlussstrich unter die Säuberungsaktionen zeigen. Dr. Gillwald verließ 1948 aus Altersgründen den Anstaltsdienst. Für ihn rückte der bereits in der Anstalt tätige Dr. Gustav Donalies an die Direktorenstelle. Dieser Wechsel war nun – trotz Donalies' früherer NSDAP-Mitgliedschaft – problemlos möglich. Mit Dr. Walter Brand, gelangte auch später ein ehemaliges NSDAP-Mitglied in eine Leitungsfunktion. Brand wurde ab 1950 als neuer

91 Vollnhals, Entnazifizierung, S. 51 f.
92 Vgl. den Beitrag von Anette Weinke in diesem Band, S. 215f.

ärztlicher Direktor in Teupitz eingesetzt und blieb dies bis 1967.[93] Ihm wurde allerdings Hans Sussmann, der bisherige SED-Bürgermeister von Teupitz, als Verwaltungsleiter zur Seite gestellt.

Abschließend kann festgestellt werden, dass der formale Anspruch der Entnazifizierungspolitik in den brandenburgischen Landesanstalten nicht eingelöst wurde. Während bei den Ärzten in allen Säuberungskampagnen nur oberflächlich vorgegangen wurde, waren die Einschnitte beim Verwaltungs- und Pflegepersonal etwas tiefer. Letztlich verblieb jedoch auch hier der größere Teil früher nationalsozialistisch organisierter Angestellter und Beamter in den Anstalten. Hauptursache war der Mangel an Fachpersonal in der Psychiatrie. An dieser Tatsache ließ sich auch mittelfristig wenig ändern, obwohl das Problembewusstsein dafür auf der gesundheitspolitischen Ebene durchaus vorhanden war. In einem Kontrollbericht des Ministeriums für Gesundheitswesen der DDR von 1954 über die Teupitzer Anstalt wird der hohe Anteil ehemaliger NS-Mitglieder in der Belegschaft und deren Einfluss in der Einrichtung beklagt: „Das heute dort beschäftigte männliche med. Personal über 30 Jahre war zu 86 % in der NSDAP und zu 60% in der SA organisiert. Ähnliche Verhältnisse liegen auch auf der Seite der Pflegerinnen vor ... Die BGL setzt sich aus 5 Kollegen zusammen, von denen 3 ehemalige Mitglieder der NSDAP sind.“[94]

Wiederaufbau: Entwicklung bis 1949

Nach dem desaströsen Jahr 1945 folgte für die Patienten der brandenburgischen Psychiatrieanstalten eine Zeit die weiterhin von Versorgungsmängeln und einer hohen Sterblichkeit gekennzeichnet war, wenn auch nicht mehr in dem oben beschriebenen Ausmaß. Es liegen allerdings keine durchgehenden Daten für den gesamten Patientenbestand in den Jahren nach 1945 vor. Im Jahr 1946 starben mindestens 294 Neuruppiner Patienten und im darauf folgenden Jahr mindestens 267. Im Durchschnitt war die Anstalt in diesen Jahren mit 609 bzw. 792 Patienten belegt.[95] Da keine Angaben über Neuaufnahmen vorliegen, lassen sich jährliche Sterberaten nicht ermitteln. Sie dürften jedoch um ein Mehrfaches über den Werten der Vorkriegszeit von etwa 5 Prozent in dieser Anstalt gelegen haben.[96] Die Daten für die Jahre 1945 bis 1949 aus der Landesanstalt Teupitz basieren auf den dortigen Aufnahmebüchern, d. h. es werden nur die Sterbefälle unter den in einem Jahr neu aufgenommenen Patienten wiedergegeben – die Zahl der schon in der Anstalt befindlichen Kranken und der von dieser Gruppe Verstorbenen geht daraus nicht hervor.

93 Nach Ernst Klee, Irrsinn Ost – Irrsinn West. Psychiatrie in Deutschland, Frankfurt am Main 1993, S. 103, war Brand auch SA-Mitglied. In einer Aufstellung über brandenburgische Psychiater und Neurologen vom 14.7.1947 erscheint der zu diesem Zeitpunkt in Cottbus frei praktizierende Brand als einziger in der Rubrik für NSDAP-Zugehörigkeit vor 1933 – BLHA, Rep. 211, Nr. 548, o.Bl. Köhler, Entwicklungsprobleme, S. 116, zitiert aus einer „Abschiedsrede“ Brands vom 15.02.1963. Tatsächlich wurde Brand jedoch im Dezember 1967 verabschiedet. Vgl. GÖ, Nr. 224, Eichler an Schirmer, 5.12.1967, o.Bl.
94 BAB, DQ 1, Nr. 3913, Kontrollbericht, o.Bl.
95 BLHA, Rep. 211, Nr. 657, Bl. 4. In den Meldungen des Neuruppiner Direktors Sawatzki fehlen jeweils Angaben über den Monat Juli.
96 Vgl. Faulstich, Hungersterben in den brandenburgischen Landesanstalten, S. 326.

Todesfälle unter den neu aufgenommenen Patienten in der Landesanstalt Teupitz[97]

JAHR	AUFNAHMEN	TODESFÄLLE (IM KALENDERJAHR VERSTORBEN)	PROZENT
1945 (Mai bis Dez.)	44	34	77
1946	346	175	50
1947	367	128	35
1948	202	38	19
1949	323	29	9

Aus den Angaben beider Landesanstalten lassen sich Schlussfolgerungen für die Lage in der brandenburgischen Anstaltspsychiatrie insgesamt ziehen:[98] Erstens, war die Patientensterblichkeit auch in den Jahren 1946 und 1947 sehr hoch, d.h. es muss nach wie vor eine sehr schwierige Lebenssituation für die Patienten – insbesondere wohl ein großer Mangel an Versorgungsgütern – bestanden haben.

Zweitens, blieben die besonderen Schwierigkeiten bei der Versorgung in Teupitz zumindest in den Jahren 1946 und 1947 offensichtlich bestehen.

Drittens lässt sich aus dem Sinken der Verstorbenenzahlen eine zunächst allmähliche, ab 1948 dann deutliche Verbesserung der Lage erkennen.

Diese Einschätzungen werden von anderen Quellen untermauert. Das Hauptproblem für die psychiatrischen Einrichtungen, war nach wie vor die prekäre Ernährungslage. Sie war natürlich auf der einen Seite der allgemeinen Situation der Nachkriegsgesellschaft geschuldet, wurde für die psychisch Kranken aber noch dadurch verschärft, dass sie sich am unteren Ende der auf Zuteilungen beruhenden „Versorgungshierarchie“ befanden. Diese strukturierte sich in der SBZ zum einen nach dem Wohnortprinzip, indem davon ausgegangen wurde, dass Personen in ländlichen Gegenden besser in der Lage waren sich selbst zu versorgen als diejenigen, die in großstädtischen Ballungszentren lebten. Letztere – in der Regel in der Kategorie „Normalverbraucher“ erfasst – bekamen demzufolge die größeren Rationen zugeteilt. Allerdings gab es innerhalb dieser Kategorie eine weitere Abstufung, deren Kriterium die Arbeitsfähigkeit der Zuteilungsempfänger war. Psychisch Kranke fielen dabei in die sechste und unterste Gruppe der „Sonstigen“, die nur eine Minimalration – im Volksmund auch Friedhofskarte genannt – erhielt. Erst am 1. Februar 1947 wurde die sechste Kategorie aufgehoben und die Angehörigen dieser Gruppe höher gestuft. Im Gegensatz zu anderen nicht oder nur begrenzt Arbeitsfähigen, konnten die psychisch Kranken in den Anstalten jedoch nicht auf ergänzende Versorgungsstrategien wie Hamsterfahrten, Schwarzmarkteinkäufe oder Speisungen durch Volksküchen, wie sie in Großstädten für Rentner

97 Nach Köhler, Entwicklungsprobleme, S. 69.

98 Der von Köhler, Entwicklungsprobleme, S. 69 angestellte, direkte Vergleich zwischen den beiden Anstalten ist methodisch nicht korrekt, da unterschiedliche statistische Größen miteinander verglichen werden. Bei den von ihr verwendeten Angaben zu Neuruppin handelt es sich lediglich um monatliche Durchschnittswerte (zu deren Aussagekraft s.o.).

und sozial Schwache stattfanden, zurückgreifen.[99] Demzufolge hing ihre Situation weitgehend davon ab, wie es der Anstaltsleitung gelang, zusätzliche Versorgungsquellen zu erschließen.

Eine wichtige Rolle spielten dabei die zu den Landesanstalten gehörenden Landwirtschaftsbetriebe. In Görden und Teupitz waren die Gutshöfe der Anstalten kurz nach der Besetzung von der Roten Armee beschlagnahmt worden. Damit wurde die Bestellung der Anstaltsländereien außerordentlich erschwert, da die Zufahrtswege zu ihnen vielfach über die Gutshöfe führten. Außerdem gingen mit der Beschlagnahme ein großer Teil der landwirtschaftlichen Geräte sowie des Viehbestandes der Anstalten verloren. Der Ertrag der Anstaltsgüter hatte in der Regel den gesamten Gemüsebedarf der Anstalten gedeckt sowie einen Teil der Versorgung mit Kartoffeln, Fleisch und Milch gewährleistet. Daraus erklärt sich die Vehemenz, mit der um die Rückgabe der Gutshöfe, die für eine erfolgreiche Bewirtschaftung notwendig waren, gekämpft wurde.[100] Zu dem aktuellen Problem der Fremdnutzung durch das sowjetische Militär gesellte sich die Ungewissheit über den zukünftigen Status der Anstaltsländereien. Es war in der Provinzialverwaltung zunächst umstritten, ob die landwirtschaftliche Nutzfläche der Güter weiter im Besitz der Anstalten bleiben oder ob sie im Zuge der Bodenreform an so genannte Neubauern verteilt werden sollte. Das Provinzialgesundheitsamt konnte sich in dieser Auseinandersetzung mit der Auffassung durchsetzen, dass die landwirtschaftlichen Betriebe sowohl aus Gründen der Eigenversorgung als auch wegen ihrer Bedeutung für die Arbeitstherapie bei den Anstalten bleiben müssten.[101] Als im Oktober 1945 in Teupitz das Anstaltsland an dortige Bauern verteilt werden sollte, wandten sich Provinzialverwaltung und Anstaltsleitung gemeinsam gegen dieses Vorhaben. Sie konnten sich dabei auf ein Anweisung des in der SMAB zuständigen Majors Losowoi berufen, der in Vorbereitung auf die Bodenreform gefordert hatte, die Bedürfnisse der Heilanstalten an Grund und Boden zu berücksichtigen.[102] Die Rückgabe des Gutshofes erfolgte schließlich in Teupitz am 6. November 1945, allerdings ohne den dazu gehörigen Viehbestand. Den Gördener Gutshof verließ die Rote Armee sogar erst am 18. Juli 1946. Damit konnte in beiden Anstalten kaum auf eigene Ressourcen für die Versorgung der Patienten im Winter 1945/46 zurückgegriffen werden.

Aus Eberswalde liegen keine Berichte über ähnliche Probleme vor und in Neuruppin war nur einer von zwei vorhandenen Gutshöfen von den Sowjets besetzt worden. Hier war die Situation des Landwirtschaftsbetriebes deutlich besser. Das Anstaltsgut verfügte über „ausreichende Zugkräfte“, der Viehbestand war weit weniger reduziert worden als in den anderen Landesanstalten.[103]

Im Verlauf des Jahres 1946 verbesserte sich die Gesamtlage der anstaltseigenen Güter nur langsam, in Neuruppin am schnellsten. Aus ihrem „über dem Durchschnitt“ liegenden Landwirtschaftsbetrieb konnte zwar Vieh an andere Landesanstalten abgeben werden, aber die aufgetretenen Verluste ließen sich

99 Vgl. Hanrath, Zwischen „Euthanasie“ und Psychiatriereform, S. 165 f.
100 BLHA, Rep. 211, Nr. 327c (Görden) und f (Teupitz). Vgl. die kompletten Akten.
101 BLHA, Rep. 211, Nr. 327a, Bl. 17 f.
102 Ebd., Bl. 13.
103 BLHA, Rep. 211, Nr. 327e, Bl. 2 ff.

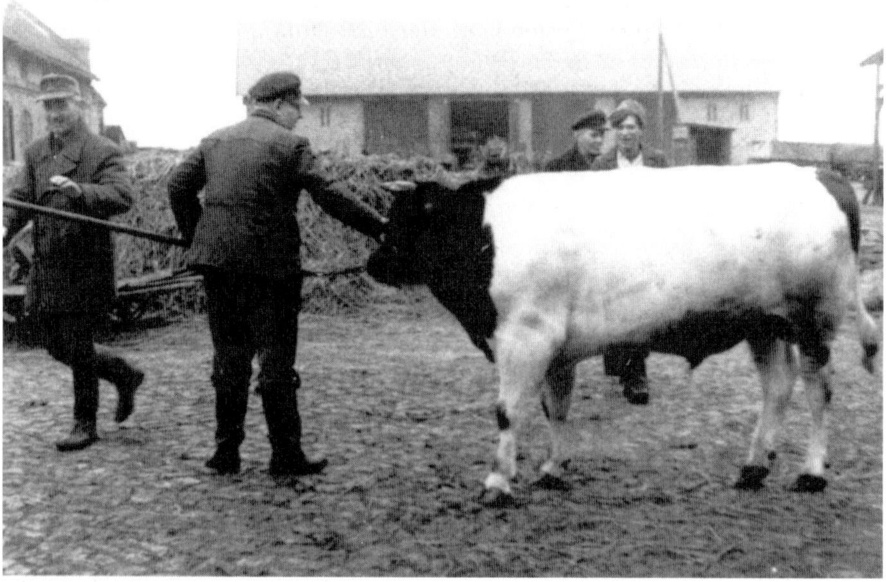

Landesanstalt Neuruppin, Gutshof, um 1950.

dadurch nicht vollständig ausgleichen. Es fehlte in Eberswalde, Görden und Teupitz nach wie vor an Zugkräften und Gerät zur Bestellung der Felder. Da das eigene Saatgut im Verlaufe des Jahres 1945 sowohl von sowjetischer als auch von deutscher Seite geplündert worden war, waren die Anstalten auf entsprechende Lieferungen von außen angewiesen, die jedoch nicht pünktlich oder im zugesagten Umfang erfolgten. Witterungsbedingt entwickelten sich die angebauten Pflanzen nicht überall optimal. Die mit der Leitung der Landwirtschaften und Gärtnereien betrauten Angestellten waren teilweise überfordert. Ab November 1946 wurde der Gutshof in Teupitz erneut von der Roten Armee beschlagnahmt und dauerhaft genutzt, infolgedessen mussten provisorische Ställe zwischen den Krankenhäusern errichtet werden.[104]

Aber nicht nur der Mangel an Lebensmitteln war ein Problem; hinzu kamen auch die hygienischen Verhältnisse unter denen die Nahrung zubereitet wurde. In Görden und Teupitz gehörten die Küchengebäude der ursprünglichen Anstalten nun zum sowjetischen Sektor, dort musste das Essen für die psychiatrischen Patienten in provisorisch überdachten Feldküchen zubereitet werden.[105]

Einen großen Einfluss auf die Lebenssituation in den Landesanstalten hatte deren Versorgung mit Heizungsmaterialien. Außer Neuruppin wurden die brandenburgischen Landesanstalten bis Ende 1947 nicht mit Kohlen beliefert, was besonders im harten Winter 1946/47 fatale Auswirkungen hatte. Auch im darauf folgenden Winter kann am Beispiel Teupitz eine dem Mangel an Heizmaterial geschuldete Verschlechterung der Lebensumstände der Patienten

104 BLHA, Rep. 211, Nr. 327b; 327c; 327e, Bl. 5, 10, 11.; 327f., Bl. 1, 28, 30, 31.
105 Vgl. für Teupitz BLHA, Rep. 211, Nr. 939, Bl. 173.

vermutet werden. Hier stieg die Zahl der Todesfälle im vierten Quartal 1947 sprunghaft an und ging im ersten Vierteljahr 1948 nur langsam wieder zurück.

Durchschnittliche Belegung und Todesfälle in der Landesanstalt Teupitz[106]

JAHR/QUARTAL	DURCHSCHNITTLICHE BELEGUNG	TODESFÄLLE
1947		
2. Quartal	392	22
3. Quartal	361	25
4. Quartal	336	60
1948		
1. Quartal	315	35
2. Quartal	315	15

Die behelfsmäßige Beheizung mit Holz reichte bei weitem nicht aus, um annehmbare Temperaturen in den Stationen zu erzeugen. Nach einer Rundverfügung des Landesgesundheitsamtes vom 20. Februar 1947 sollte erfasst werden, „wieviele Sterbefälle, Amputationen und Erfrierungen durch Kälte zu verzeichnen" waren. Durch eine Landtagsdebatte von 1948 ist überliefert, dass Krankensäle erst dann beheizt wurden, wenn die Temperatur unter 2°C sank![107]

Die Ausstattung der Anstalten mit Betten, Matratzen und Decken hatte unter den Plünderungen der unmittelbaren Nachkriegszeit erheblich gelitten.[108] Dies in Verbindung mit der unzureichenden Versorgung mit Verbrauchsmitteln aller Art wie Seife und Bettwäsche, aber auch mit Medikamenten führte dazu, „daß die Existenzbedingungen für die Patienten bis in die 50er Jahre hinein hygienischen Grundanforderungen nicht genügten."[109] Die Bettwäsche war teilweise so zerschlissen, dass die Patienten ihre eigene mitbringen mussten.

Ein weiterer Faktor, der die Lebenssituation der Patienten beeinflusste, war der schlechte Bauzustand der Anstaltsgebäude durch die in der Kriegs- und Nachkriegszeit häufig wechselnden Belegungen, durch Kriegseinwirkungen und durch Plünderungen.

Lebensbedrohlich war auch für die Psychiatriepatienten das gehäufte Auftreten von Tuberkulose in den Nachkriegsjahren. In der Landesanstalt Eberswalde wurde 1947 die Abteilung für tuberkulöse Patienten auf 60 Betten erweitert. Von 69 tuberkulosekranken erwachsenen Patienten in Görden im Jahr 1948 starben 37, ebenso fünf der 49 erkrankten Kinder. Für Teupitz ist überliefert, dass 1948 von 26 Tbc-Patienten 16 verstarben.[110]

106 TEU, Akten über Belegung Bd. III, Formblatt 7 a, o.Bl.
107 Zitiert bei Köhler, Entwicklungsprobleme, S. 52 f.
108 Vgl. BLHA, Rep. 211, Nr. 658a, Bl. 6
109 Köhler, Entwicklungsprobleme, S. 53.
110 BLHA, Rep. 211, Nr. 937, Bl. 46 und Nr. 939, Bl. 17.

Eine durchgreifende Verbesserung der Lebensumstände trat für die psychiatrischen Patienten erst ab dem Jahr 1948 ein, nachdem sich die allgemeine Versorgungssituation stabilisiert hatte. Es scheint so, als ob die Diskrepanz zwischen den Lebensumständen innerhalb und außerhalb der Anstalten nun augenfällig wurde, was zu Beschwerden von Angehörigen führte.[111] Diese bewirkten Untersuchungen seitens der Landesbehörden.[112]

Die therapeutischen Möglichkeiten waren bis zum Ende der 40er Jahre in allen brandenburgischen Psychiatrieanstalten sehr gering. Inhaltlich wurde an den Vorkriegsstand angeknüpft, d.h. im Mittelpunkt der therapeutischen Bemühungen standen die gängigen Schockbehandlungen. Sie ließen sich jedoch kaum durchführen. Alle Anstalten waren von dem Mangel an den teuren Medikamenten Cardiazol und Insulin betroffen. In Eberswalde und Teupitz fehlten darüber hinaus auch Elektroschock-Apparate, so dass die „Behandlung akuter Schizophrenien und Depressionszustände, die des öfteren zur Aufnahme kommen ... erheblich eingeschränkt" war, wie der Teupitzer Direktor Raabe der Abteilung Gesundheitswesen beim brandenburgischen Ministerium für Arbeit und Sozialwesen noch 1948 berichtete.[113] Des weiteren spielte die Arbeitstherapie eine wichtige Rolle. Sie diente jedoch in erster Linie als Maßnahme zur Ergänzung der knappen Ressourcen für die Anstalten, denn als echte Form der Behandlung psychisch kranker Menschen.[114]

In Görden kam es erneut zu einem Wechsel an der Spitze der Anstalt. Richard Fischer wurde im März 1949 durch Dr. Heinz Ullrich ersetzt. Dieser wurde als erster Nachkriegs-Chefarzt zugleich Anstaltsdirektor.

Ende der 40er Jahre hatte sich das System der brandenburgischen psychiatrischen Anstaltsfürsorge in Form der vier übrig gebliebenen Landesanstalten in Eberswalde, Görden, Neuruppin und Teupitz stabilisiert. Trotz der schwierigen Lebenssituation für die Psychiatriepatienten und der unzureichenden therapeutischen Möglichkeiten waren die Anstalten in der Nachkriegszeit die einzige Möglichkeit, die psychiatrische Versorgung der Bevölkerung zu gewährleisten. Diese restaurative Tendenz setzte sich in den 50er Jahren fort.

111 Vgl. BLHA, Rep. 211, Nr. 655 und Nr. 939.
112 Das administrative Umfeld der Landesanstalten hatte sich dahingehend geändert, dass nach der Landtagswahl vom Oktober 1946 eine Landesregierung gebildet worden war, die die Aufgaben der bisherigen Provinzialverwaltung Mark Brandenburg übernahm. Die Landesanstalten unterstanden nunmehr der Abteilung Gesundheitswesen im Ministerium für Arbeit und Sozialwesen. – Vgl. Schreckenbach/Künzel, Brandenburg 1945–1952, S. 244 ff.
113 BLHA, Rep. 211, Nr. 939, Bl. 174. Für Eberswalde vgl. ebd., Nr. 655b. Vgl. auch die Darstellung der Versorgungslage mit psychiatrietypischen Medikamenten und Apparaten bei Köhler, Entwicklungsprobleme, S. 121 und Hanrath, Zwischen „Euthanasie" und Psychiatriereform, S. 233 ff.
114 Zur Arbeitstherapie siehe vor allem das folgende Kapitel.

Restauration: Die 50er Jahre

Zentralisierung und „Kommunalisierung"

Nachdem die Sowjetunion bis 1947 zunächst nicht an einer staatsrechtlichen Trennung ihrer Besatzungszone von den westlichen interessiert war, änderte sich diese Haltung vor dem Hintergrund der zunehmenden Spannungen mit den Westmächten. 1948 verließ die sowjetische Seite den Alliierten Kontrollrat, und in der Folge lässt sich innerhalb der deutschen Verwaltungen der SBZ ein Kompetenzgewinn der zentralen Institutionen gegenüber den Ländern feststellen. Offensichtlich hielt es die sowjetische Führung für praktikabler, den Einfluss auf das eigene Besatzungsgebiet über starke zentralstaatliche Strukturen nach sowjetischem Muster zu realisieren, als über – möglicherweise schwerer zu kontrollierende – föderal aufgebaute Verwaltungen. Diese Entwicklung hatte auch auf das Gesundheitswesen gravierende Auswirkungen. Die DZVG hatte bisher, wie alle Zentralverwaltungen, vor allem beratende Funktionen für die SMAD und koordinierende Aufgaben zwischen den Ländern wahrzunehmen. Frühere Versuche, ihren Verordnungen und Richtlinien verbindlichen Charakter zu verleihen und die Landes- und Provinzialbehörden ihrer Kontrolle zu unterstellen, waren wegen des halbherzigen Interesses von sowjetischer Seite und wegen des Widerstandes aus den Ländern kaum durchzusetzen gewesen. Dies änderte sich nun. Hauptorgan zur Umsetzung der neuen Richtung wurde die 1947 auf Befehl der SMAD gegründete Deutsche Wirtschaftskommission (DWK), „der mit Ausnahme der Ressorts Inneres, Justiz, Volksbildung und Gesundheitswesen alle übrigen Zentralverwaltungen angehörten. Seit Februar 1948 hatte die DWK das Recht, verbindliche Verfügungen und Instruktionen für die gesamte SBZ zu erlassen, und stellte damit die Vorstufe einer künftigen Zentralregierung dar."[1] Schließlich wurde auch die DZVG der Deutschen Wirtschaftskommission als Hauptverwaltung Gesundheitswesen unterstellt. Die Hauptverwaltungen der DWK und die verbliebenen Zentralverwaltungen wurden mit der Gründung der DDR am 7. Oktober 1949 in Ministerien umgewandelt, wobei die Haupterwaltung Gesundheitswesen kurzfristig mit dem Arbeits- und Sozialressort im Ministerium für Arbeit und Gesundheitswesen vereinigt wurde. Bereits 1950 wurde jedoch ein eigenständiges Ministerium für Gesundheitswesen der DDR (MfG) gebildet.[2]

Neben dieser Tendenz zur Zentralisierung auf gesamtstaatlicher Ebene, lässt sich seit 1948/49 auch auf Landesebene ein Kompetenzverlust der Fach-

1 Ribbe, Brandenburg, S.721.
2 Helga A. Welsh, Deutsche Zentralverwaltung für das Gesundheitswesen (DZVG), in: Broszat/ Weber, SBZ Handbuch, S.244–255, hier: S.244, 248.

verwaltungen feststellen. Dies äußerte sich in der Verlagerung wichtiger Fachressorts als Hauptabteilungen in die Verantwortung des Ministerpräsidenten. Zwar wurde 1950 ein eigenständiges brandenburgisches Gesundheitsministerium geschaffen, doch hatte dieses – wie auch die übrigen Fachministerien – gegenüber der beim Ministerpräsidenten konzentrierten Verwaltungskompetenz nur noch eine untergeordnete Bedeutung.[3]

Mit dem „Gesetz über die weitere Demokratisierung des Aufbaus und der Arbeitsweise der staatlichen Organe in den Ländern der Deutschen Demokratischen Republik" vom 3. Juli 1952[4] wurde die Entwicklung der DDR zu einem zentralistischen Staat nach sowjetischem Vorbild abgeschlossen. Die bisherigen fünf Länder wurden durch 14 Bezirke ersetzt und damit die letzten Reste von Föderalismus und Landestraditionen auf der mittleren Verwaltungsebene beseitigt. Die wesentlichen Entscheidungskompetenzen wurden zu den zentralen Gremien der DDR verlagert. Die Bezirksverwaltungen waren in entscheidenden Funktionen nur noch ausführende Organe des Zentralstaates. An ihrer Spitze standen die neu gebildeten Räte des Bezirkes, die zugleich Exekutive der Bezirkstage waren, von denen sie gewählt wurden.[5] Ausschlaggebend für die Grenzziehung der neuen Bezirke waren vor allem wirtschaftliche Gesichtspunkte, weshalb – wie auch in Brandenburg – das bisherige Landesterritorium nicht mit den Grenzen der neuen Bezirke übereinstimmen musste. Aus der früheren Provinz bzw. dem Land Brandenburg, gingen im Wesentlichen die drei Bezirke Cottbus, Frankfurt/Oder und Potsdam hervor. Auf der Kreisebene wurden analoge Strukturen geschaffen, wobei sich die Kreisterritorien in der Regel verkleinerten und somit die Anzahl der Kreise stieg.

Die mittlere Gesundheitsverwaltung setzte sich nunmehr aus dem Bezirksarzt und der ihm als Fachorgan unterstellten Abteilung für Gesundheits- und Sozialwesen zusammen. Der Bezirksarzt war Mitglied des Rates des Bezirkes und unterstand als Ressortverantwortlicher dem Ratsvorsitzenden, zugleich aber – gemäß dem Prinzip des „demokratischen Zentralismus" – konnte ihm der Minister für Gesundheitswesen Weisungen erteilen. Die Abteilung für Gesundheits- und Sozialwesen war Bestandteil der Bezirksbehörde, die sich ebenfalls Rat nannte und wurde in der Regel von einem Ökonomen oder Verwaltungsfachmann geleitet.[6] In den Kreisen wurde die Gesundheitsverwaltung von einem Kreisarzt, der sich auf eine ständige Kommission stützte, wahrgenommen.[7]

Für die Psychiatrie lag der eigentliche Bruch mit bisherigen Organisationsformen jedoch nicht so sehr in der Veränderung des Charakters der mittleren Verwaltungsebene von einer Selbstverwaltung zu einer regionalen Struktur der Zentralverwaltung, sondern vielmehr darin, dass die bisherigen Landesan-

3 Hanrath, Zwischen „Euthanasie" und Psychiatriereform, S. 156 ff.

4 Gesetz über die weitere Demokratisierung des Aufbaus und der Arbeitsweise der staatlichen Organe in den Ländern der Deutschen Demokratischen Republik vom 3. Juli 1952, in: Gesetzblatt der DDR, T. I (1952), S. 613 ff.

5 Hermann Weber, DDR: Grundriß der Geschichte 1945–1990, Hannover 1991, S. 46.

6 Detlef Kotsch, Die Bezirke Potsdam, Frankfurt (Oder) und Cottbus in der DDR (1952–1990), in: Materna/Ribbe, Brandenburgische Geschichte, S. 727–794., hier: S. 728 ff.

7 Hanrath, Zwischen „Euthanasie" und Psychiatriereform, S. 355.

stalten in die Zuständigkeit der Kreise, in denen sie lagen, überführt wurden.[8] Dies betraf nicht nur die psychiatrischen Einrichtungen, sondern auch alle allgemeinen Landeskrankenhäuser und Tuberkuloseheilstätten.[9] Es sind keine Quellen gefunden worden, die den Hergang der Übergabe der brandenburgischen Landesanstalten an die jeweiligen Kreise dokumentieren. Der Ablauf dürfte jedoch ähnlich gewesen sein, wie in der sächsischen Anstalt Arnsdorf bei Dresden, von wo ein entsprechendes Dokument, betreffend „ die Übergabe der Landesanstalt (Arnsdorf) an die Verwaltung des Landkreises Dresden" überliefert ist. Anwesend waren Vertreter des Kreises, der Anstalt, der Landesregierung und des FDGB-Gebietsvorstandes. Festgehalten wurde unter anderem, dass „die Entscheidung über die Aufnahme von Kranken ... nach wie vor beim Chefarzt der Anstalt (bleibt), da die bisherigen Landesanstalten Aufgaben haben, welche den geographischen Bezirk des Kreises, in welchem sie jeweils liegen, überschreiten. Auf eine kollegiale Zusammenarbeit zwischen dem Chefarzt und dem Kreisarzt wird gerade auch auf diesem Gebiet größter Wert gelegt."[10]

Die Gründe für die „Kommunalisierung" der psychiatrischen Anstalten sind weitgehend unklar. Offiziell wurde sie damit begründet, dass „der Selbstverwaltung und Selbstverantwortlichkeit der jeweiligen Anstaltsleitung größerer Raum als bisher" gewährt würde.[11] Dieses Argument wurde jedoch durch die Praxis widerlegt, denn sehr schnell zeigte sich, dass vor allem die Diskrepanz zwischen den überörtlichen Versorgungsaufgaben der ehemaligen Landesanstalten – speziell in der Psychiatrie – und ihrer Unterstellung unter eine lokale Behörde zu großen Problemen führte, wie schon das Arnsdorfer Protokoll vorausschauend festgestellt hatte. Die Kreisverwaltungen waren damit überfordert, die Lage von Bereichen des Gesundheitswesens zu überblicken, die weit über die eigenen kommunalen Grenzen hinausgingen. Zum Einzugsbereich der Teupitzer Einrichtung, die nunmehr der Kreisverwaltung Königs Wusterhausen des Bezirkes Potsdam zugeordnet war, gehörten beispielsweise – wie aus einer späteren Quelle hervorgeht – außer dem eigenen und einem Nachbarkreis im Bezirk Potsdam noch fünf weitere Kreise in den Bezirken Frankfurt/Oder und Cottbus. Diese grenzten zudem nicht einmal an den Kreis Königs Wusterhausen. Während Eberswalde allein für nahezu den gesamten Bezirk Frankfurt/Oder zuständig war, betreute Neuruppin die nördlichen Kreise des Bezirkes Potsdam sowie einen großen Teil des Bezirkes Neubrandenburg. Für beide Einrichtungen waren nun die Verwaltungen der gleichnamigen Kreise zuständig.[12] Noch schwieriger war die Situation im Stadtkreis Brandenburg, dem sowohl ein großes allgemeines Krankenhaus mit überregionalen Versorgungsaufgaben als auch die Anstalt in Görden, die auf Grund ihrer Größe und ihres fachlichen Profils teilweise einen DDR-weiten Einzugsbereich hatte, unterstellt wurden. Hinzu kamen noch zwei kleinere Krankenhäuser. Das Hauptproblem der Kreise, die nun für ein psychiatrisches Groß-

8 Ebd., S. 356. Sabine Hanrath weist mit Recht auf diesen Umstand hin, der bislang von der Forschung nicht berücksichtigt wurde.
9 BLHA, Rep. 211, Nr. 61, Direktive für die Überleitung in die Kreise, Heilwesen, o.Bl.
10 BAB, DQ 1, Nr. 4565, Dienstbesprechung über die Übergabe der Landesanstalt (Arnsdorf) an die Verwaltung des Landkreises Dresden, 13.7.1952, o.Bl.
11 BLHA, Rep. 211, Nr. 61, Direktive für die Überleitung in die Kreise, Heilwesen, o.Bl.
12 BAB, DQ 1, Nr. 2310, Bl. 23, 28.

krankenhaus verantwortlich waren, bestand darin, dass sie für die damit verbundenen administrativen Aufgaben nur unzureichende personelle und institutionelle Voraussetzungen hatten. Alle Kreisverwaltungen waren identisch aufgebaut und ausgestattet worden, ohne Rücksicht auf solche besonderen Bedingungen. Zurecht klagte deshalb Stadtrat Höpfner aus Brandenburg Ende der 50er Jahre: „Wir haben nur eine einzige Kollegin für das Gesundheitswesen und soviel Krankenhäuser in unserem Gebiet. In anderen Kreisen ist vielleicht z.B. nur ein einziges kleines Krankenhaus mit etwa 200 Betten und auch eine Sachbearbeiterin.“[13] Entsprechend stark wehrten sich die kommunalen Behörden gegen die neue Verwaltungsaufgabe. Man sei „Sturm dagegen gelaufen, daß diese Krankenhäuser damals den örtlichen Organen übergeben wurden“, so Stadtrat Höpfner weiter.[14] Auf der anderen Seite waren die Anstalten selbst auch nicht in der Lage, allein den Verwaltungsaufwand zu bewältigen, den ihre Versorgungsaufgaben mit sich brachten, da es für sie ebenfalls keine entsprechende Personalaufstockung gab. Zudem wurde ihnen die Erfüllung ihres Versorgungsauftrages durch die fast durchgängige Überbelegung erschwert, die des Öfteren zu „unliebsamen Differenzen [...] zwischen ihr (der Anstaltsleitung – W.R.) und den Gesundheits- und Polizeiverwaltungen der umliegenden Bezirke und Kreise“ führte, wie aus Teupitz berichtet wird.[15] Das ideologische Argument einer größeren Handlungsautonomie für die Anstaltsleitungen als Begründung für deren neue administrative Anbindung kann also verworfen werden.

Auch funktionale Gesichtspunkte, wie beispielsweise eine Erhöhung der Verwaltungseffektivität, können nicht als Erklärung für die Überführung der ehemaligen Landesanstalten in die Verfügung der Kreise angeführt werden. Hier erwies sich die Maßnahme eher als kontraproduktiv, da es nahezu zwangsläufig zu Reibungsverlusten zwischen den Erfordernissen der Heil- und Pflegeanstalten und den Möglichkeiten ihrer übergeordneten Verwaltung kam. Dies machte sich besonders in Haushaltsfragen bemerkbar. Die ehemaligen Landeseinrichtungen waren noch bis Ende 1952 über den Bezirk finanziert worden und wurden dann in die Haushalte der jeweiligen Kreise aufgenommen. Die damit einhergehenden Schwierigkeiten schildert ein Schreiben des Teupitzer Verwaltungsleiters, Hans Sussmann, an den Rat des Bezirkes Potsdam, von dem er eine Abschrift auch an das Ministerium für Gesundheitswesen sandte, um die Dringlichkeit des Problems zu unterstreichen.[16] Anlass für Sussmanns Beschwerde war eine Kürzung von Finanzmitteln durch den Kreis Königs Wusterhausen, „sodass wir jetzt in der Zwangslage sind, entweder die Gehälter nicht mehr zu zahlen, oder das Konto Verpflegung für die Patienten gerade im wichtigsten Monat Dezember zu kürzen“. Im Kern ging es ihm jedoch um eine grundsätzliche Kritik der neuen administrativen Zuständigkeit, was an seinen, auf verschiedenen Ebenen vorgenommenen Begründungen zu erkennen ist. Zunächst verweist er auf die eigene gute Haushaltsplanung und -disziplin und das zu Grunde liegende „hohe Staatsbewußtsein“.

13 GÖ, SC 2 (Karton), Protokoll der Diskussion anlässlich der Tagung der Ständigen Kommission Gesundheitswesen, Bezirkskrankenhaus Görden, 12.5.1959, o.Bl.
14 Ebd. Vgl. Hanrath, Zwischen „Euthanasie“ und Psychiatriereform, S.356 f.
15 BAB, DQ 1, Nr. 3913, Sussmann an den Rat des Bezirkes Potsdam, 1.12.1952, S.1, o.Bl.
16 Ebd., Sussmann an den Rat des Bezirkes Potsdam, 8.12.1953, o.Bl.

Dann lobt er die früheren Regelungen: „Wir haben, solange wir finanziell dem Land und später dem Bezirk unterstellt waren, nie Schwierigkeiten gehabt.“[17] Schließlich greift er zu moralischen Argumenten, die zugleich auf aktuelle politische Entwicklungen in der DDR Bezug nehmen: „Man kann ... sogar im Zeichen des neuen Kurses die gesamte Schwerindustrie drosseln, – aber man kann die Betreuung kranker Menschen durch nichts dergleichen unterbrechen oder gar wegen finanzieller Schwierigkeiten ganz in Frage stellen.“[18] Sussmanns Forderung lautete daher, entweder die Mittel für das Gesundheitswesen aus dem Kreishaushalt herauszunehmen – was auf ein Rückgängigmachen der gerade eingeführten Regelung hinauslief – oder die entsprechenden Haushaltsmittel beim zuständigen Kreis gesondert – d.h. ohne die Möglichkeit der Übertragung in andere Haushaltstitel – zu führen, denn „es darf nie vorkommen, dass ein Kreis wegen schlechten Finanzgebahrens eigene Löcher mit den Mitteln, die für die Gesundheitsbetriebe ausgeworfen sind, zusteckt (sic!), oder dann Abstreichungen macht, wenn die im Kreishaushalt fehlgeplanten Einnahmen nicht im Jahresabschluß einbringlich sind.“[19] Neun Jahre nach der Verwaltungsreform schildert der Brief eines Betroffenen an das Gesundheitsministerium die nach wie vor problematischen Auswirkungen für die psychiatrischen Krankenhäuser: „Man lässt uns Ärztliche Direktoren zunächst auf der Ebene der Räte der Kreise (eine völlig irrsinnige Lösung!), dann auf der Ebene der Bezirke in tage- und wochenlange Boxkämpfe um wer weiß welche Finanz- oder Produktionsmittel eingehen, wir vergeuden für unsere Krankenhäuser hier einen Aufwand an Zeit und Kraft und gelangen am Ende zu der Einsicht, daß ständig nur Flickschusterarbeit geleistet wird.“[20] Der hier, wie auch durch Hans Sussmann zum Ausdruck gebrachte, grundsätzliche Widerspruch gegen die Überführung von der mittleren auf die unterste Verwaltungsebene, der später immer wieder von anderen psychiatrischen Einrichtungen geäußert wurde, änderte jedoch bis zum Ende der DDR in der Regel nichts an der einmal getroffenen Entscheidung.

Möglicherweise ist die – in Sussmanns Schreiben deutlich werdende – ungleiche Interessenlage der Kreise und der psychiatrischen Krankenhäuser der eigentliche Grund, warum beide aneinander gebunden wurden. Er würde sich in die zentralistische Herrschaftslogik, die der Verwaltungsreform von 1952 zu Grunde lag, einfügen. Zum einen wurde die mittlere Verwaltungsebene großer Teile ihrer früheren Verantwortlichkeiten beraubt, mit dem Ziel, ein reibungslos funktionierendes Scharnier zwischen der zentralen politischen Macht und ihren lokalen Vertretern zu installieren. Den Bezirken – als Nachfolgern der Länder – wurde weitgehend die Möglichkeit genommen, wirksam eigene Interessen zu vertreten. Dazu gehörte im Gesundheitswesen wahrscheinlich der Entzug der Zuständigkeit für die ehemaligen Landesanstalten, so dass sich die regionale Bürokratie nicht auf eine „Hausmacht“ eigener Einrichtungen stützen konnte. Der strukturelle Interessenkonflikt zwischen den lokalen Behörden und den ihnen unterstellten Krankenhäusern regionaler Bedeutung, dürfte dagegen in der Regel ein gemeinsames Auftreten beider gegenüber der

17 Ebd., S.1, o.Bl.
18 Ebd., S.2, o.Bl.
19 Ebd.
20 BAB, DQ 1, Nr. 6195, Lange an Erler, 28.1.1961, o.Bl.

Zentrale verhindert haben, bot – im Gegenteil – für letztere sogar noch zusätzliche Möglichkeiten der Intervention. Schließlich erschwerte die „kommunale Vereinzelung" der psychiatrischen Krankenhäuser – die zunehmende Heterogenität ihrer Situation – auch Koalitionen zwischen ihnen, wenngleich sie nicht verhindert werden konnten. Allerdings fehlte ihnen dann der Rückhalt durch einen starken Apparat der mittleren Verwaltungsebene.

Auf den ersten Blick erscheint es paradox, dass „der Aufbau des Staatsapparates nach dem Prinzip des ‚demokratischen Zentralismus' ... die Anstalten ... mehr denn je von den jeweiligen örtlichen Gegebenheiten abhängig" machte.[21] Die These, dass es sich bei der Herabstufung der Einrichtungen auf die untere Verwaltungsebene um eine Herrschaftstechnik gehandelt hat, würde dieses scheinbare Paradoxon erklären.

Die weitgehende Ausschaltung von Einflussmöglichkeiten der Bezirke auf die Angelegenheiten der psychiatrischen Krankenhäuser einerseits und das Streben nach zentraler Kontrolle und Anleitung andererseits hatte eine Verlagerung bestimmter Kompetenzen in das Ministerium für Gesundheitswesen zur Folge. Hier wurde in der Hauptabteilung Heilwesen ein eigenes Referat für Psychiatrie eingerichtet.[22] Die personelle Ausstattung dieses Referates verdeutlicht jedoch den geringen Stellenwert, der dem Komplex Psychiatrie innerhalb des Gesundheitswesens insgesamt zugerechnet wurde. Referentin war jahrelang die Pädiaterin Dr. Hette Lammert, die eigentlich als „Chefärztin im Städt. Krankenhaus Wuhlgarten Berlin-Biesdorf ... mehr als 8 Std. tägl., ausserdem Nacht- und Sonntagsdienst" tätig war und nebenberuflich „montags und freitags von 15 bis 19 Uhr und je nach Notwendigkeit" im MfG arbeitete.[23] Es liegt auf der Hand, dass sie trotz ihres anerkannten Engagements die Interessen der Psychiatrie nur unzureichend innerhalb der zentralen Bürokratie vertreten konnte. Dem Referat Psychiatrie wurde 1954 als beratendes Organ ein Fachausschuss beigeordnet, in den Psychiater verschiedener Einrichtungen in der DDR berufen wurden, darunter die neue Direktorin in Görden, Dr. Liese-Lotte Eichler und ihr Eberswalder Amtskollege Gustav Donalies.[24] Die erste Sitzung dieses Ausschusses fand am 15. März 1954 statt, in den Akten des MfG finden sich handschriftliche Vermerke über insgesamt vier Sitzungen bis 1956, danach scheint das Gremium seine Tätigkeit vorübergehend eingestellt zu haben.[25] Grund dafür dürfte sein praktisch nicht vorhandener Einfluss gewesen sein.

21 Hanrath, Zwischen „Euthanasie" und Psychiatriereform, S.358.
22 Die Bezeichnungen wechselten im Verlauf der Jahre; ebenso differenzierte sich die interne Hierarchie der entsprechenden Abteilung des MfG aus.
23 BAB, DQ 1, Nr. 22109, Persönliche Angaben von Dr. Lammert für die Kaderabteilung vom 23.4.1955, o.Bl. Das engagierte Wirken Lammerts, die zum Zeitpunkt der Übernahme des Referates Psychiatrie bereits 58 Jahre alt war, lässt sich in zahlreichen Akten des MfG bis 1963 verfolgen und fand auch unter den zeitgenössischen Psychiatern in der DDR Anerkennung. Vgl. BAB, DQ 1, Nr. 6676, Bl. 252.
24 BAB, DQ 1, Nr. 6195, Stoltenhoff an Erler, 1.3.1959, o.Bl.
25 BAB, DQ 1/A 1, vorl. Nr. 9467, Protokoll über die 1. Zusammenkunft des Fachausschusses für Psychiatrie o. Bl. sowie Nr. 5571, Fachausschuß (handschriftlich) mit Themen der Zusammenkünfte am 26.2. und 8.4.1954, 3.5.1955, 21.2.1956, o.Bl. Hanrath, Zwischen „Euthanasie" und Psychiatriereform, S.428, bezweifelt, dass der Fachausschuss bis 1958 jemals getagt habe, dagegen spricht der angeführte Befund.

Auf der mittleren Verwaltungsebene wurde 1956 die Funktion des Bezirkspsychiaters eingeführt, mit der in der Regel der Leiter einer psychiatrischen Einrichtung nebenamtlich betraut wurde. In den aus dem Land Brandenburg hervorgegangenen Bezirken übernahmen diese Aufgabe für Frankfurt/Oder Gustav Donalies und für Potsdam Liese-Lotte Eichler.[26] Da im Bezirk Cottbus kein psychiatrisches Krankenhaus existierte, wurde dort der in der psychiatrischen Abteilung des allgemeinen Krankenhauses in Cottbus tätige Dr. Reifenberg mit dem Amt betraut.[27] Dem Bezirkspsychiater wurde eine Kommission angegliedert, die als beratendes und koordinierendes Fachgremium des Bezirksarztes fungierte. In der 1956 einberufenen Kommission für den Bezirk Potsdam war neben der Gördener auch die Neuruppiner Einrichtung vertreten, während Teupitz keinen Vertreter entsandte.[28]

Der Verwaltungsakt der Länderauflösung führte jedoch nicht automatisch zum Ende der über Jahrzehnte gewachsenen Beziehungen zwischen den ehemals brandenburgischen Heil- und Pflegeanstalten, die nun auf zwei Bezirke verteilt waren und vier verschiedenen Kreisverwaltungen unterstanden. Als im Jahr 1953 das Gehalt für die Stelle des 2. Stationspflegers in eine schlechtere Gehaltsgruppe eingestuft wurde, erschienen am 13. August die Chefärzte, Verwaltungsleiter und BGL-Vorsitzenden aus Eberswalde, Görden, Neuruppin und Teupitz unangemeldet im Ministerium für Gesundheitswesen in Berlin mit der Forderung nach Rücknahme dieser Entscheidung. Nicht nur die gemeinsame geographische Nähe zur Hauptstadt der DDR, sondern auch ein aus ihrer gemeinsamen Geschichte erwachsenes Zusammengehörigkeitsgefühl dürfte das koordinierte Vorgehen der Anstaltsleitungen befördert haben. Ein weiterer Kritikpunkt der Anstaltsvertreter betraf die so genannten Schlüsselzahlen, d.h. das zahlenmäßige Verhältnis zwischen einer Pflegekraft und den von ihr betreuten Patienten. Diese waren für Aufnahmestationen auf 1:4 und für Pflegestationen auf 1:6 hinaufgesetzt worden. „Dadurch schlechtere Betreuung der Patienten als früher", vermerkt das Protokoll der für die zentrale Gesundheitsverwaltung überraschenden Begegnung. Verpflegungsfragen, die Bezahlung der Anstaltshandwerker und der Vorschlag eines regelmäßigen Erfahrungsaustausches aller Anstalten standen weiter auf der Agenda. Letzteres deutet darauf hin, dass die Anstaltsleitungen die Gefahr einer Vereinzelung durch die Folgen der Gebietsreform erkannt hatten und gegensteuern wollten. Ein Erfolg des Besuches war immerhin die wenige Tage später erfolgende Stellungnahme der zuständigen Fachabteilung Heilwesen im MfG, in der empfohlen wurde, die Gehaltsrückstufung der 2. Stationspflegerstelle wieder aufzuheben[29]. Von weiteren gemeinsamen Aktionen dieser Art der früheren brandenburgischen Landesanstalten wurden keine Quellen gefunden. Das muss nicht unbedingt bedeuten, dass es sie nicht doch gegeben hat, aber die Vermutung liegt nahe, dass mit der Zeit die Zwänge der neuen Verwaltungs-

26 Vgl. BAB, DQ 1, Nr. 3912, Bl. 98 sowie GÖ, SC 2 (Karton), Protokoll der konstituierenden Sitzung des beratenden Fachgremiums für Psychiatrie und Neurologie beim Bezirksarzt, 6.10.1956, o.Bl.
27 Vgl. BAB, DQ 1, Nr. 21600, Aktenvermerk, 9.6.1958, o.Bl.
28 GÖ, SC 2 (Karton), Protokoll der konstituierenden Sitzung des beratenden Fachgremiums für Psychiatrie und Neurologie beim Bezirksarzt, 6.10.1956, o.Bl.
29 BAB, DQ 1, Nr. 3912, Bl. 4, 10.

struktur zu greifen begannen, denen allein mit dem Rekurs auf gemeinsame Traditionen nicht begegnet werden konnte. Bis zum Ende der 50er Jahre fand noch ein- bis zweimal jährlich ein Erfahrungsaustausch der vier Einrichtungen statt, um dessen Organisation sich vor allem der Eberswalder Direktor Donalies verdient machte.[30] Letztlich gab es aber auf der mittleren Ebene keine gemeinsame Adresse politischer Intervention mehr und für die wirksame Auseinandersetzung mit der zentralen Gesundheitsbürokratie bedurfte es einer DDR-weiten Koordination.

Bei dem Überraschungsbesuch vom 13. August 1953 kam noch ein weiteres Problem zur Sprache. Es betraf die Bezeichnung der Anstalten, über die Unklarheiten bestanden. Diese waren nicht nur auf die veränderte administrative Unterstellung zurückzuführen – „Landesanstalt“ traf unter den gegebenen Bedingungen nicht mehr zu. Der Hintergrund war vielmehr auch professionspolitischer Natur. Seit längerem war es Bestreben der Anstaltspsychiater, den Status ihres Faches zu heben. Dabei ging es sowohl um die faktische Schlechterstellung gegenüber anderen medizinischen Fächern, wie beispielsweise die geringeren Verpflegungssätze für Psychiatriepatienten. Es betraf aber auch die öffentliche Wahrnehmung ihrer Einrichtungen als bloße Verwahranstalten – die allerdings weitgehend richtig war, wenn man die Zahl und Verweildauer von Kranken ohne Heilungschancen betrachtete. Als zusätzlicher negativer Aspekt kam in der öffentlichen Meinung jedoch immer auch der Verdacht unberechtigter Freiheitsberaubung hinter den Anstaltsmauern hinzu – was nicht zuletzt auf den Erfahrungen der jüngsten Geschichte beruhte. Dem wollte man u. a. auch durch neue Namen für die Anstalten begegnen, die ihren klinischen Charakter und die Gleichstellung mit „normalen“ medizinischen Einrichtungen demonstrieren sollten.[31] Da diese Forderung auf der symbolischen Ebene verblieb, fiel es der Gesundheitsverwaltung leicht, den vier brandenburgischen Anstaltsleitern in dieser Frage Spielraum zu lassen. Sie sollten dem MfG ihre Meinung über die zukünftige Bezeichnung mitteilen.[32] In der Folge begannen sich die ehemaligen Landesanstalten in „Krankenhaus für Psychiatrie“ umzubenennen.[33] Später wurde die Bezeichnung in Eberswalde, Görden und Neuruppin, wo es neurologische Abteilungen gab, zu „Krankenhaus für Neurologie und Psychiatrie“ erweitert – auch das nicht zuletzt ein Versuch der Statushebung, da der Neurologie ein stärkerer klinischer Charakter zugeschrieben wurde, als der Psychiatrie. Eine tatsächliche gravierende Veränderung der Existenzbedingungen und der therapeutischen Möglichkeiten der Anstaltspsychiatrie wie der Lebensbedingungen von Patienten und Personal trat durch die veränderte Namensgebung nicht ein, gleichwohl spielte diese Frage immer wieder eine Rolle in der Geschichte der Einrichtungen.

30 Vgl. GÖ, Nr. 223, Eichler an Barylla, 28.10.1965, o.Bl.
31 Vgl. BAB, DQ 1, Nr. 4565, Thüringisches Ministerium für Arbeit und Sozialwesen an das Ministerium für Arbeit und Gesundheitswesen der DDR, April 1950, o.Bl.
32 BAB, DQ 1, Nr. 3912, Bl. 10.
33 Vgl. ebd., Bestätigung des Namens durch das MfG: für Eberswalde am 9.10.1954, Bl. 130 f. und für Görden am 5.8.1955, Bl. 168.

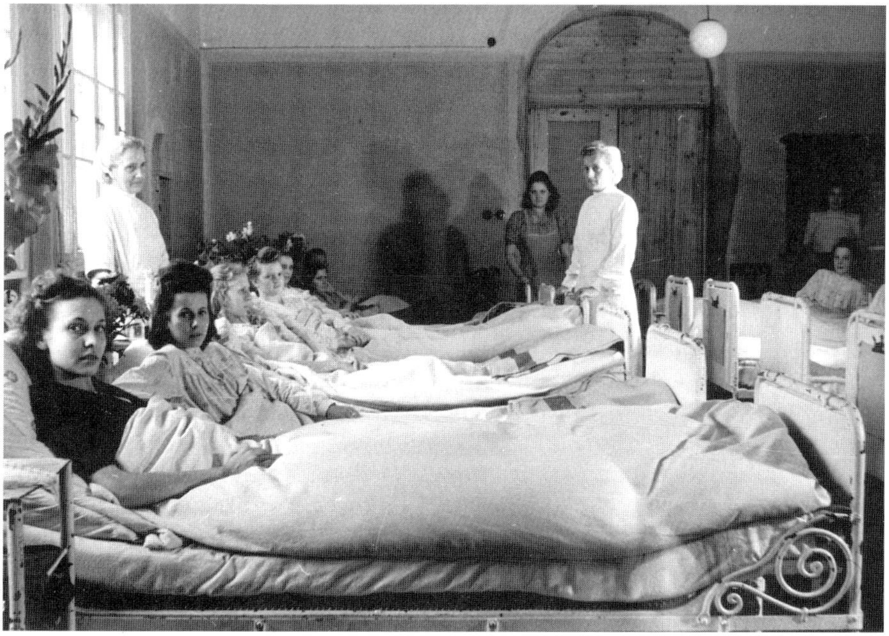

Frauenschlafsaal in Eberswalde, 1950er Jahre.

Arbeitstherapie und „Kolonisierung"

Zu Beginn der 50er Jahre war das therapeutische Instrumentarium der Psychiatrie kaum über den in den 30er Jahren erreichten Stand hinaus gelangt. Angewendet wurden vor allem die so genannten Schockbehandlungen mit Insulin- und Kardiazolkuren oder Elektroschocks sowie die Schlaf- oder Winterschlaftherapie. Ansonsten wurden Barbiturate als allgemeine Beruhigungsmittel verabreicht. Einen Eindruck von den Zuständen auf einer psychiatrischen Station unter diesen therapeutischen Bedingungen gibt der Bericht eines Augenzeugen aus der Anstalt in Bernburg, der sich jedoch wahrscheinlich auch für die ehemals brandenburgischen Einrichtungen verallgemeinern lässt: „Als ich mit dem Oberarzt den Wachsaal betrat, erschrak ich über den Lärm, der sich in diesem Augenblick erhob. Die moderne Pharmakotherapie der Psychosen war noch nicht eingeführt, und die Patientinnen agierten ihre Erregung ungedämpft aus. Es war weniger der Ausdruck psychischen Krankseins, der sich vielstimmig erhob, als vielmehr der Protest gegen das lange, oft mehrjährige Eingesperrt- und Zusammengepferchtsein, unter dem diese Frauen am meisten litten. ... Einige Frauen zogen mich beiseite und trugen mir flüsternd ihre Entlassungswünsche vor ... Hierbei lernte ich die Verlegenheit kennen, die in jener an wirksamer Therapie so armen Zeit den Psychiater befallen mußte, wenn er naheliegende und verständliche Forderungen seiner Patienten nicht erfüllen konnte."[34]

34 Friedrich Rudolf Groß, Jenseits des Limes, 40 Jahre Psychiater in der DDR, Bonn 1996, S.17 f.

Das zentrale Element der therapeutischen Praxis in den 50er Jahren war die Arbeitstherapie. Sie hatte schon lange zum Kanon der Behandlungsstrategien für psychisch Kranke gehört, wie bereits aufgezeigt wurde. Insofern war es nicht verwunderlich, dass ziemlich bald nach Kriegsende an dieses Konzept angeknüpft wurde, zumal es die einzige Therapieform war, die von den psychiatrischen Anstalten ohne größere Schwierigkeiten selbst organisiert werden konnte – immer unter der Voraussetzung, dass die Patienten durch Nahrungsmangel nicht zu entkräftet waren. Die medikamentöse Krampfauslösung, die Elektroschockbehandlung und die Schlaftherapie konnten wegen des Mangels an entsprechenden Medikamenten oder Geräten auch in den 50er Jahren oft nur in begrenztem Umfang oder gar nicht durchgeführt werden, und selbst bei Vorhandensein der entsprechenden Mittel wurden sie nur bei dem relativ geringen Teil der Patienten angewendet, bei dem man noch mit Heilungsaussichten rechnete. Der Umfang ihrer Anwendung hing jedoch anscheinend auch von therapeutischen oder anderen Präferenzen der Mediziner einer Anstalt ab. In einem Bericht über die Heil- und Pflegeanstalt Eberswalde wird besonders hervorgehoben, dass es auffällig wenige unruhige Kranke gab. Der – offenbar nicht typische – „ruhige Eindruck der Erkrankten ist auf die Schockbehandlung weitgehend zurückzuführen", vermerkt der Berichterstatter weiter.[35] Es scheint als ob diese Bemerkung positiv gemeint war, dem heutigen Betrachter vermittelt sich jedoch der Eindruck, dass die „Schockbehandlung" – ob es sich um eine medikamentöse oder die elektrische Form handelte, geht aus der Quelle nicht hervor – in Eberswalde nicht nur aus therapeutischen Gründen angewendet wurde.

Im Unterschied zu den somatischen Therapien stand in der Arbeitstherapie – nach Hermann Simon – weniger die Heilung im Sinne einer vollständigen Überwindung der Krankheit im Mittelpunkt, als vielmehr die positive Beeinflussung der Krankheitssymptome. Insofern bot sie sich auch bei chronisch kranken Menschen und solchen mit geistigen Behinderungen an, die die Masse der Anstaltsbevölkerung ausmachten. Allerdings ist kaum anzunehmen, dass in der unmittelbaren Nachkriegszeit der therapeutische Effekt im Mittelpunkt des Arbeitseinsatzes der Patienten gestanden hatte. Vorrang dürfte gehabt haben, dass die Kranken durch ihre Arbeit zum Betriebsergebnis ihrer Anstalt, insbesondere zur Produktion der dringend notwendigen Nahrungsmittel in den anstaltseigenen Landwirtschaftsbetrieben beitrugen. Dieser betriebswirtschaftliche Aspekt, hatte schon immer eine Rolle bei der Anwendung der Arbeitstherapie gespielt. In der NS-Zeit war er jedoch in den Vordergrund getreten, so dass der Begriffsbestandteil „Therapie" zu einer leeren Worthülse wurde. Daran änderte sich in der Zusammenbruchsgesellschaft des Nachkrieges zunächst nichts.[36]

Für die 50er Jahre kann nicht von einer durchgreifenden Änderung gesprochen werden. Patienten wurden zum einen in den technischen und Wirtschafteinrichtungen, die der Aufrechterhaltung des Krankenhausbetriebes dienten, eingesetzt. Dabei handelte es sich teilweise um körperlich schwere Arbeit. So berichtete der Neuruppiner Direktor Polik, dass „im Rahmen der Arbeitsthe-

35 BAB, DQ 1, Nr. 6691, Bl. 360.
36 Vgl. Hanrath, Zwischen „Euthanasie" und Psychiatriereform, S.235 f.

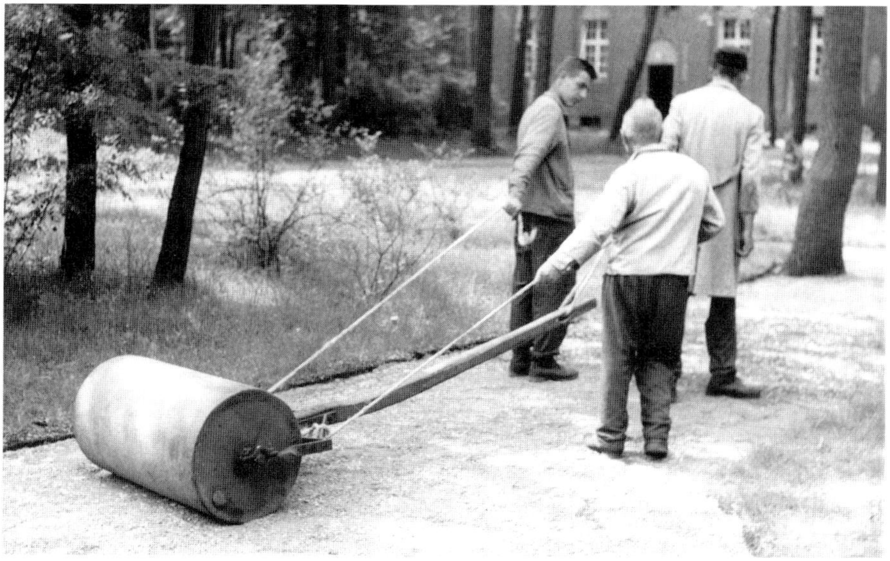

Patienten bei der Arbeitstherapie, Görden.

rapie ... bisher in unserem Haus Geisteskranke für die Entladung der Brennstofflieferungen herangezogen worden (sind), wobei es in der Regel notwendig war, die Waggons in den Nachtstunden zu entladen, um die Zahlung hoher Standgelder zu vermeiden". Von einer positiven therapeutischen Wirkung für die psychisch kranken Menschen, die zu jeder Jahreszeit und mitten in der Nacht Kohle schaufelten, konnte kaum ausgegangen werden. Polik monierte diesen Zustand allerdings erst 1957 nach jahrelanger Praxis.[37] Bei anderen, zur Versorgung des Krankenhauses notwendigen Arbeiten, wie etwa in den Koch- und Waschküchen, ist ebenfalls davon auszugehen, dass weder die Zeit war, auf therapeutische Inhalte zu achten, noch dass die Angestellten in diesen Bereichen entsprechend geschult waren.

Weiterhin arbeiteten Patienten in den krankenhauseigenen Werkstätten, wie Schlosserei, Tischlerei, Sattlerei, Schuhmacherei, Nähstuben, Buchbinderei oder Korbflechterei. Inwiefern hier die Systematik des Simonschen Therapiemodells beachtet wurde oder ähnliche therapeutische Einflussnahmen erfolgten, ist nicht überliefert. Die Quellen deuten eher darauf hin, dass es auch in den Werkstätten in erster Linie um das Arbeitsergebnis für die Einrichtung ging. Das Vorhandensein einer Strickmaschine in Görden wird beispielsweise nicht unter der Fragestellung behandelt, welche therapeutischen Möglichkeiten in ihrer Bedienung stecken, sondern dass damit Strümpfe für alle Patienten sowie „Handschuhe, Schals, Pullover etc." hergestellt werden könnten.[38] Die aufgezählte Menge an Artikeln erforderte vermutlich gut geschulte Stammkräfte, die nichts anderes taten, als an der Strickmaschine zu sitzen und möglichst ausfallfrei zu produzieren. Zeit für Experimente mit anderen Patienten,

37 BAB, DQ 1, Nr. 20522, Polik an MfG, 25.6.1957, o.Bl.
38 BAB, DQ 1, Nr. 20523, Tabelle, 22.1.1954, o.Bl.

ob diese Arbeit eine positive Wirkung auf ihre Krankheitssymptome haben könnte, blieb da nicht.

Ein dritter Bereich der Arbeitstherapie waren die Gärtnereien und Landwirtschaftsbetriebe der Krankenhäuser. Hierzu ist prinzipiell das Gleiche zu sagen, wie zu den anderen beiden Einsatzgebieten von Patienten. Eine Ergänzung der Nahrungsmittelzuteilungen durch eigenen Anbau bzw. eigene Aufzucht war für die Krankenhäuser sinnvoll und notwendig, die Arbeit der Patienten unverzichtbar. Der Landwirtschaftsbetrieb in Teupitz etwa hatte eine Größe von 76 Hektar. Dazu gab es zwei Außenstellen mit zusammen 46 Hektar Land, die Anstaltsgärtnerei mit 6 Morgen (1,5 Hektar) Gartenland und 15 Hektar Rieselfelder. Teupitz hatte jedoch nur drei landwirtschaftliche Angestellte.[39] Ohne Patienten hätte diese große Fläche nicht bewirtschaftet werden können und zugleich war vermutlich allen Beteiligten klar, dass dabei therapeutische Belange kaum berücksichtigt werden konnten.

Eine neues Gebiet der Arbeitstherapie entstand als Folge der teilweisen Besetzung der Anstalten durch sowjetische Truppen. Der daraus resultierende Mangel an Gebäuden erforderte umfangreiche Bauarbeiten. Am stärksten betroffen war das Krankenhaus in Teupitz, wo neben dem größten Teil der Krankenhäuser auch sämtliche Wirtschafts- und Verwaltungsgebäude der ehemaligen Landesanstalt nicht mehr genutzt werden konnten. Im Zentrum der Tätigkeit des neuen ärztlichen Direktors, Dr. Walter Brand, und seines Verwaltungsleiters, Sussmann, standen deshalb ab 1950 Aktivitäten, mit denen die erfolgreiche Statussicherung für die Teupitzer Anstalt in den Jahren zuvor „untermauert" werden sollte. Innerhalb relativ kurzer Zeit wurden durch Baumaßnahmen die bis dahin bestehenden technischen und Versorgungsprovisorien beseitigt. Zunächst wurde in einem Krankenhaus eine moderne Küche eingebaut und damit die hygienischen Verhältnisse in diesem Bereich, die immer wieder Grund zu Beanstandungen gegeben hatten, wesentlich verbessert. Später wurde im selben Gebäude eine maschinelle Wäscherei eingerichtet. Ebenfalls noch 1950 erhielt die Anstalt Zugriff auf die Ruine des bei der Bombardierung vom 26. April 1945 zerstörten Gebäudes, das bisher zum Gelände des sowjetischen Lazaretts gehört hatte. Dieses wurde unter beträchtlichen Schwierigkeiten instand gesetzt und ab 1951, als nunmehr siebtes Haus der Anstalt, für die Unterbringung von 100 Patienten genutzt. Die Gesamtbettenzahl stieg damit auf etwa 500. Im darauf folgenden Jahr wurden außerhalb des Krankenhausgeländes feste Stallungen errichtet, wodurch die provisorischen Landwirtschaftsgebäude, die bisher zwischen den Krankenhäusern gestanden hatten, abgerissen werden konnten. Außerdem wurde 1952 im Keller eines Gebäudes eine Heizanlage installiert, die einen Teil der Krankenräume, die Küche und die Wäscherei mit Wärme und Dampf für den Betrieb von Maschinen und Anlagen versorgte. Im Jahr 1953 erweiterte sich der Gebäudebestand des Krankenhauses für Psychiatrie Teupitz um ein ehemaliges, stark beschädigtes Gasthaus im Ort, das zu einem betriebseigenen Kulturhaus ausgebaut wurde. Schließlich wurde 1954 noch ein weiteres verfallenes Gebäude in Teupitz als

39 Ebd., Brand an Gerhardt, 18.6.1956, o.Bl.

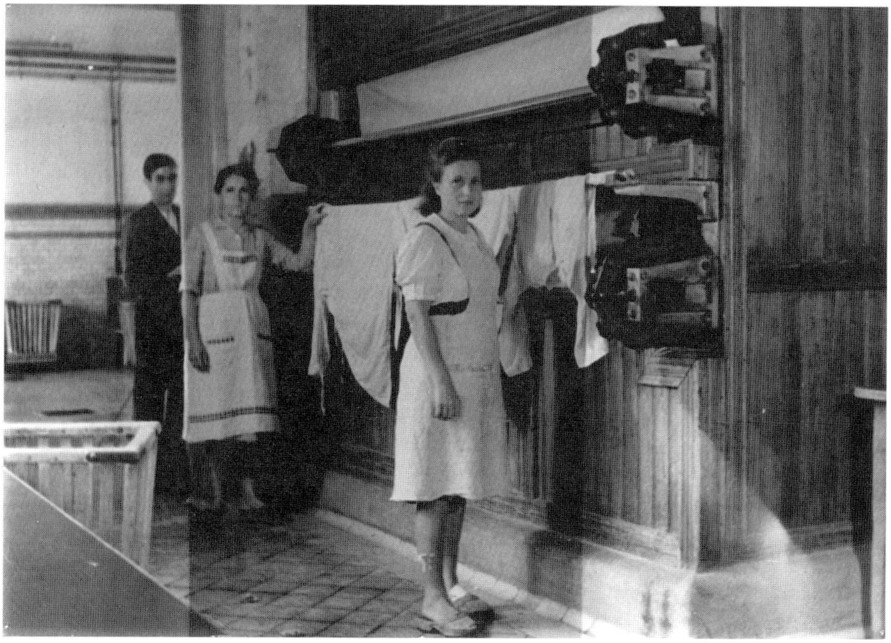

In der Wäscherei, Eberswalde, 1950er Jahre.

Betriebskindergarten und -kinderkrippe wiedererrichtet.[40] Die beachtliche Bilanz dieser fünf Jahre zeugt von dem Geschick der Teupitzer Anstaltsleitung, Ressourcen in einem immer noch von Mangel geprägten gesellschaftlichen Umfeld zu organisieren, zumal zentrale oder bezirkliche Initiativen kaum einen Anteil an diesem „Bauboom" hatten. Unstreitig ist dagegen der Anteil der Patienten des Krankenhauses an dieser Entwicklung. Sie waren es, die im Rahmen der Arbeitstherapie bedeutende Leistungen bei den Baumaßnahmen erbrachten. Dazu gehörten auch Projekte, die nicht der psychiatrischen Einrichtung unterstanden, sondern vor allem der Stadt Teupitz zugute kamen, wie ein Sportplatz, für den 1951/1952 rund 4 000 m^3 Erdreich abgetragen wurden, ein Tennisplatz, ein Sportlerheim und eine Badestelle.[41] Der Umfang der Bauleistungen legt nahe, dass auch hier das Interesse an der Arbeitsleistung der Patienten stärker war als das mit der Arbeit verbundene therapeutische Anliegen.

Ebenfalls neu – abgesehen von ersten Ansätzen in den 20er Jahren – war in der Arbeitstherapie die Kooperation mit der Industrie. Sie war zuerst ein besonderes Anliegen für die zentrale Gesundheitsverwaltung. Hintergrund war vermutlich der Versuch, alle Ressourcen zur Steigerung der Industrieproduktion zu mobilisieren, um die ehrgeizigen Wirtschaftspläne der 50er Jahre zu erfüllen. Mögliche Potentiale der Rehabilitation und sozialen Integration psychisch kranker Menschen, die in der Arbeit für die und in der Industrie steckten, waren noch kein Thema. Die Reaktion der Krankenhausleitungen auf eine

40 Dieter Häußer (Hrsg.), Festschrift anläßlich des 75jährigen Bestehens der Nervenklinik Teupitz, Teupitz 1987, S.9 f.
41 Ebd., S.10.

entsprechende Anfrage des Ministeriums für Gesundheitswesen im September 1953 war zunächst verhalten. Die Frage, ob die örtliche Industrie Abfälle liefere, die von Patienten weiterverarbeitet werden konnten, wurde von allen vier Krankenhäusern verneint. Die Begründungen fielen zum Teil gegensätzlich aus – für das eigentlich bevorteilte, zu einer Industriestadt gehörende Görden eigneten sich die Abfälle nicht, da am Ort vorwiegend Schwerindustrie angesiedelt war, demgegenüber existierte in der Nähe des „mitten im Walde“ gelegenen Teupitz praktisch keine örtliche Industrie, die Abfälle liefern konnte. Neuruppin begründete seine Negativantwort damit, dass diese Variante wegen genügend vorhandener eigener Beschäftigungsmöglichkeiten nicht in Anspruch genommen werden könnte. Aus Eberswalde kam überhaupt keine Antwort auf die Frage, während der kommissarische Direktor von Görden, Albert Knepel, zumindest angab, Bemühungen zur Aufnahme einer Kooperation mit der Industrie unternommen zu haben, die jedoch fehlgeschlagen seien.[42] Die anfängliche Reserviertheit der Anstaltsleitungen resultierte wahrscheinlich daraus, dass sich ihnen hier ein bisher unbekanntes Feld eröffnete, das zwar neue Möglichkeiten für die Arbeitstherapie bot, das aber der bisherigen Tradition einer relativen Autarkie psychiatrischer Einrichtungen in gewisser Weise widersprach. Kooperationsbeziehungen mit der Industrie setzten voraus, dass man sich in dieser Frage abhängig von Aufträgen und Zulieferungen machte, die man nicht selbst bestimmen konnte, und die Resultate der Arbeit dienten nicht unmittelbar der Versorgung des eigenen Hauses. Andererseits bot sich jedoch die Zusammenarbeit zwischen der in staatlichem Besitz befindlichen Industrie und der staatlichen Psychiatrie in einer – dem Anspruch nach – planvoll organisierten Gesellschaft geradezu an, weil man langfristige und sichere Beziehungen zwischen den Partnern erwarten konnte.[43] In der Realität konnte diese Hoffnung jedoch nicht durchgehend erfüllt werden. Materialmangel und andere Versorgungsschwierigkeiten führten immer wieder zu Stockungen in der Arbeitstherapie für die Industrie.[44] Trotzdem ging es drei Jahre nach der erwähnten Anfrage schon nicht mehr nur um die Verarbeitung von Industrieabfällen, sondern um regelrechte Auftragsarbeiten für Industriebetriebe, die in den psychiatrischen Krankenhäusern im Rahmen der Arbeitstherapie erledigt wurden. In Eberswalde waren damit zwar lediglich 15 Patienten beschäftigt, was – wie schon die frühere Reaktion – darauf schließen lässt, dass man dort der neuen Form nicht besonders aufgeschlossen gegenüber stand. Dagegen arbeiteten in Görden 401, in Neuruppin 134 und im kleinen und abgelegenen Teupitz immerhin 35 Patienten für „andere Betriebe“. Der Anteil an allen in der Arbeitstherapie Beschäftigten bewegte sich damit zwischen den beiden Extremen von 29 Prozent (Görden, nur Erwachsene) und 8,6 Prozent (Eberswalde). Dazwischen lagen Teupitz mit 22,6 Prozent und Neuruppin mit 17,9 Prozent.[45] Patienten klebten Schach-

42 BAB, DQ 1, Nr. 20523, Knepel an MfG, 9.9.1953; Polik an MfG, 7.9.1953; Brand an MfG, 31.8.1953; Frau Dr. Montag (stellvertretende Chefärztin Eberswalde) an MfG, o.D., o.Bl.
43 Vgl. Dietfried Müller-Hegemann, Die Bedeutung der Arbeitstherapie in der Gegenwart, in: Psych. Neuro. med. Psycho. 4 (1952), S.97–101, hier: S.100.
44 Vgl. GÖ, SC 2 (Karton), Jahresanalyse vom 1.1.1958 bis zum 31.12.1958, o.Bl., zitiert bei Hanrath, Zwischen „Euthanasie“ und Psychiatriereform, S.421, FN 87.
45 BAB, DQ 1, Nr. 20523, Meldungen an das MfG: Eberswalde, 19.12.; Görden, 2.12., Neuruppin 25.11., Teupitz, 29.11.1956, o.Bl.

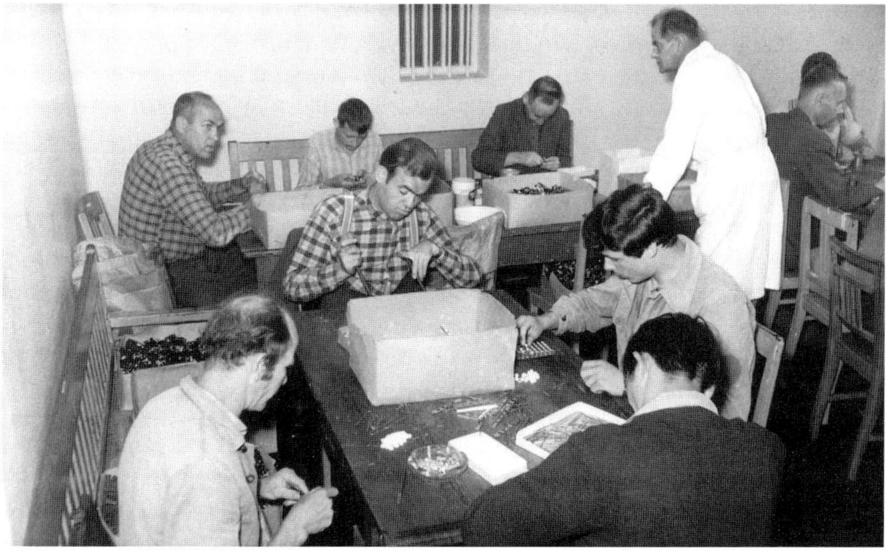

Patienten bei Arbeiten für die Industrie, Görden.

teln und Tüten, stellten Spielzeug und Decken her, zupften Sisalstricke oder arbeiteten Kunstfaserabfälle zu Polstermaterial für Möbel auf.[46]

In welchem Bereich der Arbeitstherapie die Patienten auch beschäftigt waren, generell lässt sich sagen, dass die Arbeit nicht leicht war und dass ohne sie die Krankenhäuser nicht in der Lage gewesen wären zu existieren. Eine Aufstellung aus dem Jahr 1957 zeigt, wie hoch der Anteil der Patienten war, die in den psychiatrischen Krankenhäusern arbeiteten[47]:

- Eberswalde: 52 Prozent der Männer, 41 Prozent der Frauen
- Görden: 65 Prozent der Männer, 61 Prozent der Frauen
- Neuruppin: 54 Prozent der Männer (222 von 405), 58 Prozent der Frauen (465 von 800)
- Teupitz: 58 Prozent aller Patienten (140 Männer, 160 Frauen bei 520 Patienten)

Nicht zuletzt die geringen Arbeitsbelohnungen der Patienten trugen zur Wirtschaftlichkeit ihres Einsatzes bei. Ihre Höhe war leistungsabhängig und von Krankenhaus zu Krankenhaus sehr unterschiedlich, wobei auffällt, dass in den beiden großen Einrichtungen im Durchschnitt geringere Beträge ausgezahlt wurden. So erhielten in Görden und Neuruppin die arbeitenden Patienten monatlich zwei bis sechs bzw. vier bis sechs Mark, in Eberswalde und Teupitz dagegen acht bis elf bzw. zehn bis zwölf Mark. Dieses Taschengeld konnte in Einzelfällen bei besonderen Leistungen auf 20 bis 30 Mark steigen bzw. bei Schwerstarbeiten, wie der Kohlenkolonne, durch „Sonderzuwendungen" in

46 Vgl. etwa für Teupitz: Günter Knorr, Von Schizophrenie und Arbeitstherapie, in: Märkische Volksstimme (Ausgabe Kreis KWH), Nr. 285 vom 6.12.1958.
47 BAB, DQ 1, Nr. 6691, Bl. 198 f.

Form von Zigaretten ergänzt werden.[48] In Neuruppin gab es ein differenziertes System geldloser Prämien, wie zusätzliche Verpflegung für Sondereinsätze, die Organisation von Tanzvergnügungen und Kinovorstellungen und freier Ausgang für „besonders bewährte Leute". „Die Maßnahme wird von den Patienten besonders geschätzt. Sie sehen dann gut aus (wegen der zu diesem Anlass an sie ausgegebenen besseren Bekleidung – W.R.) und können in der Stadt die Kirche oder Vergnügungen besuchen. (Müssen aber zur bestimmten Zeit zurück sein.)."[49] War der therapeutische Wert der Patientenarbeit auch nicht allzu hoch zu bewerten, so wurde doch über die Arbeitsbelohnungen versucht das Verhalten der Kranken im Sinne der der Anstaltsleitungen zu konditionieren. „In der Frage der Belohnung arbeitstherapeutisch beschäftigter Kranker haben wir uns im wesentlichen nach dem Gütersloher Vorbild gerichtet. So verbinden wir auch mit der Auszahlung der Arbeitsbelohnungen erzieherische Massnahmen, z.B. wird einem Kranken, der in der Erregung eine Fensterscheibe oder einen sonstigen Gegenstand zertrümmert hat, der Betrag für die Instandsetzung abgezogen und ihm am Auszahlungstage mitgeteilt, warum dies geschehen ist." Darüber hinaus wurden – „zur Vermeidung von Entweichungen" – die Taschengelder teilweise in Wertmarken ausgezahlt, die nur von Verkaufsstellen auf dem Anstaltsgelände angenommen wurden.[50]

Ab Mitte der 50er Jahre kam es – zumindest bei einem Teil der Psychiater – zu einer veränderten Wahrnehmung der Arbeitstherapie. Im Zusammenhang mit der, von der politischen Führung verordneten, Rezeption der Lehre des russisch-sowjetischen Physiologen und Nobelpreisträgers Iwan Petrowitsch Pawlow (1849–1936) rückten exogene – also außerhalb des Menschen, in der ihn umgebenden Natur und Gesellschaft liegende – Krankheitsursachen stärker in das Blickfeld der Psychiatrie. Verkürzt gesagt – und in der politisch gesteuerten Debatte über Pawlow wurde in teilweise sehr verkürzter Form argumentiert – bedeutete das; wenn psychische Krankheiten soziale Ursachen hatten, dann musste es auch gesellschaftliche Faktoren geben, die eine Heilung bewirkten. Verknüpft mit dem marxistisch-leninistischen Arbeitsbegriff, der die Arbeit zu einer wesentlichen Grundlage gesellschaftlicher und auch individuell-menschlicher Entwicklung machte, rückte die Arbeitstherapie damit in eine zentrale Position, denn nunmehr konnten ihr auch Wirkungen auf die Krankheitsursachen, nicht nur auf die Symptome zugeschrieben werden.[51] Tatsächlich scheint die Berufung von Psychiatern auf Pawlow – der ansonsten wenig Resonanz unter ihnen hatte – in der Frage der Arbeitstherapie vor allem mit der Hoffnung verbunden gewesen zu sein, endlich ein Behandlungskonzept präsentieren zu können, dass reale Heilungsaussichten bei psychischen Krankheiten versprach. Dabei war es nebenrangig, ob sie selbst an die therapeutischen Schlussfolgerungen glaubten. Wichtiger war die Wahrnehmung auf der gesundheitspolitischen Ebene. Mit einer „Pawlowschen" Arbeitstherapie im Behandlungsspektrum konnten möglicherweise die offizielle Geringschätzung der Psychiatrie beendet, ihre Gleichstellung mit anderen

48 BAB, DQ 1, Nr. 20523, Knepel an MfG, 9.9.1953; Polik an MfG, 7.9.1953; Brand an MfG, 31.8.1953; Frau Dr. Montag (stellvertretende Chefärztin Eberswalde) an MfG, o.D., o.Bl.
49 Ebd., Polik an MfG, 7.9.1953, o.Bl.
50 Ebd., Knepel an MfG, 9.9.1953, o.Bl.
51 Vgl. BAB, DQ 1, Nr. 4565, Aktennotiz vom 29.8.1952, o.Bl.

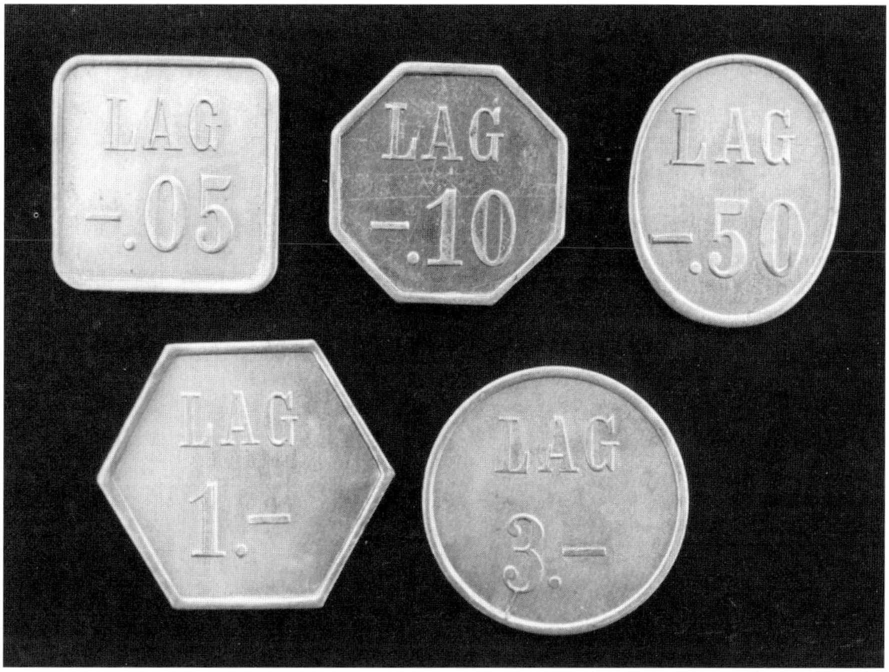

Anstaltsgeld der Landesanstalt Görden, 1950er Jahre.

medizinischen Fächern erreicht und damit letztendlich Ressourcen für das Fachgebiet in größerem Umfang als bisher rekrutiert werden.[52] Von den ehemals brandenburgischen psychiatrischen Krankenhäusern war es vor allem Görden, dass diesen Kurs verfolgte. Im Jahr 1954 endete mit der Berufung von Liese-Lotte Eichler zur neuen Direktorin die seit Kriegsende anhaltende Krise in der ärztlichen Leitung des Hauses, dem in diesem Zeitraum insgesamt sieben Chefärzte – teilweise nur kommissarisch – vorgestanden hatten. Nach Eichlers Amtsübernahme trat auch auf dem Gebiet der Arbeitstherapie ein Wandel ein.[53] Therapeutische und rehabilitative Zielsetzungen der Patientenarbeit erhielten einen höheren Stellenwert. Eichler ging es um die Umkehrung eines von ihr als falsch empfundenen Zustandes. „Die Arbeitstherapie ist zur Wiederherstellung der Kranken da und nicht die Kranken für die Arbeiten des Krankenhauses."[54] Ihr Engagement für die Aufwertung der Arbeitstherapie fiel auf und führte u.a. dazu, dass sie im Auftrag des Gesundheitsministeriums Erfahrungen auf diesem Gebiet sowohl in der Bundesrepublik als auch in den östlichen Nachbarländern in Augenschein nahm. Sie nutzte die publizistische

52 Vgl. zu diesem Aspekt der Pawlow-Rezeption vor allem Hanrath, Zwischen „Euthanasie" und Psychiatriereform, S.413 ff.
53 Binnen kurzem gelang es Eichler, eine hohe Reputation sowohl bei der Gesundheitsverwaltung als auch bei ihren männlichen Direktoren-Kollegen zu erwerben. Das dürfte nicht nur der Tatsache geschuldet sein, dass sie das größte psychiatrische Krankenhaus der DDR leitete, sondern in erster Linie ihrem engagiertem Wirken im Interesse ihrer Einrichtung und des gesamten Fachgebietes in den verschiedensten medizinischen und gesundheitspolitischen Gremien.
54 GÖ, unverzeichnetes Schriftstück, Eichler, Die Situation in der Psychiatrie im Bezirk Potsdam, Sommer 1960. Zitiert nach Hanrath, Zwischen „Euthanasie" und Psychiatriereform, S.424.

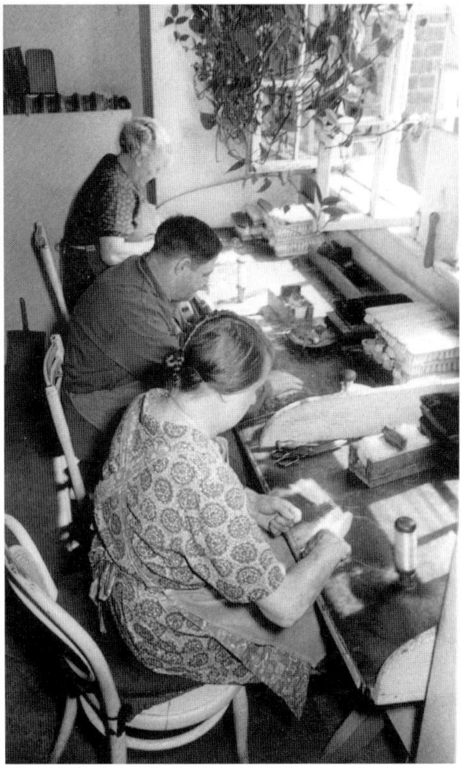

Patienten beim Bürstenbinden, Görden.

Auswertung dieser Besuche ebenso wie die interne Berichterstattung darüber, um weiterhin energisch auf Unzulänglichkeiten im eigenen Bereich hinzuweisen.[55] Ab 1957 wurde zudem die Schaffung des neuen Berufsbildes eines Arbeitstherapeuten gefordert und angeregt, die Ausbildung dafür in Görden durchzuführen.[56] Der erste Lehrgang zur Heranbildung entsprechender Spezialisten fand dort jedoch erst 1961 statt. Daran beteiligten sich 15 Pflegekräfte aus 11 psychiatrischen Einrichtungen der DDR. Die Teilnehmer erhielten, neben dem „gesellschaftswissenschaftlichen" Pflichprogramm, Schulungen im handwerklichen Umgang mit verschiedenen Arbeitsmaterialien und Einblick in kunstgewerbliche Techniken wie Kartoffelstempeldruck, Batik-, Web- und Tonarbeiten.[57]

Vergleichbare Aktivitäten zur gezielten inhaltlichen Verbesserung der Arbeitstherapie lassen sich für die andern drei Krankenhäuser nicht nachweisen. So

55 Vgl. Liese-Lotte Eichler, Eindrücke eines Besuches in den westfälischen Anstalten Lengerich und Gütersloh, in: Psych. Neuro. med. Psycho. 9 (1957), S. 241–248 sowie BAB, DQ 1, Nr. 20523, Eichler an MfG, Auslandsabteilung, 1.10.1957, o.Bl., mit Bericht über eine Konferenz zur Arbeitstherapie in Branice (Polen) und Besuche verschiedener polnischer Anstalten.
56 Vgl. Liese-Lotte Eichler, Arbeitstherapie und Wiedereingliederung in die Arbeit vom Standpunkt des Psychiaters, in: DDG 12 (1957), S. 1–8. sowie GÖ, Nr. 205, Vortrag Eichler auf der Ökonomischen Konferenz 1958, o.Bl.
57 BAB, DQ 1, Nr. 22109, Bericht über den ersten Kurzlehrgang zur Ausbildung von Arbeitstherapeuten im Bezirkskrankenhaus Görden/Brandenburg (Havel) vom 15.2.61 – 30.6.1961, o.Bl.

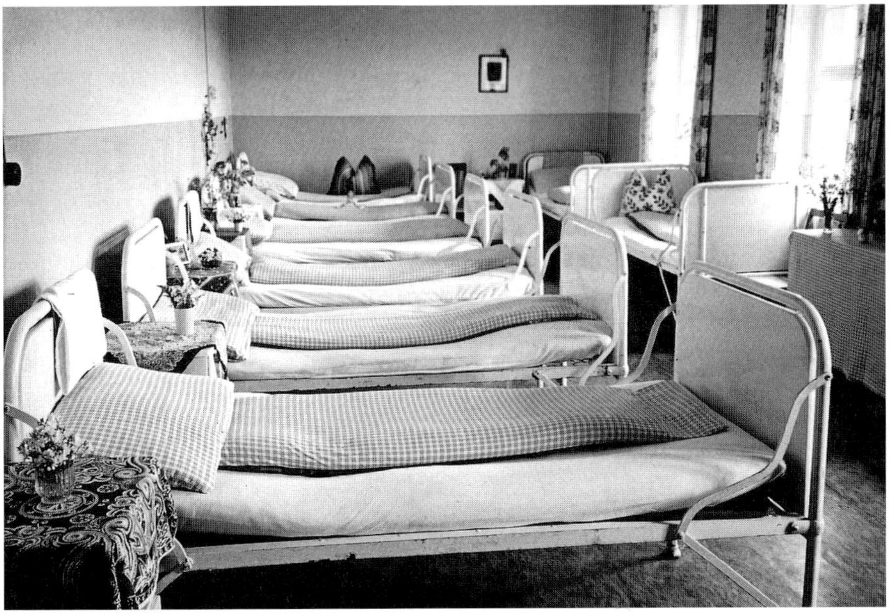

Außenstelle des Bezirkskrankenhauses für Neurologie und Psychiatrie Görden in Hohennauen, 60er Jahre.

gehörten.[72] Von Eberswalde wurde die erste Außenstelle in Chorin eingerichtet, die sich 1956 „schon seit Jahren bewährte". Im selben Jahr folgte eine Kolonie in Hohenfinow für 15 Patienten und zwei Pfleger und 1957 konnte Direktor Donalies über die bevorstehende Eröffnung einer weiteren „Arbeitskolonie für 20 Kranke beim VEG Beerbaum (13 km entfernt) dank Initiative von Frau Oberarzt Montag" berichten. Später wurde noch eine Kolonie in Finowfurt eröffnet, während das Objekt in Chorin in eine psychiatrische Pflegestation für Frauen umgewandelt wurde.[73] Görden errichtete vier landwirtschaftliche Kolonien, davon zwei für Männer in Plauerhof beim dortigen VEG mit 28 Betten und bei der LPG in Rietz mit 32 Betten sowie zwei für Frauen in Klein Kreutz (VEG, 18 Betten) und in Wassersuppe mit 19 Betten. Die zuletzt genannte Außenstelle war mit zwei verschiedenen Landwirtschaftsbetrieben verbunden, wodurch immer wieder Kompetenzprobleme auftraten. Aus diesem Grund wurde die Kolonie – bei gleichzeitiger Kapazitätserhöhung auf 24 bis 25 Betten – nach Hohennauen verlegt und an die dortige LPG angeschlossen. Außerdem bestand ein weiterer Grund für die Verlegung darin, dass Wassersuppe bereits außerhalb des angestrebten 30-Kilometer-Radius um das Krankenhaus lag, der eine problemlose Betreuung der Außenstellen noch er-

72 Anscheinend wurden nur von sechs der etwa 30 staatlichen psychiatrischen Krankenhäuser der DDR Kolonien eingerichtet, und zwar – außer von Eberswalde und Görden – von Haldensleben, Altscherbwitz, Stralsund und Uchtspringe. Vgl. BAB, DQ 1, Nr. 20523, Anfrage MfG, 18.7.1956, o.Bl. sowie ebd., Entwurf eines „Memorandum über die Lage in den psychiatrischen Anstalten der DDR." von Lammert, o.D. (1956), S.2, o.Bl.
73 Ebd., Donalies an MfG, 26.7.1956; ebd., Nr. 20945, Donalies an Rat des Bezirkes Frankfurt/Oder, 16.6.1957 sowie Barylla, Von der Landesirrenanstalt, S.18.

möglichte.[74] Der Betrieb der Kolonien brachte verschiedene Schwierigkeiten mit sich: Diese begannen damit, dass Pflegepersonal der Anstalten ständig in den Kolonien anwesend sein musste. Die Pflegekräfte mussten also längere Zeit außerhalb des eigentlichen Standortes der Anstalt wohnen, was ohne Zweifel von vielen als soziale Härte empfunden wurde. Ein zweites Problem war die Frage der Unterbringung der Kranken und des Pflegepersonals, die von den Einsatzbetrieben nicht immer so gewährleistet wurde, wie mit den Anstalten vereinbart.[75]

Eine quantitative Ausdehnung des Systems der Außenstellen scheiterte, trotz des Interesses weiterer Betriebe, vor allem an fehlendem Wohnraum und an den „Schwierigkeiten in der Gewinnung des Personals für die Patienten in den Kolonien".[76]

Die Ziele des Kolonie-Konzeptes wurden nur teilweise erreicht. So war der Entlastungseffekt in Bezug auf die Bettenbelegung gering. Mit etwa 100 ständig in den Außenstellen befindlichen Patienten waren weniger als fünf Prozent der in Görden betreuten Erwachsenen außerhalb des Krankenhauses untergebracht. Ähnlich sah die Relation in Eberswalde aus. Auch die Zahl der Entlassungen im Zuge der mit dem Konzept angestrebten Resozialisierung war geringer als erwartet. Von den 262 Gördener Patienten, die bis Anfang Oktober 1956 die Außenstellen durchliefen, wurden 66, also 25 Prozent, entlassen, während 92 Patienten (35 Prozent) wieder in das Krankenhaus zurück verlegt werden mussten. In Eberswalde musste konstatiert werden, dass die „ursprüngliche Intention, ... die Kranken immer selbständiger werden zu lassen, was dann am Ende zu ihrer Entlassung aus dem Krankenhaus und zur Lebensform des geschützten Landwohnheimes führen sollte", sich nicht erfüllte.[77]

Das Nichtvorhandensein von landwirtschaftlichen Kolonien in Neuruppin und Teupitz kann in beiden Fällen auf Arbeitskräftemangel zurückgeführt werden. Während die strikte Ablehnung der Familienpflege von Neuruppin in ähnlicher Weise auch auf die Abgabe von Arbeitskräften an Außenstellen zugetroffen haben dürfte, überrascht die Situation in Teupitz zunächst, da dort ursprünglich die Wiedererrichtung eines extramuralen Betreuungssystems angestrebt worden war. Die Ursache liegt in einer inzwischen eingetretenen Ausdehnung des krankenhauseigenen Landwirtschaftsbetriebes, die die verfügbare Arbeitskraft der Patienten vollständig absorbierte. Die landwirtschaftliche Nutzfläche war um 46 Hektar in zwei so genannten Außenstellen gewachsen. Der Begriff ist jedoch irreführend, da die Patienten die dieses Land bearbeiteten, weiterhin im Krankenhaus untergebracht waren. Offenbar war die Vergrößerung der Fläche keine freie Entscheidung des Krankenhauses gewesen. Anders lässt sich die Bemerkung von Direktor Brand, dass „eine Ver-

74 BAB, DQ 1, Nr. 20523, Eichler an MfG, 25.7.1956, o.Bl.
75 Vgl. ebd. sowie GÖ, Nr. 101, Verwaltungsdirektor Pech an den Vorsitzenden der LPG Hohennauen, 28.3.1958, o.Bl.
76 BAB, DQ 1, Nr. 20523 Eichler an MfG, 25.7.1956; Donalies an MfG, 26.7.1956 sowie ebd., Nr. 20945 Donalies an MfG, 16.6.1957. In einer internen Auswertung des MfG heißt es: „Bei der Kolonisierung bestehen in der Hauptsache in der Geldbeschaffung und der Frage der Unterbringung bezw. der Bereitstellung von Mitteln zur Schaffung von Unterbringungsmöglichkeiten sowie der Gewinnung von Pflegepersonal Schwierigkeiten." – ebd., Nr. 6691, Bl. 229.
77 GÖ, Nr. 101, Eichler an MfG, 7.10.1956 sowie Günter Völz, Hundert Jahre Arbeitstherapie in Eberswalde, in: Barylla, 100 Jahre, S.26–31, hier: S.28.

kleinerung unserer Landwirtschaft (Fortfall der Aussenstellen) ... unter den gegebenen Umständen wünschenswert" wäre, nicht erklären. Möglicherweise war Teupitz vom Kreis verpflichtet worden, brach liegendes Land zu bewirtschaften. Da im Teupitzer Umland offenbar keine Betriebe existierten, bei denen sich die Einrichtung von Kolonien gelohnt hätte, sollte das Krankenhaus Patienten an Kolonien des psychiatrischen Krankenhauses in Stralsund abgeben.[78] Dies scheiterte zunächst wegen des erwähnten Arbeitskräftemangels und konnte auch später nicht im geplanten Umfang realisiert werden.

Das therapeutische Spektrum erweiterte sich ab 1956 mit der Einführung der ersten Psychopharmaka. Damit war ein wesentlicher Durchbruch bei der Behandlung psychischer Krankheiten erzielt worden. Die ersten entsprechenden Medikamente waren noch mit starken Nebenwirkungen verbunden. Auch wurde das Potential zur Verbesserung der Lebenssituation der Patienten, dass in der psychopharmazeutischen Therapie steckte, nicht wahrgenommen bzw. konnte wegen der allgemeinen Existenzbedingungen der Psychiatrie nicht ausgenutzt werden. Infolgedessen bot sich dem Betrachter am Ende der 50er Jahre beim Besuch einer psychiatrischen Einrichtung ein Bild, dass sich zwar äußerlich von dem eingangs geschilderten Zustand deutlich unterschied, im Grunde aber keine qualitative Veränderung bedeutete, wie die folgende Erinnerung an das Krankenhaus in Neuruppin zeigt: „Mehr als die Hälfte aller Patienten lag reglos in den Betten, anscheinend unter der Wirkung von Schlafmitteln oder der ersten Psychopharmaka. Die anderen saßen meist untätig herum. ... alles erweckte den Anschein tiefer therapeutischer Gleichgültigkeit, ja Lethargie."[79]

Überbelegung, Personalmangel, Bausubstanzverfall

Die Anstaltspsychiatrie in der DDR war kein neues System. Weder das Kriegsende noch die grundlegenden gesellschaftlichen Wandlungen, die sich danach vollzogen, bewirkten wesentliche personelle oder inhaltliche Brüche. Die Kontinuitäten überwogen. Im Personalbereich konnte aus pragmatischen Gründen nicht auf die Ärzte und einen großen Teil der Pflegekräfte verzichtet werden, die schon vor 1945 tätig waren. Inhaltlich wurde an den therapeutischen Vorkriegsstand angeknüpft. Die Neuregelung der administrativen Zuständigkeit mit der Gebietsreform von 1952 ließ das Konzept der psychiatrischen Versorgung durch zentrale Großanstalten unangetastet.[80]

Restauriert wurde auch die hierarchische innere Ordnung der psychiatrischen Anstalten. Illustriert wird dies durch Vorgänge in der Heil- und Pflegeanstalt Eberswalde. Bei einer Kontrolle durch das Ministerium für Gesundheitswesen im September 1953 wurde festgestellt: „Unzureichend und nicht den Zielstellungen des Ministeriums entsprechend ist die Arbeit der Verwaltung. Der Verwaltungsdirektor überschreitet seine Befugnisse auf allen Gebie-

78 BAB, DQ 1, Nr. 20523, Brand an MfG, 6.8.1956 sowie Brand an Gerhardt, 18.6.1956, o.Bl.
79 Groß, Jenseits des Limes, S.95.
80 Vgl. den Abschnitt Zentralisierung und „Kommunalisierung" in diesem Kapitel.

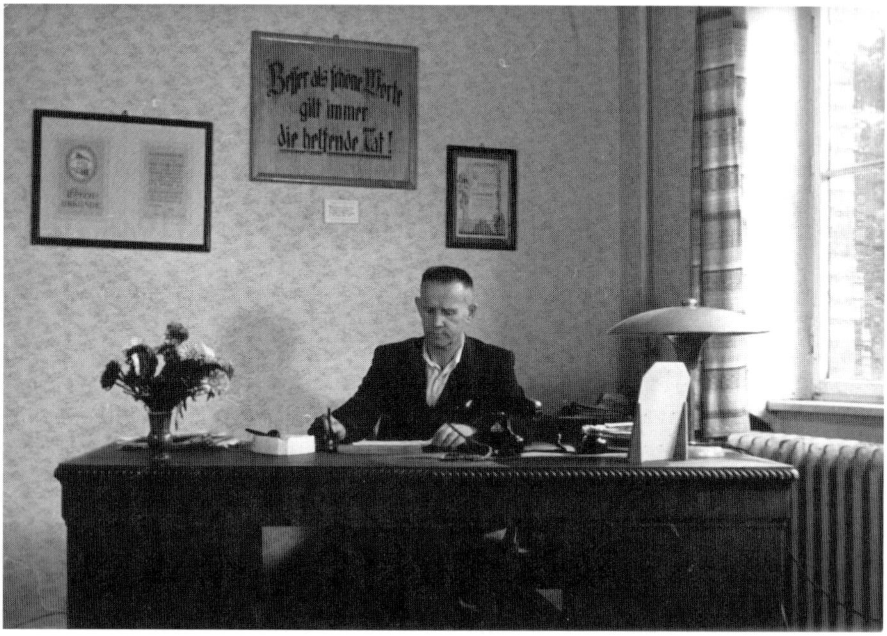

Verwaltungsleiter Fladerer der Landesanstalt Eberswalde, 1950er Jahre.

ten. Der Chefarzt ist sich nicht im Klaren darüber, daß nur er der verantwortliche Leiter der gesamten Einrichtung ist. Z.B. fordert der Verwaltungsdirektor vom Chefarzt Zeugnisentwürfe, die er dann später ausfertigt und unterschreibt. (auch für das Pflegepersonal). Der gesamte Posteingang geht über den Verwaltungsdirektor. Der Chefarzt erhält die geöffnete Post. Der Haushaltsbearbeiter ist nicht dem Chef der Einrichtung unterstellt, sondern dem Verwaltungsdirektor. Das gleiche trifft auch für den Kaderbearbeiter zu. Mündlich wurde dem Kaderbearbeiter, unter Zusage, daß unsere Weisungen schriftlich wiederholt würden folgendes erläutert: Zeugnisse werden von der Kaderabteilung vorbereitet, vom Chefarzt ausgefertigt und unterschrieben. Leiter der Haushaltsorganisation ist der Chefarzt. Der Haushaltsbearbeiter ist ihm direkt unterstellt. Verantwortlich für die Entwicklung der Kader ist der Chefarzt der Einrichtung, der Kaderbearbeiter ist ihm ebenfalls unterstellt. Der Verwaltungsleiter ist dem Chefarzt unterstellt und diesem für die richtige Durchführung aller Verwaltungsarbeiten verantwortlich. Es gibt neben dem Chefarzt keinen gleichberechtigten Verwaltungsdirektor, sondern zur Unterstützung des Chefarztes einen *Verwaltungsleiter* (im Original unterstrichen – W.R.)." Unabhängig davon, ob es Spannungen zwischen dem ärztlichen Direktor in Eberswalde, Donalies, und seinem Verwaltungsleiter Fladerer gab oder ob die beschriebenen Zustände in beiderseitigem Einvernehmen herrschten, überrascht die eindeutige Stellungnahme der zentralen Gesundheitsverwaltung zu Gunsten der Vorrangstellung des Chefarztes. Der „gute saubere Gesamteindruck", den die Prüfer von der Anstalt hatten, deutet darauf hin, dass aus der Nichteinhaltung der traditionellen Hierarchie keine besonderen Probleme erwuchsen und rechtfertigt nicht den scharfen Tonfall, mit dem die Anstaltsleitung zur (alten) Ordnung gerufen wurde. An diesem Beispiel drängt sich der Eindruck auf, dass Veränderungen – gleich welcher Art – an dem überkommenen System der Anstaltspsychiatrie politisch nicht gewollt waren.

Dieses System war jedoch schon zu Beginn der 30er Jahre an seine Grenzen gestoßen. Sein Hauptproblem – die ständige Aus- bzw. Überlastung der Bettenkapazitäten – war struktureller Art. Solange Heilung und Pflege gleichzeitig Aufgabe der psychiatrischen Einrichtungen blieb, nahm die Belegung durch Pflegefälle – also chronisch kranke und geistig behinderte Menschen – tendenziell zu. Eine Ursache war die wachsende Lebenserwartung, die einen oft jahre- oder jahrzehntelangen Aufenthalt pflegebedürftiger Personen in den Anstalten nach sich zog. Ein zweiter Grund waren die nach wie vor sehr geringen Heilungsaussichten bei psychischen Krankheiten, so dass ein großer Teil von neu eingewiesenen Patienten zu Pflegefällen wurde.

Es ist daher nicht verwunderlich, dass schon bald nach der Wiederherstellung der Anstaltspsychiatrie auf ihren alten Grundlagen auch ihr altes Problem wieder auftauchte. Klagen über den Bettenmangel finden sich von allen hier betrachteten Krankenhäusern.[81] Gustav Donalies veranschaulichte dem Rat des Kreises Eberswalde die Situation am Beispiel einer Männerstation seines Hauses. Demnach waren 26,2 Prozent der aufgenommenen Männer Dauerfälle. Bei einer Sterblichkeit von 10 Prozent sei bald mit einer vollständigen Belegung durch Dauerfälle zu rechnen, so dass die Station „damit den eigentlichen Zwecken eines psychiatrischen Krankenhauses (Versorgung und Behandlung der frischen bzw. akuten Fälle) entzogen sein“ würde.[82]

Abgesehen von dieser Analyse, die auf den strukturellen Charakter des Problems hinweist, fällt jedoch auf, dass in den Quellen als wesentliche Ursache für den Bettenmangel die Fremdbelegung großer Teile der früheren Anstalten durch Einrichtungen der sowjetischen Armee betrachtet wird.

Im MfG bemühte man sich auf dem Wege über das Ministerium für Nationale Verteidigung die „sowjetischen Waffenbrüder“ zu einem Rückzug aus den besetzten psychiatrischen Anstalten zu bewegen. „Die Bettensituation auf dem Gebiete der Psychiatrie ist derart bedrohlich, daß zur Zeit nicht einmal die Aufnahme akuter Psychosen als auch von Kindern, die psychiatrischer Behandlung bedürfen gesichert ist.“, schrieb Gesundheitsminister Max Steidle an Verteidigungsminister Willi Stoph, und – mit Bezug auf eine beigelegte Liste über zweckentfremdet genutzte Betten – „Sie werden daraus ersehen, daß von 7 860 Betten etwa 6 000 Betten in ehemaligen psychiatrischen Anstalten liegen.“[83]

Den Bemühungen der zentralen Gesundheitsverwaltung um Rückgabe dieser Betten waren nur Teilerfolge beschieden, so die Wiedergewinnung der ehemaligen Landesanstalt in Lübben.[84] In Görden war der größere Teil des sowjetisch besetzten Anstaltsgeländes bereits 1954 geräumt worden. Fast zeitgleich wurde jedoch die psychiatrische Anstalt in Ückermünde wegen unhalt-

81 Vgl. BAB, DQ 1, Nr. 3912, Bl. 98 (Eberswalde); ebd., Nr. 20945, Eichler an Erler, 26.9.1957, o.Bl. (Görden); ebd., Nr. 20522, Polik an MfG, 25.6.1957, o.Bl. (Neuruppin); ebd., Nr. 3913, Sussmann an den Rat des Bezirkes Potsdam, 1.12.1952, o.Bl. (Teupitz)
82 BAB, DQ 1, Nr. 20945, Donalies an Rat des Kreises Eberswalde, 15.9.1957, o.Bl.
83 BAB, DQ 1, Nr. 6676, Steidle an Stoph, 26.6.1956, Bl. 271.
84 Vgl. das folgende Kapitel.

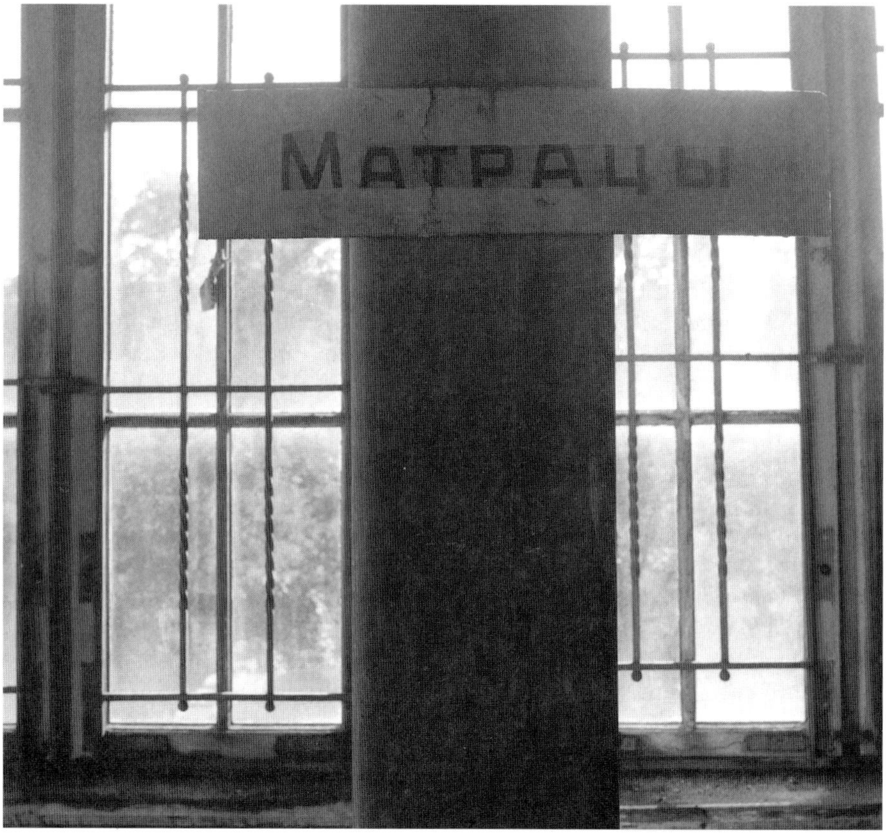

Detail aus dem ehemals sowjetisch besetzten Teil der Anstalt in Teupitz, 2000.

barer Zustände geschlossen und die Mehrzahl der dortigen Patienten und des Personals nach Görden überführt. Die durch den sowjetischen Abzug gewonnenen Kapazitäten wurden also sofort wieder belegt. Als im Jahr 1956 die letzten sowjetischen Armeeangehörigen das ehemalige Anstaltsgelände verließen, wurden die dort befindlichen Gebäude als Wohnungen an die Nationale Volksarmee (NVA) übergeben, so dass sie vom Krankenhaus weiterhin über mehrere Jahre nicht genutzt werden konnten.[85]

In Eberswalde, wo der größere Teil der ehemaligen Anstalt ebenfalls von sowjetischen Truppen besetzt war, wurde die kurzfristige Zielsetzung jedoch nicht in deren Abzug gesehen. Vielmehr sollte zunächst eine Gehörlosenschule verlegt werden, die seit Kriegsende in einem großen Gebäude der Anstalt untergebracht war. In Teupitz war das Bestreben der Anstaltsleitung darauf gerichtet, einzelne Häuser aus dem Bestand des sowjetischen Hospitals zurückzuerhalten. Dieses Vorgehen erschien auch deshalb sinnvoll, weil offenbar nicht alle Gebäude durch die Sowjets tatsächlich genutzt wurden.[86] Die

85 BAB, DQ 1, Nr. 3912, Bl. 189 f., 221-223, 237-239.
86 BAB, DQ 1, Nr. 3913, Sussmann an den Rat des Bezirkes Potsdam, 1.12.1952, o.Bl.

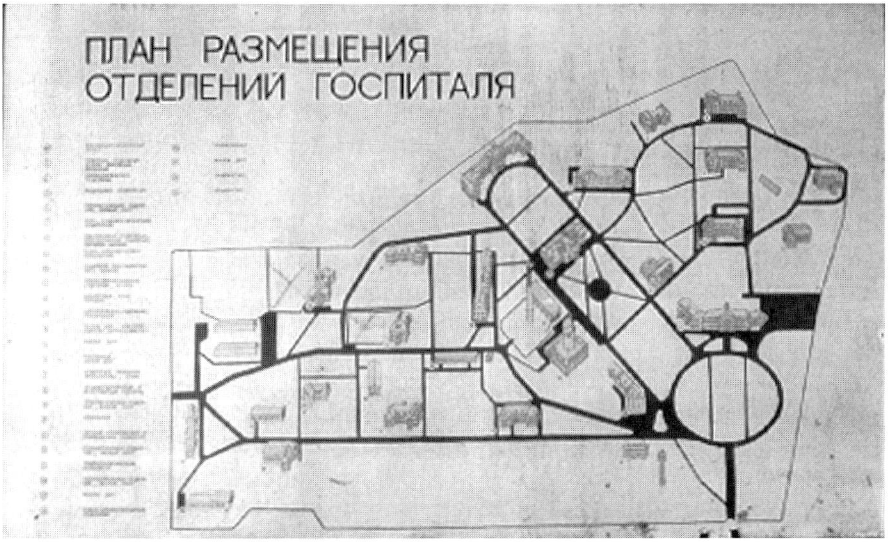

Tafel mit Lageplan des sowjetischen Hospitals in Teupitz, 1995.

Beziehungen des psychiatrischen Krankenhauses zu den sowjetischen Nachbarn werden als „sehr gut" beschrieben[87], im Unterschied etwa zu dem angespannten Verhältnis in Görden.[88] Das mag daran gelegen haben, dass es sich in Teupitz nicht um eine Militäreinheit, sondern ebenfalls um eine – wenn auch militärische – medizinische Einrichtung handelte, so dass es zumindest auf ärztlicher Ebene ein gewisses kollegiales Verständnis gab. Das genügte jedoch nicht, um eine Rückgabe von Gebäuden zu erreichen, da die Entscheidungsbefugnisse darüber auf einer anderen Ebene lagen.

In der erwähnten Liste des Gesundheitsministeriums erscheint Teupitz mit 1 000 zweckentfremdeten Betten, was darauf schließen lässt, dass man im MfG auf die Rückgewinnung der gesamten ehemaligen Anstalt hoffte. Die Krankenhausleitung in Teupitz hatte dagegen – in realistischerer Einschätzung der Lage – nur um die Rückgabe von zwei Häusern gebeten, „die sich, ohne das geschlossene Bild des Sowjetischen Hospitals zu zerstören, aus der Umfriedung herausnehmen liessen."[89] Das Rückgabeersuchen scheiterte jedoch sowohl in der Maximalvariante des Gesundheitsministeriums als auch in der bescheideneren der Teupitzer Krankenhausleitung. Für den Betrieb eines Hospitals bestanden auf dem Gebiet der ehemaligen psychiatrischen Hauptanstalt offenbar so gute Bedingungen, dass sich die Interessen der DDR-Seite nicht gegen das Interesse der sowjetischen Armee durchsetzen konnten.

Die Überbelegung der psychiatrischen Anstalten wurde durch den Mangel an medizinischem und Pflegepersonal verschärft. Auch das war kein neues Problem für die Anstaltspsychiatrie. Schon in den 20er und 30er Jahren hatte es Klagen darüber gegeben. Die Psychiatrie war für junge Ärzte nicht unbedingt

87 Ebd.
88 Vgl. ebd., Bericht vom 23.10.1953 (Teupitz) sowie ebd., Nr. 3912, Bl. 229-234 (Görden).
89 BAB, DQ 1, Nr. 3913, Sussmann an den Rat des Bezirkes Potsdam, 1.12.1952, o.Bl.

ein erstrebenswertes Arbeitsgebiet: das Fehlen wirksamer Therapien beschränkte die Tätigkeit des Mediziners im Wesentlichen auf die Behandlung der Symptome psychischer Krankheiten. Entsprechend gering war das Ansehen des Fachgebietes sowohl bei den nicht-psychiatrischen Kollegen als auch in einer breiteren Öffentlichkeit. Zudem bedeutete der Dienst in einer, meist im ländlich-kleinstädtischen Raum gelegenen, Heil- und Pflegeanstalt den Verzicht auf die vielfältigen Möglichkeiten der Lebensgestaltung in einem urbanen Umfeld. Als Anreiz hatte früher zumindest gewirkt, dass die Ärzte in den staatlichen Anstalten als Beamte Anspruch auf eine Pension hatten. Dieser Vorteil entfiel nunmehr. Gustav Donalies, der sich mehrfach zur Frage des ärztlichen Nachwuchses äußerte, regte an, die Bezahlung der Anstaltspsychiater an die höhere Vergütung für Tätigkeit auf dem Lande anzugleichen. Außerdem sollte die „Kontigentierung westdeutscher oder anderer Literatur für die Psychiater" überprüft und die „Benachteiligungen bei der Delegierung zu Tagungen und Kongressen" beendet werden, um den Beruf attraktiver zu machen.[90] Donalies hatte bereits 1954 vorgeschlagen, dass Ärzte in der Ausbildung ein Jahr ihrer Pflichtassistentenzeit in der Psychiatrie verbringen sollten, um an das Fachgebiet herangeführt zu werden.[91] Laut Studien- und Prüfungsordnung war ein Nachweis praktischer Tätigkeit in der Psychiatrie und Neurologie für den Abschluss der ärztlichen Ausbildung nicht notwendig.[92] Drei Jahre später musste der Eberswalder Direktor jedoch konstatieren, dass seine Anregung „leider ohne jeden Widerhall" geblieben sei.[93] Als Grund für das Scheitern dieses Vorschlages wird in dem Entwurf eines Memorandums über die Lage in den psychiatrischen Anstalten der DDR, den Hette Lammert im Jahr 1956 verfasste, der Widerstand der Hochschulprofessoren genannt, „die ebenfalls über einen Kadermangel klagen".[94]

Als eine spezifische Ursache für den Mangel an Neuropsychiatern ist die im betrachteten Zeitraum noch relativ problemlose Möglichkeit zu erwähnen, die DDR zu verlassen und sich eine berufliche Existenz in der Bundesrepublik aufzubauen. Von den 34 Medizinern, die im Laufe der 50er Jahre im Gördener Krankenhaus tätig waren, verließen allein 11, also fast ein Drittel, den Anstaltsdienst durch „Republikflucht".[95] Sie waren ein Problem, nicht nur durch ihren Weggang, sondern zugleich durch die latente Aufforderung an ihre zurückgebliebenen Kollegen, es ihnen gleich zu tun.[96]

Der Hauptgrund für die unzureichende Ausstattung der Psychiatrieanstalten mit medizinischem Fachpersonal dürfte jedoch gesundheitspolitischer Natur gewesen sein. In der Wahrnehmung durch die DDR-Gesundheitspolitik

90 BAB, DQ 1, 20945, Aufsatz von Gustav Donalies „Zur Frage des Ärztenachwuchses in der Psychiatrie", Juni 1957, o.Bl.
91 Vgl. Gustav Donalies, Psychiatrie in der Pflichtassistentenzeit! Eine Anregung, in: DDG, 9. Jg., H. 51, 1954, S.1552–1554.
92 Vgl. Hanrath, Zwischen „Euthanasie" und Psychiatriereform, S.391, FN 80.
93 BAB, DQ 1, 20945, Donalies, Zur Frage, o.Bl.
94 BAB, DQ 1, Nr. 20523, Entwurf eines „Memorandum über die Lage in den psychiatrischen Anstalten der DDR." von Lammert, o.D. (1956), S.6, o.Bl.
95 Hanrath, Zwischen „Euthanasie" und Psychiatriereform, S.392.
96 So stand der zeitweilig als stellvertretender ärztlicher Direktor in Görden tätige Dr. S. nach seiner Flucht in den Westen noch eine Zeit lang mit seinen ehemaligen Kollegen in Briefkontakt. „In diesen Briefen macht Dr. S. ständig Propaganda für die guten Arbeitsbedingungen und Möglichkeiten in Westdeutschland und wirkt dadurch ohne Zweifel abwerbend." BAB, DQ 1, Nr. 21600, Aktennotiz über eine Rücksprache im MfG, 24.11.1959, o.Bl.

war die Psychiatrie kein vorrangig zu entwickelndes Gebiet. Wichtiger als die Versorgung psychisch Kranker war beispielsweise die medizinische Betreuung der arbeitenden Bevölkerung. So wurde das betriebliche Gesundheitswesen stark ausgebaut. Dies hatte einerseits mit dem Selbstbild der DDR als „Staat der Arbeiter und Bauern" zu tun. Andererseits spielten auch funktionale Aspekte eine wesentliche Rolle, etwa die Notwendigkeit hohe Leistungen in der Wirtschaft durch gute Rahmenbedingungen für die Beschäftigten zu fördern. Eine ähnliche Mischung aus ideologischen und funktionalen – in diesem Fall bevölkerungspolitischen – Gesichtspunkten spielte auch bei der als wesentlich angesehenen Entwicklung der Geburtsmedizin eine Rolle. Infolgedessen erfolgte die so genannte Lenkung medizinischer Absolventen im Rahmen der staatlichen Planwirtschaft vor allem in solche, politisch relevanten Bereiche, während die Psychiatrie vernachlässigt wurde. Lediglich wenn die Personalprobleme in einzelnen psychiatrischen Krankenhäusern sich dermaßen verschärft hatten, dass ein weiteres Funktionieren in Frage gestellt war – so in Görden im Verlauf des Jahres 1959, reagierte die Gesundheitsverwaltung und lenkte Ärzte und Arzthelfer verstärkt dorthin.[97]

Kaum anders als beim ärztlichen war die Situation beim Pflegepersonal. Hier gab es ebenso historische wie aktuelle Ursachen für die permanente Unterbesetzung. Traditionell stand der Pflegeberuf in der Psychiatrie nicht in hohem Ansehen. Das hatte damit zu tun, dass als „Irrenpfleger" bzw. Schwestern in der Vergangenheit oft ungelernte Arbeitskräfte eingesetzt wurden, deren Qualifizierungs- und Aufstiegsmöglichkeiten innerhalb der Anstalten sehr gering waren. Es war daher immer schwierig gewesen Pflegepersonal zu werben, wobei hier ebenfalls der Aspekt der relativen Abgelegenheit der Anstalten eine Rolle spielte.[98] Das änderte sich auch in der DDR nicht. Die Frage der Ausbildung und Qualifizierung der Pflegekräfte wurde sowohl von der Verwaltung als auch von den Anstaltsärzten als wesentlich angesehen, nicht nur um den Pflegestandard zu verbessern, sondern auch im Interesse der Attraktivität des Berufsbildes.[99] In fast allen Anstalten wurden Kurse angeboten, in denen die als Hilfsschwestern und -pfleger eingestellten Arbeitskräfte einen Fachabschluss erwerben konnten. Offenbar war aber ein großer Teil von ihnen intellektuell nicht in der Lage, dieses Angebot wahrzunehmen.[100] Außerdem gab es zwei, an den psychiatrischen Krankenhäusern in Arnsdorf und Pfafferode angesiedelte, Fachschulen, die mittleres medizinisches Personal für die Psychiatrie der gesamten DDR ausbildeten. Für die 150 dort vorhandenen Ausbildungsplätze konnten jedoch nicht immer genügend Interessenten gefunden

97 Vgl. ebd. sowie ebd., Eichler an den stellvertretenden Gesundheitsminister Gehring, 7.11.1959, o.Bl. Im Jahr 1959 hatte das Bezirkskrankenhaus für Neurologie und Psychiatrie in Görden etwa die Hälfte seiner ärztlichen Mitarbeiter verloren. Im November waren neben Liese-Lotte Eichler nur sieben Ärzte in Görden tätig (davon vier Fachärzte für Psychiatrie und Neurologie), bei einer Bettenzahl von 2.921. Nicht zuletzt die ständige Arbeitsüberlastung führte offenbar zu Spannungen zwischen der Direktorin und – vor allem – den jüngeren Ärzten.

98 Vgl. Pohlmann/Wicker, Die Krankenpflege, S.62–69. Vgl. auch Sitzler, Beitrag Bl. 9.

99 Vgl. BAB, DQ 1, Nr. 4565, Sonderdruck aus Die Heilberufe, Zeitschrift für Schwestern ..., 2. Jg. 1950, H. 7, S.188 ff.: Irrenpflege und gesellschaftliche Umwelt von Dr. Müller-Hegemann, Oberarzt an der Universitätsnervenklinik Berlin (Charité), o.Bl.

100 „Vielfach werden als Hilfspfleger Menschen geworben, die für einen anderen Beruf nicht mehr tauglich sind. Es bleibt den Kaderabteilungen aber keine andere Wahl, da das Angebot äußerst gering ist." – BAB, DQ 1, Nr. 20523, Entwurf eines „Memorandum über die Lage in den psychiatrischen Anstalten der DDR." von Lammert, o.D. (1956), S.7, o.Bl.

werden.[101] Die Krankenhausleitungen waren bemüht, diese jungen, qualifizierten Kräfte an ihre Einrichtungen zu binden. So schlug Gustav Donalies vor, das praktische Jahr der Berufsausbildung jeweils an den delegierenden Krankenhäusern durchführen zu lassen, um die Bindung der Lehrlinge an sie zu verstärken.[102] Trotz der Bemühungen um die inhaltliche Verbesserung des Pflegeberufes in der Psychiatrie musste Lammert jedoch konstatieren: „Bei der Ausbildung des mittl. med. Personals muß Wert darauf gelegt werde, dass die jungen Kräfte auch in die Psychiatrie gehen, da eine fast 50%ige Überalterung des in den psychiatrischen Einrichtungen tätigen Pflegepersonals besteht und ausserdem großer Mangel an psychiatr. Pflegekräften vorliegt."[103]

Hauptursache für die Probleme bei der Werbung von psychiatrischem Pflegepersonal wie auch für die Abwanderung von Fachschulabsolventen in andere Bereiche war die geringe Bezahlung. Geisteskrankenpfleger erhielten ein Einstiegsgehalt zwischen 270 und 324 Mark, während ihre Kollegen in somatischen Krankenhäusern zum Berufsbeginn 340 bis 384 Mark bekamen. Ähnlich war das Verhältnis zwischen den Anfangsgehältern leitender Schwestern. In psychiatrischen Einrichtungen wurden zwischen 638 und 723 Mark gezahlt, in somatischen dagegen 725 bis 822 Mark.[104] Eine noch größere Sogwirkung als andere Bereiche des Gesundheitswesens hatte jedoch in finanzieller Hinsicht die Industrie, so dass gerade jüngere flexible Pflegekräfte dorthin abwanderten.[105]

Eine weitere Kontinuität struktureller Natur war der Bausubstanzverfall in den psychiatrischen Krankenhäusern. Seit der Weltwirtschaftskrise in den frühen 30er Jahren hatte es keine wesentlichen Investitionen in ihre Infrastruktur mehr gegeben. Diese Tendenz setzte sich in der DDR fort. Der Anteil der „Heil- und Pflegeanstalten für Nerven- und Geisteskranke" an den Gesamtausgaben im Bereich der Gesundheits- und sozialen Fürsorge des DDR-Staatshaushaltes betrug in den Jahren 1955 bis 1958 zwischen 3,6 und 2,9 Prozent. Dabei wuchs zwar die Summe der zur Verfügung gestellten Mittel von etwa 53,8 Millionen auf etwa 72,6 Millionen Mark, allerdings mussten davon 28 psychiatrische Krankenhäuser der DDR ihre sämtlichen Ausgaben, einschließlich der Lohnkosten, bestreiten.[106] Für Investitionen zur Behebung des Platzmangels verblieb kaum Spielraum, obwohl sich die Zahl psychiatrischer Betten pro 10 000 Einwohner von 15,2 im Jahre 1955 auf 17,9 (1960) erhöhte.[107] Nur ein Teil dieser Steigerung war auf die Rückgewinnung von bisher zweckentfremdet genutzten Kapazitäten zurückzuführen. In vielen Fällen steht dahinter eine Zunahme der Belegungsdichte auf den vorhandenen Stationen. Trotzdem wurde an der überlieferten Form der Psychiatrie mit den Großanstalten als zentralen

101 Ebd.
102 BAB, DQ 1, Nr. 20945, Donalies an Lammert, 11.5.1957, o.Bl.
103 BAB, DQ 1, Nr. 5571, Vorschläge f. d. Volkswirtschaftsplan 1957 Psychiatrie, o.D. (1956), o.Bl.
104 Hanrath, Zwischen „Euthanasie" und Psychiatriereform, S.386.
105 BAB, DQ 1, Nr. 20523, Entwurf eines „Memorandum über die Lage in den psychiatrischen Anstalten der DDR." von Lammert, o.D. (1956), S.6, o.Bl.
106 Staatliche Zentralverwaltung für Statistik der DDR (Hrsg.), Statistisches Jahrbuch der Deutschen Demokratischen Republik 1958, 4. Jg., Berlin, 1959, S.93 f.
107 Klaus Weise und Matthias Uhle, Entwicklungsformen und derzeitige Wirkungsbedingungen der Psychiatrie in der Deutschen Demokratischen Republik, in: Achim Thom und Erich Wulff (Hrsg.), Psychiatrie im Wandel, Erfahrungen und Perspektiven in Ost und West, Bonn 1990, S.440–461, hier: S.442.

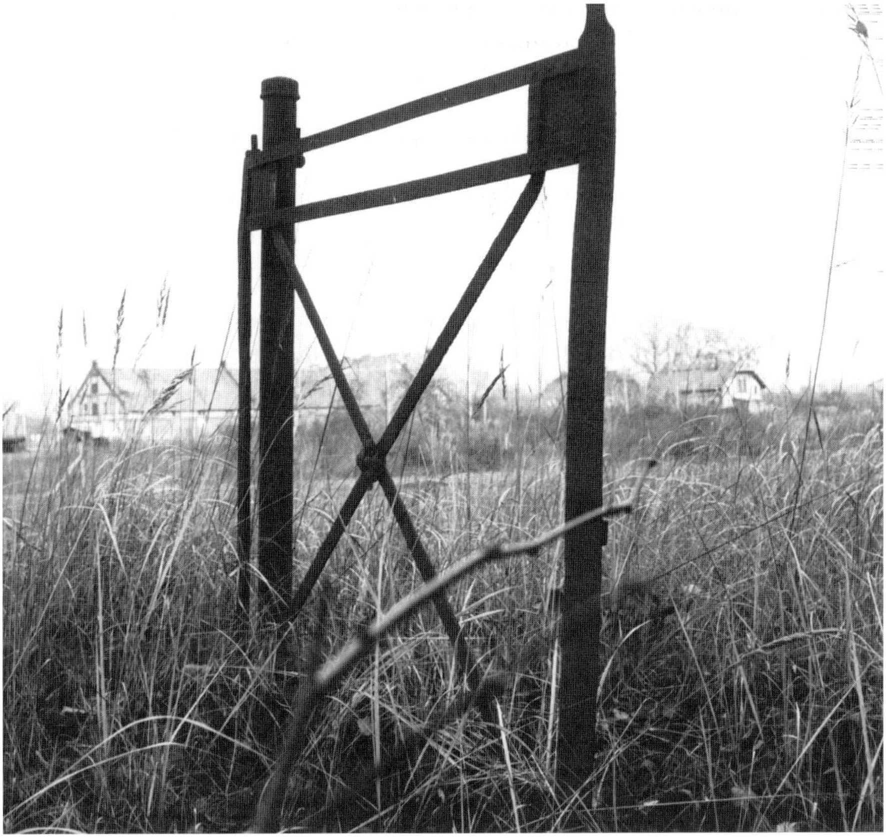

Blick auf den Gutshof der Landesanstalt Neuruppin, 2003.

Institutionen festgehalten. Durch jahrzehntelange Praxis als System medizinischer Betreuung aber auch sozialer Kontrolle etabliert, bestand von Seiten der zentralen gesundheitspolitischen Verwaltung offenbar kein Interesse an inhaltlichen Veränderungen. Die sozial- und ordnungspolitischen Herausforderungen, die um die Jahrhundertwende zur Durchsetzung dieses Systems geführt hatten, wurden mit seiner Hilfe weitgehend beherrscht. Inzwischen wurde es auch von der Bevölkerung – nicht zuletzt wegen seiner scheinbaren Alternativlosigkeit – akzeptiert.[108] Deshalb bestand das Ziel der Gesundheitsverwaltung darin, das Funktionieren der Anstaltspsychiatrie ohne größeren Energieaufwand zu gewährleisten. Engagement wurde von der Zentrale nur gezeigt, soweit es um die Wiederherstellung der früheren Kapazitäten durch Rückgabe von der Roten Armee ging. Eigene Investitionen zum Ausbau oder zur Modernisierung waren nicht vorgesehen und wurden mit dem Argument,

108 Ein Indiz dafür sind die „vielen Voranmeldungen, die ständig zur Aufnahme in psychiatrischen Einrichtungen vorliegen." – BAB, SAPMO DY30/IV/2/19/29, MfG Analyse über die Erfüllung des Volkswirtschaftsplanes 1956, o. Bl. Siehe auch das erste Kapitel.

dass es ja potentiell genügend – nur gerade zweckentfremdet genutzte – Kapazitäten gäbe, nicht in Betracht gezogen.[109]

Die Fixierung auf die großen Krankenhäuser als Hauptform der psychiatrischen Betreuung, erwies sich zunehmend auch deshalb als problematisch, weil im Untersuchungszeitraum die Zahl älterer und chronischer Kranker wuchs. Diese Patienten bedurften zwar einer ständigen Pflege, wegen des Charakters ihrer Krankheiten hatte jedoch eine Heilbehandlung wenig Aussicht auf Erfolg. Allein der Anteil der Patienten mit Krankheiten, die auf ein hohes Alter zurückzuführen waren, wurde auf ein Drittel aller in den psychiatrischen Einrichtungen Untergebrachten geschätzt.[110] 1959 verwies Liese-Lotte Eichler in ihrer Funktion als Bezirkspsychiaterin des Bezirkes Potsdam darauf, dass das Aufnahmealter steige und vor allem alte Menschen, die beispielsweise durch einen Schlaganfall „geistig zurückgehen", in psychiatrische Einrichtungen eingeliefert würden.[111] Die Unterbringung der pflegebedürftigen Patienten in Pflegeheimen war jedoch infolge der völlig ungenügenden Kapazität an Pflegebetten nur sehr beschränkt möglich. Die chronischen Pflegefälle mussten also weiterhin in den psychiatrischen Krankenhäusern betreut werden. Das hatte zur Folge, dass es oftmals weder möglich war, Kranke mit akuten Psychosen unterzubringen, noch den zahlreichen Fällen gerecht zu werden, die auf den Wartelisten zur Aufnahme in eine psychiatrische Einrichtung standen. Der kurzfristige Lösungsvorschlag des MfG bestand darin, dass die materiellen und finanziellen Mittel, die dem Gesundheitswesen zur Verfügung standen, „nach dem Prinzip der größten Sparsamkeit zu verwenden (wären), wobei eine richtige Kapazitätenauslastung sowie eine Ausnutzung der inneren Reserven gewährleistet werden müssen."[112] Es ist nicht überliefert, welche Reaktion solche Ratschläge bei den Krankenhäusern hervorriefen. Sie hatten immer versucht, mit ihren geringen Ressourcen zu haushalten und sie effektiv einzusetzen, ihre Initiativen zur Linderung der Überbelegung aber scheiterten entweder an den baulichen Gegebenheiten oder liefen – nicht zuletzt wegen ungenügender Unterstützung der übergeordneten Verwaltung – ins Leere. So konnten die Dachgeschosse der vorhandenen Häuser in Teupitz aus statischen Gründen nicht zu Stationsräumen ausgebaut werden, andererseits wurde dem beim Rat des Kreises Königs Wusterhausen eingereichten Investitionsplan zum Bau einer Steinbaracke für 50 bis 60 Betten nicht entsprochen.[113]

Die mittel- und langfristige Lösung des Problems sah das Gesundheitsministerium in der Entlastung der Anstalten von pflegebedürftigen und chronischen Kranken, die in Pflegeheime verlegt werden müssten. Hierin wurde sie von den Anstaltspsychiatern unterstützt. Der Neuruppiner Direktor Polik for-

109 BAB, DQ 1, Nr. 6676, Bl. 279, Mitteilung der Abt. Stat. u. amb. Krankenversorgung an Staatssekretärin Matern vom 7.8.1956: „Der Neubau von psychiatrischen Einrichtungen ist unzweckmäßig, da genügend Einrichtungen vorhanden sind."
110 BAB, SAPMO DY30/IV/2/19/29, MfG Analyse über die Erfüllung des Volkswirtschaftsplanes 1956, o.Bl.
111 BLHA, Rep. 401, Nr. 1170, Referat Eichler auf der Gesundheitskonferenz des Bezirks Potsdam am 15.12.1959, o.Bl.
112 BAB, SAPMO DY30/IV/2/19/29, MfG Analyse über die Erfüllung des Volkswirtschaftsplanes 1956, o.Bl.
113 BAB, DQ 1, Nr. 3913, Brand und Sussmann an MfG, 22.5.1953, o.Bl.

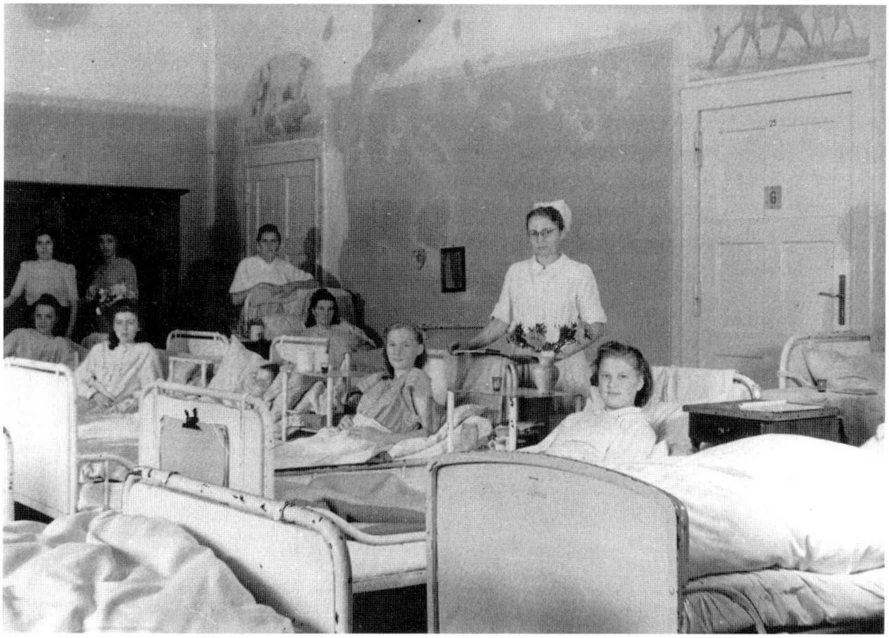

Schlafsaal in der Anstalt Eberswalde, 1950er Jahre.

derte anlässlich einer Direktorenbesprechung den Bettenmangel in den psychiatrischen Krankenhäusern durch die Schaffung von Alters- und Siechenheimen zu beheben.[114] Den Vorstellungen des MfG zufolge sollte in Zukunft der Schwerpunkt auf die Schaffung von Pflegebetten gelegt werden. Zur Bekräftigung der Notwendigkeit eines solchen Vorgehens wurden auch ökonomische Argumente angeführt. So betrage der Tagessatz einer psychiatrischen Heil- und Pflegeanstalt zurzeit 8,14 Mark, während ein Aufenthalt in einem Pflegeheim täglich 6,06 Mark koste. Bei einer geschätzten Zahl von 7 000 psychiatrischen Betten, die in der DDR von Pflegefällen blockiert würden, könnten durch eine Verlegung dieser Patienten etwa 5 Millionen Mark eingespart werden. „Das Ministerium für Gesundheitswesen muß deshalb in weitaus stärkerem Maße seinen Einfluß dahingehend geltend machen, daß in den nächsten Jahren die psychiatrischen Betten eine spürbare Entlastung durch die Einrichtung von Pflegeheimen erfahren, z.B. durch die Bereitstellung eines bestimmten Anteils der für den Wohnungsbau zur Verfügung stehenden Investitionsmittel zur Schaffung von Pflegeheimen."[115] Ein Blick in die Statistik zeigt jedoch, dass für Pflegeheime im Staatshaushalt der DDR noch weniger Mittel als für die psychiatrischen Krankenhäuser zur Verfügung standen und dass die hier zu verzeichnende Ausgabensteigerung noch geringer ausfiel. 1955 erhiel-

114 BAB, DQ 1, Nr. 20522, Polik an MfG, 25.5.1957, o.Bl.
115 BAB, SAPMO DY30/IV/2/19/29, MfG Analyse über die Erfüllung des Volkswirtschaftsplanes 1956 o.Bl.

ten die Pflegeheime in der DDR ungefähr 44,8 Millionen Mark und 1958 etwa 59,4 Millionen Mark.[116] Anscheinend hatte der Einfluss des MfG relativ enge Grenzen. Davon zeugt der schon ein Jahr später folgende Vorschlag, zu überprüfen, ob nicht Krankenhausbetten in „ungeeigneten bzw. zu alten Gebäuden ... für die eine Rekonstruktion nicht zweckmäßig erscheint, ... für chronisch Kranke, für Pflegeheime und Altersheime verwendet werden können."[117] Der Ausweg war nunmehr die Option auf eine Zwei-Klassen-Versorgung, bei der die Gruppe der nicht mehr therapierbaren Kranken deutlich schlechter gestellt werden sollte. Die Rückzugsposition, die das MfG jetzt in Bezug auf die ursprüngliche Forderung nach Kapazitätserweiterung der Pflegeheime einnahm, wird noch deutlicher an der Tatsache, dass die Problemlösung an die unteren Verwaltungsebenen delegiert wurde. Die örtlichen Organe sollten die Verantwortung für die Schaffung von mehr Pflegeheimen für „nicht krankenhausbehandlungsbedürftige psychiatrische Kranke" übernehmen.[118]

Für die Patienten in den psychiatrischen Krankenhäusern bedeutete die Randstellung der Psychiatrie im staatlichen Gesundheitswesen der DDR, dass sich ihre Unterbringungssituation am Ende des Untersuchungszeitraumes nicht grundlegend von dem Anfang der 50er Jahre beschriebenen Zustand unterschied: „Die Kranken müssen leider ganz überwiegend in grossen Sälen untergebracht werden, da die Räumlichkeiten in Teupitz sehr ungünstig sind. ... –, in den wenigen uns zur Verfügung stehenden Gebäuden sind leider nur sehr wenige Krankenzimmer vorhanden, sodurch eine geeignete Unterbringung der seelisch kranken Menschen trotz besten Willens im allgemeinen einfach nicht möglich ist."[119]

116 Staatliche Zentralverwaltung für Statistik der DDR (Hrsg.), Statistisches Jahrbuch der Deutschen Demokratischen Republik 1958, 4. Jg., Berlin, 1959, S.93f.
117 BAB, SAPMO DY30/IV/2/19/28, 1958 Bericht über den Gesundheitsschutz, o.Bl.
118 Ebd.
119 BLHA, Rep. 211, Nr. 941, Bl. 212f.

Neue Entwicklungen: Die Jahre 1958–1963

„Der Kampf um Lübben"

Im Mai 1958 ergab sich die Möglichkeit, die ehemalige Brandenburgische Landesanstalt in Lübben für psychiatrische Zwecke zurück zu gewinnen. An Hand der jahrelangen Auseinandersetzungen, die der Wiederinbetriebnahme der Lübbener Anstalt vorausgingen lassen sich verschiedene Akteure und deren Interessenlagen aufzeigen, die den Bereich der Anstaltspsychiatrie beeinflussten. Die umfangreiche Überlieferung erlaubt zudem einen Einblick in den Mechanismus politischer Entscheidungsfindung unter realsozialistischen Bedingungen.

In einer Hausmitteilung vom 3. Mai 1958 an die, für den Bereich Psychiatrie zuständige, Hauptabteilung Heilwesen in seinem Ministerium informierte der stellvertretende Gesundheitsminister, Dr. Marcusson, darüber, dass der von sowjetischen Truppen besetzte Teil der früheren Heil- und Pflegeanstalt in Lübben bereits im März geräumt und das Objekt an die Nationale Volksarmee der DDR (NVA) übergeben worden sei. Das Ministerium für Gesundheitswesen sei von diesem Vorgang nicht offiziell in Kenntnis gesetzt worden. Sechs Tage später datiert ein Schreiben Marcussons an den stellvertretenden Verteidigungsminister, General Heinz Hoffmann, in dem er seinen Regierungskollegen bittet, eine militärische Nutzung des Gebäudekomplexes zu überdenken und ihn statt dessen wieder seinem alten Zweck zuzuführen. Die psychiatrische Versorgungslage im Bezirk Cottbus – dem einzigen DDR-Bezirk ohne eine große stationäre psychiatrische Einrichtung – erfordere dies dringend, weshalb sich das MfG schon seit Jahren um die Rückgewinnung von Lübben bemüht habe.[1]

Dass die Information über die Räumung des Anstaltsgeländes durch die Sowjettruppen das Gesundheitsministerium nur auf Umwegen erreichte, ist ein deutlicher Hinweis auf die geringe Bedeutung der Psychiatrie im Bewusstsein der politisch Verantwortlichen. In der NVA-Führung war das Problem des Bettenmangels in der Psychiatrie ebenso bekannt, wie dessen Zusammenhang mit der militärischen Nutzung früherer Heil- und Pflegeanstalten. In der bereits erwähnten Liste von 6 000 zweckentfremdeten Betten, die das MfG im Juni 1956 an das Ministerium für Nationale Verteidigung geschickt hatte, erschien auch die ehemalige Heil- und Pflegeanstalt Lübben mit 1 200 Betten.[2]

1 BAB, DQ 1, Nr. 21600, Vorgang „Lübben", Hausmitteilung 3.5.1958 sowie Marcusson an Hoffmann, 9.5.1958, o.Bl.
2 BAB, DQ 1, Nr. 6676, Bl. 271 f.

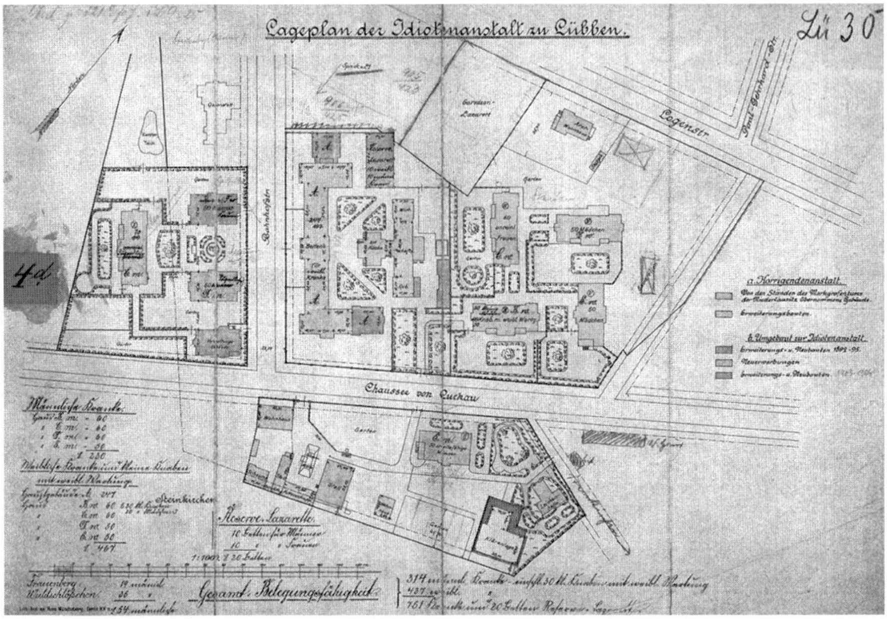

Lageplan der früheren Landesanstalt in Lübben, 1906.

Möglicherweise führte diese frühere Intervention jetzt dazu, dass der Bitte um Rückgabe der Teilanstalt in Lübben mit vier als Krankenhäuser nutzbaren Gebäuden an das Gesundheitswesen relativ schnell entsprochen wurde. Nachdem General Hoffmann am 5. Juni 1958 sein Einverständnis erklärt hatte, erfolgte die offizielle Übergabe bereits am 18. des Monats. Entsprechend der gängigen Verwaltungspraxis wurde die Anstalt vom MfG sofort in die Rechtsträgerschaft des Rates des Kreises Lübben weitergegeben, „mit der ausdrücklichen Zweckbestimmung, diese Einrichtung nur zur Behandlung und Pflege von psychiatrisch Kranken einzurichten und zu nutzen".[3] Der Kreis war keineswegs erfreut über die neue Aufgabe, die ihm aus dieser Zweckbindung erwuchs. Die lokalen Verantwortlichen konnten sich aus ihrer Sicht durchaus sinnvollere Nutzungen der neu gewonnenen Gebäude vorstellen. Angesichts der akuten Wohnungsnot in Lübben schlug der stellvertretende ärztliche Direktor des Kreiskrankenhauses beispielsweise vor, dort Wohnungen für Ärzte und mittleres medizinisches Personal seines Hauses einzurichten. Das wurde jedoch sowohl vom Gesundheitsministerium als auch vom Rat des Bezirkes abgelehnt. Nur unter dem Druck der übergeordneten Stellen waren die Kreisvertreter bereit, die vorgesehene psychiatrische Nutzung zu akzeptieren.[4] Eine Ursache dafür dürfte die Kenntnis der Schwierigkeiten gewesen sein, die der Betrieb eines psychiatrischen Krankenhauses mit überregionalen Versorgungsaufgaben für eine kommunale Verwaltung mit sich brachte. Einerseits – so zeigten es die Erfahrungen bereits betroffner Kreise, über die sich die Lüb-

3 BAB, DQ 1, Nr. 21600, Vorgang „Lübben", Übergabeprotokoll vom 18.6.1958, o.Bl.
4 Ebd., Hausmitteilung vom 20.6.1958, o.Bl.

bener Verantwortlichen sehr wahrscheinlich im Vorfeld informiert hatten – war eine solche Einrichtung stets Objekt unliebsamer Einmischungsversuche der mittleren und oberen Verwaltungsebene, andererseits wurde die Verantwortung für Missstände im Zweifelsfall auf den zuständigen Kreis abgeschoben. Es gab noch einen Grund für das Unbehagen der örtlichen Funktionäre: die öffentliche Meinung. In der Bevölkerung existierten tief verwurzelte Vorurteile gegenüber psychisch Kranken. Da die Lübbener Anstalt mitten im Stadtgebiet lag, befürchteten die Bürger offenbar Gefährdungen und Belästigungen seitens psychiatrischer Patienten. Diese irrationalen Ängste äußerten sich auch in einer Reihe von Beschwerden gegen die geplante Nutzung.[5] Sich an der Schaffung eines potentiellen Unruheherdes in ihrem Bereich zu beteiligen, lag nicht im Interesse der Kreisvertreter. Letztendlich konnten sie sich aber nicht gegen die Interessen der bezirklichen und zentralen Gesundheitsverwaltung durchsetzen. Wie sich noch zeigen wird, waren deren Vorstellungen bezüglich des Charakters der neuen Einrichtung jedoch nicht deckungsgleich. Dem Rat des Kreises blieb, angesichts des zu diesem Zeitpunkt noch gemeinsam ausgeübten Druckes „von oben“, nur die Forderung nach maßgeblicher Unterstützung von dort, um die Aufgabe bewältigen zu können. Gemeint waren damit wohl in erster Linie Investitionsmittel, denn der bauliche Zustand der übernommenen Gebäude erforderte umfangreiche Arbeiten, um sie für psychiatrische Zwecke herzurichten. Zudem müssten Wohnungen für das neu anzusiedelnde Personal geschaffen werden, da von den Angestellten der alten Anstalt, die noch in Lübben wohnten, kaum jemand bereit sein würde, wieder in einem psychiatrischen Krankenhaus zu arbeiten.[6]

Eine sofortige psychiatrische Nutzung des Komplexes war, nachdem er seit 1940 verschiedenste andere Funktionen erfüllt hatte, nicht möglich. Deshalb sollte zunächst durch ein Fachgremium aus Vertretern des Gesundheitsministeriums, des Rates des Bezirkes und erfahrenen Fachärzten die Zweckbestimmung der einzelnen Gebäude festgelegt und danach unverzüglich mit der Projektierung begonnen werden.[7] Nach der zügigen Abwicklung der Übergabe kam der Prozess jedoch nun ins Stocken. Erst am 17. November 1958 traf sich die Kommission, die inhaltliche Vorgaben für das neue Krankenhaus erarbeiten sollte, in Lübben. Mitglieder des Gremiums waren u.a. die Referatsleiterin im Gesundheitsministerium Dr. Lammert, die Direktoren der psychiatrischen Krankenhäuser in Görden, Frau Dr. Eichler und Eberswalde, Dr. Donalies sowie der Lübbener Kreisarzt Dr. Eichelberger. Am Beginn der Beratung stand ein fast kurios anmutendes Ereignis. Unter der Leitung eines Oberstleutnant Eichelkraut erschienen fünf Polizeioffiziere, angeblich, um „Beschwerden aus der Bevölkerung gegen die Errichtung der psychiatrischen Einrichtung im Stadtgebiet von Lübben nachgehen“ zu wollen. Der eigentliche Grund ihres Erscheinens offenbarte sich jedoch schnell. Es ging um die Nutzung der freigegebenen und seit Juni leer stehenden, dem Anschein nach also nicht gebrauchten Häuser. Das Ministerium des Innern (MdI) hätte Interesse daran, dort eine Kaserne einzurichten. Aus Sicht der Polizei war diese Überlegung

5 Vgl. ebd., Bericht vom 20.11.1958, o.Bl.
6 Ebd., Hausmitteilung vom 20.6.1958, o.Bl.
7 Ebd.

nahe liegend. Sie nutzte bereits ein Gebäude der früheren Landesanstalt. Von dort aus war offenbar beobachtet worden, dass sich im früher sowjetisch besetzten Gelände nichts tat. Eine Erweiterung ihrer Einrichtung wäre nahezu problemlos möglich. Interessant ist das argumentative Vorgehen des Polizeioffiziers. Zum einen machte er sich zum Fürsprecher der dumpfen Vorurteile gegenüber psychisch Kranken, andererseits gab er vor, in deren Interesse zu handeln, denn es „sei doch wohl besser, ... ein neues Krankenhaus zu bauen, als Kasernen neu zu bauen". Es ist nicht anzunehmen, dass er selbst an die Realisierbarkeit seines Vorschlages glaubte, es sei denn, ihm waren die wirtschaftlichen und finanziellen Rahmenbedingungen in der DDR vollkommen entgangen. Seine Argumentation war also vermutlich reine Demagogie, wirft aber ein bezeichnendes Licht auf das gesellschaftliche Umfeld, in dem die Psychiatrie zu diesem Zeitpunkt existierte. Allerdings hatte Eichelkraut eine Reihe engagierter Psychiater vor sich, die schon seit Jahren um eine Erhöhung des gesellschaftlichen Ansehens ihres Faches kämpften. Folgerichtig wurde den Offizieren unmissverständlich dargelegt, „daß man von einer psychiatrischen Anstalt wohl nicht die rechten Vorstellungen habe, wenn man annehmen würde, daß dadurch irgendwelche Beeinträchtigung der Nachbarschaft entstehen würde." Im Übrigen sei die Projektierung schon im Gange – was wahrscheinlich nicht den Tatsachen entsprach – und der anwesende Personenkreis ohnehin nicht kompetent, das Objekt an das MdI zu übergeben. Letzteres dürfte zutreffend gewesen sein und für die Kommissionsmitglieder auf der Hand gelegen zu haben. Die Komik der Situation ergibt sich aus dem offensichtlichen Dilettantismus des polizeilichen Überrumpelungsversuches. Möglicherweise handelte es sich um den Alleingang lokaler Polizeivertreter. Nachdem die Offiziere hinauskomplimentiert waren, wurden die Häuser besichtigt und erste Festlegungen zum Raumprogramm einer Aufnahmestation mit ca. 60 Betten getroffen.[8]

Doch die Wiederherstellung des psychiatrischen Krankenhauses in Lübben geriet nun in ein Spannungsfeld widerstreitender Interessen, das weit größeren Einfluss auf den weiteren Fortgang hatte, als die vergleichsweise harmlose Intervention seitens der Polizei. Ein halbes Jahr nach der Besprechung in Lübben hatten noch keine Ausbauarbeiten begonnen. Um die Gebäude nicht vollkommen ungenutzt zu lassen, war in einem von ihnen eine Eiersammelstelle (!) eingerichtet worden. Nachforschungen seitens des Gesundheitsministeriums beim Rat des Kreises ergaben, dass 1959 nur der erste Bauabschnitt – eine Aufnahme- und eine Kinderstation – realisiert werden sollte. Außerdem habe der Rat des Bezirkes Cottbus den Beschluss gefasst, 1960 nur die Küche und die Wäscherei fertig zu stellen und den Rest des Ausbaus bis 1962 auszusetzen.[9] Der Kreis Lübben hatte – wie schon dargelegt – kein besonderes Interesse und auch nicht annähernd die erforderlichen Mittel das Vorhaben zu realisieren. Was aber hatte den Bezirk veranlasst, von seiner ein Jahr zuvor noch mit Nachdruck bekundeten Absicht abzurücken? Die Ursache lag in der Energiepolitik der DDR. Um die bestehenden Probleme bei der Versorgung der Industrie mit Elektroenergie zu beheben, war

8 Vgl. ebd., Bericht vom 20.11.1958, o.Bl.
9 Ebd., Bericht vom 15.6.1959, o.Bl.

der Aufbau eines Großkraftwerkes auf Braunkohlebasis in Lübbenau-Vetschau beschlossen worden. Diese Investition erhielt Vorrang gegenüber allen anderen Planungen im betreffenden Gebiet. Die Existenz leer stehender Gebäude in Form der früheren Lübbener Anstalt, die sich in relativer Nähe zu der Großbaustelle befanden, wurde offensichtlich sogar als Vorteil gesehen. Es war geplant, dort etwa 400 Bauarbeiter unterzubringen. Die mittlere Verwaltungsebene des Gesundheitswesens in Gestalt des Bezirksarztes Dr. Fischer, der sich für die Beibehaltung des ursprünglichen Planes ausgesprochen hatte, war im Rat des Bezirkes noch überstimmt worden.[10] Die zentrale Gesundheitsverwaltung konnte ein solches Vorgehen aus ihrer Sicht jedoch nicht tolerieren. Entsprechend scharf fiel der Protest gegen die neue „völlig untragbare Planung" aus.[11] In einem Schreiben des stellvertretenden Gesundheitsministers Gehring an den Ratsvorsitzenden des Bezirkes Cottbus Müller wurde darauf verwiesen, dass der Ratsbeschluss dazu führen würde, „daß die im Jahre 1958 zurückgegebene Einrichtung erst günstigenfalls Ende 1963 voll genutzt werden könnte". Um seiner Forderung nach Rücknahme des Beschlusses Nachdruck zu verleihen, drohte Gehring indirekt damit, dass psychisch Kranke des Bezirkes Cottbus in Zukunft nicht mehr in den psychiatrischen Krankenhäusern anderer Bezirke aufgenommen werden könnten.[12] Müller zeigte sich davon unbeeindruckt, nicht nur, weil er sicher sein konnte, dass Gehrings Androhung sich nicht realisieren ließ. Er wusste außerdem andere, ebenfalls auf der zentralen Ebene angesiedelte, Interessen auf seiner Seite, die im Zweifelsfall die Forderungen der Gesundheitsverwaltung zurückweisen würden. Der Aufbau des Kraftwerkes Lübbenau – so Müller – sei „für die ganze Republik von ausserordentlicher Bedeutung" und schließlich erfordere „auch die erhöhte Aufgabe des Gesundheitswesens mehr Bedarf an Energie".[13]

Die kurzfristige Durchsetzung der Ziele des Gesundheitsministeriums in Lübben war gescheitert; es blieben nur der geordnete Rückzug und der Versuch zur Schadensbegrenzung. Bei einer gemeinsamen Besprechung mit den Räten des Bezirkes und des Kreises sowie der Bauleitung des Kraftwerks Lübbenau im August 1959 wurde jedoch aus der Sicht des Gesundheitswesens keine wesentliche Verbesserung erreicht. Dem MfG wurde lediglich ein vorzeitiger Abzug eines Teils der Bauarbeiter in Aussicht gestellt, so dass nach Herrichtung des Wirtschaftsgebäudes ab Sommer 1960 der Krankenhausbetrieb mit ca. 130 Betten aufgenommen werden könnte. Die Arbeiten für den Abschluss der Gesamtprojektierung des neuen Krankenhauses sollten trotz der Nutzung als Wohnheim ermöglicht und bis Mitte 1960 abgeschlossen werden.[14] Doch die Realität holte alle Planungen ein. Zweieinhalb Jahre nach der Übergabe des Komplexes an das Gesundheitswesen, im Dezember 1960, heißt es in einem Schreiben des Gesundheitsministeriums an den Rat des Bezirkes

10 Ebd., Bericht vom 15.6.1959, o.Bl.
11 Ebd., Mitteilung vom 17.6.1959, o.Bl.
12 Ebd., Schreiben vom 18.6.1959, o.Bl.
13 Ebd., Schreiben vom 2.7.1959, o.Bl.
14 Ebd., Protokolle vom 14.8.1959 und 20.9.1959 (Eingangsvermerk), o.Bl. Vgl. auch BAB, DQ 1, Nr. 6195, Statistik 1. Halbjahr 1959 vom 9.2.1960: Zu Lübben heißt es hier: „Die Aufnahme- und Kinderstation mit einer Insgesamtkapazität von 232 Betten soll evtl. noch in diesem Jahr fertiggestellt und in Betrieb genommen werden."

Cottbus: „Trotz großer Bemühungen ist es bis jetzt noch nicht gelungen, zumindest eine Teilkapazität in dieser Einrichtung in Betrieb nehmen zu können.“[15] Die nächsten vorgesehenen Fertigstellungstermine verschoben sich vom 1. August auf den 1. Oktober 1961 von da über den 1. April und den 1. Mai auf den 1. August 1962 bis das Krankenhaus schließlich am 1. September 1962 tatsächlich eröffnet wurde.[16] Verantwortlich für die jahrelange Verzögerung ist vermutlich ein Komplex objektiver und subjektiver Faktoren, wie nicht ausreichenden Baukapazitäten, der äußerst schwierigen Wohnraumsituation in Lübben bis hin zu mangelndem Engagement und geringer Entschlussfreudigkeit beteiligter Personen. Zunehmend erwiesen sich jedoch die strukturellen Defizite der Anstaltspsychiatrie, die mit der Rückgewinnung Lübbens für psychiatrische Zwecke eigentlich verringert werden sollten, als Hemmnis für die Inbetriebnahme. Verschärft wurde das Problem durch Auseinandersetzungen innerhalb der bürokratischen Apparate des Gesundheitswesens. Dieser Thematik soll hier im Einzelnen nachgegangen werden.

Im September 1959 wurde festgelegt, dass Kreisarzt Eichelberger wegen des Raumprogramms für das Hauptgebäude den Direktor des Teupitzer Krankenhauses für Psychiatrie, Dr. Brand, konsultieren sollte. Letzterer vermied es jedoch bei der entsprechenden Begehung – trotz der Hinweise des vom Ministerium beauftragten Architekten Kubowitz auf die Notwendigkeit eines Raumprogramms für den weiteren Fortgang der Arbeiten – sich festzulegen und schlug vor, ein größeres Gremium aus Fachleuten über die zukünftige Nutzung entscheiden zu lassen. Brand war persönlich der Ansicht, „daß es nicht ein Krankenhaus sondern ein Pflegeheim für Psychiatrie werden müßte“. Vermutlich rief das zögerliche Verhalten Brands einigen Unwillen hervor, da er im weiteren nicht mehr an der Erarbeitung des Raumprogramms beteiligt wurde. Dieses wurde im Oktober 1959 von Eichler, Donalies, Lammert und Kubowitz in Berlin festgelegt.[17]

Brands Ansicht, in Lübben ein psychiatrisches Pflegeheim einzurichten, war jedoch keine Einzelmeinung.[18] Ähnlich äußerte sich auch Dr. Heinrich Stoltenhoff, der ärztliche Direktor des Krankenhauses in Arnsdorf bei Dresden, das für die psychiatrische Versorgung eines Teils des Bezirkes Cottbus zuständig war.[19] Die Idee war nicht von der Hand zu weisen, denn dass Problem der chronischen Überfüllung der psychiatrischen Krankenhäuser wurzelte im Wesentlichen in den fehlenden Kapazitäten für die gesonderte Unterbringung von Menschen mit geistigen Behinderungen. Sie verbrachten deshalb oft Jahre in den Krankenhäusern und blockierten die Betten für psychisch Kranke. Ein Pflegeheim in Lübben mit mehreren hundert Betten hätte für die umliegenden Psychiatrieanstalten sicher eine gewisse Entlastung bedeutet. Stoltenhoff war

15 BAB, DQ 1, Nr. 21600, Vorgang „Lübben“, Schreiben vom 1.12.1960, o.Bl.
16 Vgl. ebd., Mitteilung zum Fertigstellungstermin 1.8.1961, Schreiben vom 30.8.1961, Aktenvermerk vom 4.12.1961, Schreiben vom 22.3.1962, Schreiben vom 26.5.1962, Schreiben vom 4.7.1962, o.Bl.
17 Vgl. ebd., Protokoll vom 20.9.1959 (Eingangsvermerk), Schreiben vom 23.9.1959 und Niederschrift über die Besprechung am 22.9.1959, Schreiben vom 10.12.1959, o.Bl.
18 Brand hatte schon 1956 vorgeschlagen in Lübben ein Pflegeheim einzurichten, dabei allerdings an die von deutschen Institutionen genutzten Häuser gedacht, da der Abzug der sowjetischen Truppen aus dem anderen Anstaltsteil zu diesem Zeitpunkt nicht kalkulierbar war. Vgl. BAB, DQ 1, Nr. 20522, Vorgang „Teupitz“, Schreiben mit Vorschlägen zur Direktorenkonferenz am 25.6.1957, o.Bl.
19 BAB, DQ 1, Nr. 21600, Vorgang „Lübben“, Stoltenhoff an Bezirksarzt i.V. Maier, o.D., o.Bl.

Mitglied des Fachausschusses für Psychiatrie und konnte sich auf den Beschluss dieses zentralen fachlichen Beratungsgremiums beim Ministerium für Gesundheitswesen berufen, „in Lübben lediglich eine psychiatrische Pflegeabteilung zu errichten“.[20] Stoltenhoff, der auf Grund seiner höheren Reputation wahrscheinlich über mehr Selbstbewusstsein im Umgang mit der Gesundheitsbürokratie verfügte als Dr. Brand von der vergleichsweise kleinen Einrichtung aus Teupitz, versah seinen Vorschlag gegenüber dem amtierenden Cottbuser Bezirksarzt, Dr. Maier, mit einer deutlichen Warnung. Im Falle der Errichtung eines „normalen“ psychiatrischen Krankenhauses an Stelle eines Pflegeheims würden die Dresdener Einrichtungen sofort auf die Abgabe ihrer Einzugsbereiche im Bezirk Cottbus an Lübben drängen.[21]

Im Gesundheitsministerium war man gegen die Einrichtung eines reinen Pflegeheimes. Ausschlaggebend für diese Haltung könnte gewesen sein, dass man – anders als die psychiatrischen Krankenhäuser, denen es vordringlich um das Freimachen von Betten ging – auch die psychiatrische Versorgung der Bevölkerung vor Ort im Blick hatte. Ein Krankenhaus in Lübben mit einer Aufnahmestation für akute Erkrankungen, war zumindest für die Bewohner der umliegenden Kreise eine Erleichterung, die dann nicht mehr den weiten Weg in Einrichtungen anderer Bezirke auf sich nehmen mussten. Des Weiteren waren in dem Vorschlag Stoltenhoffs keine Betten für Kinder vorgesehen.[22] Gerade die Unterbringung psychisch kranker bzw. geistig behinderter Kinder war im DDR-Maßstab ein besonderes Problem. An diesem Punkt gelang es der zuständigen Referentin im Ministerium, Lammert, in der Gördener Direktorin Liese-Lotte Eichler eine Verbündete zu gewinnen. Auf Grund des großen kinder- und jugendpsychiatrischen Bereichs an ihrem Krankenhaus, der zum Teil republikweite Versorgungsaufgaben übernehmen musste, war sie natürlich besonders an einer Entlastung auf diesem Gebiet interessiert. Interessanterweise kommen in der vom MfG und von Eichler favorisierten Variante der inhaltlichen Ausrichtung des Lübbener Krankenhauses alte Traditionen und Muster der brandenburgischen Anstaltspsychiatrie zum Vorschein. Bis in die 30er Jahre hatte hier eine Arbeitsteilung zwischen den Anstalten in Potsdam und Lübben existiert. Während in Potsdam die als bildungsfähig eingestuften Kinder und Jugendlichen aus der Provinz Brandenburg betreut wurden, kamen in Lübben die so genannten Bildungsunfähigen unter. Eine ähnliche Struktur sah Eichlers, von Lammert unterstütztes, Konzept vor: Görden sollte „Aufnahmezentrale“ für psychisch kranke Kinder bleiben und alle „durchuntersuchten“ Kinder aus dem Bezirk Cottbus, die als reine Pflegefälle eingeschätzt würden, nach Lübben überweisen. Begründet wurde der Vorschlag mit den abzusehenden Schwierigkeiten bei der ärztlichen Besetzung in Lübben, die eine vollständige kinder- und jugendpsychiatrische Abteilung nicht zulassen würden. Mit der Einrichtung einer Kinder-Pflegestation war Eichler auch bereit, eine akute Aufnahmestation zu akzeptieren, d.h. die fachliche Ausrichtung Lübbens als Krankenhaus festzuschreiben.[23] Damit wich sie von der Empfehlung des Fachausschusses, dessen Mitglied sie ebenfalls war, ab. Stol-

20 Ebd., Schreiben vom 10.10.1961, o.Bl.
21 Ebd., Stoltenhoff an Bezirksarzt i.V. Maier, o.D. o.Bl.
22 Vgl. ebd., Mitteilung vom 15.8.1961, o.Bl.
23 Vgl. ebd., Schreiben vom 15.8.1961 sowie Aktenvermerk und Schreiben vom 4.9.1961, o.Bl.

tenhoff konnte seine Ideen auch bei einem Treffen mit Lammert, Eichler sowie Vertretern des Bezirkes und des Kreises nicht durchsetzen und versuchte daher noch einmal über den Vorsitzenden des Fachausschusses, Dr. Ehrig Lange, Druck auszuüben, die Planung einer teilweise klinischen Belegung in Lübben rückgängig zu machen. Vom Ministerium wurde dieser Vorstoß unter ausdrücklichem Verweis auf die Allianz mit Görden zurückgewiesen: „Die Meinung des ärztl. Direktors, Genossin Dr. Eichler, war doch eindeutig für unseren Vorschlag.“[24]

In derselben Hausmitteilung des Ministeriums wird auf einen weiteren, sich anbahnenden Konflikt hingewiesen: „Auf keinen Fall dürfen wir uns durch die Bedürfnisse des Bezirkes Cottbus bei der Festlegung der Perspektive für diese Einrichtungen beeinflussen lassen.“[25] Eichler umriss den Inhalt des Konflikts in einem wenige Tage später verfassten Schreiben an Lammert. Demnach strebe der Bezirk Cottbus offensichtlich an, Kinder direkt in Lübben aufzunehmen und nicht nur die über den „Umweg“ Görden als bildungsunfähig eingestuften. Eichler bezweifelte, dass bildungsfähige Kinder in Lübben gefördert werden könnten und drohte im Falle der Entscheidung des Ministeriums für die Cottbuser Position mit einem Aufnahmestopp für Cottbuser Kinder.[26] Wahrscheinlich bedurfte es dieser Drohung gar nicht, denn das MfG hatte auf Grund der bereits genannten Erwägungen ein eigenes Interesse daran, bei dem gemischten Konzept einer klinischen und einer Pflegestation zu bleiben. Die guten persönlichen Beziehungen zwischen Lammert und der Gördener Direktorin dürften ein Übriges dazu beigetragen haben, dass das Ministerium fest zu der mit Eichler getroffenen Abmachung stand.[27] Mit dem Votum gegen eine Kinder-Pflegestation wollte der Bezirk Cottbus offensichtlich eine Vorentscheidung über die weitere Perspektive der Lübbener Einrichtung herbeiführen. Möglicherweise überwogen hier Statusgründe eine rationale Argumentation. Das MfG-Modell einer gemischten Belegung mit akuten Krankheits- und dauerhaften Pflegefällen versuchte als Kompromisslösung sowohl den Bedürfnissen einer psychiatrischen Vor-Ort-Versorgung gerecht zu werden, als auch das Problem der Überbelegung in den psychiatrischen Krankenhäusern zu berücksichtigen. Die Vorstellungen der Bezirksverwaltung liefen jedoch auf ein vollständiges psychiatrisches Krankenhaus hinaus. Das ging an den realen Gegebenheiten der DDR-Psychiatrie vorbei, nicht nur in Bezug auf das Pflegefallproblem, sondern auch – wie sich zeigen wird – hinsichtlich des Personalmangels im Fach. In Bezug auf die Realisierung politischer Herrschaft in der DDR lässt sich an Hand dieses Konflikts eine interessante Beobachtung machen: Das selbst postulierte Prinzip des „demokratischen Zentralismus“ war keinesfalls so monolithisch, wie es manchmal in der Rückschau erscheinen mag. In der Auseinandersetzung zwischen der zentralen und der mittleren Verwaltungsebene über den Charakter der psychiatrischen Einrichtung in Lübben trug letztere den Sieg davon. In der Diktion Eichlers liest sich das so: „Ich bedaure außerordentlich, daß Sie nicht dabei waren, denn unsere Fahrt

24 Ebd., Bericht vom 9.10.1961, Schreiben vom 10.10.1961, Hausmitteilungen vom 27.10. und 1.11.1961, o.Bl.
25 Ebd., Hausmitteilung vom 1.11.1961, o.Bl.
26 Ebd., Schreiben vom 13.12.1961, o.Bl.
27 Vgl. dazu BAB, DQ 1, Nr. 20945, Vorgang „Görden“, o.Bl.

nach Lübben verlief für uns vollkommen ergebnislos.“ Gemeint ist eine Besprechung in Lübben, die der neue Cottbuser Bezirksarzt, Dr. Kinnigkeit, anberaumt hatte, ohne Vertreter des Gesundheitsministeriums einzuladen, so dass Lammert auf die Information durch Eichler, die hier zitiert wird, angewiesen war. Kinnigkeit machte klar, „dass die Kinderabteilung Lübben reine Aufnahmestation wird“. Damit, so Eichler weiter, „ist uns die Möglichkeit genommen, durchuntersuchte Pflegefälle zurückzuverlegen und dadurch auch natürlich rein bettenmäßig die Möglichkeit, Kinder zur Beobachtung und förderungsfähige Kinder aufzunehmen“. Anscheinend setzte sich der Bezirksarzt auch über Bedenken des Kreisarztes Eichelberger, der den Prozess der Wiederherstellung der Psychiatrie in Lübben von Anfang an begleitet hatte, hinweg. Zielstellung für Kinnigkeit war, laut Eichler, die Profilierung zu einem Bezirkskrankenhaus.[28] Hier bestätigt sich die Vermutung, dass es den Verantwortlichen in Cottbus weniger um einen Beitrag zu Lösung drängender Probleme in der Psychiatrie ging, als vielmehr um die Realisierung eines Prestigeobjektes. An diesem Punkt versuchte – von Lammert umgehend alarmiert – ihr direkter Vorgesetzter, der Leiter der Hauptabteilung Heilwesen im MfG, Dr. Erler, anzusetzen, vielleicht um Cottbus doch noch zur Abkehr von seinen Ambitionen zu bewegen. Er verweigerte Kinnigkeit die Einstufung Lübbens in die hohe Kategorie als so genanntes C-Krankenhaus mit der Begründung, diese könne erst erfolgen, wenn ein Krankenhaus eine bestimmte Größe habe und wenn es in der Lage sei, den Bezirk im Wesentlichen zu versorgen. Das sei im Fall Lübben nicht gewährleistet, deshalb „könnte es als Fachkrankenhaus für Psychiatrie (nur) in die Gruppe B der Rahmenkrankenhausordnung eingruppiert werden.“ Seine vorangestellten Ausführungen deuten jedoch darauf hin, dass das Gesundheitsministerium schon auf dem Rückzug war und versuchte, dabei das Gesicht zu wahren. Zwar wird Cottbus der Bruch getroffener Absprachen vorgeworfen und gewarnt, dass Lübben auf Dauer nicht in der Lage wäre, die Bedürfnisse des Bezirkes zu erfüllen, weil seine Stationen schon bald überfüllt sein würden, aber die Rücknahme der Bezirksentscheidung konnte Erler nur fordern, nicht anordnen. Die Mahnung mit dem Bezirk Potsdam – gemeint war in erster Linie das Krankenhaus in Görden – zusammenzuarbeiten, bedeutete de facto die Akzeptanz der tatsächlichen Sachlage.[29] Die Ursachen dafür, dass die zentrale Gesundheitsverwaltung ihre Ziele in diesem Fall nicht durchsetzen konnte, müssen noch näher untersucht werden. Möglicherweise liegen sie in der mangelnden Unterstützung des Gesundheitsministeriums durch andere zentrale Instanzen, in deren Wahrnehmung die Psychiatrie ein Randproblem war, weswegen sich eine Auseinandersetzung mit dem wichtigen „Energiebezirk“ Cottbus nicht lohnte.

Inzwischen waren vier Jahre seit der Übergabe des Lübbener Objektes vergangen, die längst fällige Eröffnung verzögerte sich aber wegen der vollkommen ungeklärten Personalsituation weiter. Ein Verwaltungsleiter „des zu eröffnenden psychiatrischen Krankenhauses in Lübben“ war bereits gefunden und amtierte schon geraume Zeit, zum entscheidenden Problem wurde jedoch die Besetzungsfrage des ärztlichen Direktors. Der erste Personalvorschlag

28 BAB, DQ 1, Nr. 21600, Vorgang „Lübben“, Schreiben vom 4.7.1962, o.Bl.
29 Ebd., Schreiben vom 18.7.1962, o.Bl.

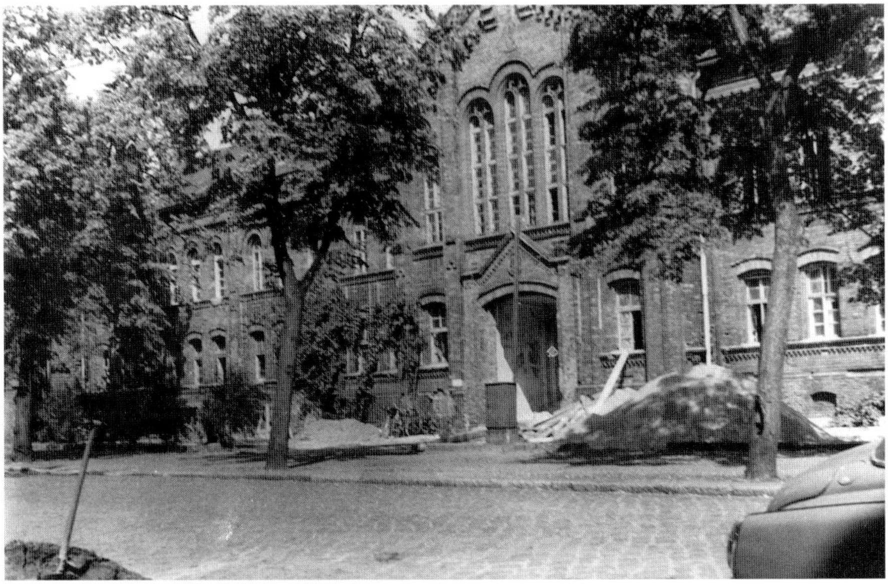

Krankenhaus für Psychiatrie Lübben, Hauptgebäude, um 1970.

wurde noch 1958 von Lammert gemacht und betraf den Bezirkspsychiater von Cottbus, Dr. Reifenberg.[30] Dieser schien jedoch seinen Posten als Leiter der psychiatrischen Abteilung des Cottbuser Krankenhauses nicht aufgeben zu wollen. Als nächster Kandidat war längere Zeit der als Oberarzt im psychiatrischen Krankenhaus Hohenweitzschen tätige Dr. Karch im Gespräch. Karch sagte letztendlich ab und begründete dies mit der „mangelnde(n) Perspektive in seiner Wohnraumangelegenheit“ in Lübben, mit dem Eindruck, vom Rat des Kreises und von der Stadt Lübben nur unzureichende Unterstützung zu erfahren und mit „Bedenken wegen evtl. Verzögerung des weiteren Ausbaues“.[31] Außerdem dürfte er unter beträchtlichem Druck seitens der zuständigen Stellen im Bezirk Leipzig gestanden haben, da sein Weggang von Hohenweitzschen, das mit drei Ärzten ohnehin unterbesetzt war, eine empfindliche Lücke gerissen hätte. Bezeichnenderweise erklärte sich das MfG in dieser Sache als nicht zuständig, da es sich um eine Angelegenheit der beiden betroffenen Bezirke Leipzig und Cottbus handele.[32] Mit Karchs Absage war dieses Problem zwar vom Tisch, dafür stellte sich um so dringlicher die Besetzungsfrage in Lübben. Auf Karch war die Wahl bereits mangels personeller Alternativen gefallen, obwohl Unsicherheit darüber bestand, ob er den Anforderungen, die eine leitende Funktion mit sich brachte, gewachsen war.[33] Nunmehr, im März 1962, gab es überhaupt keinen Kandidaten für eine dauerhafte Lösung. Alle folgenden Bemühungen um eine geeignete Person für den Direktorposten in Lüb-

30 Ebd., Aktenvermerk vom 9.6.1958., o.Bl.
31 Ebd., Schreiben vom 22.3.1962, o.Bl.
32 Ebd., Schreiben vom 9.12.1961, Hausmitteilung vom 20.12.1961 und Schreiben vom 2.1.1962, o.Bl.
33 Vgl. ebd., Schreiben vom 9.12.1961, o.Bl.

ben liefen deshalb auf ein Provisorium hinaus. Zunächst wurde vom MfG als Interimslösung ins Auge gefasst, Dr. Brand aus Teupitz, als nächstgelegener psychiatrischer Einrichtung, mit der Versorgung der Erwachsenen zu betrauen und die der Kinder von Görden aus zu organisieren. Die allgemeine ärztliche Leitung sollte ein niedergelassener Arzt aus Lübben, der entsprechendes Interesse bekundet hatte, jedoch kein Psychiater war (!), übernehmen. Während Eichler zustimmte – zu diesem Zeitpunkt ging sie noch von einer reinen Pflegestation für Kinder aus – lehnte Brand ab und begründete dies mit Überlastung und eigenen gesundheitlichen Problemen sowie mit der ausgedehnten poliklinischen Tätigkeit seiner beiden Arztkollegen in Teupitz, des Ehepaars Leidenberger, die deshalb an vier Nachmittagen in der Woche für den klinischen Dienst ausfielen.[34] Offensichtlich hatte Brand aber seine Mitarbeiter falsch eingeschätzt, denn zusammen mit den neuen Vorstellungen über die Zukunft Lübbens präsentierte der Cottbuser Bezirksarzt bei der bereits erwähnten Besprechung Frau Dr. I. Leidenberger als kommissarische Leiterin des Lübbener Krankenhauses. Diese – zumindest teilweise – Abwerbung (Leidenberger war weiterhin in Teupitz angestellt), von der das MfG anscheinend vollkommen überrascht wurde, setzte Kinnigkeit auch gegen den Widerstand des Bezirkes Potsdam durch, der dadurch die ambulante psychiatrische Betreuung des Kreises Zossen verlor.[35]

Als das psychiatrische Krankenhaus in Lübben am 1. September 1962 mit einer Aufnahmestation für Erwachsene und einer Kinderstation von je 80 Betten offiziell eröffnet wurde, war von den vorausgegangenen jahrelangen Konflikten um das Haus ebenso wenig die Rede, wie von dem provisorischen Charakter seiner ärztlichen Leitung. Bezirksarzt Kinnigkeit versprach statt dessen die baldige Erweiterung um 160 Betten und konnte unwidersprochen seine Vision eines Bezirkskrankenhauses für Psychiatrie mit 500–600 Betten darlegen.[36] Ob der Erfolg des Bezirks in der Auseinandersetzung um Lübben von Vorteil für die weitere Entwicklung des Hauses war, würde sich in den folgenden Jahren zeigen.

Innerpsychiatrische Spielräume

Zeitgleich mit den Ereignissen um Lübben vollzogen sich in der DDR-Psychiatrie Prozesse, die einen allmählichen Paradigmenwechsel bewirkten. Wie sich gezeigt hat, war die Psychiatriepolitik in der DDR in den 50er Jahren strukturkonservativ. Die überkommenen Organisationsformen dieses Bereiches des Gesundheitswesens – Großkrankenhäuser mit einer vorwiegend verwahrenden, „kustodialen" Funktion gegenüber den psychisch Kranken – wurden nicht grundsätzlich in Frage gestellt.[37] Das Beispiel Lübben führte noch ein-

34 Ebd., Schreiben vom 26.5. und 5.6.1962, o.Bl.
35 Vgl. ebd., Telegramm vom 22.6.1962, Schreiben vom 26.6., 4.7. und 9.7.1962, o.Bl.
36 Vgl. Lausitzer Rundschau vom 6. September 1962 sowie Kristina Hübener und Marco Zabel, Zur Geschichte der heutigen Landesklinik Lübben (1871 bis 1990), in: Landesklinik Lübben, Offen für Veränderung, S.5–43, hier: S.37 f.
37 Klaus Weise, Gemeinsame Geschichte – Getrennte Wege – Neue Herausforderungen, Psychiatriereform im Osten – „Bilanz der Entwicklung", Vortrag auf der Fachtagung „10 Jahre Psychiatriereform in den neuen Bundesländern – Professionelle, Psychiatrieerfahrene und Angehörige ziehen Bilanz", Fontane-Klinik Motzen, Landkreis Dahme-Spree, 8. – 9. Okt. 1999, S.4.

mal deutlich vor Augen, dass keine neuen Lösungsansätze für den Problemstau in der Psychiatrie verfolgt wurden. Statt dessen wurde – wie zur Jahrhundertwende – auf die Schaffung neuer Anstaltskapazitäten gesetzt, die schon bald selbst in den Kreislauf von Verwahrung und Überbelegung gerieten.[38] Im Gegensatz zum Brandenburgischen Provinzialverband um 1900 verfügte jedoch das Gesundheitswesen der DDR und speziell dessen psychiatrischer Sektor nicht über ausreichende Investitionsmittel, um durch den Neubau von Krankenanstalten wenigstens diesen extensiven Weg zu beschreiten. Auch die billigere Variante der Gewinnung psychiatrischer Betten durch den Rückzug der sowjetischen Armee aus früheren Anstalten, blieb auf Einzelbeispiele wie in Lübben oder Teilkapazitäten wie in Görden beschränkt.

Eng verbunden mit dem gesundheitspolitischen Strukturkonservatismus in Bezug auf die Psychiatrie war ein hoher Grad an Vernachlässigung seitens der zentralen Gesundheitsverwaltung. Der vorhandene Bestand an Einrichtungen und die etablierten Mechanismen der Psychiatrie wurden offenbar als ausreichend angesehen, um die Entstehung eines ernsthaften gesundheitspolitischen Problems zu verhindern.[39]

Neben der beschriebenen Unterversorgung der psychiatrischen Krankenhäuser und ihren Auswirkungen auf die Situation der Patienten, hatte diese offizielle Haltung eine weitere, nicht intendierte, Folge – die relative Autonomie der Anstaltsleitungen in der Gestaltung der Binnenverhältnisse ihrer Einrichtung, sowohl was die organisatorische Struktur als auch die bevorzugte diagnostische und therapeutische Ausrichtung betraf. In beiden Bereichen gab es zwar von Zeit zu Zeit Versuche der zentralen Verwaltung, Vereinheitlichungen herbeizuführen, die vorliegenden Quellen zeugen jedoch davon, dass diese Eingriffsversuche nicht mit letzter Konsequenz zu Ende geführt wurden. Vermutlich waren die inneren Verhältnisse einer Anstalt letztendlich nicht ausschlaggebend, solange sie ihre Funktion im Rahmen des Gesamtsystems „Psychiatrie" erfüllte.

Die Anstaltsleitungen reagierten ihrerseits entsprechend auf Interventionen zentraler Stellen wenn sie Eingriffe in ihre Autonomie befürchteten. So wurden 1958 die psychiatrischen Einrichtungen vom Referat Psychiatrie angeschrieben, mit der Aufforderung dem MfG ihre jeweiligen Dienst- und Hausordnungen zuzuschicken.[40] Ziel war es wohl eine Musterordnung für alle Anstalten zu erarbeiten. Die Vielfalt der zugesandten Exemplare zeugt zunächst davon, dass hier tatsächlich bis zu diesem Zeitpunkt eine zentrale Einflussnahme weitgehend fehlte. Aufschlussreich dafür, wie die Initiative des Referats Psychiatrie von den Anstaltsleitungen bewertet wurde, ist die Antwort des Eberswalder Direktors, Donalies, dass seine Einrichtung keine Dienstordnung und keine Dienstanweisung habe. Der Brief endet mit der Bemerkung,

38 In Lübben war drei Monate nach der Eröffnung die Aufnahmestation für Erwachsene „infolge der zahlreichen Aufnahmeanträge" bereits voll belegt. GÖ, Nr. 223, Schriftwechsel mit Lübben, Schreiben vom 8.1.1963, o.Bl.

39 Vgl. hier auch die sich seit 1948 jahrelang hinziehenden Versuche eine einheitliche und verbindliche Regelung für die Einweisung in psychiatrische Einrichtungen zu finden, die erst 1968 zu einem entsprechenden Gesetz führten, dokumentiert u.a. in BAB, DQ 1, Nr. 6486 sowie ebd., Nr. 22108.

40 BAB, DQ 1, Nr. 6691, Vorgang „Dienst- und Hausordnung für psychiatrische Anstalten".

„Ich darf aber hinzufügen, dass wir in den Jahren seit dem Kriege dergleichen in der Praxis noch nie vermisst haben."[41] Auch der neue Direktor in Neuruppin, Dr. Neymeyer, konnte das Ministerium nur abschlägig bescheiden.[42] Die Festlegung des brandenburgischen Gesundheitsministeriums aus dem Jahr 1950, „eine Betriebsordnung aufzustellen" war in beiden Krankenhäusern offenbar nie umgesetzt worden.[43]

Das Vorhandensein eines Gestaltungsspielraumes für die innere Struktur einer Anstalt bedeutete in der Regel jedoch nicht, dass es zu gravierenden Abweichungen von herkömmlichen Organisationsmodellen gekommen wäre. Das Bild des Faches, das in der zentralen Verwaltung vorherrschte, war auch ein Selbstbild. Dies spiegelt sich in dem „Struktur- und Geschäftsverteilungs-Plan"[44] des Teupitzer Krankenhauses ebenso wider, wie in der inhaltlich ähnlichen Dienstanweisung, die von Görden nach Berlin gesandt wurde.[45] In beiden Dokumenten lässt sich ein streng hierarchischer Aufbau der internen Organisation erkennen, der funktional gegliedert ist und in dem von jedem Mitarbeiter erwartet wird, dass er zuverlässig seine Arbeit auf dem ihm zugewiesenen Platz erledigt. Zwischen den verschiedenen Funktionsgruppen gab es ein deutliches Statusgefälle. Die wichtigste Gruppe wurde von den Ärzten gebildet, an deren Spitze der Chefarzt und ärztliche Direktor stand, dem zugleich die Gesamtleitung der Anstalt oblag. Darunter rangierte das Pflegepersonal, das – ebenso wie die Ärzteschaft – in sich noch einmal nach verschiedenen Kompetenzebenen gegliedert war, und „die ärztlichen Anordnungen gewissenhaft durchzuführen"[46] hatte. Als einziger Vertreter des Pflegepersonals nahm der leitende Oberpfleger an den täglichen Dienstbesprechungen des Chefarztes teil, aus denen sich „jene fortschrittlichen Maßnahmen ergeben (sollten), die zur ständigen Aufwärtsentwicklung des Krankenhauses für Psychiatrie beitragen."[47] Der Statusunterschied zwischen den beiden Gruppen wird noch deutlicher an dem Zahlenverhältnis zwischen ihnen. Im Untersuchungszeitraum waren – zumindest zeitweise – nur zwei Fachärzte in Teupitz tätig.[48] Noch 1966 standen fünf Ärzte (davon zwei in Ausbildung) 120 Kräften des „mittleren medizinischen Personals" gegenüber.[49] Der aus der Krankenhaushierarchie abgeleitete Kontrollanspruch erstreckte sich, insbesondere für das Pflegepersonal, auch auf den außerdienstlichen Bereich.[50] Der Verwaltungs-, Wirtschafts- und betriebstechnische Bereich der Anstalt bildete eine eigene Hierarchie, die dem Verwaltungsleiter unterstand, der zur Anstaltsleitung zählte und dem ärztlichen Direktor verantwortlich war.

Ob dieses System in der Realität so arbeitete, wie es niedergeschrieben wurde, ist fraglich. Aus Neuruppin wird beispielsweise berichtet, dass der eigentlich postulierte höhere Status des ärztlichen Personals von den Pflegekräften in der Praxis unterlaufen wurde. Sie waren es, die die meiste Zeit mit den

41 Ebd., Bl. 159.
42 Ebd., Bl. 169.
43 Vgl. BLHA, Rep. 211, Nr. 165, Bl. 9.
44 BAB, DQ 1, Nr. 6691, Bl. 141–155.
45 Ebd., Bl. 105-110.
46 Ebd., Bl. 146.
47 Ebd., Bl. 143, 146.
48 BAB, DQ 1, Nr. 22109, Schreiben vom 02.09.1960, o.Bl.
49 BAB, DQ 1, Nr. 6676, Bl. 145.
50 BAB, DQ 1, Nr. 6691, Bl. 146.

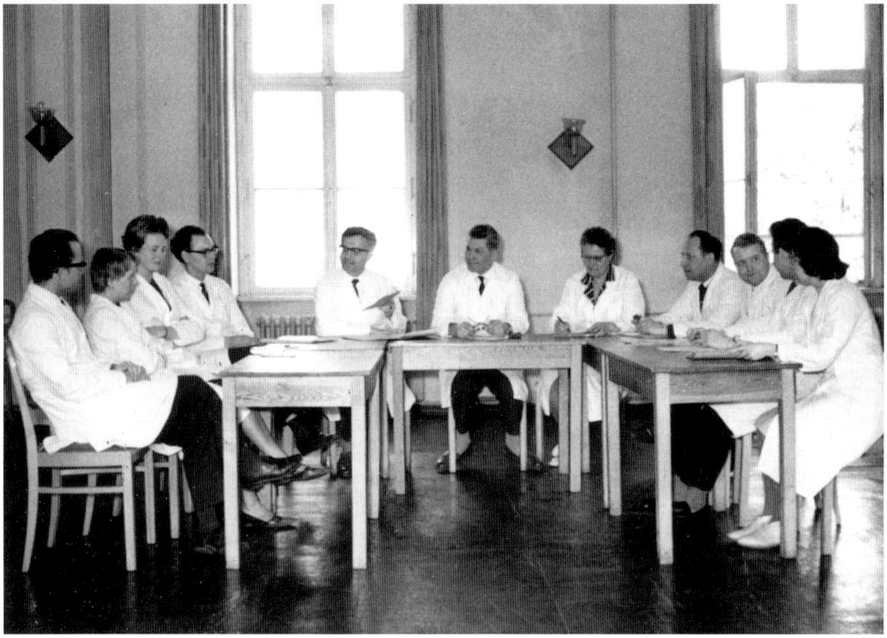

Ärztekonferenz in Eberswalde, um 1965.

Patienten zu tun hatten, von ihnen wurde der Tagesablauf festgelegt und eine tatsächliche Kontrolle war schon aus Gründen der ärztlichen Unterbesetzung und Arbeitsüberlastung kaum möglich.[51]

Wegen der überragenden Rolle die dem ärztlichen Direktor in der innerbetrieblichen Struktur zugebilligt wurde, war ihr Funktionieren stark abhängig von der Persönlichkeit, die dieses Amt innehatte. Wie alle hierarchischen Modelle war es, wegen der ungleichen Kompetenz- und Einflussverteilung und wegen fehlender interner Gegenkontrollmöglichkeiten, anfällig für Machtmissbrauch auf allen Ebenen. Eine wirksame Außenkontrolle war, angesichts der Rolle der Psychiatrie als „Stiefkind der Gesundheitspolitik"[52], nicht zu erwarten. Die Auswirkungen trugen in jedem Fall vor allem die Patienten. Sie tauchen in dem Teupitzer Dokument lediglich als Objekte des Handelns der verschiedenen Funktionsgruppen auf. Sie „werden versorgt", „untergebracht", „ernährt", „kulturell betreut", „begutachtet", „untersucht", „die notwendige Arbeits-Therapie für sie wird vorgenommen".[53] Eine aktive Rolle der Kranken bei der Gestaltung ihrer Lebensbedingungen im Krankenhaus, wo sie teilweise Jahre verbrachten, war nicht vorgesehen. Aus Görden schrieb Liese-Lotte Eichler zur Erläuterung der Gördener Dienstanweisung, dass diese seit 1951 gelte. Der Paragraph 9, der das Verhalten des Pflegepersonals gegenüber

51 Vgl. Groß, Jenseits des Limes, S.94. Auf die Frage des zwischen 1958 und 1960 in Neuruppin tätigen Dr. Groß, wie lange der Arzt täglich auf den Stationen Dienst tue, antwortete ihm die Oberin: „Uns ist am liebsten, wenn Sie mittags nach Hause gehen."
52 BAB, DQ 1, Nr. 5463, Aus der Problemkommission „Psychiatrie und Neurologie", o.D. (1968), S.3, o. Bl.
53 BAB, DQ 1, Nr. 6691, Bl. 141–155.

den Patienten regelte, war unter Eichlers Direktorat ergänzt worden, so dass der Objektstatus der Kranken zumindest auf dem Papier deutlich gemildert wurde. Ihr Krankenhaus plane eine Neufassung der gesamten Dienstanweisung, so die Direktorin weiter.[54] Nicht zuletzt an diesen Details deuten sich neue Entwicklungen in der DDR-Psychiatrie an, an denen die Gördener Einrichtung nicht unmaßgeblich beteiligt war.

Die aus den erwähnten Gründen gegebenen Spielräume der Krankenhausleitungen führten auch dazu, dass in der Anstaltspsychiatrie der DDR kein einheitliches fachwissenschaftliches Paradigma existierte. Zu Beginn der 50er Jahre hatte es von Seiten der politischen Führung der DDR Versuche gegeben, die Lehren des russisch-sowjetischen Physiologen und Nobelpreisträgers Iwan Petrowitsch Pawlow zur wissenschaftlichen Basis der Psychiatrie zu machen. Diese ließen sich mit dem materialistischen Anspruch der marxistisch-leninistischen Weltanschauung gut in Übereinstimmung bringen und wurden zudem für die Auseinandersetzung mit der westlichen Psychiatrie funktionalisiert. Es wurden im Anschluss an die durch Stalin erfolgte Kanonisierung Pawlows zahlreiche Artikel zu dieser Thematik in der psychiatrischen Fachpresse veröffentlicht, eine staatliche Pawlow-Kommission installiert und Tagungen in großem Maßstab organisiert, auf denen Pawlows Reflextheorie propagiert wurde.[55] Die Pawlow-Rezeption sollte durch entsprechende Bezirkskommissionen und Lesezirkel auch die unterste Ebene durchdringen. Trotzdem misslang die durchgehende Institutionalisierung des Pawlowschen Konzeptes in der DDR-Psychiatrie wegen seiner geringen praktischen Relevanz, und weil es den Psychiatern auch dann nicht gelang Ressourcen für ihr Fachgebiet zu mobilisieren, wenn sie sich auf Pawlow beriefen.[56] So hatte der Cottbuser Nervenarzt Dr. Reifenberg, der einige Jahre später im Zusammenhang mit der Rückgewinnung der Lübbener Anstalt als Bezirkspsychiater in Erscheinung trat, 1956 in einem Brief an das ZK der SED neben der Beseitigung der bekannten Missstände in seinem Fachgebiet auch die Popularisierung der Lehre Pawlows unter die notwendigen Maßnahmen zur Verbesserung der Situation gezählt. Allerdings hatte er, als Praktiker, schon einschränkend bemerkt, dass es wünschenswert wäre, „dass nicht wie bisher in einem übertriebenen Maße eine Lawine von derartigen Vorträgen und Artikeln erzeugt wird", um keine zu hochgesteckten Erwartungen zu wecken.[57]

Der weitgehenden Indifferenz bzw. Ablehnung gegenüber der – politisch gewollten – Theorie Pawlows war kaum mit Sanktionen zu begegnen. Der Fachkräftemangel in der Psychiatrie und die Option, übermäßigem Druck durch Übersiedlung nach Westdeutschland zu entgehen, begrenzten hier die Möglichkeiten politischer Herrschaft, solange gleichzeitig das Interesse an einer funktionierenden Psychiatrie bestand.

54 Ebd., Bl. 168.
55 Vgl. BAB, DQ 1, Nr. 20030.
56 Vgl. die Ausführungen zur Arbeitstherapie im vorhergehenden Kapitel.
57 BAB, DQ 1, Nr. 20523, Schreiben vom 2.7.1956, o.Bl. In Reaktion auf Reifenbergs Schreiben entstand Lammerts bereits erwähntes „Memorandum über die Lage in den psychiatrischen Anstalten der DDR". Vgl. auch Hanrath, Zwischen „Euthanasie" und Psychiatriereform, S.402 ff., 457 ff.

Infolgedessen bestanden nach wie vor zwischen den psychiatrischen Anstalten Unterschiede in ihrer diagnostischen und therapeutischen Ausrichtung, die mit der Berufung auf verschiedene Theorietraditionen erklärt wurden. Symptomatisch hierfür ist die Reaktion auf ein weiteres Rundschreiben des Referates Psychiatrie von 1960, in dem die psychiatrischen Einrichtungen um Vorschläge zur statistischen Klassifizierung von Geisteskrankheiten – einer wichtigen Grundlage für die Diagnose – gebeten wurden.[58] Beigelegt wurden dem Schreiben Übersetzungen verschiedener Klassifikationsmodelle von der Weltgesundheitsorganisation (WHO), der amerikanischen Psychiatervereinigung sowie von sowjetischen Wissenschaftlern. Von den 36 befragten Einrichtungen, darunter die psychiatrischen Bereiche der Universitätskliniken, antworteten – einem internen Vermerk zufolge – 18 auf das Schreiben aus dem MfG. An dieser, eher verhaltenen, Resonanz wird die Bedeutung sichtbar, die dem Ansinnen der Zentrale beigemessen wurde, möglicherweise auch die Absicht, sich in den Bereich fachlicher Autonomie nicht hineinreden zu lassen. Das lässt sich auch an den Antworten ablesen, die beim Referat Psychiatrie ankamen. Sie reichten von dem Verweis auf die angespannte Personallage, die es nicht ermöglicht hätte, sich tiefgründig mit den Inhalten der beigelegten Modelle auseinanderzusetzen bis zu der selbstbewusst vorgetragenen Erwiderung, vorläufig könne man ja das sowjetische Modell benutzen, man sei jedoch gerade dabei ein eigenes zu erarbeiten.[59] In der Antwort aus Teupitz wird in vorsichtigen Formulierungen die ärztliche Autonomie verteidigt. Das Schreiben ist zugleich ein deutlicher Hinweis auf die inhaltlichen Kontinuitäten, der DDR-Psychiatrie. Direktor Walter Brand befürwortete zunächst eine international einheitliche psychiatrische Nomenklatur. Im Anschluss modifizierte er jedoch seine Zustimmung dahingehend, dass eine solche Nomenklatur nur „übergeordneten" Charakter haben könne, auf Grund der verschiedenen psychiatrischen Schulen, deren jeweils abweichende diagnostische Begriffe ebenfalls erwähnt werden müssten. Statt einer verbindlichen Einheitsklassifikation sei also eher an einen „Rahmen" zu denken, in „dem jede Schule ihre eigenen Ansichten behalten kann." Das WHO-Modell erschien Brand und seiner einzigen Fachkollegin in Teupitz, Dr. Vosseler, als das übersichtlichste und „der deutschen Überlieferung" am besten entsprechende. Hierbei berief er sich ausdrücklich auf die psychiatrische Systematik von Kraepelin und deren Weiterentwicklungen.[60] Das Kraepelinsche System aber stand – unabhängig von der konkreten Ausformung durch verschiedene Interpretation – für das in der DDR-Psychiatrie vorherrschende, wenn auch nicht von allen vertretene, „medizinisch-naturwissenschaftliche Krankheits- und Therapieverständnis".[61]

Dieses Krankheits- und Therapiemodell geriet zunehmend in die Kritik verschiedener Psychiater wegen seiner oftmals monokausalen Erklärungsmuster

58 BAB, DQ 1, Nr. 22109, Vorgang „Klassifikation von Geisteskrankheiten", hier: Rundschreiben des MfG vom 22.7.1960, o.Bl.

59 BAB, DQ 1, Nr. 22109, Antwortschreiben Prof. Leonhard (Humboldt-Universität Berlin) vom 30.09.1960, o.Bl. Das ironische Ende von Leonhards Schreiben wirft ein Schlaglicht auf die Bewertung, die auch diesem Versuch der zentralen Gesundheitsverwaltung, wenigstens inhaltlich koordinierend wirksam zu werden, von Seiten der Psychiater zuteil wurde: „Darf ich fragen, warum das Wort Weltgesundheitsorganisation mit WHO abgekürzt wird? Sinnvoll ist doch wohl nur WGO zu sagen."

60 BAB, DQ 1, Nr. 22109, Antwortschreiben Dr. Brand vom 02.09.1960, o.Bl.

61 Weise/Uhle, Entwicklungsformen, S.442.

für psychische Krankheiten bzw. wegen des Verzichts auf solche Erklärungen und der Konzentration auf die – zumeist negative – Prognose des Krankheitsverlaufes mit ihren entsprechenden therapeutischen Konsequenzen.[62] Gemeinsam mit der Kritik an dem hierarchischen Selbstverständnis der psychiatrischen Anstalten führte sie schließlich zu den Reformbestrebungen Ende der 50er Jahre.

Letztendlich waren es also gerade die Bereiche begrenzter Autonomie der Psychiatrie, wenn auch zunächst – wie sich zeigen wird – der Missbrauch dieser Spielräume, die eine Reformbewegung „von unten" auslösten und zugleich ermöglichten.

Zur Darstellung dieser Bewegung ist es erforderlich, den regionalen Bereich teilweise zu verlassen, da sich die entscheidenden Prozesse auf der zentralen Ebene der DDR abspielten. Der Perspektivenwechsel ist jedoch notwendig, weil sich in diesen Jahren zwar nicht die äußeren Bedingungen, wohl aber das Selbstbild der Anstaltspsychiatrie fundamental zu ändern begannen und das spätere Agieren der brandenburgischen psychiatrischen Krankenhäuser immer wieder Bezug darauf nimmt. Völlig aus dem Blickwinkel gerät der regionale Kontext im Übrigen nicht, da zu den wichtigen Akteuren auch das Gördener Krankenhaus bzw. seine Leiterin, Liese-Lotte Eichler zählte.

Exkurs: Von Pfafferode nach Rodewisch

Zum Kristallisationspunkt an dem sich der Reformflügel der DDR-Psychiatrie herausbildete, wurden Ereignisse in der psychiatrischen Anstalt in Pfafferode/Thüringen. Hier war offenbar der Fall eingetreten, dass die hierarchische innere Struktur der Anstalt in Verbindung mit Mängeln in der psychiatrischen Therapie zur exzessiven Anwendung von „Zwangsmethoden" gegenüber Patienten geführt hatte.[63] Die in der Untersuchung der Vorfälle und bei der Gerichtsverhandlung gegen sieben Pfafferoder Mitarbeiter als Sachverständige herangezogenen Psychiater Dr. Riepenhausen, Direktor des Krankenhauses in Leipzig-Dösen und Dr. Ernst Walther, Direktor in Rodewisch, nutzten das Aufsehen, das der Fall auslöste, um der zentralen Gesundheitsverwaltung im Juli 1958 Vorschläge zu notwendigen Änderungen in ihrem Fachgebiet zu unterbreiten. Diese beinhalteten auf der einen Seite eine interne Kritik an der Anstaltspsychiatrie. So konstatierten die beiden Psychiater in den meisten psychiatrischen Krankenhäusern einen „längst überholten Verwahrstandpunkt". Sie forderten die Durchsetzung einer „komplexen psychiatrischen Therapie" in allen Einrichtungen, die die Anwendung der neuen somatischen Behandlungsverfahren (Psychopharmaka) ebenso umfassen sollte, wie psychotherapeutische Maßnahmen. Über diese fachliche Kritik hinaus erhoben Riepenhausen und Walther jedoch auch gesundheitspolitische Forderungen, die sich im Kern gegen die „Unterschätzung der Psychiatrie" seitens der Gesundheitsverwaltung richteten. Im Einzelnen ging es ihnen um die Verbesserung der

62 Vgl. BAB, DQ 1, Nr. 5463, Aus der Problemkommission „Psychiatrie und Neurologie", o.D. (1968), S. 4, o. Bl.
63 BAB, DQ 1, Nr. 6676, Bl. 484.

„Aus- und Fortbildung der psychiatrisch tätigen Ärzte und des Pflegepersonals“, die Wiederbelebung des Fachausschusses für Psychiatrie beim MfG in neuer Zusammensetzung, die bauliche Modernisierung der Anstalten, die Einführung einer für alle Einrichtungen verbindlichen Statistik, die Gleichstellung der psychiatrischen Krankenhäuser mit den Allgemeinkrankenhäusern und die schnelle Milderung der katastrophalen Bettensituation in fast allen psychiatrischen Einrichtungen.[64]

Die Reaktion der Gesundheitsverwaltung auf die Reformvorschläge war verhalten; bei einer – gemeinsam mit den Universitätsnervenkliniken – durchgeführten Direktoren-Tagung im Oktober 1958 sollten lediglich „strafrechtliche Fragen der Behandlung und Pflege von Geisteskranken“ in Auswertung des Pfafferode-Prozesses thematisiert werden. Riepenhausen und Walther zeigten jedoch in ihrem einleitenden Referat die bereits gegenüber dem MfG dargelegten strukturellen Ursachen auf, die ihrer Meinung nach zu den Vorkommnissen in Pfafferode geführt hatten, und erläuterten das sich daraus ableitende medizinische und gesundheitspolitische Programm. Zumindest die Forderungen an die Gesundheitspolitik zur Aufwertung der Psychiatrie dürften die ungeteilte Zustimmung ihrer Berufskollegen gefunden haben, auch wenn sie die Vorstellungen in Bezug auf den therapeutischen Ansatz der Reformer nicht teilten.[65]

Die mehrmaligen Interventionsversuche Riepenhausens und Walthers, nicht nur direkt gegenüber dem Gesundheitsministerium, sondern auch unter Einschaltung gesundheitspolitischer Gremien der SED, führten dazu, dass wenigstens der Fachausschuss für Psychiatrie wieder belebt wurde. Der 1954 gebildete Fachausschuss war bisher gesundheitspolitisch nicht mit eigenen Initiativen in Erscheinung getreten. Das mochte unter anderem daran gelegen haben, dass er direkt vom Ministerium geleitet wurde, in seinen Sitzungen also in der Regel nur über Vorgaben aus der Verwaltung beraten wurde. Nicht zuletzt darauf dürfte die geringe Neigung der Fachvertreter zurückzuführen sein sich an diesem Gremium zu beteiligen, was letztendlich zur Einstellung seiner Tätigkeit führte. Eine Wiederbelebung im alten Sinne konnte nicht im Interesse der Reformer sein. Sie vertraten den Ansatz, das eine grundlegende Änderung der Situation in der Psychiatrie – auch die Überwindung veralteter Standpunkte der meisten Anstaltsleitungen – nur durch eine zentral koordinierte Politik für das gesamte Fachgebiet eintreten konnte. Zu dieser Erkenntnis hatten ohne Zweifel die schlechten Erfahrungen seit der Verwaltungsreform von 1952 beigetragen.[66] Insofern scheint es logisch, dass sie sich mit dem Fachausschuss eine Pattform schaffen wollten, von der aus sie auf der zentralen Ebene Einfluss nehmen konnten. Zwar wird eine größere Selbstständigkeit des Fachausschusses gegenüber dem Ministerium in den Quellen nicht ausdrücklich gefordert, dürfte aber in der Formulierung „in neuer Zusammensetzung“ intendiert gewesen sein. Dass die Leitung des Fachausschusses nunmehr in der Hand eines gewählten Vorsitzenden liegen sollte, ist vermutlich also nicht nur auf das Bestreben des MfG zurückzuführen, ihm „den Anstrich

64 Ebd., Bl. 484 f.
65 Vgl. Hanrath, Zwischen „Euthanasie“ und Psychiatriereform, S. 428.
66 Schon in den ersten Äußerungen des Reformflügels wird dieser „zentralistische“ Ansatz betont, der in den folgenden Jahren immer wieder thematisiert wird.

einer unabhängigen Beratergruppe zu geben".[67] Vielmehr kann darin auch eine Reaktion auf den Druck der Reformer und die allgemeine Stimmung unter den Anstaltsleitern gesehen werden. Natürlich war mit dieser Regelung, wie mit der Wiederbelebung des Fachausschusses insgesamt, eine gewisse „Ventilfunktion" für den aufgestauten Ärger und die Frustrationen der vergangenen Jahre verbunden. Die Re-Installation des Gremiums war zudem diejenige Maßnahme des Reform-Pakets, die mit dem geringsten Aufwand kurzfristig durchgeführt werden konnte. Allerdings bemühte sich das MfG die Kontrolle in diesem Prozess zu behalten. Zum einen wurde sie dadurch realisiert, dass die Fachausschussmitglieder – darunter Liese-Lotte Eichler aus Görden – durch den Gesundheitsminister berufen wurden. Damit wurde die lediglich beratende Funktion des Ausschusses unterstrichen, der keinesfalls als autonomes Organ zur Interessenvertretung der Psychiatrie gedacht war. Geradezu groteske Züge nahm das Kontrollbedürfnis in der Informationspolitik an. Noch vor der offiziellen Gründung des Fachausschusses beeilte sich die Referatsleiterin im MfG, Dr. Hette Lammert, darauf hinzuweisen, dass die Ergebnisse einer statistischen Erhebung vom 15.10.1958 über die Belegung, die Verweildauer, die Krankheitsgruppen u. dgl. in den psychiatrischen Krankenhäusern der DDR den Mitgliedern des Fachausschusses nicht schriftlich übergeben werden sollten, „da man für die Verwendung derselben nicht garantieren könne".[68] Eine weitere Maßnahme, die zukünftige Ausschussarbeit möglichst konform mit den Zielen des Ministeriums zu gestalten, war der Versuch, die Wahl des Vorsitzenden im eigenen Interesse zu beeinflussen. Eine Stunde vor der konstituierenden Sitzung am 29. Juli 1959 trafen sich daher die drei SED-Genossen unter den neun berufenen Fachausschuss-Mitgliedern mit Vertretern des Gesundheitsministeriums zu einer Absprache, die darauf hinaus lief, die Wahl des Arnsdorfer Direktors Dr. Heinrich Stoltenhoff zu verhindern. Der Grund dafür geht aus den Quellen nicht hervor; vermutlich war Stoltenhoff dem MfG zu unbequem, da er im Zweifelsfall vehement seine eigenen Interessen vertrat, wie beispielsweise einige Jahre später in dem Streit um die Nutzung der Lübbener Einrichtung. An der Beratung der SED-Mitglieder nahm neben den Direktoren der Krankenhäuser in Haldensleben, Dr. Schuhmann, und Berlin-Wuhlgarten, Dr. Wilhelm Bender, auch Eichler teil. Von Ministeriumsseite waren Lammert und ihr Vorgesetzter, Abteilungsleiter Erler, anwesend. Man einigte sich darauf, Schuhmann als Vorsitzenden zu nominieren und „dafür (zu) sorgen, daß in der offiziellen Tagung dieser Vorschlag durchkommt".[69] So geschah es denn auch. Die Aufgabenbereiche des neuen Fachausschusses waren schon vor der konstituierenden Sitzung festgelegt worden. Sie betrafen „klassische" Themen der DDR-Psychiatrie, wie die Neugliederung der Einzugsbereiche – ein ständiger Zankapfel zwischen einzelnen Anstalten und Bezirks- und Kreisbehörden, die so genannte Profilierung – worunter im

67 Hanrath, Zwischen „Euthanasie" und Psychiatriereform, S.431 f.
68 BAB, DQ 1, Nr. 1695, Hausmitteilung vom 26.7.1959, o.Bl. Lammerts Rolle im Gefüge der DDR-Psychiatrie ist widersprüchlich. Einerseits bemühte sie sich immer wieder, auf die besonderen Probleme des Fachgebietes hinzuweisen und Abhilfe zu schaffen, andererseits hatte sie offenbar bestimmte ideologische Vorgaben so verinnerlicht, dass sie ihren eigenen Kollegen misstraute. Nicht zuletzt darauf dürfte das unterkühlte Verhältnis Lammerts zum späteren Fachausschuss-Vorsitzenden Ehrig Lange zurückzuführen sein.
69 BAB, DQ 1, Nr. 6195, Protokoll einer Vorbesprechung der SED-Mitglieder im Fachausschuss für Psychiatrie, 29.7.1959, o.Bl.

wesentlichen eine fachliche Differenzierung und Spezialisierung der Krankenhäuser verstanden wurde, das Problem der gesonderten Unterbringung von Jugendlichen, Trinkern, Kriminellen und Tuberkulosekranken, die Pflegeheimproblematik sowie das Voranbringen eines Einweisungsgesetzes.[70] Die neuen, von den Reformern aufgebrachten Fragestellungen, die auf eine Öffnung der Psychiatrie zur Gesellschaft hinausliefen, behandelte der Fachausschuss fürs Erste nicht. Mit Riepenhausen und Walther waren auch nur die beiden, bisher öffentlich hervorgetretenen Protagonisten des Reformflügels in den Ausschuss gelangt. Der Fachausschuss tagte in der Regel halbjährlich, die eigentliche Arbeit wurde in speziellen Arbeitsgruppen erledigt, so in der Arbeitsgruppe „Profilierung", der auch Eichler angehörte. Das erste Arbeitsjahr wurde von der Krankheit und dem Tod des Vorsitzenden, Dr. Schuhmann, überschattet, der aber immerhin ab der zweiten Tagung im Herbst 1959 ein Stück Emanzipation des Fach-Gremiums vom Gesundheitsministerium durchsetzte: der Ausschuss tagte fortan zunächst in Abwesenheit von Ministeriumsvertretern, die erst zu einem späteren Zeitpunkt hinzugezogen wurden.[71]

Neuer Vorsitzender wurde ab Juni 1960 Dr. Ehrig Lange, Direktor der Krankenhauses in Mühlhausen. Lange war neu in den Fachausschuss berufen worden. Ursprünglich wollte das Ministerium Prof. Karl Herbert Parnitzke von der Medizinischen Akademie Magdeburg, den bisherigen Stellvertreter, als Ausschussvorsitzenden vorschlagen. Er lehnte jedoch wegen Überlastung ab und empfahl Lange zu nehmen, wie es das MfG für diesen Fall auch vorgesehen hatte.[72] Mit Lange trat ein streitbarer Verfechter neuer Ideen an die Spitze des Fachausschusses für Psychiatrie. Unter seiner Leitung wurden in der Folgezeit das Gesundheitsministerium und die entsprechenden Parteiorgane immer wieder mit Vorschlägen und Forderungen zur Neuordnung der Psychiatrie „bedrängt".[73]

Mit der Sitzung vom 13. Dezember 1960 schwenkte der Ausschuss unter seinem Einfluss endgültig auf einen Reformkurs ein. Lange berichtete auf dieser Sitzung über eine Reise nach Großbritannien, wo er verschiedene psychiatrische Einrichtungen besichtigt und deren Bestrebungen zu einer Öffnung und aktiveren therapeutischen Einstellung kennen gelernt hatte. Er entwickelte davon ausgehend „Gedanken zur Reform des psychiatrischen Krankenhauswesens der DDR". Weiter vermerkt das Protokoll: „Der Fachausschuss ist übereinstimmend der Meinung, dass die Erfahrungen der sowjetischen Psychiatrie (vergleiche Veröffentlichung von Frau Dr. Eichler) und der Entwicklung des psychiatrischen Krankenhauswesens in Großbritannien wesentliche Grundlage für ein Entwicklungsprogramm der Psychiatrie der DDR werden müssen." Lange, der das Protokoll in seiner Endfassung verantwortete, agierte in mehrfacher Hinsicht geschickt: Mit dem Verweis auf das sowjetische System

70 Ebd., Protokoll der konstituierenden Sitzung des Fachausschusses für Psychiatrie, 29.7.1959, o.Bl.
71 Ebd., Schuhmann an Erler, 28.10.1959, o.Bl.
72 Ebd., Protokoll der Sitzung des Fachausschusses für Psychiatrie, 23.6.1960 sowie Parnitzke an Lammert, 16.5.1960, 28.5.1960 und 9.6.1960 und Lammert an Parnitzke, 13.5.1960 und 2.6.1960, o.Bl.
73 BAB, DQ 1, Nr. 5463, Aus der Problemkommission „Psychiatrie und Neurologie", o.D. (1968), S. 5, o.Bl. Vgl. Hanrath, Zwischen „Euthanasie" und Psychiatriereform, S.429 ff., auch zur kanalisierenden Funktion des Fachausschusses und seinen begrenzten Einflussmöglichkeiten.

der psychiatrischen Versorgung mit seiner extramuralen Tradition, der so genannten Dispensairebetreuung – nicht ohne Grund noch vor die britischen Erfahrungen gestellt – begegnete er von vornherein dem Vorwurf, sich in ideologischer Schieflage zu befinden. Die im Zusammenhang damit erfolgende einzige namentliche Erwähnung eines Ausschussmitgliedes, könnte ein Hinweis darauf sein, dass er sich eine starke Verbündete suchte. Liese-Lotte Eichler war als Chefin des größten psychiatrischen Krankenhauses der DDR mit dem bedeutendsten Bereich für Kinder- und Jugendpsychiatrie, der auch zahlreiche überregionale Aufgaben wahrnahm, eine Persönlichkeit im Fachgebiet, deren Wohlwollen und Unterstützung nicht zu unterschätzen war. Zudem gab es zwischen ihr und den Reformern eine Reihe inhaltlicher Berührungspunkte. Das von Lange vorgelegte Programm enthielt im Wesentlichen fünf Forderungen: die Gleichstellung der psychiatrischen mit den somatischen Krankenhäusern, die Herbeiführung eines normalen Krankenhausmilieus, die Entlastung der psychiatrischen Krankenhäuser von chronisch Kranken durch die Schaffung entsprechender Heimplätze, die Rehabilitation als Ergebnis der Kombination verschiedener therapeutischer Ansätze, wobei sozialpsychiatrische Maßnahmen gleichrangig neben klinisch-medikamentöse zu stellen seien, sowie die Schaffung von Tages- und Nachtstationen, u.a. zur Entlastung der Bettenbelegung. Abschließend wurde das Programm zur Handlungsmaxime des Fachausschusses deklariert: „Der Fachausschuss ist übereinstimmend der Meinung, dass es seine vordringlichste Aufgabe sein wird, in diesem Sinne Grundlagen für ein gemeinsames (im Original unterstrichen – W.R.) Entwicklungsprogramm der psychiatrischen Krankenhäuser der DDR festzulegen. Von vornherein muss erwirkt werden, dass das Ministerium und damit die Staatsführung für diese bereits in einigen unserer Krankenhäuser angelaufenen fortschrittlichen Entwicklungsgänge die grundsätzliche Billigung abgibt, damit den notwendigen rechtlichen und psychologischen Schutz für den möglichen Fall einer eintretenden ernsthaften Komplikation." Auch der letzte Satz war ein geschickter Schachzug Langes, ging es ihm doch hier um eine – nachträgliche – Legitimierung der von verschiedenen Anstaltsleitungen, unter Ausnutzung ihrer begrenzten Autonomie, begonnenen reformpsychiatrischen Versuche, die sich gesundheitspolitisch und teilweise auch juristisch in einer Grauzone befanden.

Hier, in den von ihnen geleiteten Krankenhäusern lag - neben der zentralen Ebene des Fachausschusses – das zweite Handlungsfeld, auf dem die Reformer versuchten Druck zu erzeugen. Die vorhandenen Spielräume wurden von ihnen genutzt, um das neue Paradigma der „komplexen psychiatrischen Therapie" in ihren Verantwortungsbereichen umzusetzen. Theoretische Grundlage diese Konzeptes war ein mehrdimensionaler Zugang auf die Frage nach der Entstehung und Entwicklung psychischer Krankheiten. Dieser versuchte die Auffassung von der „vermeintlich unbeeinflussbaren Eigengesetzlichkeit vieler psychischer Krankheiten", zu der das Kraepelinsche Modell erstarrt war, zu überwinden und fragte beispielsweise auch nach dem Krankheitsvorfeld, den Lebens- und Erkrankungsbedingungen „des die Psychose tragenden Menschen". Die Schlussfolgerung aus dem mehrdimensionalen Diagnosebegriff war, dass auch die Therapie auf eine breitere Methodenbasis als bisher gestellt werden musste. Entsprechende Modellbeispiele wurden an verschiedenen

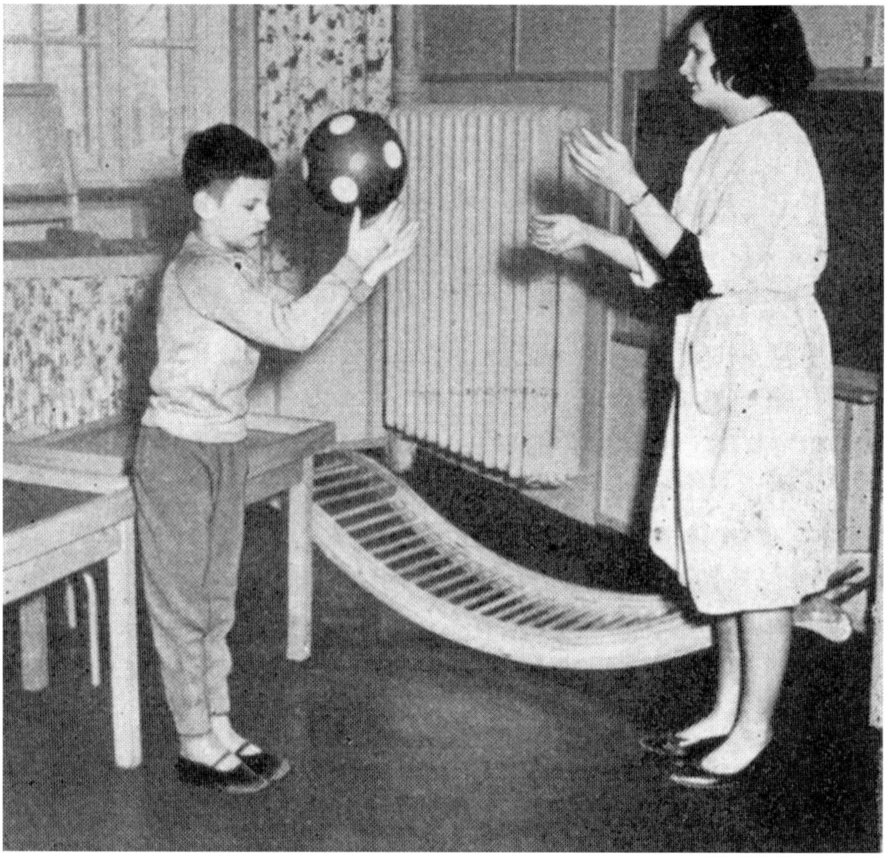

Heilpädagogische Förderungsarbeit in Görden, 1960er Jahre.

Krankenhäusern „unter viel Mühe und Opfer“, d.h. in der Regel ohne zentrale Unterstützung geschaffen. Von den ehemaligen brandenburgischen Landesanstalten tat sich dabei besonders die Einrichtung in Görden hervor, mit einem neuen System der Spezialbehandlung für geistig schwerbehinderte Kinder sowie bei der stärkeren Nutzung der Außenkolonien unter dem Aspekt der Rehabilitation.[74] Für den Modellversuch im kinderpsychiatrischen Bereich hatte Eichler – im Unterschied etwa zu der zeitgleich unter der Leitung von Dr. F.-W. Anstock beginnenden Förderungsarbeit auf der Kinderpsychiatrischen Abteilung des Fachkrankenhauses Rodewisch – jedoch zentrale Mittel beschaffen können.[75]

Wie weit einzelne Anstaltsleitungen gingen, zeigt ein Brief von Ehrig Lange, den er in seiner Eigenschaft als Direktor des psychiatrischen Krankenhauses in Mühlhausen an das Gesundheitsministerium schrieb. Darin berichtet er,

74 Vgl. BAB, DQ 1, Nr. 5463, Aus der Problemkommission „Psychiatrie und Neurologie“, o.D. (1968), S.4 f., o.Bl.
75 Sigmar Eßbach, Liebevolle Fürsorge für geschädigte Kinder, I. T., in: humanitas 20/1974.

dass seine Einrichtung „als zu 76% völlig offenes Fachkrankenhaus“ laufen würde. Das so genannte Open-Door-System nach britischem Vorbild widersprach diametral dem bisher vorherrschenden Sicherungsgedanken der DDR-Anstaltspsychiatrie und wurde unter Langes Leitung in Mühlhausen durchgesetzt, ohne dass es zentrale Richtlinien dafür gab. Langes Ausführungen belegen, dass die bisherige Situation der psychiatrischen Patienten von den Reformern als „unfrei“ erkannt und als wesentliches Hindernis für eine erfolgreiche Therapie angesehen wurde – eine in der Geschichte der Psychiatrie immer wiederkehrende Figur. Gleichzeitig zeigt sein Brief, dass die Reformbegeisterung durchaus nicht von allen Anstaltsleitungen geteilt wurde: „Sie wissen, daß ich ... im Rahmen der Bestrebungen, den psychiatrischen Sektor des stationären Gesundheitswesens von modernen Gesichtspunkten her umzugestalten, Maßnahmen der inneren Befreiung und damit erfolgreichen Durchsetzung von Öffnungsmaßnahmen für eine unabdingbare Voraussetzung einer zukünftigen Entwicklung halte, daß aber von den meisten unserer Einrichtungen eine solche Entwicklung mit einer Ambivalenz aus Staunen, Mißtrauen und Angst begleitet wird.“[76]

Eine Ursache für die Ablehnung aus anderen Anstalten dürften unterschiedliche wissenschaftliche Auffassungen gewesen sein, denn die Forderung nach aktiven therapeutischen und rehabilitativen Einstellungen, unabhängig von der nosologischen (der Krankheitslehre entsprechenden) Zuordnung der Erkrankung richtete sich gegen die bisher dominierenden Interpretationen des Kraepelinschen Theoriegebäudes.[77] Aber auch handfeste Interessen in einzelnen Anstalten dürften eine Rolle beim Widerstand gegen die reformerischen Bestrebungen gespielt haben. Ein Beispiel dafür findet sich in Langes Schreiben an das MfG. Er hatte in seiner Einrichtung eine neue Dienstanweisung in Bezug auf die Arbeitstherapie erlassen, die zu Unmut unter Teilen der Belegschaft und Familienangehörigen der Ärzteschaft (!) geführt hatte, weil sie gegen die bisher offenbar übliche Praxis vorging, unter dem Deckmantel der Arbeitstherapie Leistungen von Patienten für private Zwecke in Anspruch zu nehmen.[78] Solche Erscheinungen waren auch in anderen Anstalten anzutreffen und ein Grund, weshalb die Ideen der Reformer keinen ungeteilten Beifall in der gesamten Anstaltspsychiatrie fanden.

Die zentrale Gesundheitsbürokratie hatte den Mühlhäuser Versuch geduldet und sollte nun durch seinen Erfolg – wie auch durch die anderen Modellversuche – unter Zugzwang gesetzt werden, Reformmaßnahmen für die gesamte DDR-Psychiatrie in Angriff zu nehmen. Der angeschriebene Abteilungsleiter des MfG, Erler, sah sich tatsächlich genötigt, zustimmend zu antworten, „Ich halte auch die erfolgreiche Durchsetzung der Öffnungsmaßnahmen, wie sie von Ihnen u.a. betrieben werden, für eine außerordentlich bedeutsame und richtige Arbeitsrichtung.“[79]

Der Brief Langes, wie auch die Antwort Erlers wurden anderthalb Jahre nach der Neuorientierung des Fachausschusses für Psychiatrie verfasst und sind deshalb nicht nur Quellen für das dezentrale Vorgehen der Reformkräfte

76 BAB, DQ 1/A 1, vorl. Nr. 9467, Lange an Erler, 24.04.1962, o.Bl.
77 Weise, Gemeinsame Geschichte, S.4.
78 BAB, DQ 1/A 1, vorl. Nr. 9467, Artikel der Krankenhauszeitung von Mühlhausen/Pfafferode, o.Bl.
79 Ebd., Erler an Lange, 21.5.1962, o.Bl.

in der DDR-Psychiatrie, sondern zugleich auch Dokumente der Verschleppung von Maßnahmen zur grundlegenden Änderung der Lage seitens der zentralen Gesundheitsverwaltung. Während die Reformer durch ihre engagierte Arbeit im Fachausschuss und vor Ort in ihren Krankenhäusern versuchten, die Situation sowohl in therapeutischer als auch in materieller Hinsicht zu verbessern, kam aus dem Gesundheitsministerium nicht mehr als ermunternde Worte.

Erst 1963, nach fast fünfjährigen Bemühungen des Reformerflügels, gelang es, mit dem Symposium in Rodewisch eine Reformperspektive für die gesamte DDR-Psychiatrie zu eröffnen. Zu den Initiatoren und Organisatoren der Tagung gehörten die Mitglieder des Fachausschusses für Psychiatrie Liese-Lotte Eichler aus Görden, Ehrig Lange aus Mühlhausen und Ernst Walther aus Rodewisch. Allerdings war nicht der Fachausschuss Ausrichter der Veranstaltung, sondern die Deutsche Gesellschaft für Hygiene und die Gesellschaft für Rehabilitation unter Schirmherrschaft des Ministeriums für Gesundheitswesen. Der Fachausschuss hatte dem MfG empfohlen, die Direktoren aller psychiatrisch-neurologischen Krankenhäuser zu dem Symposium zu delegieren.[80] Dort sollte das lange geforderte Grundsatzprogramm über die zukünftige Entwicklung der psychiatrischen Versorgung erarbeitet werden. Es war zu erwarten, dass es eine deutliche reformpsychiatrische Handschrift tragen würde, da sich die Vertreter der entsprechenden Richtung durch die in ihren Einrichtungen praktizierten Therapiemodelle auf eine empirische Basis stützen konnten, die ihnen auch in der theoretischen Debatte einen wesentlichen Einfluss sicherte. Zudem dominierten die Reformer den Organisationsausschuss des Symposiums und hatten damit den entscheidenden Zugriff auf Tagungsablauf und -verfahren. Dementsprechend drängten die Organisatoren darauf, tatsächlich die gesamte Anstaltspsychiatrie der DDR in Rodewisch zu versammeln, um die Bedeutung und die Verbindlichkeit des zu verabschiedenden Grundsatzpapiers zu unterstreichen. Möglicherweise trug das abzusehende Tagungsergebnis dazu bei, dass die Bereitschaft zur Teilnahme von Seiten der Anstaltsdirektoren nicht übermäßig hoch war. Gegner des neuen psychiatrischen Paradigmas dürften nicht besonders erpicht darauf gewesen sein, an seiner offiziösen Etablierung beteiligt zu werden. Ein Indiz dafür ist, dass zwei Wochen vor Beginn der Tagung zwölf Direktoren der etwa 30 psychiatrischen Krankenhäuser noch immer nicht ihre Teilnahme bestätigt hatten, was die Organisatoren veranlasste, beim MfG zu intervenieren und eine verstärkte Einflussnahme auf die Säumigen zu fordern.[81]

Das Symposium fand schließlich vom 23. bis 25. Mai 1963 unter Beteiligung der Mehrheit der psychiatrischen Einrichtungen der DDR statt. Die Teilnehmer verabschiedeten die „Rodewischer Thesen", eine für das Selbstverständnis der DDR-Psychiatrie maßgebliche Konzeption, auf die noch nach der staat-

80 BAB, DQ 1, Nr. 6195, Protokoll der Sitzung des Fachausschusses für Psychiatrie, 10.11.1962, o.Bl.
81 BAB, DQ 1, Nr. 22108, Walther, Lange und Eichler an Lammert, 07.05.1963, o. Bl.: „Unser Internationales Symposium hatte von vornherein die Zielsetzung, bestimmte Richtlinien zu erarbeiten für die Verbesserung der Arbeitsweise in den psychiatrischen Krankenhäusern. Diese Zielsetzung erscheint uns gefährdet, wenn ein großer Teil der Direktoren der psychiatrischen Einrichtungen nicht an diesem Symposium teilnimmt."

lichen Vereinigung mit der Bundesrepublik von ostdeutschen Psychiatern im wesentlichen positiv Bezug genommen wird.

Insbesondere mit dem ersten Abschnitt der Thesen „Die Rehabilitation psychisch akut und chronisch Kranker“ wurde versucht, die aktuelle Lage und die zukünftigen Entwicklungen der Psychiatrie zu umreißen sowie die neuen Aufgaben, die sich daraus für die psychiatrischen Anstalten ergaben, zu definieren. Der grundlegende Anspruch bestand darin, neben der klinisch-medizinischen Behandlung der Kranken auch deren soziale Wiedereingliederung als Aufgabe ärztlichen Wirkens zu sehen. Dabei dürfe der Schwerpunkt nicht nur auf der antipsychotischen Behandlung und Rehabilitation der akut Erkrankten liegen. Vielmehr müssten gerade die chronisch Kranken – also die Masse der psychiatrischen Patienten in den Anstalten – unter psychohygienisch positiv wirksame heilfördernde Bedingungen gestellt werden und die klinischen Heilmaßnahmen weit stärkere Anwendung bei ihnen finden. Zum wichtigsten Ziel der Psychiatrie und Kriterium ihrer Wirksamkeit wurde erklärt, „die chronischen Verlaufsformen der Psychosen und die Ausbildung sogenannter Defektzustände – zumindest der graduellen Ausprägung nach – zu reduzieren und einen großen Prozentsatz von Menschen mit chronisch verlaufenden psychischen Erkrankungen beruflich und sozial wieder einzugliedern, ihnen zu einem Leben in sozial verantwortlicher wie freier Verfügbarkeit zu verhelfen.“[82] Nach dieser einleitenden Grundsatzerklärung wurden in den folgenden zehn Thesen notwendige Maßnahmen sowohl der Psychiatrie selbst als auch des Staates zur Verwirklichung des formulierten Zieles aufgezählt.

In der ersten These wird der Begriff der „komplexen Therapie“, der in den vorangegangenen Jahren in allen Argumentationen der Reformer eine zentrale Rolle gespielt hatte, erläutert. Verstanden wurde darunter die „undogmatische Kombination“ der Anwendung von Psychopharmaka mit arbeits- und gruppentherapeutischen Verfahren und zwar „unabhängig von allen hypothetischen Vorstellungen über das Wesen und die Nosologie der Psychosen“.[83] Im Grunde handelte es sich um eine ekletische Auffassung, die – ähnlich der Herangehensweise Kraepelins – nicht die Ursachen psychischer Krankheiten in den Mittelpunkt der Therapie stellte, solange darüber Unklarheit herrschte. Im Unterschied zu Kraepelin sollte jedoch auch die Prognose des Krankheitsverlaufes nicht die Therapie dominieren. „Keine Diagnose einer Psychose rechtfertigt die sichere Annahme eines schicksalsmäßigen Verlaufes und mit ihr die fatalistische Einstellung zu ihren Behandlungsmöglichkeiten.“ Statt dessen sei in jedem einzelnen Fall „eine aktive therapeutische Einstellung“ zu fordern.[84]

Als weitere innerpsychiatrische Maßnahmen wurden als notwendig angesehen: die Öffnung der Krankenstationen, d.h. die Ersetzung des umfassenden Sicherungsprinzips der bisherigen Anstaltstradition durch das umfassende Fürsorgeprinzip moderner Fachkrankenhäuser sowie die Profilierung der Krankenstationen durch die Trennung von akut und chronisch Kranken sowie

82 Rodewischer Thesen. Internationales Symposium über psychiatrische Rehabilitation vom 23.–25. Mai 1963 in Rodewisch i. Vogtl., in: Z. ges. Hyg. 11 (1965), H. 1, S.61–65, hier: S.61.
83 Ebd., S.61, These 1.
84 Ebd.

die Differenzierung nach der altersmäßigen Zusammensetzung der Patienten.[85]

In den folgenden Thesen wurden vor allem Ansprüche an Staat und Gesellschaft formuliert, so Investitionen in die Modernisierung der psychiatrischen Krankenhäuser, die zudem materiell mit den allgemeinen Krankenhäusern gleichgestellt werden müssten. Erforderlich sei der Aufbau eines flächendeckenden ambulanten Dispensairesystems der nachgehenden Fürsorge ebenso, wie die Schaffung von Übergangslösungen zwischen dem Krankenhausaufenthalt und der vollen Wiedereingliederung in das soziale Leben durch beschützende Werkstätten, Patienten-Wohnheime sowie Tages- und Nachtkliniken, die den psychiatrischen Einrichtungen angeschlossen sein sollten. Als wesentliche Voraussetzung für die Prophylaxe, Früherfassung und Frühbehandlung psychisch Kranker sollte das Wissen über psychische Krankheiten popularisiert werden. Schließlich sollten amtliche oder gesetzliche Zwangsmaßnahmen auf ein Minimum beschränkt und alles vermieden werden, was zu Diffamierungen psychisch Kranker in der Öffentlichkeit führen könnte.[86]

Die letzten beiden Thesen forderten einen intensiven internationalen Erfahrungsaustausch sowie eine enge Kooperation zwischen der Hochschul- und der Anstaltspsychiatrie.[87]

Im zweiten Abschnitt des Thesenpapiers mit dem Titel „Arbeitstherapie" wurde ausdrücklich festgestellt, dass der „wirtschaftliche Wert dieser Therapie von sekundärer Bedeutung" sei.[88] Die explizite Erwähnung ist ein Hinweis darauf, dass die Praxis der Arbeitstherapie diesem Anspruch in der Regel nicht entsprach, aber auch Indiz für die sich verändernde Haltung dazu seit Ende der 50er Jahre.

Inhaltlich boten die Rodewischer Thesen für die DDR-Psychiatrie inzwischen nichts Neues mehr. Sie wiederholten vielmehr die Forderungen und Vorschläge, die in den vorangegangenen Jahren vom Reformerflügel immer wieder gegenüber der staatlichen Verwaltung und der SED aufgestellt worden waren und die zum Teil in einzelnen Krankenhäusern praktiziert wurden. Ihre Bedeutung ergibt sich daraus, dass sie jetzt erstmals in gebündelter Form vorlagen und ein in sich geschlossenes Reformprogramm darstellten, dem durch seine Verabschiedung auf einer Tagung unter Schirmherrschaft des MfG und in der Öffentlichkeit eines internationalen Fachpublikums zumindest ein halboffizieller Status zukam. Den Reformern gelang es so, die Bedeutung ihrer Ideen in der psychiatrischen Diskussion wesentlich zu erhöhen.

Die unmittelbar folgende Auseinandersetzung über den Charakter der Thesen zeigt jedoch, dass die zentrale Gesundheitsbürokratie nicht gewillt war, sie zur psychiatriepolitischen Doktrin zu machen. Die vom Fachausschuss für Psychiatrie gewünschte Erklärung des Ministers für Gesundheitswesen, die das Dokument zur offiziellen und handlungsverbindlichen Orientierungs- und Planungsgrundlage der DDR-Psychiatrie machen sollte, kam nicht zu-

85 Ebd., S.62, These 2 und 3.
86 Ebd., Thesen 4 bis 8.
87 Ebd., S.62 f., These 9 und 10.
88 Ebd., S.63.

stande. Statt dessen wurde es, nach längeren Diskussionen lediglich mit einem Empfehlungsschreiben des Ministers versehen, im November 1963 an alle Räte der Bezirke zur Beratung und Erarbeitung von Vorschlägen gesandt. Die Resonanz darauf war minimal. Eine Rückmeldung erreichte das MfG nur aus den Bezirken Potsdam und Leipzig.[89] Die Gründe für die fehlende politische Unterstützung des Reformpapiers liegen auf der Hand. Eine offizielle Anerkennung als verbindliche Handlungsgrundlage hätte bedeutet, die bisherige Haltung der Ignoranz gegenüber den Problemen der Psychiatrie aufzugeben. Damit hätte aber auch die Berechtigung der Forderungen nach dem Einsatz bedeutender materieller Ressourcen zum Aufbau des angestrebten umfassenden psychiatrischen Versorgungssystems anerkannt werden müssen. Dazu war die politische Führung der DDR jedoch nicht bereit und in der Lage. Die Psychiatrie blieb ein marginaler Sektor der Gesellschaft.

Am Rand der Reformbewegung

Außer der Gördener Einrichtung erscheinen die übrigen psychiatrischen Krankenhäuser der Brandenburger Region in dem gesamten Prozess der Auseinandersetzung zwischen den Psychiatriereformern und der zentralen Gesundheitsverwaltung nur am Rande. Dafür gibt es verschiedene Ursachen.

In Eberswalde näherte sich während dieser Zeit eine Epoche ihrem Ende. Gustav Donalies, der die Anstalt seit 1948 geleitet hatte, starb am 8. Juli 1961. Er war sicher kein Verfechter reformpsychiatrischer Ideen, zumindest sind entsprechende Auffassungen nicht überliefert. Gleichwohl war er auch in seinen letzten Lebensjahren bemüht, aktiv an der Gestaltung seines Fachgebiets teilzunehmen, wie seine Mitarbeit bei der Wiederherstellung der Psychiatrie in Lübben zeigt. Auch blieb er ein streitbarer Geist, der sich nicht scheute, sich mit der zentralen Gesundheitsverwaltung anzulegen, so in der bereits erwähnten Frage der Dienstordnung und immer wieder auf bestehende Mängel hinzuweisen, wie beispielsweise bei der Unterbringung jugendlicher Psychiatriepatienten, die Überlastung des ärztlichen Personals wegen der unzureichenden Personalbesetzung und den Bettenmangel.[90] Donalies' Tod verschärfte das Personalproblem des Eberswalder Krankenhauses weiter. Der, bis Ende Februar 1962 amtierende, kommissarische Direktor, Dr. Günter Völz, brachte es, anlässlich einer Umfrage des Gesundheitsministeriums, in ähnlicher Deutlichkeit auf den Punkt, wie sein Vorgänger: „Dazu ist zu bemerken, daß wir bei dem gegenwärtigen Mißverhältnis zwischen ärztlicher Besetzung und ambulanter wie stationärer Arbeit nicht zu einer planmäßigen wissenschaftlichen Forschungsarbeit in der Lage sind." Angesichts dieser Situation war an ein Engagement in gesundheitspolitischen Fragen über die Grenzen des eigenen Krankenhauses hinaus kaum zu denken. Der neue ärztliche Direktor, Dr. Fritz Barylla, gehörte schon einer anderen Psychiatergeneration an als Donalies. Nach der Ausbildung an den Universitätsnervenkliniken in

89 Hanrath, Zwischen „Euthanasie" und Psychiatriereform, S.439.
90 BAB, DQ 1, Nr. 20945, Donalies an Erler, 9.9.1957, Donalies an MfG, 10.3.1958, Donalies an Erler, 12.9.1959, o.Bl.

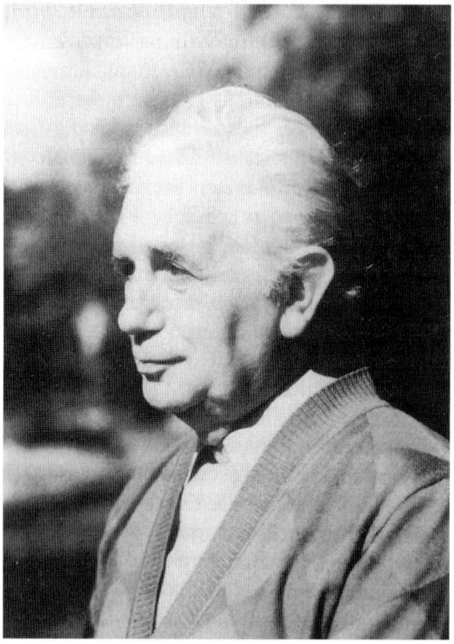

Dr. Günter Völz, kommissarischer ärztlicher Direktor in Eberswalde 1961–1962 und 1976.

Greifswald und Rostock war er als Arzt im psychiatrischen Krankenhaus Haldensleben tätig und arbeitete dann vier Jahre als stellvertretender ärztlicher Direktor des Neuropsychiatrischen Bezirkskrankenhauses in Uchtspringe. Barylla stand den reformpsychiatrischen Ideen aufgeschlossen gegenüber, wie aus einem Schreiben hervorgeht, in dem er die unwirsche Antwort von Völz auf die genannte Umfrage revidiert. Er und seine Mitarbeiter, so Barylla, widmeten sich vor allem dem Ausbau der ambulanten neurologisch-psychiatrischen Versorgung unter Einbeziehung psychotherapeutischer Maßnahmen, also Projekten, die dem stattfindenden Paradigmenwechsel in der Psychiatrie durchaus entsprachen. Außerdem benennt er sechs wissenschaftliche Vorhaben, die in Eberswalde durchgeführt oder geplant würden.[91] Barylla dürfte mit der Übernahme der Amtsgeschäfte und der Eingewöhnung an seinem neuen Arbeitsplatz stark beschäftigt gewesen sein, so dass Wortmeldungen in den aktuellen fachlichen und gesundheitspolitischen Diskussionen von ihm nicht zu erwarten waren.

Ähnlich kompliziert wie in Eberswalde war die Situation in Neuruppin. Dort war es kurz vor dem Beginn der Reformbewegung zu einem Amtswechsel gekommen. Franz Polik, seit 1945 Direktor, war in den Ruhestand getreten und wurde am 15. November 1957 von Dr. Neymeyer abgelöst. Auch Neymeyer war Anhänger der reformpsychiatrischen Richtung, plante die Einrichtung einer Tages- und Nachtklinik, den Ausbau der Außenfürsorge und den stärkeren Einsatz psychotherapeutischer Maßnahmen.[92] Unter den drei wissenschaftli-

91 BAB, DQ 1, Nr. 6195, Barylla an MfG, 16.6.1962, o.Bl.
92 Groß, Jenseits des Limes, S. 96. Vgl. auch BAB, DQ 1, Nr. 20522, Neymeyer zum Volkswirtschaftsplan 1961, 18.8.1960, o.Bl.

chen Vorhaben, an denen 1961/62 in Neuruppin gearbeitet wurde, waren zwei, die sich mit sozialpsychiatrischen und Rehabilitationsfragen beschäftigten, also dem reformpsychiatrischen Paradigma folgten.[93] Neymeyers Bemühungen stießen jedoch auf Widerstände objektiver und subjektiver Art. Das Hauptproblem war, wie bei den anderen psychiatrischen Krankenhäusern auch, der Ärztemangel in Verbindung mit der Überbelegung der psychiatrischen Betten. So war es nicht ungewöhnlich, dass ein Oberarzt allein 244 Patienten in einer Aufnahmeabteilung und auf vier Stationen für chronisch Kranke betreute. Dafür stand ihm weder ein Assistenzarzt zur Seite, noch gab es eine spürbare Einflussnahme seitens eines Chefarztes. Unter diesen Bedingungen musste der reformpsychiatrische Anspruch zumeist dem Krankenhausalltag geopfert werden. Dieser verlief, wegen des Personalmangels, in „unguter Eile".[94] Es gibt Hinweise darauf, dass Psychopharmaka teilweise vom Pflegepersonal nicht in therapeutischer Absicht an Patienten verabreicht wurden, sondern um sie ruhig zu stellen und die pflegerische Arbeit zu erleichtern.[95] Verkompliziert wurde die Situation in Neuruppin dadurch, dass nach wie vor zwei medizinische Einrichtungen auf dem Gelände der ehemaligen Heil- und Pflegeanstalt bestanden, und die Zusammenarbeit zwischen dem psychiatrischen und dem allgemeinen Krankenhaus keineswegs reibungslos funktionierte. Hinzu kamen persönliche Schwierigkeiten des Direktors mit seinen Untergebenen, die durch einen längeren Ausfall Neymeyers wegen der Folgen einer Kriegsverletzung noch verschärft wurden. Infolgedessen wollte er bereits 1960 seinen Posten aufgeben und sich um die frei werdende Stelle in Haldensleben bewerben. Dieser Wunsch löste im Gesundheitsministerium hektische Betriebsamkeit aus, da ein Ersatz offenbar nicht zur Verfügung stand. Unter Einschaltung des Bezirksarztes von Potsdam, Dr. Ernst, der Bezirkspsychiaterin, Eichler und des Kreisarztes gelang es Referatsleiterin Lammert, Neymeyer vorerst von seinen persönlichen Veränderungsplänen abzubringen.[96] Knapp zwei Jahre später machte Neymeyer jedoch seinen Wunsch war und verließ Neuruppin. Inzwischen war ein Nachfolger gefunden worden. Es war Dr. Heinz Ulrich, der bisher im Haldenslebener psychiatrischen Krankenhaus gearbeitet hatte. Er wurde am 28. Dezember 1962 als neuer ärztlicher Direktor in sein Amt eingeführt. Auch das Neuruppiner Krankenhaus war also auf Grund der auftretenden Schwierigkeiten nicht in der Lage, in den Aufbruchsjahren der DDR-Psychiatrie eine wesentliche gesundheitspolitische Rolle zu spielen.

In Teupitz blieb die personelle Situation an der Spitze des psychiatrischen Krankenhauses konstant. Walter Brand, seit 1950 im Amt, hatte allerdings ebenfalls mit Personalproblemen im ärztlichen Bereich zu kämpfen. Zu Beginn der 60er Jahre stabilisierte sich die Situation etwas, wenn auch auf niedrigem Niveau, da er nun erstmals für einen längeren Zeitraum zwei, statt wie bisher nur einen, Arztkollegen zur Seite hatte, abgesehen von der fünfmonatigen Unterbrechung in der die Ärztin I. Leidenberger kommissarisch das neue

93 BAB, DQ 1, Nr. 6195, Eichler an MfG, 28.12.1961, o.Bl.
94 Groß, Jenseits des Limes, S.94 f.
95 BAB, DQ 1, Nr. 20522, Neymeyer zum Volkswirtschaftsplan 1961, 18.8.1960, o.Bl. Vgl. auch Groß, Jenseits des Limes, S.95
96 BAB, DQ 1, Nr. 20522, Neymeyer an Lammert, 4.6.1960; Lammert an Neymeyer, 15.6.1960; Neymeyer an Lammert, 28.6.1960; Lammert an Ernst, 30.6.1960; Neymeyer an Lammert, 4.7.1960, o.Bl.

Krankenhaus in Lübben leitete.[97] Forschungsvorhaben wurden in Teupitz – wahrscheinlich auf Grund der geringen Ärztezahl – in diesem Zeitraum nicht realisiert.[98] Impulse für die reformpsychiatrische Bewegung waren aus Teupitz jedoch nicht nur wegen der auch hier anzutreffenden, Zeit und Kraft raubenden Mängel des psychiatrischen Alltags nicht zu erwarten, sondern auch wegen der – wie bereits gezeigt wurde – eher konservativen Auffassungen des Faches, die Brand vertrat. Gleichzeitig legte er aber anscheinend immer Wert darauf, bei der Zentrale als zuverlässig und loyal zu gelten, letztendlich auch dann, wenn das bevorzugte medizinische Paradigma nicht den eigenen Vorstellungen entsprach. Diese Vermutung stützt sich zunächst darauf, dass Teupitz – im Gegensatz zu vielen anderen Einrichtungen – sich immer an den zentralen Umfragen beteiligte; auch einer Mahnung zur Teilnahme am Rodewischer Symposium bedurfte es nicht. Wichtigstes Indiz dafür ist aber die Einführung reformpsychiatrischer Maßnahmen in den folgenden Jahren, nachdem die Rodewischer Thesen zu einer starken Bedeutungsaufwertung solcher Ideen geführt hatten. Die Öffnung des Krankenhauses wurde nicht durchgeführt, solange sie lediglich ein Strukturmodell einzelner war, aber nachdem öffentlich die Akzeptanz des dahinter stehenden Konzeptes durch die zentrale Gesundheitsverwaltung hergestellt war, verweigerte sich die Teupitzer Anstaltsleitung dem nicht weiter. Beides hätte durchaus im Bereich des Möglichen gelegen.

97 GÖ, Nr. 223, I. Leidenberger an Eichler, 8.1.1963, o.Bl.
98 BAB, DQ 1, Nr. 6195, Eichler an MfG, 28.12.1961, o.Bl.

Reformprogramm und psychiatrische Realität: 1964 – 1990

Die nicht stattgefundene Reform

Eine Umsetzung des in den Rodewischer Thesen geforderten Entwicklungsprogramms für die Psychiatrie ließ sich unter den gesellschaftlichen Bedingungen der DDR nur in maßgeblicher Verantwortung der zentralen Verwaltungsebene realisieren. Nicht zuletzt deshalb hatten die Reformer um den Fachausschussvorsitzenden Ehrig Lange immer wieder das Ministerium für Gesundheitswesen zum Adressaten ihrer Forderungen gemacht. Die Bezirke und Kreise waren auf Grund der zentralistischen Organisation der Gesellschaft nicht in der Lage, insbesondere jene Programmpunkte zu realisieren, die mit dem Einsatz von Ressourcen verbunden waren. Daraus erklärt sich die bereits erwähnte, minimale Reaktion der Bezirke auf das Rundschreiben des Gesundheitsministers bezüglich einer Beratung der Rodewischer Thesen.

Eine der wenigen Ausnahmen von diesem Trend war der Bezirk Potsdam. Hier war das psychiatrische Reformprogramm Thema eines Treffens der ärztlichen Direktoren der Krankenhäuser in Görden, Neuruppin und Teupitz mit dem Bezirksarzt und weiteren Mitarbeitern des Rates des Bezirkes am 20. Oktober 1964. Im Vorfeld hatten Brand, Eichler und der neue Neuruppiner Direktor, Ulrich, zweimal konferiert, um eigene Möglichkeiten einer Umsetzung der Rodewischer Thesen und den dabei erreichten Stand zusammenzufassen, vermutlich auch, um eine gemeinsame Linie gegenüber der Bezirksverwaltung festzulegen.[1] Zieht man ihr bisheriges Engagement und ihre Rolle in den verschiedenen Institutionen in Betracht, liegt die Vermutung nahe, dass Liese-Lotte Eichler Spiritus Rector dieser Aktivitäten war. Als Mitglied des Fachausschusses für Psychiatrie wusste sie, dass dieser die Räte der Bezirke – unter Berufung auf die Empfehlung des Gesundheitsministers – zur Beschäftigung mit den Rodewischer Thesen aufgefordert hatte, und sie sorgte dafür, dass dies in ihrem Verantwortungsbereich umgesetzt wurde.[2] Offenbar wollte sie den gesundheitspolitischen Erfolg, den das von ihr mitorganisierte Rodewischer Symposium darstellte, nicht aus den Händen gleiten lassen und versuchte dazu auch auf der Bezirksebene alle Möglichkeiten auszuschöpfen. Im Bezirk Potsdam bestand die besondere Situation, dass Eichler – als wichtige Protagonistin des Reformerflügels – zugleich Direktorin der bedeutendsten psychiatrischen Einrichtung und Bezirkspsychiaterin war. Außerdem hatte sie in ihren beiden Direktorenkollegen aus Neuruppin und Teupitz Verbündete. Heinz Ulrich sah

1 GÖ, Nr.224, Beratung unter Teilnahme des Herrn Bezirksarztes Dr. Dr. Reichardt, 20.10.1964, S.1, o.Bl.
2 Ebd., Eichler an Brand, 9.10.1964, o.Bl.

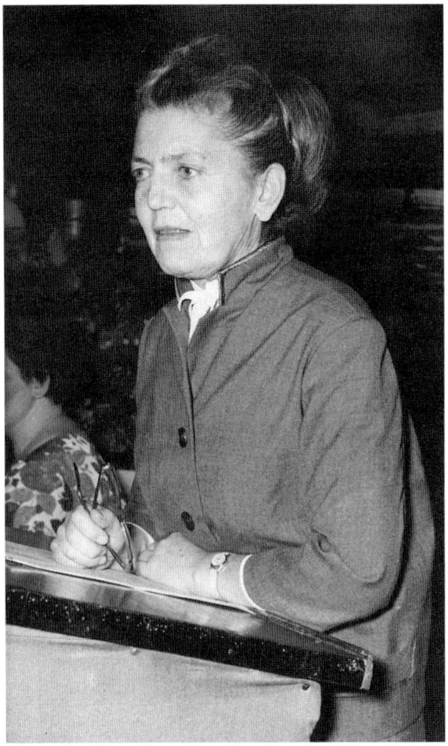
Dr. Liese-Lotte Eichler, ärztliche Direktorin in Görden 1954–1972.

in den Reformmaßnahmen wohl vor allem notwendige Schritte zur Modernisierung des Faches, während Hinweise auf eine emanzipatorische Zielsetzung, wie sie beispielsweise Lange vertrat, von ihm nicht überliefert sind. Darüber hinaus war für Ulrich das Reformprogramm ein wichtiger Bezugspunkt, um Forderungen nach mehr Ressourcen für seine Einrichtung Nachdruck zu verleihen.[3] Letzteres traf auch für Walter Brand zu, der ansonsten eher traditionell eingestellt war. Allerdings kam bei Brand noch hinzu, dass er in der neun Jahre jüngeren Liese-Lotte Eichler offenbar eine Autoritätsperson sah, die er loyal unterstützte.[4] In allen drei psychiatrischen Krankenhäusern des Bezirkes Potsdam waren nach dem Rodewischer Symposium Schritte unternommen worden, um die dort angemahnte Milieuverbesserung auf den Stationen zu erreichen. Das Open-Door-System wurde in den meisten Stationen eingeführt, Fenstergitter abgenommen, hohe Drahtzäune um die Krankenhäuser abgerissen bzw. durch niedrige Holzzäune ersetzt. In Teupitz wurden

3 Vgl. BAB, DQ 1, Nr.6676, Bl. 427 sowie GÖ, Nr.204, Ulrich an Eichler, 13.10.1964, o.Bl.
4 Vgl. ebd., Brand an Rat des Bezirks, 19.10.1964, S.3, o.Bl. Unter dem beziehungsreichen Titel „Perspektivplan des Krankenhauses für Psychiatrie Teupitz für das Jahr 1965 und Schwierigkeiten, die gegenwärtig im Zusammenhang mit der Erfüllung dieses Planes aufgetreten sind" schreibt Brand in seiner umständlich-vorsichtigen Diktion am 19.10.1964 an den Rat des Bezirkes Potsdam: „Als für die Entwicklung unserer Einrichtung im Sinne der Rodewischer Thesen sich nicht günstig auswirkend erweisen sich die gegenwärtigen Bemühungen der leitenden Vertreter des Gesundheitszentrums (des Kreises Königs Wusterhausen – W.R.), die darin bestehen, Planstellen des mittl. med. Personals von unserer Einrichtung ... abzuziehen." Für Brands Verhältnis zu Eichler vgl. u.a. GÖ, Nr.224, Brand an Eichler, 22.6.1965 und 9.10.1965.

Gruppentherapie sowie Gymnastikstunden und Bewegungsspiele für die Patienten eingeführt. In Neuruppin verschwanden die Zellen, in die renitente Kranke, zur Disziplinierung gesteckt wurden. Statt der Toiletten, die sich bisher – notdürftig verkleidet – mitten in den Wachsälen befunden hatten, wurden nach und nach normale sanitäre Einrichtungen geschaffen. Man bemühte sich um eine bessere kulturelle Betreuung der Patienten durch Filmvorführungen, Tanzveranstaltungen und Förderung eigener künstlerischer Ausdrucksformen.[5] Der Katalog dieser Maßnahmen zeigt einerseits, dass die Rodewischer Tagung tatsächlich Impulse ausgelöst hatte, die von der Anstaltspsychiatrie aufgenommen wurden und Bewegung in ihre verkrusteten Strukturen brachten. Zugleich wird durch die Aufzählung noch einmal deutlich, in welchem Zustand sich das Fachgebiet befunden hatte, vor allem unter welchen Bedingungen die Patienten gezwungen waren zu leben.

Trotz der für die Reformer günstigen Konstellation entsprachen die Ergebnisse der Zusammenkunft mit den Potsdamer Bezirksverantwortlichen den geringen Gestaltungsmöglichkeiten, die auf dieser Ebene gegeben waren. Vorrangig sollten die Krankenhäuser Analysen im Sinne des Abschnitts „Die Rehabilitation psychisch akut und chronisch Kranker" der Rodewischer Thesen erstellen und einen entsprechenden Erfahrungsaustausch organisieren sowie einen „Plan … über die Notwendigkeit der ärztlichen Besetzung bis 1970" ausarbeiten. Ziel war es offenbar, dieses Material mit Hilfe des Bezirkes an die zentralen Entscheidungsgremien weiterzuleiten. Der praktische Beitrag der Bezirksgesundheitsverwaltung zur Umsetzung des Rodewischer Programms war sehr bescheiden. Der Rat des Bezirkes wollte sich lediglich bemühen, „zur Verbesserung der arbeitstherapeutischen Möglichkeiten … Verbindung zwischen Betrieben und den Einrichtungen zu schaffen, um für diese mehr Arbeitsmöglichkeiten zu gewinnen". Außerdem sollte der Bezirksarzt den Bedarf der Kreise an ambulant tätigen Fachärzten für Psychiatrie und Neurologie zusammenstellen, um die entsprechend notwendigen Ausbildungsstellen beantragen zu können. Schließlich wurde noch die Umwandlung einiger Gesundheitseinrichtungen in psychiatrische Pflegeheime ins Auge gefasst, um das Problem der Überbelegung wenigstens zu lindern, verbindliche Beschlüsse dazu wurden jedoch nicht gefasst.[6]

Betrachtet man die spärlichen Ergebnisse der Zusammenarbeit mit dem Bezirk, verwundert das Engagement Eichlers auch in dieser Frage. Es dürfte ihr jedoch weniger darum gegangen sein, eine Art „Rodewischer Modellbezirk" zu schaffen, weil sie sich vermutlich darüber im Klaren war, dass die notwendigen Kapazitäten hier nicht zur Verfügung standen. Realistischer schien dagegen der Versuch, die zentrale Gesundheitsbürokratie nicht nur von Seiten der psychiatrischen Krankenhäuser sondern auch durch die mittlere Verwaltungsebene weiter mit Forderungen zur Entwicklung der Psychiatrie unter Druck zu setzen. Das Vorhaben scheiterte, weil letztlich auch in den Bezirken die Psychiatrie als Randgebiet des Gesundheitswesens angesehen wurde. Ein halbes Jahr nach der Zusammenkunft mit den Bezirksvertretern schrieb Eich-

5 Vgl. GÖ, Nr.207, Rechenschaftsbericht für 1963 (Neuruppin) sowie dito für 1964 (Teupitz), o.Bl.
6 GÖ, Nr.224, Beratung unter Teilnahme des Herrn Bezirksarztes Dr. Dr. Reichardt, 20.10.1964, o.Bl.

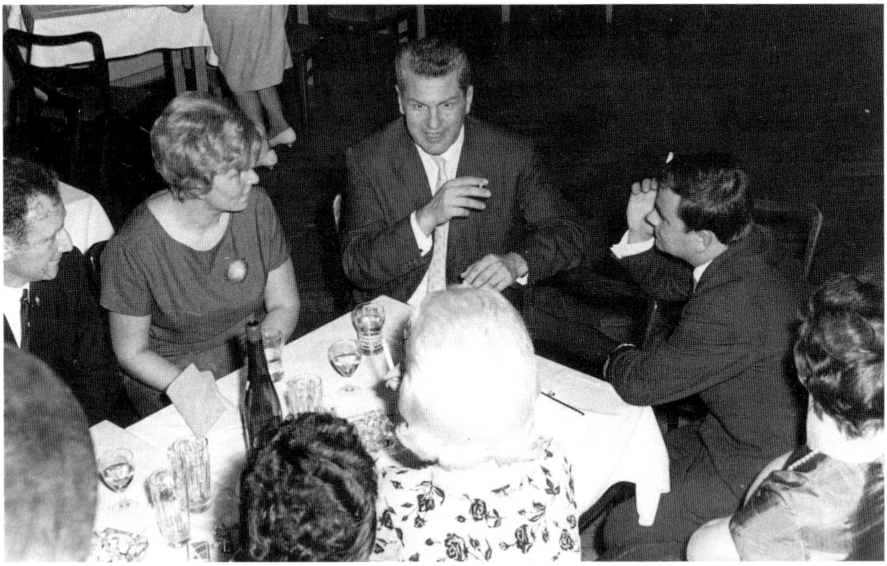

Dr. Fritz Barylla (in der Bildmitte), ärztlicher Direktor in Eberswalde, 1962–1976.

ler an die neue Bezirksärztin Dr. Weidenbach-Blum, „daß der erarbeitete Perspektivplan des Fachgebietes Psychiatrie, Neurologie und Kinder-Neuro-Psychiatrie des Bezirkes Potsdam“ in der Gesamtplanung des Bezirksrates bis 1970 „praktisch gar nicht berücksichtigt wurde“.[7] Die Reformer hatten zwar die Meinungsführerschaft in ihrem Fachgebiet errungen, aber ihr Einfluss auf die Gesundheitsverwaltung blieb gering und war selbst dort wo sie starke Positionen hatten, wie im Bezirk Potsdam, weit davon entfernt, ein Bündnis zwischen Anstaltspsychiatrie und mittlerer Verwaltungsebene zur Durchsetzung gesundheitspolitischer Ziele zu Stande zu bringen.

In den anderen beiden Bezirken, die aus dem Land Brandenburg hervorgegangen waren – Frankfurt/Oder und Cottbus – war die Ausgangssituation zur Realisierung der Rodewischer Thesen noch schwieriger. In Eberswalde war erst vor kurzer Zeit ein Wechsel an der Anstaltsspitze vollzogen worden. Abgesehen von den Problemen, die ein solcher Übergang in der Regel mit sich bringt, war der neue Direktor Fritz Barylla kein exponierter Reformer. Baryllas Position dürfte – ähnlich der seines Neuruppiner Kollegen Ulrich – eher die eines Modernisierers gewesen sein, der bestimmte Aspekte des Reformprogramms zwar als wichtig für die Entwicklung des Faches ansah, aber nicht die Intentionen bezüglich einer Befreiung der psychisch Kranken teilte. Diese Haltung kommt deutlich in den Dokumenten zum Ausdruck, die im Zusammenhang mit der 100-Jahr-Feier des Eberswalder Krankenhauses im Jahr 1965 entstanden. In die Vorbereitung und Durchführung der Feierlichkeiten waren Patienten mit eigenen Ideen und Beiträgen nicht einbezogen, sieht man davon ab, dass einige von ihnen wahrscheinlich in den verschiedenen Reparatur- und Aufräumtrupps beschäftigt wurden, die bis zum Beginn des Festpro-

7 GÖ, Nr.204, Eichler an Weidenbach-Blum, 5.5.1965, o.Bl.

gramms am 30. Oktober im Krankenhausgelände unterwegs waren, um für ein ansprechendes Äußeres der Einrichtung zu sorgen. Maßnahmen zur Herstellung eines mustergültig sauberen Zustandes bilden den Hauptteil der „Schwerpunktaufgaben“, die im Plan des Krankenhauses zur Vorbereitung der Feier festgehalten wurden. So wurden Hinweisschilder erneuert, Veranstaltungsräume renoviert, alle Betten neu bezogen sowie „alle Müllkästen einschl. Aschgruben“ völlig geräumt. Im kulturellen Rahmenprogramm des Festaktes waren Patienten nicht vertreten, im fachwissenschaftlichen Teil der Veranstaltung erscheinen sie als Objekte „klinischer Demonstrationen“.[8] Diese passive Rolle der Bewohner des Krankenhauses deutet darauf hin, dass in Eberswalde reformpsychiatrische Auffassungen nicht dominierten. Das lässt sich auch an Hand der inhaltlichen Auseinandersetzung mit der Geschichte des eigenen Hauses zeigen. In der Festschrift mit Beiträgen von vier Ärzten werden Traditionslinien von der Gründung der Anstalt bis in die Gegenwart konstruiert, so in der Arbeits- und Milieutherapie sowie in der Forschung. In diesem Modell einer kontinuierlichen „fortschrittlichen“ Entwicklung „von der Landesirrenanstalt zum Bezirkskrankenhaus für Psychiatrie und Neurologie“ hatte eine kritische Auseinandersetzung mit den negativen Folgen der Anstaltspsychiatrie für die Patienten – von den Reformern jener Zeit mit dem Begriff „Anstaltstradition“ bezeichnet – keinen Platz. Unterbrochen wurde der positive Trend in der Geschichte des Hauses nach Ansicht der Autoren nur durch die nationalsozialistische Herrschaft. Letztere wird als Einbruch der Barbarei dargestellt, die der Psychiatrie fremd war; den Eberswalder Direktoren zwischen 1933 und 1945 wird bescheinigt, sie hätten versucht, „das … Fachkrankenhaus vor dem nazistischen Terror zu bewahren“. Diese Vorstellung über die Rolle ihres Faches in der NS-Zeit teilten die Eberswalder Ärzte mit der übergroßen Mehrheit ihrer Kollegen. Ein wesentlicher Grund dafür dürfte die letztlich inkonsequente Auseinandersetzung mit diesem Thema in der Nachkriegszeit sein. In Baryllas Beitrag fällt auf, dass die Rodewischer Thesen in der Darstellung der DDR-Zeit nicht erwähnt werden.[9] Auch andere Quellen zeigen, dass Barylla kein Reformer war. So vertrat er zwar die in der ersten Rodewischer These dargelegte Auffassung von einer undogmatischen Kombination verschiedener Therapieformen. Dazu gehörte seiner Ansicht nach aber auch die Insulin-Koma-Behandlung, deren Wiedereinführung er in bestimmten Fällen 1965 anregte, trotz der relativ großen Risiken für die Patienten, die ihm bekannt gewesen sein dürften. Vermutlich nicht ohne Grund fehlte die Insulintherapie – ebenso wie die übrigen so genannten Heilkrampfbehandlungen – in der Aufzählung der Therapiemöglichkeiten des Rodewischer Programms. In der Frage der Schaffung von Kapazitäten für die Unterbringung von Pflegefällen plädierte der Eberswalder Direktor, der zugleich Bezirkspsychiater von Frankfurt/Oder war, ganz traditionell für die Schaffung dieser Unterbringungsmöglichkeiten in seiner Einrichtung. Die erforderlichen Betten wollte er durch die Rückgabe des von der sowjetischen Armee besetzten Anstaltsteils gewinnen.[10]

8 Vgl. Kreisarchiv Barnim, D. I, Nr. 1424 Beschluss des Rates des Kreises Eberswalde Nr. 55-19/65 vom 25.8.1965 über die Bereitstellung von Mitteln aus der Haushaltsreserve für die Durchführung der 100 Jahrfeier des Bezirkskrankenhaus für Psychiatrie, o.Bl.
9 Vgl. Barylla, 100 Jahre, alle Beiträge sowie Von der Landesirrenanstalt, insbesondere S. 17–20.
10 BAB, DQ 1, Nr. 6691, Bl. 363, 449–452

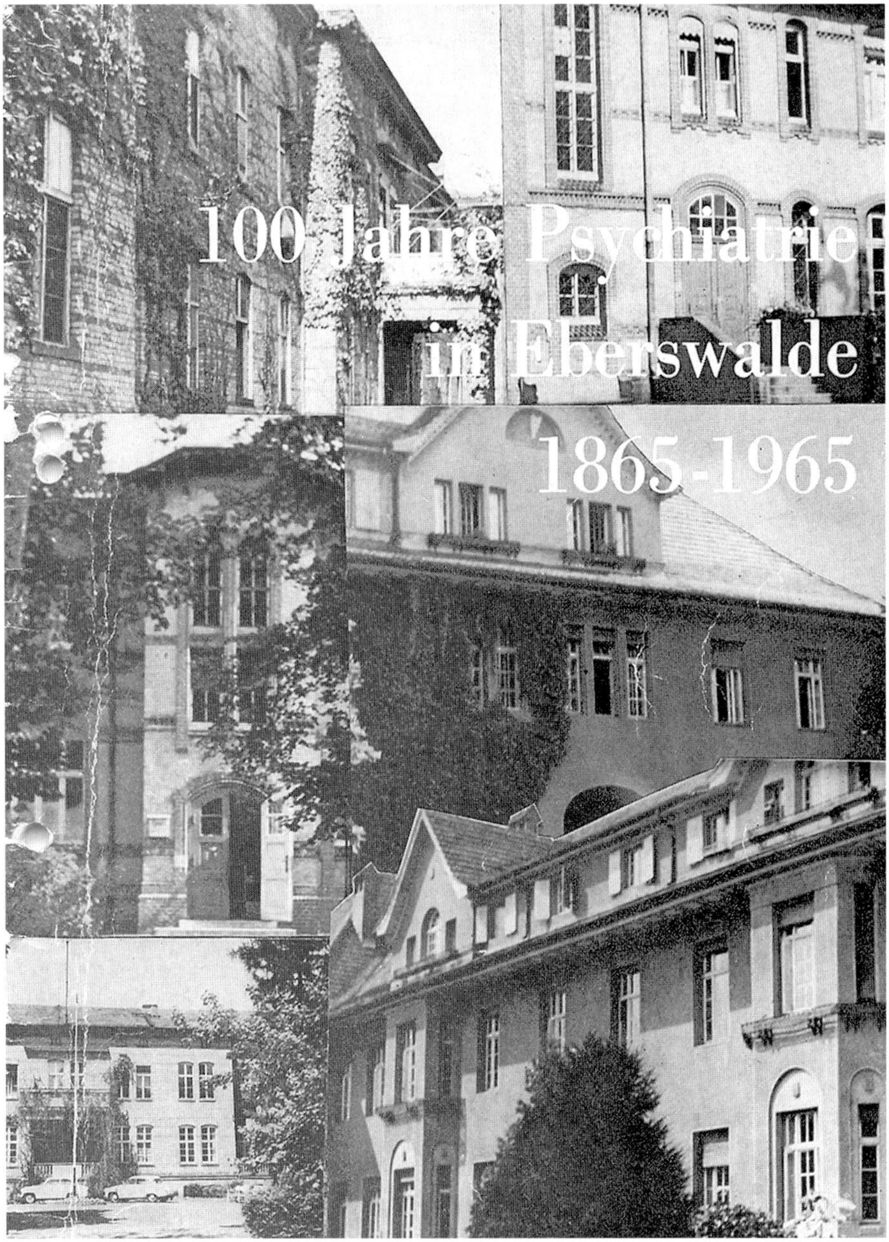

Festschrift des Bezirkskrankenhauses für Psychiatrie und Neurologie Eberswalde, 1965.

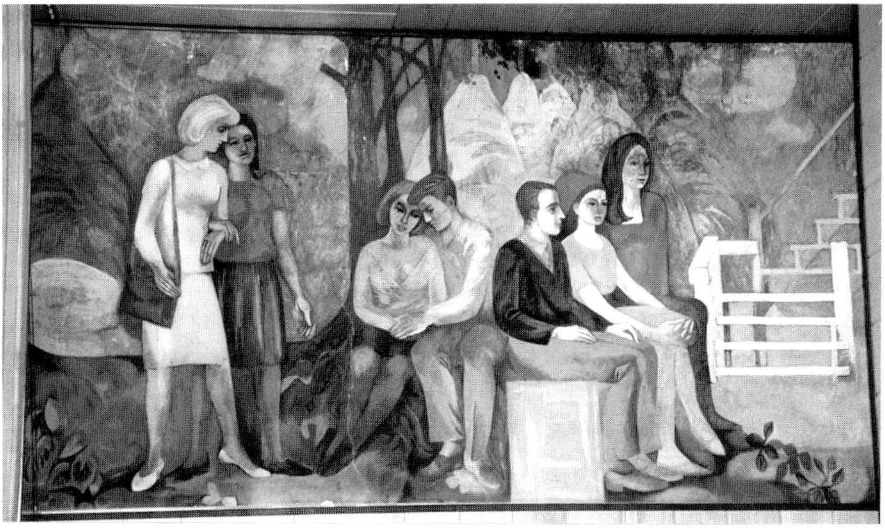

Lübben, Wandgemälde im Kultursaal.

Die Maßnahmen zur Milieuverbesserung, wie sie schon für die Einrichtungen des Bezirkes Potsdam genannt wurden, erfolgten auch in Eberswalde.[11]

Im erst kürzlich eröffneten Krankenhaus in Lübben dürften milieutherapeutische Aspekte schon bei der Wiederherrichtung der Gebäude für psychiatrische Zwecke berücksichtigt worden sein.[12] Als einziges psychiatrisches Krankenhaus des Bezirkes Cottbus und mit der geringen Kapazität von zunächst 160 Betten befand sich die Einrichtung praktisch noch in der Aufbauphase. Die als Direktorin amtierende Ärztin I. Leidenberger aus Teupitz war am 1. Februar 1963 von Prof. Dr. Claus von der Medizinischen Akademie Erfurt abgelöst worden.[13] Claus war vollauf damit beschäftigt, sein Haus aus den Schwierigkeiten des Anfangs in stabilere Verhältnisse zu führen, so dass eine aktive Einflussnahme auf die Umsetzung des Reformprogramms kaum möglich war. Zudem war sein Direktorat vermutlich als Interimslösung gedacht, denn bereits drei Jahre später wurde ein neuer Direktor in Lübben eingesetzt.[14]

Fünf Jahre nach dem Rodewischer Symposium ergab sich die Gelegenheit, die seither stattgefundene Entwicklung zu begutachten. Der Volkskammerausschuss für Gesundheitswesen beschäftigte sich 1968 erstmals in seiner Geschichte ausführlicher mit dem Thema „Psychiatrie“ im Zusammenhang mit der Förderung und Betreuung hirngeschädigter Kinder. Als Sachverständige

11 Vgl. Jutta Bretschneider, Hundert Jahre Milieugestaltung in Eberswalde, in: Barylla, 100 Jahre, S.34–38. In diesem Beitrag der Chefärztin der frauenpsychiatrischen Abteilung werden die Rodewischer Thesen das einzige Mal in der gesamten Jubiläumsbroschüre des Eberswalder Krankenhauses erwähnt. Sie erscheinen dort als „zusammenfassende Konzeption“ der bereits „früher üblichen milieutherapeutischen Gepflogenheiten ... und Wege“ (S.35).
12 Vgl. Lausitzer Rundschau, 6.9.1962.
13 GÖ, Nr.223, I. Leidenberger an Eichler, 8.1.1963, o.Bl.
14 GÖ, Nr.224, Eichler an Brand, 2.3.1966, o.Bl.

wurden u.a. die beiden Protagonisten der Reformbewegung Liese-Lotte Eichler, noch immer Direktorin des Bezirkskrankenhauses in Görden und Ehrig Lange, inzwischen Chef der neurologisch-psychiatrischen Klinik an der Medizinischen Akademie „Carl Gustav Carus" in Dresden, herangezogen. Ihre Bilanz fiel bitter aus. Die politische Unterstützung für die 1963 benannten Aufgaben beschränkte sich auf den „summarisch gegebenen Hinweis auf die Entwicklung im Sinne der Rodewischer Thesen", während die dafür notwendigen materiellen und finanziellen Mittel ausblieben. Die Psychiatrie plagten die alten Probleme – Bausubstanzverfall, Platzmangel für die Patienten und Unterbesetzung mit ärztlichem sowie Pflegepersonal. Hinzu kam die nach wie vor „total unterentwickelte" ambulante Versorgung.[15] Teilweise schien sich die Situation sogar verschärft zu haben. Eichler berichtete, dass es immer schwieriger würde, psychiatrische Patienten in Arbeitsstellen der Industrie und Landwirtschaft zu vermitteln. Gleichzeitig gäbe es ein „Abschieben aller derjenigen, die woanders nicht tragbar sind, in die Psychiatrie", so dass die Überfüllung der Krankenhäuser zunähme, die Wartezeiten für einen Krankenhausplatz immer länger würden und damit oftmals die rechtzeitige Behandlung psychischer Störungen, insbesondere bei Kindern, nicht möglich sei, wodurch leichte Defekte sich häufig zu schweren Psychosen entwickelten.[16] Langes abschließendes Urteil über die zentrale Gesundheitsverwaltung war vernichtend: „Die Leitung unseres Gesundheitswesens war aber bisher ... ausser Stande, ein dringend notwendiges, umfassendes systematisches, gezielt zu förderndes Entwicklungsprogramm für den Gesamtbereich der Psychiatrie oder schrittweise für einzelne Teilbereiche ... zu realisieren."[17]

Das dies auch in der nächsten Zukunft nicht geschehen würde, machte Gesundheitsminister Sefrin vor dem Volkskammerausschuss deutlich. Allein die Gewährleistung einer umfassenden Förderung und Betreuung geschädigter Kinder, Jugendlicher und junger Erwachsener – das aktuelle Anliegen der Beratung – würde Investitionen von 650 Millionen Mark erfordern. Für das gesamte Gesundheits- und Sozialwesen standen aber von 1966 bis 1970 Investitionsmittel von 1,3 Milliarden Mark zur Verfügung, für das nachfolgende Planjahrfünft von 1971 bis 1975 waren 1,5 bis 1,6 Milliarden Mark geplant: „Es läßt sich sagen, daß der zur Realisierung der Vorlage „Defektives Kind" erforderliche Investitionsaufwand im Gesundheitswesen aus der Steigerung des Investitionsaufwandes nicht abgedeckt werden kann."[18] Die Einschätzung für dieses Teilgebiet der Psychiatrie lässt sich ohne weiteres auf den gesamten Bereich ausdehnen.

Die Grenzen der psychiatrischen Reformbewegung liegen im Herrschafts- und Gesellschaftscharakter der DDR begründet. Ohne die konsequente Übernahme der in den Rodewischer Thesen verkündeten Inhalte durch die politischen Herrschaftsstrukturen, war an eine umfassende Realisierung des re-

15 BAB, DQ 1, Nr.5463, Aus der Problemkommission „Psychiatrie und Neurologie", o.D. (1968), S.8ff., o.Bl.
16 Ebd., Beratung des Ausschusses für Gesundheitswesen der Volkskammer am 03.09.1968, S.29 ff., o.Bl.
17 Ebd., Aus der Problemkommission „Psychiatrie und Neurologie", o.D. (1968), S.12., o.Bl.
18 BAB, DQ 1, Nr.5463, Beratung des Ausschusses für Gesundheitswesen der Volkskammer am 03.09.1968, S.29ff., o.Bl.

formpsychiatrischen Programms nicht zu denken. Einige Gründe, warum auf der Ebene zentraler politischer Herrschaft die grundlegende Neuordnung der Psychiatrie nicht gewünscht war, wurden schon erläutert. Eine weitere Ursache dieser Abneigung dürfte im Charakter der Reformvorschläge selbst liegen. Das angestrebte System barg für die zentrale Verwaltung das Risiko, dass durch den Aufbau ambulanter Betreuungsstrukturen und die Verlagerung der psychiatrischen Patienten aus den stationären Einrichtungen heraus, ein gewisser Grad an Kontrollverlust über diesen Bereich der Gesellschaft eintreten könnte, obwohl die psychiatrischen Großanstalten weiter in seinem Zentrum stehen sollten. Gerade auch in dem Verharren der Thesen auf einem anstaltszentrierten Standpunkt war das Scheitern der Reform schon angelegt; eine wirkliche Öffnung der Psychiatrie zur Gesellschaft durch die konsequente Enthospitalisierung der psychisch Kranken in extramurale Betreuungsformen konnte so nicht stattfinden.[19] Allerdings greift die Kritik am Reformflügel, dass er die Anstaltsperspektive nicht verlassen habe, zu kurz. Das war von seinen Protagonisten auf Grund ihrer eigenen Verankerung im Anstaltssystem kaum zu erwarten. Andererseits waren sie im gesellschaftlichen Gefüge der DDR die einzige Gruppe, die überhaupt alternative Vorstellungen für die Psychiatrie artikulieren konnte. Andere organisierte gesellschaftliche Gruppen, die das System „Psychiatrie" von außen und radikaler hätten kritisieren können, wie Angehörigen- oder Betroffeneninitiativen, wurden durch die politische Herrschaft unterdrückt, eine kritische Öffentlichkeit nicht zugelassen. Die aus der Psychiatrie selbst kommenden Erneuerungsversuche waren demnach die einzig möglichen in der gegebenen Situation und sollten deshalb vor allem in ihrer Zeitbezogenheit gesehen werden.

Fachliche Profilierung

Nach dem Scheitern der Reformbemühungen auf der gesundheitspolitischen Ebene lassen sich ähnliche Aktivitäten, die – trotz der begrenzten Zahl der Akteure – den Charakter einer gesellschaftlichen Bewegung hatten, den Quellen zunächst nicht mehr entnehmen. Die Anstaltspsychiater waren wieder auf den täglichen Kampf um die Verbesserung der Lage in ihren jeweiligen Einrichtungen zurückgeworfen. Unabhängig von der Stellung zu den therapeutischen Inhalten, die in den Rodewischer Thesen verkündet wurden, wurde der Hauptweg in einer fachlichen Profilierung und Klinisierung des Anstaltsbetriebes gesehen. Damit setzte sich ein Prozess fort, der die Psychiatrie von jeher begleitet hatte, der Kampf um die Wahrnehmung als „normales" medizinisches Teilgebiet, auf deren Grundlage die Gleichbehandlung – insbesondere bei der Zuteilung von Personal sowie materiellen und finanziellen Mitteln – mit anderen Fächern gefordert werden konnte.

Ausdruck dieses Bemühens sind die Umstrukturierungsmaßnahmen in den Krankenhäusern. Bereits in den 50er Jahren begann man das überlieferte Organisationssystem, nach dem die Patienten vor allem auf Grund ihres Kontroll- und Pflegeaufwandes unterteilt wurden, schrittweise zu verändern. Statt des-

19 Weise, Gemeinsame Geschichte, S.5.

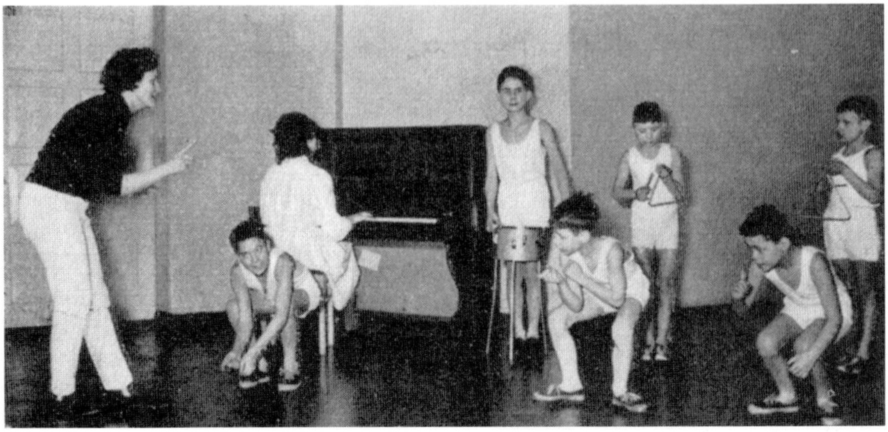
Förderung von Kindern mit geistigen Behinderungen in der Kinderklinik in Görden, 1960er Jahre.

sen wurden andere Kriterien, wie Diagnose, Therapieform oder Alter der Patienten, stärker berücksichtigt. Deutlich wird dies u.a. in Görden. Dem Krankenhaus war am 12. Dezember 1957 durch den Minister für Gesundheitswesen der Titel „Bezirkskrankenhaus für Neurologie und Psychiatrie" verliehen worden. Mit der Bezeichnung wurde die höhere Kategorie innerhalb der Rahmenkrankenhausordnung verdeutlicht, die Görden beispielsweise gegenüber Neuruppin oder Teupitz auf Grund seiner Größe und seiner Aufgabenstellung einnahm. Im Zusammenhang mit der Titelverleihung wurden folgende Fachabteilungen gebildet, die nunmehr unter der Leitung von Chefärzten standen:

1. Fachabteilung für Neurologie
2. Fachabteilung für Kinderpsychiatrie
3. Fachabteilung für Erwachsenen-Psychiatrie (Männer)
4. Fachabteilung für Erwachsenen-Psychiatrie (Frauen)
5. Fachabteilung für Psychotherapie
6. Fachabteilung für Röntgenologie und klinische Diagnostik
7. Pathologie

Das entsprechende Schreiben Eichlers an das Ministerium für Gesundheitswesen ist vom Kreisarzt gegengezeichnet, d.h. der neue Name bedeutete keine Änderung in der administrativen Zuständigkeit des Stadtkreises Brandenburg/Havel für die Gördener Einrichtung.[20] Die drei psychiatrischen Fachabteilungen waren wesentlich größer als die anderen, da hier die meisten Patienten untergebracht waren. Beibehalten wurde in der Erwachsenen-Psychiatrie ebenso wie in der Neurologie die alte Geschlechtertrennung. Als Maßnahme zur weiteren Profilierung beantragte Eichler im Jahr 1962 die organisatorische Teilung der Gördener Einrichtung in ein Bezirkskrankenhaus für Psychiatrie und eine Bezirkskinderklinik für Psychiatrie. Sie selbst wollte die Leitung der letzteren übernehmen, die zugleich der Abteilung Gesundheits- und Sozialwesen des Rates des Bezirkes Potsdam unterstellt werden sollte. Es scheint so,

20 BAB, DQ 1, Nr.20945, Eichler an MfG, 27.3.1958, o.Bl.

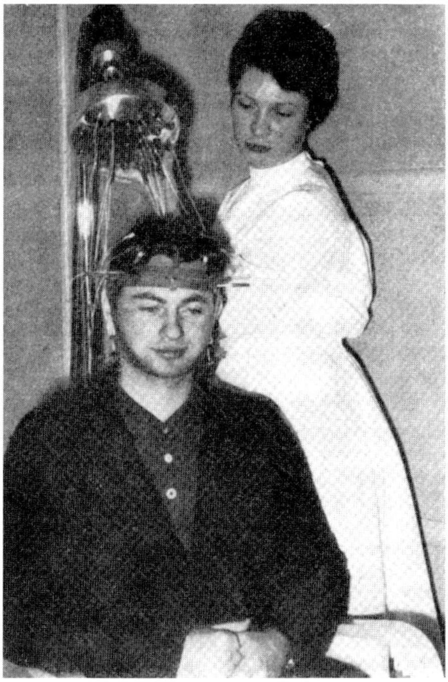
Eberswalde, in der EEG-Abteilung, um 1965.

dass außer fachlichen auch persönliche Gründe zu Eichlers Antrag führten. Möglicherweise wollte sie sich aus der aufreibenden und oft frustrierenden Arbeit als Direktorin der überdimensionierten Gördener Gesamtanstalt zurückziehen und sich auf ihr eigentliches Interessengebiet – die Kinder- und Jugendpsychiatrie – konzentrieren.[21] Der Antrag wurde nur teilweise realisiert. Zwar fand die Aufteilung in eine Klinik für Erwachsenenpsychiatrie und eine für Kinderpsychiatrie statt, beide verblieben jedoch auf Intervention des Gesundheitsministeriums unter einem gemeinsamen Dach und unter der Gesamtleitung von Eichler.[22] Die Unterstellung unter die Bezirksgesundheitsverwaltung erfolgte nicht.

Die Bezeichnung „Bezirkskrankenhaus" führte seit Ende der 50er Jahre auch die Anstalt in Eberswalde, obwohl sie bedeutend kleiner als ihr Pendant in Görden war und sogar über noch weniger Betten als das Neuruppiner Krankenhaus verfügte. Da es jedoch das einzige psychiatrische Fachkrankenhaus im Bezirk Frankfurt/Oder war, übernahm es auch entsprechende bezirkliche Versorgungsaufgaben. Zu den Profilierungsmaßnahmen der 60er Jahre gehörten im therapeutischen Bereich vor allem die Erweiterung der neurologischen Abteilung, die vorher als neurologische Station nur nebenamtlich von einem Arzt betreut worden war, auf 42 Betten und die Neueröffnung einer kinderpsychiatrischen Abteilung mit zunächst 50 Betten am 15. Februar 1964. Die kinderpsychiatrische Abteilung wurde in der Folgezeit stark ausgeweitet, so dass

21 BAB, DQ 1, Nr.21600, Weidenbach-Blum an Erler, 25.6.1962, o.Bl.
22 Ebd., Erler an Weidenbach-Blum, 2.7.1962, o.Bl.

sich die Bettenzahl bis Ende 1968 auf 260 erhöhte. Im Bereich der neuropsychiatrischen Diagnostik wurde wieder eine Röntgenabteilung eingerichtet; ab 1966 wurden neben der bereits vorhandenen Möglichkeit von Elektroenzephalogrammen (EEG) auch cerebrale Angiographien und Myleographien – also Bildgebungsverfahren zu Durchblutungsstörungen und Geschwülsten im Gehirn sowie für Rückenmarkuntersuchungen – durchgeführt.[23]

In Lübben kam es Ende 1965 zu einer Erweiterung der Bettenzahl auf 310. Damit verbunden war ebenfalls eine fachliche Profilierung. Die Zahl der Betten in der Erwachsenenpsychiatrie erhöhte sich von 80 auf 194 auf insgesamt sechs Stationen, hinzu kamen 36 neurologische Betten auf zwei Stationen, die kinderpsychiatrische Abteilung blieb bei 80 Betten auf zwei Stationen. Außerdem gab es eine so genannte Ambulante Abteilung mit Labor, Röntgen und EEG.[24]

In Teupitz bedeutete die fachliche Profilierung zunächst ein Aufholen des Rückstandes in der Ausstattung mit modernen medizinischen Geräten gegenüber den anderen Krankenhäusern. Am 5. Oktober 1964 wurde die neu erbaute EEG-Abteilung eröffnet.[25] Damit war auch die Voraussetzung geschaffen, dass im darauf folgenden Jahr eine neurologische Abteilung in Teupitz eröffnen und die Einrichtung sich nun ebenfalls als „Krankenhaus für Neurologie und Psychiatrie“ bezeichnen konnte.[26]

Ein wesentlicher Gesichtspunkt der fachlichen Profilierung bestand spätestens seit der Rodewischer Tagung darin, innerhalb der Gruppe der psychiatrischen Patienten weiter zu differenzieren, um die Heilungsaussichten zu verbessern. So wurden in Neuruppin Stationen für akut Erkrankte geschaffen und besondere Abteilungen für chronisch Kranke eingerichtet ebenso wie eine spezielle geriatrische Station für Krankheiten, die durch den Alterungsprozess hervorgerufen wurden. Ausdruck für die zunehmende Differenzierung des therapeutischen Angebots war auch die Eröffnung einer Abteilung für medizinische Psychologie und Psychotherapie sowie einer Abteilung für Depressionen im Jahr 1965.[27] Zu den Profilierungsmaßnahmen in Neuruppin gehörte auch der verstärkte Ausbau eines ambulanten Betreuungssystems. Ab 1964 wurden von Fachärzten des Krankenhauses in Zusammenarbeit mit den psychiatrischen Fürsorgern der jeweiligen Kreise im Abstand von drei bis vier Wochen Sprechstunden in sechs Kreisstädten des Bezirkes Neubrandenburg abgehalten, ebenso in der zum Bezirk Potsdam gehörenden Kreisstadt Wittstock. In Neuruppin selbst wurde die nervenärztliche Ambulanz von drei auf fünf Sprechtage in der Woche erweitert. Durch dieses System der nachgehenden psychiatrischen Fürsorge gelang es zumindest teilweise, die Zahl der

23 Vgl. BAB, DQ 1, Nr.20945, Donalies an Rat des Kreises Eberswalde, 15.9.1957, o.Bl. sowie ebd., Nr.6691, Bl. 449–452; Gerhardt Mundt, Vorwort, in: Barylla, 100 Jahre, S.3f., hier: S.4; GÖ, Nr.223, Barylla an Eichler, 1.12.1967 o.Bl.

24 BAB, DQ 1, Nr.6691, Bl. 370.

25 GÖ, Nr.224, H. Leidenberger (stellvertretender ärztlicher Direktor in Teupitz) an Eichler, 26.9.1964, o.Bl. Die Lieferung eines Röntgenapparates und eines EEG-Gerätes an Teupitz war schon für 1963 geplant – vgl. ebd., Eichler an Brand, 9.1.1963, o.Bl.

26 Ebd., Brand an Dr. Schneider (Direktor des Gesundheitszentrums Königs Wusterhausen, Kreisarzt), 6.9.1965, o.Bl.

27 BAB, DQ 1, Nr.6676, Bl. 412. Beide Abteilungen wurden – vermutlich wegen Verzögerungen bei den Umbauarbeiten – jeweils um einige Monate später als geplant eröffnet – vgl. GÖ, Nr.207, Rechenschaftsbericht für das 1. Halbjahr 1965, 3.8.1965, o.Bl. sowie ebd., Rechenschaftsbericht für das 2. Halbjahr 1965, 14.2.1966, o.Bl.

Wiederaufnahmen von früheren Patienten zu begrenzen, indem sie bei Rückfällen oder neuen Krankheitsschüben rechtzeitig medikamentös oder psychotherapeutisch behandelt werden konnten.[28] Die Schwerpunktsetzung des Neuruppiner Krankenhauses in der ambulanten Betreuung erforderte ein gutes Zusammenwirken mit den psychiatrischen Fürsorgerinnen (Sozialarbeiterinnen) der Kreise. Folgerichtig übernahm Direktor Ulrich eine Tradition seiner früheren Wirkungsstätte Haldensleben und führte ab 1963 in Neuruppin jährlich eine Fürsorgerinnen-Tagung durch, zu der DDR-weit eingeladen wurde.[29] Kurzzeitig schien es so, als könnte das Krankenhaus in Neuruppin bei der weiteren Profilierung – im Unterschied zu den anderen ehemals brandenburgischen psychiatrischen Einrichtungen – auch auf Unterstützung von zentraler Stelle zurückgreifen. Im Zeitraum 1966/1967 wurde es Ziel einer externen Evaluation durch das Berliner Institut für die Technologie der Gesundheitsbauten, in deren Ergebnis eine Studie zur „Ermittlung des Versorgungsbereiches und der Kapazität des Fachkrankenhauses für Neurologie und Psychiatrie Neuruppin" erstellt wurde.[30] Offenbar handelte es sich dabei um ein Modellprojekt, mit dem Voraussetzungen für eine Modernisierung der Anstaltspsychiatrie erkundet werden sollten. Warum die Wahl auf Neuruppin gefallen war, ließ sich bisher noch nicht ermitteln. Vermutlich spielte eine Rolle, dass es sich um ein psychiatrisches Krankenhaus durchschnittlicher Größe handelte. Möglicherweise war ein Grund, dass man sich davon eine „Straffung der Gesamtarbeit der Psychiatrie im Norden der Republik" versprach – ein Ziel, das in einem anderen Zusammenhang, aber mit Bezug auf das Neuruppiner Krankenhaus seitens des MfG formuliert worden war.[31] Schließlich dürfte bei der Auswahl Neuruppins auch die Nähe zu Berlin eine Rolle gespielt haben. Der Charakter der Untersuchung und der Inhalt der erarbeiteten Studie deuten auf den Kontext des so genannten „neuen ökonomischen Systems der Planung und Leitung" hin. Damit wurde in den 60er Jahren versucht, eine planvolle Verbindung zwischen sozialistischer Gesellschaftsordnung und wissenschaftlich-technischem Fortschritt herzustellen – letztendlich ein Versuch der Modernisierung unter realsozialistischen Vorzeichen. In der Studie werden Perspektiven für das psychiatrische Krankenhaus in Neuruppin unter funktionalen Gesichtspunkten dargelegt. Reformpsychiatrische Aspekte spielten für die fachfremden Experten des Berliner Instituts kaum eine Rolle. Das System der Anstaltspsychiatrie wurde vom Auftraggeber der Untersuchung – dem Ministerium für Gesundheitswesen – nicht in Frage gestellt. Vielmehr ging es um dessen Optimierung am Beispiel einer konkreten Einrichtung. Die Verfasser der Studie kamen zu dem Ergebnis, dass die effektive Größe des Krankenhauses bei 1 000 Betten lag, was eine Reduzierung um etwa 300 Betten erforderlich machen würde. Zum Zwecke der Konzentration auf seine klinischen Aufgaben sollte sich das Haus konsequent von allen anderen Funktionen trennen. Dazu sei die Schaffung von „zentralen Aufnahmemöglichkeiten" für geistig behinderte Personen ebenso erforderlich, wie die „Schaffung von Arbeitslagern und Heimen für soziale Betreuung von dissozialen debilen Psy-

28 BAB, DQ 1, Nr.6676, Bl. 410f.
29 Vgl. GÖ, Nr.224, Ulrich an Eichler, 30.5.1968, o.Bl.
30 Vgl. BAB, DQ 1, Nr.6676, Bl. 350-385.
31 Ebd., Bl. 397.

chopathen ... sowie dissozialen Alkoholikern, die nicht mehr behandlungsfähig sind". Das „feste Haus" müsse abgeschafft und die kriminell gewordenen Kranken in eine zentrale psychiatrische Einrichtung verlegt werden. Die vorgeschlagene Bettenreduzierung wurde auch ökonomisch begründet: Eine Beibehaltung der Kapazität von 1 300 Betten würde Erweiterungs- und Rekonstruktionsmaßnahmen in Höhe von 7,5 Millionen Mark erfordern.[32] Die externen Untersucher waren damit zu Schlussfolgerungen gekommen, die von den Anstaltspsychiatern zum Teil schon seit Jahren vertreten wurden. Ein interessanter Hinweis in Bezug auf das ambulante Betreuungssystem, das vom Neuruppiner Krankenhaus aufgebaut wurde, findet sich ebenfalls in der Studie. Die in den Kreisen Neuruppin und Röbel gegenüber dem DDR-Durchschnitt konstatierte höhere Zahl von psychiatrischen Neuaufnahmen von 40 pro 10 000 Einwohnern im Jahr (DDR: 20–25 pro 10 000) wird auf die ausgebaute und qualifizierte psychiatrische Betreuung in beiden Kreisen zurückgeführt, die es erlaube, auftretende Krankheitsfälle schnell zu erkennen und die Betroffenen in die stationäre Behandlung aufzunehmen.[33] Anscheinend gab es aber auch Kommunikationsprobleme zwischen den Gutachtern und der Krankenhausleitung. So bat das Institut für Technologie der Gesundheitsbauten Heinz Ulrich, in Ergänzung zu den dort erarbeiteten Rekonstruktionsunterlagen, um eine Konzeption über die Entwicklung der psychiatrischen Fachkrankenhäuser in der DDR. Dazu sah sich der Neuruppiner Direktor natürlich außerstande und verwies auf die Kompetenz der Problemkommission „Psychiatrie und Neurologie" – Nachfolgerin des Fachausschusses für Psychiatrie – unter Ehrig Lange.[34] Zugleich verdeutlicht dieses Missverständnis, dass es nach wie vor eine verbindliche Entwicklungskonzeption für die DDR-Psychiatrie nicht gab. Darin lagen letztendlich auch die Grenzen der Studie. Liese-Lotte Eichler brachte es auf den Punkt, als sie anlässlich einer Diskussion in ihrem Haus am 26. April 1967 ausführte, dass man keine gesonderte Perspektive für ein einzelnes Krankenhaus entwickeln könne, sondern das gesamte Fachgebiet betrachten müsse. Schon die Frage, wo die Neuruppiner Patienten untergebracht werden sollten, wenn tatsächlich 300 Betten abgebaut würden, stelle das ganze Konzept des Berliner Instituts in Frage. Die Beratung in Görden, an der die stellvertretende Brandenburger Oberbürgermeisterin Lippwitz und der amtierende Bezirksarzt Dr. Heidenreich teilnahmen, war auf eine Beschwerde aus dem Bezirkskrankenhaus hin einberufen worden. Offenbar sahen Teile der Gördener Belegschaft, einschließlich der Direktorin, in den Vorschlägen der Berliner Studie eine Bevorzugung des Neuruppiner Krankenhauses gegenüber ihrer eigenen Einrichtung und befürchteten, dass auf deren schwierige Situation dadurch kein Augenmerk mehr gerichtet würde.[35] Die Furcht vor einer Privilegierung Neuruppins war letzten Endes unbegründet, da die Ergebnisse der Studie nur eine untergeordnete Rolle für die weitere Ent-

32 Ebd., Bl. 365, 367f.
33 Ebd., Bl. 363.
34 Der Fachausschuss für Psychiatrie war 1966 nach längerer Ankündigung in eine Problemkommission „Psychiatrie und Neurologie" beim Rat für Planung und Koordinierung der medizinischen Wissenschaft beim Ministerium für Gesundheitswesen umgewandelt worden. Vgl. GÖ, Nr. 223, Eichler an Frenzel (Altscherbwitz), 17.9.1965 und Eichler an Quandt (Bernburg), 9.12.1966. Einflussmöglichkeiten und Handlungsspielräume dieses Gremiums blieben – ebenso wie die seines Vorgängers – begrenzt. Vgl. Hanrath, Zwischen „Euthanasie" und Psychiatriereform, S. 439f.
35 BAB, DQ 1, Nr. 6676, Bl. 347f.

wicklung spielten. Möglicherweise trug der Protest aus Görden dazu bei, d.h. die zentrale Gesundheitsverwaltung entschied sich gegen die Konzentration von Investitionen auf ein Vorzeigeobjekt und den Abzug der entsprechenden Mittel von anderen psychiatrischen Einrichtungen – was die Realisierung der Studie ohne Zweifel erfordert hätte – um ernsthafte Störungen des Gesamtsystems der Anstaltspsychiatrie zu verhindern.

Kampf um Ressourcen

Die Fortschritte in der fachlichen Entwicklung der psychiatrischen Krankenhäuser wurden trotz der weiterhin bestehenden Probleme bei ihrer personellen und materiellen Ausstattung erreicht. Parallel zu den Maßnahmen der medizinischen Profilierung vollzog sich deshalb ein ständiger Kampf um neue Ressourcen, der argumentativ unter Berufung auf die erreichten und anzustrebenden Ziele eben dieser Profilierung geführt wurde. Vorrangig handelte es sich dabei um eine Auseinandersetzung der Krankenhäuser mit der Gesundheitsverwaltung, teilweise kam es aber auch zu Konkurrenzsituationen mit anderen Einrichtungen, wie bereits im Fall der Entwicklungsstudie zu Neuruppin angedeutet wurde.

Der Kampf um Ressourcen vollzog sich auf verschiedenen Ebenen. Ein wichtiger Bereich war nach wie vor mit Statusfragen des jeweiligen Krankenhauses verbunden. Von den fünf hier betrachteten Einrichtungen waren Mitte der 60er Jahre zwei – Görden und Eberswalde – als Bezirksfachkrankenhäuser nach der Rahmenkrankenhausordnung in der Kategorie C eingestuft und erhielten die damit verbundenen höheren Zuwendungen. Hier war es jedoch ähnlich, wie bei der Ausstattung des kreisgeleiteten Gesundheitswesens im Zusammenhang mit der Verwaltungsreform von 1952. Die zusätzlichen Mittel für Einrichtungen der C-Kategorie waren nahezu identisch. Der Vorteil Bezirkskrankenhaus zu sein relativierte sich daher für Görden mit etwa 2 700 Betten im Vergleich zu Eberswalde mit 859 Betten erheblich. Deutlich wird das an der Zahl der in beiden Häusern beschäftigten Ärzte: 1965 arbeiteten in Eberswalde 13 Ärzte, davon 9 Fachärzte für Neurologie und Psychiatrie. Da für Görden aus dem gleichen Jahr keine Vergleichswerte vorliegen, muss auf Material zurückgegriffen werden, das fünf Jahre später entstand. Letztlich wird daran der Unterschied in der Ausstattung der beiden Krankenhäuser trotz der Zugehörigkeit zur selben Kategorie noch deutlicher. Im Jahr 1970 verfügte Görden bei einem Bettenbestand von 2 656 über 21 besetzte Arztstellen, darunter 17 neuropsychiatrische Fachärzte, war also, wenn man das Verhältnis von einer Facharztstelle zur Patientenzahl betrachtet, personell immer noch deutlich schlechter ausgestattet als Eberswalde fünf Jahre zuvor.[36] Der Vergleich zwischen Eberswalde auf der einen und Neuruppin sowie Teupitz auf der anderen Seite zeigt wiederum, dass die Eingruppierung in die C-Kategorie ein erstrebenswertes Ziel war. Neuruppin verfügte bei etwa 1 300 Betten im

36 Vgl. Barylla, Von der Landesirrenanstalt, S.18 sowie GÖ, Nr.277, Gedanken zur Entwicklung des Fachgebietes Neurologie-Psychiatrie im Bezirk Potsdam", Verfasser unbekannt, o.D. (1971), S.24, o.Bl.

Jahr 1965 lediglich über neun Ärzte, darunter eine Internistin, während die 600 Patienten in Teupitz von nur drei Fachärzten für Neurologie und Psychiatrie betreut wurden.[37] Für Teupitz lag der Status eines C-Krankenhauses angesichts seiner schwachen Ausgangsposition außerhalb der Realität, nicht jedoch für Neuruppin. Direktor Heinz Ulrich versuchte deshalb vor allem im Jahr 1965, die höhere Eingruppierung zu erreichen. In einem Schreiben an den Potsdamer Bezirksarzt Reichard vom Dezember 1964 stellte er die bisherigen Erfolge der Profilierung und Klinisierung dar und hob dabei besonders das ambulante psychiatrische Betreuungssystem seines Hauses hervor. Dies, in Verbindung mit dem weit über die Aufgabenstellung eines Kreiskrankenhauses hinausgehenden Einzugsbereich, veranlasste ihn zu der Frage, „welche Voraussetzungen noch notwendig sind, um die Bezeichnung des Bezirkskrankenhauses (Bezirksnervenklinik) zu erhalten".[38] Es folgte ein ergebnisloser Schriftwechsel mit Reichard und seiner Nachfolgerin Weidenbach-Blum bezüglich des Standes der Anerkennung als Bezirkskrankenhaus, der Ulrich schließlich veranlasste, sich direkt an das Gesundheitsministerium zu wenden:

„Nachdem ich fast 3 Jahre ärztlicher Direktor in Neuruppin bin, kann ich mich des Eindrucks nicht erwehren, daß von seiten des Bezirkes für die psychiatrischen Belange zu wenig Verständnis entgegengebracht wird."[39] Die zuständige Leiterin des Sektors Spezielle medizinische Betreuung im MfG, Dr. M. Krüger, hatte sich bereits für die Vergabe des Titels an das Neuruppiner Krankenhaus ausgesprochen und dabei auf die gute Entwicklung unter Ulrich verwiesen. Außerdem versprach sie sich von einer Statuserhöhung Verbesserungen für die gesamte Psychiatrie im Norden der DDR.[40] Im August 1965 stimmte Gesundheitsminister Sefrin der Anerkennung Neuruppins als Bezirkskrankenhaus unter der Bedingung zu, eine Kinderstation einzurichten und deren Zuständigkeitsbereich von Görden abzugrenzen.[41] Dieser Forderung war Ulrich insofern schon zuvorgekommen, als er die Eröffnung einer Station für spastische Kinder geplant hatte, in der Patienten aus der gesamten DDR aufgenommen werden sollten. Das Vorhaben scheiterte an fehlenden Geldmitteln.[42] Nachdem sich in der Einstufungsfrage bis November 1965 nichts getan hatte, reagierte Ulrich mit einer Eingabe an die Bezirksärztin, die er auch dem Ministerium zuleitete. Darin zitierte er Weidenbach-Blum, die laut Aussage von Neuruppiner Mitarbeitern bei einem bezirksweiten Parteilehrgang der SED erklärt haben sollte, dass Neuruppin „weder jetzt noch in absehbarer Zeit den Titel eines Bezirkskrankenhauses erhält".[43] Die Bezirksärztin sah sich nunmehr genötigt, auch gegenüber dem MfG Stellung zu nehmen. In einem Schreiben an Krüger äußerte sie ihre Vorbehalte gegen die Umwandlung Neuruppins in ein Bezirkskrankenhaus „vor allem in Bezug auf die Leitungstätigkeit im Hause selbst".[44]

37 BAB, DQ 1, Nr.6676, Bl. 145, 422.
38 Ebd., Bl. 410–413, Zitat: Bl. 413.
39 Ebd., Bl. 399.
40 Ebd., Bl. 397.
41 Ebd., Bl. 394.
42 Ebd., Bl. 415, 399.
43 Ebd., Bl. 392.
44 Ebd., Bl. 389.

Tatsächlich gab es Probleme zwischen Ulrich und einigen seiner Mitarbeiter. Er selbst hatte in einem früheren Schreiben an das Gesundheitsministerium darüber berichtet, insbesondere von erheblichem Widerstand beim Pflegepersonal gegen die „Umprofilierung nach modernen Gesichtspunkten" und auch davon, dass sich eine „Umgruppierung im Ärztekollektiv" erforderlich gemacht hatte. Diese Anfangsprobleme seien jetzt zwar im Wesentlichen überwunden, es gäbe jedoch nach wie vor häufig Differenzen mit dem leitenden Arzt der neurologischen Abteilung, Dr. S., bei dem er „querulatorische Tendenzen" sah. Ulrich trug sich mit der Absicht aus Neuruppin wegzugehen und sich in Herzberge zu bewerben. Vertraulich erkundigte er sich nach einer Wohnung und dem Fortbestehen seines Einzelvertrages für diesen Fall.[45] Offenbar war man im MfG jedoch nicht gewillt, ihn gehen zu lassen und knapp drei Jahre nach dem Ausscheiden seines Vorgängers Neymeyer, der selbst nur eine vierjährige Amtszeit hatte, schon wieder einen neuen Direktor für Neuruppin zu suchen. Ulrich blieb bis zu seiner Pensionierung im Jahr 1972 auf diesem Posten.[46]

Weidenbach-Blum begründete ihre Vorbehalte gegen eine höhere Einstufung des psychiatrischen Krankenhauses auch mit dem Beispiel des allgemeinen Krankenhauses, das ebenfalls auf dem Gelände der früheren Landesanstalt residierte und seit 1962 Bezirkskrankenhaus war: „.. damit es uns nicht so geht wie mit dem allgemeinen Bezirkskrankenhaus in Neuruppin, das uns ein ständiges Sorgenkind ist".[47]

Ganz anders war die Sicht Ulrichs auf die Nachbareinrichtung. Einerseits empfand er, dass sein Haus – als „rechtmäßiger Erbe" der ehemaligen Psychiatrieanstalt – durch das Bezirkskrankenhaus räumlich eingeschränkt wurde.[48] Andererseits erlebte er die Ausstattung des allgemeinen Krankenhauses mit Personal und materiellen Mitteln als Privilegierung gegenüber dem psychiatrischen. So arbeiteten dort Ende 1964 mehr als 50 Ärzte, Stellen für die Facharztausbildung wurden „in erster Linie" für das Bezirkskrankenhaus bereitgestellt, im selben Jahr, als Ulrichs Projekt einer Abteilung für spastische Kinder scheiterte, wurde dort eine Erweiterung der gynäkologischen Abteilung genehmigt.[49] Hier zeigt sich noch einmal deutlich die Randstellung der Psychiatrie gegenüber der Allgemeinmedizin im Gesundheitswesen der DDR. Zugleich wird auch deutlich, dass Ulrichs Kampf um den Titel eines Bezirkskrankenhauses möglicherweise auch davon motiviert war, mit dem Nachbarn in der Statusfrage gleichzuziehen.

Seinen Bemühungen war jedoch kein Erfolg beschieden. Die Bezirksärztin hatte in ihrem Rechtfertigungsschreiben an das Gesundheitsministerium zwar davon gesprochen, dass die „Unterstellung des psychiatrischen Krankenhauses unter den Rat des Bezirkes, ... ja geplant" sei, „die Herauslösung aus der Zuständigkeit des Kreises" bedürfe aber größerer Vorbereitungen und entsprechender Ratsbeschlüsse.[50] Die Höherstufung des Neuruppiner Krankenhau-

45 Ebd., Bl. 393.
46 Ruppiner Kliniken, Roter Max, S.38.
47 BAB, DQ 1, Nr.6676, Bl. 389.
48 GÖ, Nr.204, Ulrich an Eichler, 13.10.1964, o.Bl.
49 BAB, DQ 1, Nr.6676, Bl. 422, 416, 399.
50 Ebd., Bl. 393.

ses erfolgte jedoch auch nicht, wie von Weidenbach-Blum angedeutet, im folgenden Jahr. Erneut unterlief hier die mittlere Verwaltungsebene Vorgaben der zentralen Verwaltung. Von Heinz Ulrich sind keine weiteren Versuche überliefert, den Titel eines Bezirkskrankenhauses für seine Einrichtung zu erwerben. Möglicherweise wurde im MfG Neuruppin auch deshalb als Gegenstand der bereits erwähnten Untersuchung des Berliner Instituts für die Technologie der Gesundheitsbauten ausgewählt, um Ulrich einen gewissen Ausgleich für die nicht stattgefundene Statuserhöhung zu bieten. Die Bezeichnung „Bezirksnervenklinik" erhielt das Neuruppiner Krankenhaus erst im Jahr 1977. Die zwölf Jahre zuvor erwogene Unterstellung unter die Bezirksgesundheitsverwaltung erfolgte jedoch nicht.

Anders verhielt es sich in Eberswalde. Nachdem es 1958 zum Bezirkskrankenhaus geworden war, blieb es zunächst bei der Verwaltungszuständigkeit des Kreises. Am 18. September 1967 beschloss der Rat des Kreises Eberswalde jedoch, das Krankenhaus aus dem eigenen Gesundheitswesen auszugliedern und es mit Wirkung vom 1. Januar 1968 in die Verantwortung der Abteilung Gesundheits- und Sozialwesen beim Rat des Bezirkes Frankfurt/Oder zu überführen. Zur Begründung für diesen Schritt werden die „Aufgaben der medizinischen Versorgung und Betreuung im Bezirksmaßstab" genannt. Außerdem wurde – mit Bezug auf die Erfordernisse des neuen ökonomischen Systems – auf die medizinischen und ökonomischen Nachteile verwiesen, die die bisherige faktische Doppelunterstellung unter Kreis und Bezirk mit sich brachte. Die Bestätigung dieses Beschlusses durch den Kreistag war nur eine Formsache.[51] Die Kreisverantwortlichen waren vermutlich froh, die Verantwortung für das psychiatrische Krankenhaus abgeben zu können.[52] Auslöser des Rechtsträgerwechsels war eine Empfehlung des Bezirksarztes von Frankfurt/Oder, d.h. die mittlere Gesundheitsverwaltung hatte hier – im Unterschied zu der des Bezirkes Potsdam – offenbar ein Interesse daran, direkt die Kontrolle über die Anstaltspsychiatrie zu übernehmen.[53]

Über die Gründe des unterschiedlichen Vorgehens der Bezirke Potsdam und Frankfurt/Oder in Bezug auf die Bezirkskrankenhäuser kann nur spekuliert werden. Vermutlich spielte die Größe und Aufgabenstellung der entsprechenden Einrichtungen eine wesentliche Rolle. Das relativ überschaubare Krankenhaus in Eberswalde erfüllte im Wesentlichen Versorgungsaufgaben, die nicht über die Bezirksgrenzen hinausgingen und deren Realisierung in der Regel im Interesse der Bezirksverwaltung lagen. Die riesige Institution in Görden war dagegen selbst für einen Bezirk kaum mit Erfolg zu dirigieren, zumal sie gerade im Bereich der Kinder- und Jugendpsychiatrie DDR-weit operierte und damit dem Einfluss der regionalen Verwaltung weitgehend entzogen war. Deshalb beließ man Görden in der Verantwortung der lokalen Behörden, die damit zwar in noch höherem Maße überfordert waren, wodurch sich der Bezirk aber indirekte Einflussmöglichkeiten erhielt, ohne vollkommen für die bestehenden Probleme einstehen zu müssen. Ein zweites großes Bezirkskrankenhaus

51 Kreisarchiv Barnim, D. I, Nr.3093 Beschluss des Rates des Kreises des Rates des Kreises Eberswalde Nr.49-22/67 vom 15.9.1967, o.Bl.
52 Vgl. den Abschnitt Zentralisierung und „Kommunalisierung" im 3. Kapitel dieses Bandes.
53 Vgl. Kreisarchiv Barnim, D. I, Nr.3093 Beschluss des Rates des Kreises des Rates des Kreises Eberswalde Nr.49-22/67 vom 15.9.1967, S.2, o.Bl.

für Neurologie und Psychiatrie in Neuruppin hätte die Schwierigkeiten, die allein schon durch Görden entstanden, noch vergrößert; daher das jahrelange Zögern bei der Höherstufung und – als sie endlich erfolgte – auch hier das Belassen in der administrativen Zuständigkeit des Kreises Neuruppin.

In Lübben war nach der Verdopplung der Bettenzahl durch deren Aufgliederung in verschiedene Abteilungen versucht worden, alle relevanten Bereiche des Fachgebietes abzudecken. Auf Grund ihrer geringen Größe und wegen der fortgesetzten Personalprobleme war die Einrichtung jedoch weit davon entfernt, die Bedürfnisse der psychiatrischen Versorgung des Bezirkes Cottbus zu erfüllen und damit den Status eines Bezirkskrankenhauses zu erlangen, wie es anlässlich der Eröffnung versprochen worden war.[54] Ausdruck der nach wie vor ungefestigten Situation war der 1966 erfolgende Personalwechsel an der Krankenhausspitze. Der bisherige Direktor, Dr. Claus, wurde von dem aus Teupitz kommenden Dr. H. Leidenberger – Ehemann der kommissarischen ersten Lübbener Direktorin – ersetzt. Claus hatte wohl überlegt, im Gegenzug die neurologische Abteilung in Teupitz zu übernehmen, also lieber eine Herabsetzung des eigenen Status' in Kauf zu nehmen, als weiter Chef in Lübben zu bleiben. Möglicherweise zog er dabei in Betracht, in Kürze Walter Brand, dessen Pensionierung bevorstand, im Direktorenamt zu folgen. Letztlich wurde diese Option von Claus jedoch nicht wahrgenommen, der statt dessen eine ambulante Tätigkeit in Stendal aufnahm.[55] Das Lübbener Krankenhaus erhielt den Titel Bezirksfachkrankenhaus für Neurologie und Psychiatrie erst 1977.

Die ab den 60er Jahren eintretenden Verbesserungen in Diagnostik und Therapie waren fast durchgängig nur mit einer ständigen Mehrbelastung, insbesondere des ärztlichen Personals zu realisieren. Ein wichtiges Instrument, um eine entsprechende Bereitschaft der Ärzte zu stimulieren, waren Zusatzverträge, die mit ihnen abgeschlossen wurden. Auf deren Grundlage wurden Tätigkeiten, die über Art und Umfang des eigentlichen Arbeitsvertrages hinausgingen, vergütet. Anwendung fanden diese so genannten Z-3-Stellen vor allem beim Einsatz der Psychiater außerhalb des Krankenhauses. Ohne sie wäre die ambulante Betreuung in den jeweiligen Einzugsbereichen der Krankenhäuser nicht möglich gewesen, da es frei praktizierende Fachärzte kaum gab. Von den zehn im Jahr 1964 im Bezirk Frankfurt/Oder tätigen Neuropsychiatern waren nur zwei nicht im Bezirkskrankenhaus Eberswalde angestellt. Das ausgedehnte ambulante Betreuungssystem in Neuruppin hing vollständig von der Möglichkeit eines zusätzlichen Verdienstes der Ärzte ab.[56] Doch auch mit größter Einsatzbereitschaft konnte der chronische Ärztemangel letztlich nicht wettgemacht werden. Gerade die zunehmende Differenzierung der Behandlungsformen erforderte eine wachsende Zahl spezialisierter Mediziner; ohne Aufstockung des ärztlichen Personalbestandes war die weitere Modernisierung des Fachgebietes kaum möglich. Eines der wesentlichsten Ziele der Krankenhausleitungen im Kampf um Ressourcen war es deshalb, die Gesund-

54 Vgl. GÖ, Nr.224, Petroff (Bezirkspsychiater Cottbus) an Eichler, 28.4.1965.
55 Ebd., Eichler an Brand, 2.3.1966.
56 BAB, DQ 1, Nr.6691, Bl. 359 sowie ebd., Nr.6676, Bl. 423.

heitsverwaltung zur Vergabe neuer ärztlicher Planstellen zu bewegen. Dabei wurde teilweise nach der Strategie verfahren Maximalforderungen aufzustellen, um wenigstens kleine Zugeständnisse zu erreichen. Als in Teupitz die Möglichkeit bestand eine neue Kollegin einzustellen, die ihre Facharztausbildung im psychiatrischen Krankenhaus absolvieren wollte, rechnete Direktor Brand dem Kreisarzt von Königs Wusterhausen vor, dass seinem Haus eigentlich acht Arztstellen zustünden. Teupitz hatte zu diesem Zeitpunkt 530 Betten, und im Verhältnis dazu war diese Arztzahl natürlich jenseits jeder Realisierungsmöglichkeit. Brand forderte das auch nicht, sondern wollte nur auf die große Diskrepanz zur tatsächlichen Besetzung mit drei Ärzten hinweisen und damit die Bewilligung wenigstens einer weiteren Stelle erreichen. Unterstützung suchte Brand auch beim Gesundheitsministerium. Die Einstellung der Ärztin scheiterte jedoch. Als Grund konnte von der Gesundheitsverwaltung angeführt werden, dass Teupitz nicht als Ausbildungsstätte für neuropsychiatrische Fachärzte anerkannt war.[57] In anderen Fällen, wenn Bewerber in Eigeninitiative der Krankenhausleitungen gefunden wurden, verweigerte die Verwaltung teilweise die Bewilligung der entsprechenden Planstellen, unter Hinweis auf den Vorrang der allgemeinmedizinischen Einrichtungen.[58] Direkt mit der geringen Zahl ärztlicher Stellen in der Psychiatrie hing das Nachwuchsproblem zusammen. In der staatlich gelenkten Ausbildung für Mediziner waren entsprechend wenige Ausbildungsplätze für Neuropsychiater vorgesehen. Schließlich kam noch eine dritte Schwierigkeit bei der Gewinnung von ärztlichem Personal hinzu – die Wohnungsfrage. Oftmals, wenn es Krankenhausleitungen gelungen war der Gesundheitsverwaltung eine zusätzliche Planstelle abzuringen und wenn Bewerber dafür gefunden waren, scheiterte die Einstellung daran, dass kein angemessener Wohnraum zur Verfügung gestellt werden konnte. Das staatliche Plansystem erwies sich als zu unflexibel, um auf den Bedarf der psychiatrischen Krankenhäuser an Fachärzten angemessen zu reagieren. Erst gegen Ende der 60er Jahre trat eine gewisse Entspannung im ärztlichen Bereich ein, weil sich schrittweise die Zahl der Ausbildungsstellen für Fachärzte in den psychiatrischen Krankenhäusern erhöhte. Auf Grund der Vernachlässigung des psychiatrischen Sektors des Gesundheitswesens wurde der Ärztemangel jedoch nie vollständig behoben.

Für die kleineren Krankenhäuser entstand durch den Weggang von Ärzten oft ein existentielles Problem, so im Jahr 1966 in Teupitz als Dr. H. Leidenberger den Direktorposten in Lübben übernahm und auch seine Ehefrau kurz darauf kündigte. Damit standen dem inzwischen 66-jährigen Walter Brand nur noch zwei in der Ausbildung befindliche Ärzte zur Seite.[59] Inzwischen hatte das Krankenhaus Teupitz also die Ausbildungsbefugnis erhalten, eine Tatsache, die es letztlich davor bewahrte, den Betrieb vollständig einzustellen. Vor nahezu der gleichen Situation stand sieben Jahre später der Nachfolger Leidenbergers als ärztlicher Direktor in Lübben, Dr. Schedifka. Durch den Weggang eines Arztehepaares steuere seine Einrichtung „auf eine ernste Krise zu“, wie er es in einem Schreiben an einen Kollegen formulierte, den er zu-

57 BAB, DQ 1, Nr.21601, Brand an Schneider, 6.5.1963 und 22.5.1963 sowie Brand an Lammert, 22.5.1963, o.Bl.
58 Vgl. für Neuruppin BAB, DQ 1, Nr.6676, Bl. 417.
59 Ebd., Bl. 145.

gleich um Hilfe bei der Werbung um Ersatz bat. Der Angeschriebene – es handelte sich um den neuen Direktor des Gördener Krankenhauses Dr. Siegfried Schirmer – beantwortete das Hilfeersuchen aus Lübben abschlägig, da in seinem Haus selbst Personalmangel herrschte.[60]

Generationswechsel

Siegfried Schirmer hatte am 1. August 1967 – zunächst kommissarisch – den Posten als Direktor im Krankenhaus für Neurologie und Psychiatrie Teupitz übernommen. Walter Brand wurde Ende Dezember offiziell verabschiedet. In einem Schreiben Liese-Lotte Eichlers an Schirmer kommt die Wertschätzung der Gördener Direktorin für Brand zum Ausdruck.[61] Hauptgrund dafür dürfte gewesen sein, dass er, abgesehen von kleineren Differenzen, in ihrer jahrelangen Zusammenarbeit immer loyal zu „seiner" Bezirkspsychiaterin gestanden hatte. Daneben spielte sicher auch die lange persönliche Bekanntschaft von Eichler und Brand eine Rolle, die beide in den 40er Jahren an der Anstalt Hildburghausen tätig waren. Der neue Leiter der Teupitzer Einrichtung war weniger „unauffällig" als sein Vorgänger. Schirmer, der neben seiner medizinischen auch eine juristische Qualifikation besaß, kam von der Berliner Charité, hatte also die Universitätspsychiatrie – die traditionell einen höheren Status als die Anstaltspsychiatrie hatte – verlassen, um die Leitung einer kleinen psychiatrischen Einrichtung auf dem Lande zu übernehmen. Zudem verfügte er als Redakteur der Zeitschrift „Psychiatrie, Neurologie und medizinische Psychologie" über einen gewissen Einfluss im einzigen regelmäßig erscheinenden Publikationsorgan des Fachgebietes in der DDR. Gegenüber Eichler trat er konziliant aber hartnäckig auf, wenn es um Probleme seines neuen Wirkungsfeldes ging.[62] Dem Kreis Königs Wusterhausen als Rechtsträger machte er – anders als der vorsichtig agierende Brand – deutlich, dass er nicht gewillt war, die mangelhafte Ausstattung des Teupitzer Krankenhauses hinzunehmen. Seine, Ende 1968 aufgestellten, Forderungen gingen in zwei Richtungen. Zum einen drängte er darauf, das Krankenhaus endlich auf der diagnostisch-technischen Ebene zu modernisieren, d.h. sowohl die entsprechenden Ausrüstungen als auch das zu ihrer Nutzung befähigte Personal bereitzustellen. Im klinischen Labor könnten beispielsweise „Routineuntersuchungen, die vor 1920 in die klinische Methodik eingeführt wurden" noch immer nicht durchgeführt werden. Die unzureichende personelle Besetzung des Labors führe dazu, dass die ständigen „Verlaufskontrollen von Blutbild, Leberwerten usw.", die die moderne Pharmakotherapie erfordere, nicht stattfänden. Die Röntgenabteilung sei – ebenfalls wegen Unterbesetzung – bisher lediglich eine „allgemeine Röntgenstelle für die Bevölkerung", während röntgenologische Untersuchungen von Gehirn und Rückenmark der eigenen Patienten nicht möglich wären. Die zweite Argumentationsrichtung Schirmers kennzeichnet ihn als

60 GÖ, Nr.226, Schedifka an Schirmer, 15.2.1973 (Zitat) und Schirmer an Schedifka, 14.3.1973, o.Bl.
61 GÖ, Nr.224, Eichler an Schirmer, 5.12.1967, zur Verabschiedung Brands am 29.12.1967: „Wäre es nicht nett, wenn man auch Herrn Dr. Ulrich aus Neuruppin einladen würde. Ich glaube, er würde sehr gern kommen, und ich denke, wir sind es Herrn Dr. Brand schuldig.", o.Bl.
62 Ebd., Schirmer an Eichler, 13.10.1967, o.Bl.

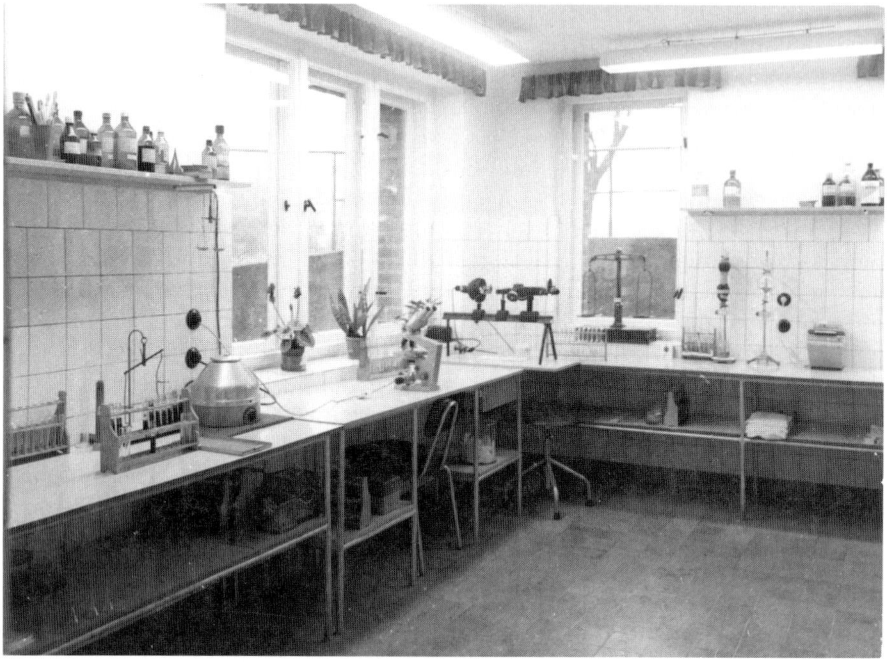

Teupitz, Labor, um 1980.

energischen Reformer, der darauf drängte, Voraussetzungen für eine komplexe Therapie zu schaffen, wie es schon die Rodewischer Thesen verlangten. Es sei ein „absurder Anachronismus", dass es noch keine eigene Fürsorge im Teupitzer Krankenhaus gäbe, obwohl sich der „Schwerpunkt des therapeut.-rehabilitativen Mühens in der Psychiatrie immer mehr auf das sozialpsychiatrische Feld verlagert" hätte. Auch die Physiotherapie als „eine der wichtigsten Behandlungsmethoden der Neurologie" und notwendigste Ergänzung zur Pharmakotherapie fehle in Teupitz völlig, ebenso ein klinischer Psychologe. Einschließlich weiterer Stellen im Verwaltungs- und Pflegebereich umfasste Schirmers Forderungskatalog nach Aufstockung des nicht-ärztlichen Personals 26, mindestens jedoch 22 Planstellen.[63] Bei etwa 180 Mitarbeitern, die in Teupitz beschäftigt waren, hätte das eine Steigerung um 12 bis 15 Prozent bedeutet – angesichts des allgemeinen Arbeitskräftemangels in der DDR ein unerfüllbares Ansinnen.

Was auch immer Schirmer bewogen hatte, die Leitung des Teupitzer Krankenhauses zu übernehmen – offenbar war er gewillt, hier moderne reformpsychiatrische Vorstellungen in die Praxis umzusetzen. Deutlich wird das in einem, etwa ein halbes Jahr nach der Planstellenanforderung an den Kreis entstandenen Dokument, in dem er die Rolle seiner Einrichtung bei der weiteren Entwicklung des Fachgebietes im Bezirk Potsdam beschreibt. Es zeigt sich jedoch auch, dass sich die zu diesem Zweck als notwendig erachteten „Erweiterungen der Substanz" nicht in dem von ihm angestrebten Tempo und zudem

63 GÖ, Nr.276, Schirmer an Schneider, 24.12.1968 (3 S.), o.Bl.

nur teilweise verwirklichen ließen. Von den 29 hier aufgeführten neu zu schaffenden Planstellen werden lediglich acht für das Jahr 1971 – also erst in zwei Jahren – als „eingeplant" gekennzeichnet, von sieben einzeln genannten technischen Geräten sind es zwei.[64] Neben diesen Schwierigkeiten, die im Wesentlichen im realsozialistischen System der Planwirtschaft und der untergeordneten Rolle der Psychiatrie wurzelten, hemmten auch interne Probleme die Verwirklichung von Schirmers Plänen in Teupitz. Gleich zu Beginn seiner Amtszeit misslang das Facharzt-Kolloquium eines der beiden Assistenzärzte, was Bezirkspsychiaterin Eichler dazu veranlasste darüber nachzudenken, Teupitz seine gerade erst erworbene Ausbildungsbefugnis wieder abzusprechen oder zu schmälern. Sie hatte sich schon früher dagegen ausgesprochen, in Teupitz Fachärzte auszubilden und dies mit dem Nichtvorhandensein einer Kinderneuropsychiatrie und einer Psychotherapie als notwendigen Bestandteilen der Ausbildung begründet.[65] Letztlich war ihr Einspruch jedoch nicht berücksichtigt worden, da ohne die auszubildenden Mediziner teilweise keine ärztliche Besetzung in Teupitz möglich gewesen wäre. Auch jetzt argumentierte Schirmer mit diesem Problem und erreichte offenbar, dass Eichler nicht weiter insistierte.[66] Doch die Schwierigkeiten rissen nicht ab. Längere Zeit waren zwei Arztstellen vakant. Kaum war es im Mai 1970 gelungen, sie zu besetzen, schied Schirmers Stellvertreter wegen Alkoholproblemen aus dem Dienst und ein weiterer Arzt verließ Teupitz wegen einer Aspirantur an der Charité.[67]

Möglicherweise waren es auch diese Probleme, die Schirmer zu einer radikalen Kehrtwendung in Bezug auf die Zukunft des Teupitzer Krankenhauses kommen ließen. Im Dezember 1970 verfasste er ein Memorandum unter dem Titel „Zur Profilierung der Neuropsychiatrie im Bezirk Potsdam", das in mehrfacher Hinsicht interessant ist.

In der Einleitung präzisierte er seine reformpsychiatrischen Vorstellungen, indem er „der Anstaltspsychiatrie alten Gepräges" den Begriff der „therapeutischen Gemeinschaft" gegenüberstellte.[68] Dabei handelte es sich um ein von dem US-Amerikaner Maxwell Jones entwickeltes Konzept in dessen Mittelpunkt die Auflösung des bisherigen, streng hierarchisch gegliederten Systems in den psychiatrischen Krankenhäusern und der Übergang zu einer „demokratischen Leitung mit einem weiten Spielraum der Mitsprache aller Mitarbeiter und Patienten" stand.[69] Mit der Propagierung dieses Konzeptes brachten Schirmer und andere später neuen Schwung in die weitgehend erlahmte Reformdiskussion der DDR-Anstaltspsychiatrie. Das Prinzip der therapeutischen Gemeinschaft wurde von Schirmer wahrscheinlich schon vor 1970 vertreten. Der Versuch es in die Praxis umzusetzen könnte ein Grund gewesen sein, warum er seine Hochschulkarriere zu Gunsten der Tätigkeit in einem psychiatrischen Krankenhaus aufgab.

64 GÖ, Nr.276, Zur Entwicklung des Fachgebietes Psychiatrie/Neurologie im Bezirk Potsdam, Fachkrankenhaus Teupitz, o.D. (2. Halbjahr 1969), o.Bl.
65 GÖ, Nr.224, Eichler an Heidenreich (stellvertretender Bezirksarzt), 13.9.1966, o.Bl.
66 Ebd., Schirmer an Eichler, 13.10.1967, o.Bl.
67 Ebd., Schirmer an Eichler, 26.5.1970 sowie 8.9.1970, o.Bl.
68 GÖ, Nr.277, Siegfried Schirmer, Zur Profilierung der Neuropsychiatrie im Bezirk Potsdam, 16.12.1970 (6 S.), S.1, o.Bl.
69 Siegfried Schirmer, Karl Müller, Helmut F. Späte, Neun Thesen zur Therapeutischen Gemeinschaft, in: Psych. Neuro. med. Psycho., 26. Jg., 1 (1974), S.50–54, hier: S.51.

Ein weiterer bemerkenswerter Punkt in Schirmers Memorandum ist die Konsequenz mit der er die psychiatrische Krankenhauslandschaft umzugestalten vorschlug. Ausgehend von der allgemein bekannten Tatsache, dass es zu wenig Pflegekapazitäten für die chronisch kranken Psychiatriepatienten gab, wodurch ein großer Teil der klinischen Betten blockiert wurde, schlug er vor, eines der drei staatlichen psychiatrischen Krankenhäuser im Bezirk Potsdam in ein Pflegeheim umzuwandeln. In der Entlastung der beiden übrig bleibenden Krankenhäuser von dem Pflegeproblem sah Schirmer die Voraussetzung dafür, dass sie „sich dann ungeteilt und mit besseren und schnelleren Behandlungserfolgen den klinischen akuten Fällen widmen“ könnten.[70] Bei der Abwägung, welches der drei Häuser als Pflegeheim in Frage käme, war das Bezirkskrankenhaus in Görden für Schirmer von vornherein außerhalb der Diskussion. Von den beiden anderen Einrichtungen hatte die Nervenklinik Neuruppin – so lautete seit 1970 die offizielle Bezeichnung – in Hinblick auf Größe, Lage, Ausstattung und den Grad der medizinischen Profilierung die bessere Ausgangsposition zur weiteren Entwicklung als modernes Fachkrankenhaus. Die logische Schlussfolgerung war, aus dem Teupitzer Krankenhaus ein psychiatrisches Pflegeheim zu machen. Im Folgenden skizzierte Schirmer drei Gestaltungsvarianten, davon zwei mit dem Verbleib einer kleinen klinischen Abteilung im Kreis Königs Wusterhausen. Die von ihm favorisierte Variante war jedoch eine reine Pflegeeinrichtung.[71] Der Vorschlag war aus einer die gesamte Psychiatrie im Bezirk Potsdam betrachtenden Perspektive nachvollziehbar, dass er aber ausgerechnet vom Direktor der betroffenen Einrichtung kam, überrascht dennoch. Die Gründe für Schirmers Kehrtwende, der noch ein Jahr zuvor umfangreiche Ressourcen für eine klinische Zukunft in Teupitz gefordert hatte, lassen sich der Quelle nicht direkt entnehmen. Es finden sich jedoch Indizien in seinem Strategiepapier, die Erklärungsansätze bieten. Zunächst scheint eine gewisse Ernüchterung in Bezug auf die Teupitzer Verhältnisse bei ihm eingetreten zu sein, vielleicht auch Enttäuschung darüber, seine selbst gesteckten Ziele dort nicht erreichen zu können. Nach drei Jahren unter seiner Leitung war das Krankenhaus weit vom Ideal einer modernen therapeutischen Institution entfernt. In Bezug auf die materielle Ausstattung „müßte praktisch eine völlig neue Einrichtung geschaffen werden“, größter Nachholbedarf bestand auch „hinsichtlich der Milieugestaltung und der kadermäßigen Besetzung“.[72] Angesichts dieser Umstände sah Schirmer offenbar für sich selbst keine Perspektive in Teupitz und konnte deshalb seinen Posten zur Verfügung stellen, da kaum anzunehmen ist, dass er Leiter eines Pflegeheims werden wollte. Hier kommt ein weiterer Aspekt ins Spiel. In Görden zeichnete sich das Ende der „Ära Eichler“ ab. Die über 60jährige Direktorin würde in absehbarer Zeit in den Ruhestand treten. Möglicherweise hatte Schirmer berechtigte Aussichten, ihr Nachfolger zu werden und konnte deshalb relativ problemlos Planspiele entwerfen, die auf eine Statusminderung des Teupitzer Krankenhauses hinausliefen. Gestützt wird diese Vermutung durch den Anhang seines Memorandums, in dem er „unter Beratung von Frau

70 GÖ, Nr.277, Schirmer, Zur Profilierung, S.1.
71 Ebd., S.2 sowie 3–5.
72 Ebd., S.2.

OMR Dr. Eichler" die Einrichtung eines gesonderten Bereiches für pflegebedürftige Kinder und Jugendliche in dem zukünftigen Pflegeheim vorschlägt, was sich bei jeder der drei Varianten verwirklichen ließe.[73] Hier nimmt er quasi schon eine „Gördener Sichtweise" an, da das Bezirkskrankenhaus von einer solchen Abteilung besonders profitieren würde.

Der problematischste Punkt an Schirmers Umgestaltungsvorschlag war jedoch, dass es sich de facto um ein Geheimpapier handelte. In einem Schlussvermerk wird ausdrücklich festgehalten, dass es nur drei Ausfertigungen davon gab: für Bezirksärztin Weidenbach-Blum, Bezirkspsychiaterin Eichler und für Schirmer selbst.[74] Das Dokument, dessen Realisierung tiefgreifende Auswirkungen auf die in Teupitz arbeitenden Menschen gehabt hätte, gelangte der Teupitzer Belegschaft erst 1972, nach dem Weggang Schirmers – der tatsächlich Direktor in Görden wurde – und nur durch einen Zufall zur Kenntnis. Schirmer hatte die, von ihm im Modell der therapeutischen Gemeinschaft propagierte, weitgehende Mitbestimmung der Mitarbeiter in den Angelegenheiten eines psychiatrischen Krankenhauses in dieser existentiellen Frage völlig außer Acht gelassen.[75]

Siegfried Schirmer wurde mit Wirkung vom 1. Januar 1972 zum neuen Direktor des Bezirkskrankenhauses in Brandenburg-Görden bestellt. In Teupitz übernahm der erst 31jährige Dr. Dieter Häußer zunächst kommissarisch und schließlich offiziell das Amt von ihm. Häußer hatte noch unter Walter Brand seine Facharztausbildung in Teupitz begonnen, erfolgreich abgeschlossen und zum 1. Mai 1970 die Neurologische und Neuroradiologische Abteilung übernommen. Schirmer bescheinigte ihm, ein „ungewöhnlich befähigter, extrem zuverlässiger, fleißiger und charakterlich vorbildlicher Arzt" zu sein.[76] Das Verhältnis der beiden Ärzte während ihrer gemeinsamen Tätigkeit in Teupitz scheint gut gewesen zu sein.[77] Nun jedoch bescherte der frühere dem neuen Direktor eine Reihe von Schwierigkeiten. Das Bekanntwerden des Memorandums über die mögliche Zukunft ihres Hauses als psychiatrisches Pflegeheim rief Unruhe unter den Teupitzer Mitarbeitern hervor. Es musste ihnen umso bedrohlicher erscheinen, als sein Verfasser jetzt in einer weitaus einflussreicheren Position saß, was aus dem bisherigen Gedankenspiel eine reale Möglichkeit der Entwicklung werden ließ. Zudem dürfte auch die Enttäuschung über die Geheimhaltungstaktik des bisherigen Chefs, namentlich bei Häußer, groß gewesen sein. Doch Schirmer hatte sich bei der Einschätzung seines

73 Ebd., S. 5 f.
74 Ebd., S. 6.
75 Vgl. Häußer, Festschrift, S. 12.
76 Vgl. BAB, DQ 1, Nr. 6676, Bl. 145, GÖ, Nr. 224, Schirmer an Eichler, 13.10.1967, o.Bl. sowie ebd., Nr. 226, Schirmer an Häußer, 7.3.1972, o.Bl.
77 Darauf deutet die persönliche Anrede „Lieber Herr Häußer!" in einem Schreiben Schirmers (GÖ, Nr. 226, Schirmer an Häußer, 7.3.1972, o.Bl.) kurz nach seinem Weggang von Teupitz hin. Später scheint sich das Verhältnis auf Grund der im Folgenden geschilderten Ereignisse merklich abgekühlt zu haben – Schirmer zog sich auf das förmliche „Sehr geehrter Herr Kollege!" zurück (Vgl. ebd., Schirmer an Häußer, 1.8.1973, o.Bl.). In einem Schreiben an den Eberswalder Direktor Barylla bezüglich eines Treffens der Leiter der ehemals brandenburgischen psychiatrischen Krankenhäuser verweist Schirmer auf „einige atmosphärische Besonderheiten", womit wahrscheinlich das Verhältnis zu Häußer gemeint ist, mit dem es bei einer solchen Veranstaltung zu einem persönlichen Zusammentreffen gekommen wäre (Ebd., Nr. 225, Schirmer an Barylla, 21.12.1972, o.Bl.).

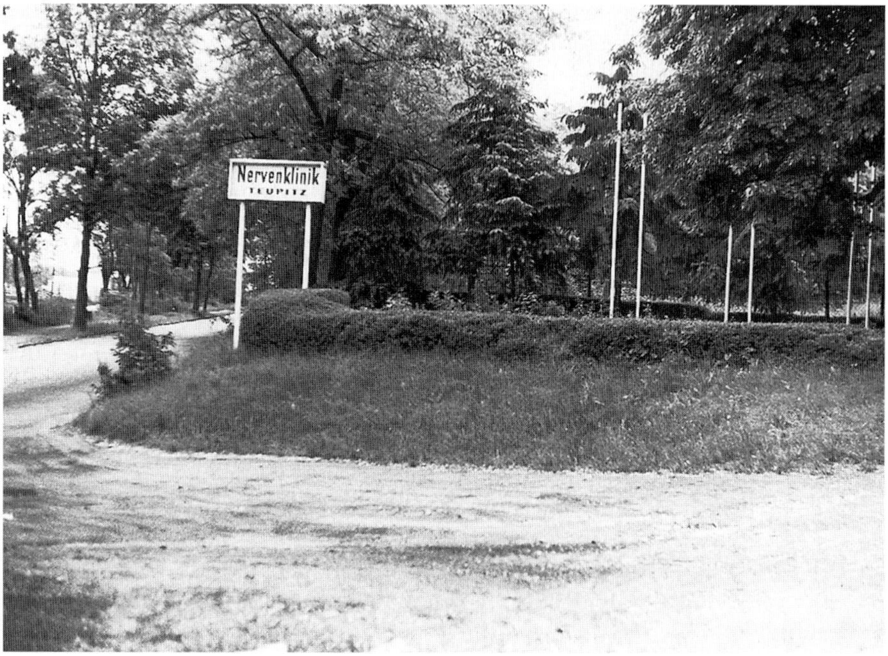

Eingangsbereich der Teupitzer Nervenklinik.

Nachfolgers in gewisser Hinsicht nicht geirrt.[78] Häußer nahm die drohende Perspektive nicht kampflos hin. Unter seiner Leitung bildete sich im Teupitzer Krankenhaus eine Arbeitsgruppe „Neuropsychiatrie“, die praktisch mit der Krankenhausleitung identisch war und eine Alternative zu den Plänen Schirmers entwickeln sollte.[79] Den formalen Auftrag dazu erhielt sie durch einen Beschluss des Rates des Kreises vom 2. August 1972, der die Erarbeitung einer Gesamtkonzeption für die Neuropsychiatrie im Kreis Königs Wusterhausen vorsah. Neben der Profilierung des Krankenhauses waren Themen der Arbeitsgruppe demzufolge auch die Entwicklung der Kinderneuropsychiatrie und der ambulanten neuropsychiatrischen Versorgung im Kreis. Entsprechende Teilkonzeptionen wurden im Januar bzw. Mai 1973 vorgelegt. Am 10. August 1973 beschloss der Rat des Kreises die im Krankenhaus Teupitz erarbeitete „Konzeption zur Entwicklung der Nervenklinik Teupitz, der ambulanten neuropsychiatrischen Versorgung und kinderneuropsychiatrischen Versorgung im Kreis“.[80] Diese Konzeption wurde auch vor dem Bezirksarzt erfolgreich verteidigt und bildete die formale Grundlage für die Beibehaltung des klinischen Charakters der Teupitzer Einrichtung, die sich nunmehr als „Ner-

78 Häußers anerkanntem Engagement für die Belange seiner Klinik steht seine nachgewiesene, konspirative Zusammenarbeit mit dem Ministerium für Staatssicherheit (MfS) gegenüber, die nach Angabe der MfS-Dienststelle Königs Wusterhausen auch die Bereitschaft einschloss, „Auskunft über operativ interessierende Patienten zu geben“. Vgl. Süß, Politisch mißbraucht?, S.252f., 283ff.
79 Der Arbeitsgruppe gehörten außer Häußer, der stellvertretende ärztliche Direktor Dr. Hennecke, der leitende Oberpfleger Latzel sowie der Kader- und VerwaltungsleiterHärtel an – vgl. GÖ, Nr.226, o.Bl.
80 Vgl. ebd., entsprechende Dokumente, o.Bl.

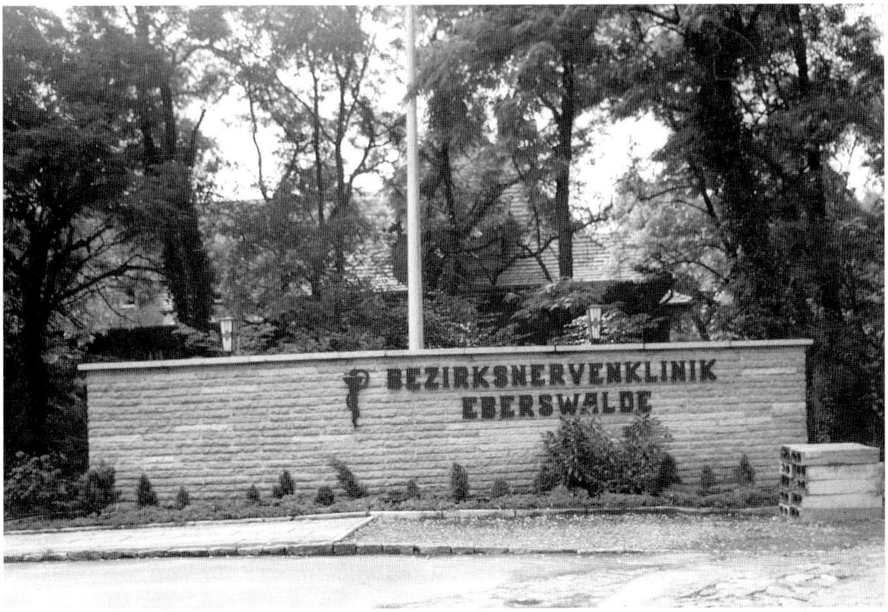

Eingangsbereich der Eberswalder Bezirksnervenklinik.

venklinik" bezeichnete.[81] Mit dem erfolgreichen Kampf um eine klinische Perspektive für Teupitz endete gewissermaßen die Übergangszeit seit dem Ausscheiden des langjährigen Direktors Walter Brand. Häußer hatte den Grundstein für seine eigene, mehr als 18jährige Amtszeit als Direktor gelegt.

Ähnlich wie in Teupitz vollzog sich in Neuruppin der Wechsel zwischen zwei Direktoren, die der Klinik über einen längeren Zeitraum vorstanden, nicht direkt. Nachdem er zehn Jahre lang die Leitung inne gehabt hatte, trat Heinz Ulrich 1972 in den Ruhestand. Offenbar wurde nicht sofort ein Nachfolger für ihn gefunden. Das Amt übernahm deshalb kommissarisch Dr. Ursula Klingberg. Sie war leitende Ärztin der Frauenabteilung in Neuruppin und erst seit relativ kurzer Zeit in der Einrichtung. Klingberg war im Oktober 1970 von der Klinik für Psychiatrie und Neurologie der Universität Jena, wo sie Stationsärztin war, gekommen. Ihre damalige Einstellung erfolgte ausdrücklich unter dem Aspekt der Frauenförderung. Die Einstellungskommission, der Ulrich und Eichler angehörten, gab ihr den Vorzug gegenüber zwei männlichen Mitbewerbern um den Posten, obwohl beide mit den Verhältnissen in Neuruppin besser vertraut waren.[82] Klingberg führte die Nervenklinik knapp zwei Jahre lang. Später ging sie als stellvertretende ärztliche Direktorin an die Bezirksnervenklinik Ebers-

81 Häußer, Festschrift, S.12.
82 Vgl. GÖ, Nr.224, Protokoll über die am 9.10.70 durchgeführte Beratung der Einstellung eines leitenden Arztes der Frauenabteilung der Nervenklinik Neuruppin, o.Bl.: „In Anbetracht dessen, daß es sich bei der Bewerbung von Frau Dr. Klingberg um eine Frau handelt und ihre gesellschaftlichen Leistungen positiv einzuschätzen sind, wurde ihr vor den anderen Bewerbern ... der Vorzug eingeräumt." Mitbewerber waren ein Nervenarzt aus Neubrandenburg, der früher in Neuruppin gearbeitet hatte und ein in der Nervenklinik Neuruppin tätiger Oberarzt.

walde.[83] Im April 1974 wurde Dr. Rudolf Burian als neuer ärztlicher Direktor in Neuruppin eingesetzt, der bis 1990 amtierte.[84]

Mit Liese-Lotte Eichler verließ zu Beginn des Jahres 1972 eine bedeutende Gestalt die offizielle Bühne der Anstaltspsychiatrie in der DDR. In den achtzehn Jahren ihrer Amtszeit hatte sie sich ein hohes Maß an Autorität nicht nur im eigenen Haus erworben. Grundlage ihres Ansehens war neben den fachlichen Fortschritten, die das Gördener Krankenhaus unter ihrer Leitung gemacht hatte, ihr Agieren in den verschiedenen gesundheitspolitischen Zusammenhängen. Eichler hatte mitunter harsche Kritik an den Verhältnissen in der Psychiatrie geübt und wurde von der Gesundheitsverwaltung trotzdem nicht als „Sicherheitsrisiko" eingeschätzt, weil sie sich letzten Endes – auch wenn sich die Verhältnisse nicht oder nur minimal änderten – immer loyal gegenüber der politischen Macht verhielt. Ihre Amtskollegen wussten ihr Engagement für die Belange der Anstaltspsychiatrie zu schätzen. Obwohl sie dem Reformerflügels innerhalb des Fachgebietes zuzurechnen ist, war ihr praktisches Handeln im Zweifelsfall eher von den Interessen ihrer eigenen Einrichtung bestimmt, als von dem gesundheitspolitisch als richtig Erkannten, wie in der Auseinandersetzung um Lübben. Ihr Nachfolger Siegfried Schirmer trat ein schwieriges Amt an, nicht nur, weil er nunmehr das größte psychiatrische Krankenhaus der DDR leitete, sondern auch, weil er an Eichler gemessen werden würde. Dieser Herausforderung stellte er sich erfolgreich und setzte dabei eigene Akzente. Schirmer führte das Gördener Haus bis zum Jahr 1990 und übertraf damit sogar noch die Dauer der Amtszeit seiner Vorgängerin. Im Jahr seines Dienstantritts in Görden erhielt das Krankenhaus den Titel „Bezirksnervenklinik".[85]

Der Leiter der Bezirksnervenklinik Eberswalde, Fritz Barylla, war seit dem Ausscheiden Eichlers und Urichs dienstältester Direktor in den ehemals brandenburgischen Landesanstalten. Der Hinweis darauf ist nicht allein der heutigen, durch das Untersuchungsgebiet vorgegebenen Sichtweise geschuldet, sondern entsprach durchaus Baryllas Selbstverständnis. Das Wiederaufleben einer „brandenburgischen Gemeinschaft" der Anstaltspsychiatrie war offenbar eine Konstante in seinen Vorstellungen. Schon 1963 – ein Jahr nach seiner Amtseinführung – hatte er Interesse an einem regelmäßigen Erfahrungsaustausch der Einrichtungen in Brandenburg, Neuruppin, Teupitz und Eberswalde geäußert.[86] Eichler erinnerte ihn zwei Jahre später anlässlich der 100-Jahr-Feier seines Hauses an entsprechende Aktivitäten seines Vorgängers Donalies.[87] Für 1967 war tatsächlich ein Treffen geplant, das aber verschoben werden musste und dann wohl gänzlich ausfiel.[88] Gegenüber dem neuen Gördener Direktor regte er 1972 – nunmehr als „Nestor" der brandenburgischen

83 Vgl. GÖ, Nr.225, Völz an Schirmer, 8.6.1976, o.Bl.
84 Vgl. GÖ, Nr.226, Schirmer an Burian, 5.4.1974, o.Bl. sowie Ruppiner Kliniken, Roter Max, S.38, 121.
85 Vgl. GÖ, Nr.211, FDGB-Kreisvorstand an Krankenhaus Görden, 8.9.1972, o.Bl.
86 GÖ, Nr.224, Ulrich an Eichler, 9.4.1963, o.Bl.
87 GÖ, Nr.223, Eichler an Barylla, 28.10.1965, o.Bl. Einschränkend schrieb Eichler jedoch schon „Wir, ... sind aber dann wohl schließlich davon abgekommen, weil wir alle wohl zu sehr in der Arbeit eingespannt sind."
88 Ebd., Barylla an Eichler, 1.12.1967, o.Bl.

Anstaltspsychiatrie – erneut die Wiederaufnahme eines regelmäßigen Dialogs der vier Krankenhäuser an, der leider „eingeschlafen" sei, „obwohl er seinerzeit stets anregend und fruchtbar gewesen ist".[89] Der Grund für Baryllas wiederholtes Zurückkommen auf die gemeinsame Vergangenheit ist nicht ganz klar. Wenn es sich nicht nur um Traditionspflege um ihrer selbst willen gehandelt hat, könnte eine plausible Erklärung darin bestehen, dass der Eberswalder Direktor ein von der Gesundheitsverwaltung unabhängiges Forum suchte, das es erlaubte, beispielsweise Strategien des Umgangs mit den Behörden zu diskutieren. Da im Bezirk Frankfurt/Oder vergleichbare Krankenhäuser nicht existierten, war der Rückgriff auf die provinziale bzw. Landes-Tradition eine Möglichkeit ein solches Netzwerk zu installieren. Dieses Interesse teilten die Direktoren der psychiatrischen Krankenhäuser des Bezirkes Potsdam jedoch nicht. Sie trafen sich ohnehin mehr oder weniger regelmäßig zur Beratung von Angelegenheiten, die sich im Rahmen der bezirklichen Gesundheitspolitik ergaben. Den organisatorischen Aufwand für ein oder zwei zusätzliche Termine im Jahr um ein „brandenburgisches Ehemaligentreffen" mit nur geringer praktischer Relevanz durchzuführen, hielten sie vermutlich für zu groß. Entsprechend reserviert fiel Schirmers Antwort auf Baryllas Vorschlag aus. Zwar begrüßte er ihn, aber zugleich relativierte er seine Zustimmung, indem er deutlich machte, dass der Bedarf an einem solchen Treffen zumindest in den letzten Jahren nicht sehr groß gewesen sein konnte: „Ich selbst habe diese Gepflogenheit nicht mehr erlebt, da deren Einschlafen erfolgt sein muß, bevor ich im Jahre 1967 von der Charité nach Teupitz ging."[90] Tatsächlich scheint Baryllas Erinnerung des anregenden und fruchtbaren Charakters früherer Treffen nicht auf Selbsterlebtem zu beruhen, da offenbar in seiner Amtszeit solche Treffen gar nicht stattgefunden hatten. Trotzdem erwähnte er noch 1974 in bedauerndem Unterton den „vor Jahren einmal regelmäßig betriebenen" Erfahrungsaustausch.[91]

Im Jahr 1976 vollzog sich auch in Eberswalde der Generationswechsel. Nach Fritz Baryllas Ausscheiden als ärztlicher Direktor übernahm für kurze Zeit erneut Günter Völz – wie schon 15 Jahre zuvor – kommissarisch das Amt, bevor es an den bisherigen Chefarzt der neurologischen Abteilung, Dr. Horst Krüger, überging, der es bis zum Ende der DDR innehatte.

Wenn Barylla die frühere Verbundenheit der brandenburgischen Psychiatrieanstalten erwähnte, erschien in seiner Aufzählung der Einrichtungen nie das Krankenhaus in Lübben. Das liegt zuallererst wohl darin begründet, dass die dortige Psychiatrie bereits 1940 geschlossen wurde und es daher in den sieben Jahren der Existenz der Provinz bzw. des Landes Brandenburg nach dem Kriegsende keine inhaltlichen Berührungspunkte zu den vier übrig gebliebenen Anstalten und damit auch gemeinsamen Interessen gegeben hatte. Möglicherweise hat das Auslassen Lübbens in der Aufzählung aber auch damit zu tun, dass das wiedererrichtete psychiatrische Krankenhaus nicht als vollwertiger Partner angesehen wurde. Zum einen war es nach wie vor eine sehr

89 GÖ, Nr.225, Barylla an Schirmer, 30.10.1972, o.Bl.
90 Ebd., Schirmer an Barylla, 21.12.1972, o.Bl.
91 Ebd., Barylla an Schirmer, 26.7.1974, o.Bl.

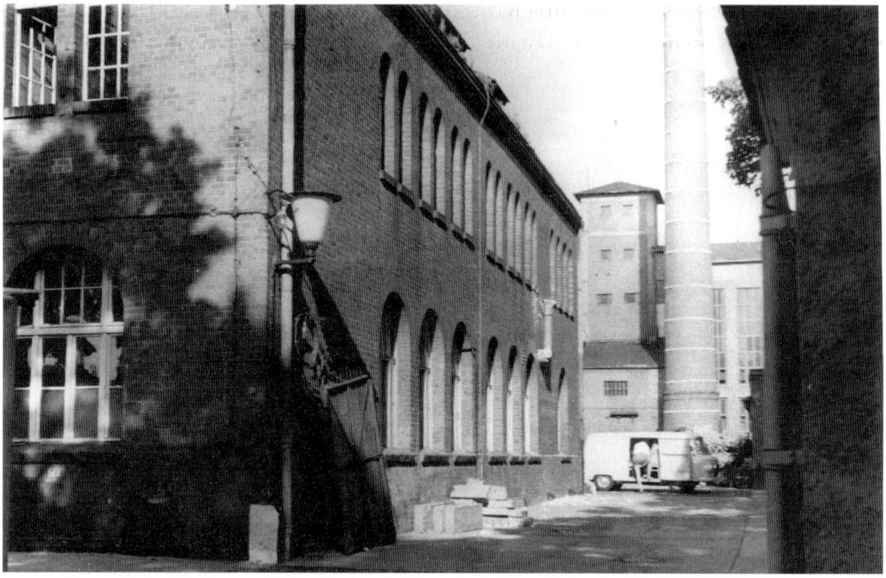

Lübben, Wäschereigebäude, um 1970.

kleine Einrichtung, zum anderen gelang es über die Jahre nicht, eine kontinuierliche Besetzung der Funktion des Leiters zu erreichen. Die ärztlichen Direktoren wechselten stets nach wenigen Jahren. Auf H. Leidenberger folgte Dr. R. Schedifka, der von Dr. Heinz Peterhansel abgelöst wurde. Unter letzterem beging die Einrichtung im Jahr 1977 den 100. Jahrestag ihrer Gründung. Das entsprach zwar nicht den geschichtlichen Tatsachen, da die Landarmen- und Korrigendenanstalt in Lübben bereits 1876 eröffnet wurde – wichtiger als historische Korrektheit war jedoch wahrscheinlich, dass mit der Berufung auf die Erfolge der Vergangenheit Motivation für die Aufgaben der Gegenwart erzeugt werden sollte. Auch die Verleihung des Titels „Bezirksfachkrankenhaus für Neurologie und Psychiatrie“ im selben Jahr hatte zweifellos eine Komponente der Ermutigung für die in Lübben Beschäftigten, denn eigentlich war die Einrichtung noch weit davon entfernt, die damit verbundenen Anforderungen zu erfüllen. Die Arbeitsbedingungen für das Personal in dem verschachtelten Gebäudekomplex waren alles andere als einfach. Es bestand ein schwerwiegender Mangel an Funktionsräumen. Die Patienten der psychiatrischen Frauen- und Männerabteilungen drängten sich in wenigen Schlafsälen. Die kinderneuropsychiatrische Abteilung mit lediglich 84 Betten konnte die Versorgung des Bezirkes Cottbus auf diesem Gebiet nicht sicherstellen.[92] Zudem verwickelte sich Direktor Peterhansel kurz vor der offiziellen Jubiläumsfeier in „harte Diskussionen mit vorgesetzten Dienststellen wegen Leistungen unserer Klinik“. Bemängelt wurden der Arbeitskräfteaufwand, die Verweildauer der Patienten und der Stand von Arbeitstherapie und Rehabilitation.[93] Peter-

92 Vgl. Hübener/Zabel, Zur Geschichte, S.40ff.
93 GÖ, Nr.226, Peterhansel an Schirmer, 8.9.1977 o.Bl.

hansel war auch innerhalb des Krankenhauses nicht unumstritten. Nach Abschluss der Feierlichkeiten wurde der bis dahin anscheinend herrschende Burgfrieden seitens seiner Chefärzte aufgekündigt. Die Konfrontation führte schließlich zur Beurlaubung Peterhansels.[94] Seit der fristlosen Entlassung eines der Vorgänger von Liese-Lotte Eichler zu Beginn der 50er Jahre war ein ähnlicher Vorgang in der Nachkriegsgeschichte der hier betrachteten Krankenhäuser nicht mehr beobachtet worden. Die um Stabilität besorgte Gesundheitsverwaltung hatte sich in der Folgezeit bei internen Auseinandersetzungen der Krankenhäuser immer auf die Seite der ärztlichen Direktoren gestellt.[95] Das spricht dafür, dass Peterhansel mit der Leitungsfunktion in Lübben tatsächlich überfordert war. An seine Stelle trat wenig später Dr. Tischer. Von einem Generationswechsel wie in den anderen Nervenkliniken kann also in Lübben nicht gesprochen werden, eher von einer fortgesetzt instabilen Situation an der Klinikspitze.

Psychiatrie und politische Herrschaft

In die beginnende Phase des Generationswechsels an der Spitze der früheren brandenburgischen Psychiatrieanstalten fällt der Versuch einer massiven politischen Einflussnahme in fachliche Orientierungen der Neuropsychiatrie, wie er seit der verordneten Pawlowrezeption in den 50er Jahren nicht mehr zu verzeichnen war. Am 8. und 9. Februar 1971 fand in der Sonderschule des ZK der SED in Brandenburg eine „Konferenz zu Fragen der ideologischen Situation in den Fachgebieten Psychiatrie/Neurologie und Psychologie“ statt. Anwesend waren „Vertreter aller Fachkrankenhäuser und Hochschulen sowie Nervenkliniken der DDR und auch Psychologen, Gesellschaftswissenschaftler und andere Wissenschaftler benachbarter Gebiete“.[96] Auslöser der Konferenz – einberufen von der Abteilung Gesundheitspolitik des ZK der SED – war eine Analyse des Politbüros über die Situation im Gesundheitswesen. Offenbar war man nun auch an höchster Stelle darauf aufmerksam geworden, dass die Lage in der Psychiatrie problematisch war. Die Form, in der sie darauf reagierte zeigt jedoch, dass die politische Führung weder willens noch in der Lage war, ein adäquates Konzept zur Überwindung der Schwierigkeiten zu entwickeln. Stattdessen reagierte sie in alt hergebrachter Form und machte ideologische Versäumnisse im Fachgebiet für die Mängel verantwortlich. Im Einzelnen wurde den versammelten Fachvertretern erklärt, es gebe eine „mangelnde marxistisch-leninistische Fundierung der Forschung“ und „eine Zersplitterung in verschiedene Lehrmeinungen, die größtenteils auf nichtmarxistischer, vorwiegend idealistischer Basis stehen“. Zudem hätten die Psychiater „kritische Lehrmeinungen und Anschauungen, Konzeptionen aus westlichen Ländern, insbesondere Westdeutschland übernommen“. Im Zentrum der Kritik standen neben der wissenschaftlichen Leitung des Fachgebietes und dem Vorstand der Gesellschaft für Neurologie und Psychiatrie auch die Herausgeber

94 Ebd., Peterhansel an Schirmer, 27.11.1977, o.Bl.
95 Vgl. für Görden BAB, DQ 1, Nr.21600, Aktennotiz vom 24.11.1959, o.Bl., für Neuruppin ebd., Nr. 20522, Lammert an Neymeyer, 15.5.1960, o.Bl.
96 Vgl. hier und im Folgenden Süß, Politisch mißbraucht?, S.323ff.

der Fachzeitschrift. Ungenügende Auseinandersetzung mit ideologischen Fragen, die Verbreitung idealistischer Konzepte und eine ‚gesamtdeutsche' Haltung „ohne [DDR-] Nationalstolz" wurden ihnen vorgeworfen.

Diese Form von Aufmerksamkeit seitens der politischen Führung hatten die Psychiater in ihren seit Jahren erhobenen Forderungen jedoch nicht gemeint. Vielmehr dürfte ihnen die in Brandenburg vorgetragene massive Kritik als Zumutung erschienen sein. Das zeigte sich schon während der Konferenz, indem verschiedene Diskussionsredner auf die eigentlichen Versäumnisse hinwiesen, die eine erfolgreiche Arbeit behinderten: die mangelnden Investitionen im psychiatrischen Bereich, der überalterte Bauzustand der Fachkrankenhäuser, die ungenügende finanzielle Versorgung der Patienten oder der geringe Medikamentenfonds. Noch deutlicher wurden nach der Veranstaltung in den Kliniken Ablehnung und Unverständnis über die politische Einmischung in Fachinterna geäußert. Insbesondere die geforderte Abgrenzung gegenüber der internationalen und vor allem der westdeutschen Psychiatrie erschien den Ärzten abwegig.[97] Darüber hinaus sind bisher auch keine Quellen bekannt geworden, die von relevanten Auswirkungen der Konferenz auf den Alltag in den psychiatrischen Einrichtungen künden. Wie es scheint, scheiterte der Versuch der politischen Herrschaft, das gesellschaftliche Subsystem Psychiatrie seiner Eigenständigkeit zu berauben. Die Reaktionen der Mediziner zeugen davon, dass dieser Sektor der DDR-Gesellschaft keineswegs vollständig von der SED-Diktatur durchdrungen und „stillgelegt" worden war.[98] Das faktische Ausbleiben von Konsequenzen für das Fachgebiet als Ganzes[99] bestätigt vielmehr eher die Auffassung von den „Grenzen der Diktatur", die einer unumschränkten Machtdurchsetzung entgegenstanden. Hier dürfte es sich um eine „innere Grenze" gehandelt haben, an der der absolute Machtanspruch mit dem für das Funktionieren bestimmter gesellschaftlicher Subsysteme notwendigen „Minimum an Autonomie" kollidierte.[100]

Um diese These zu untermauern sind jedoch weitere Forschungen über die Konferenz in Brandenburg notwendig. Zu fragen wäre nach den Ursachen für das plötzliche politische Interesse an der jahrelang vernachlässigten Neuropsychiatrie, ebenso wie für die offenbar schnell erfolgende Rückkehr zum „business as usual", nach Akteuren der Auseinandersetzung und ihren Handlungen. Von besonderem Interesse aus brandenburgischer Sicht dürfte das Verhalten Siegfried Schirmers sein, der als Redaktionsmitglied der Fachzeitschrift zu dem besonders angegriffenen Personenkreis zählte. Möglicherweise lässt sich sein – im nächsten Abschnitt beschriebener – Versuch, eine neue in-

97 Bei Sonja Süß wird der Bericht über die Reaktion eines Chefarztes des Wilhelm-Griesinger-Krankenhauses in Berlin zitiert, „man solle doch nun nicht plötzlich versuchen, eine Ideologie einzuhämmern, die es ja im Fachgebiet Psychiatrie ohnehin nicht geben werde [...]. Psychiatrie sei international und es könne doch nicht plötzlich von einer ostdeutschen und einer westdeutschen Psychiatrie gesprochen werden."; Süß, Politisch mißbraucht?, S. 325.

98 Vgl. entsprechende, von einem flexibel und differenziert angelegten Totalitarismusbegriff ausgehende Auffassungen etwa bei Sigrid Meuschel, Legitimation und Parteiherrschaft in der DDR, Frankfurt am Main 1992.

99 Eine Ausnahme bildete der wegen seiner politischen Linientreue noch in den 50er Jahren als „roter Professor" apostrophierte Dietfried Müller-Hegemann, der auf die gegen ihn persönlich gerichteten Angriffe mit dem Verlassen der DDR reagierte. Vgl. Süß, Politisch mißbraucht?, S. 325 ff.

100 Vgl. Richard Bessel und Ralph Jessen, Einleitung. Die Grenzen der Diktatur, in: Dies. (Hrsg.), Die Grenzen der Diktatur. Staat und Gesellschaft in der DDR, Göttingen 1996, S. 9 ff.

nerpsychiatrische Reformdebatte anzuschieben auch als Antwort auf die Intervention der politischen Führung lesen.

Bisher stützt sich die Kenntnis über die Brandenburger Konferenz vor allem auf den Bericht eines Psychiaters, der als informeller Mitarbeiter des Ministeriums für Staatssicherheit (MfS) seine Vorgesetzten im Geheimdienst informierte.[101] Nicht zuletzt aus dem Charakter dieses Berichtes – der Wiedergabe von Diskussionsinhalten, Stimmungen und Meinungen – lässt sich erkennen, dass ein, besonders zu Beginn der 90er Jahre geargwöhnter, systematischer politischer Missbrauch der Psychiatrie offensichtlich nicht stattgefunden hat. Wäre die Psychiatrie ein Instrument unmittelbarer politischer Herrschaft gewesen, wäre der Staatsicherheitsdienst nicht auf nachträgliche Informationen über inhaltliche Debatten angewiesen gewesen, sondern hätte diese wohl von vornherein wesentlich mitbestimmt. Zum selben Ergebnis kamen die in den 90er Jahren arbeitenden Untersuchungskommissionen der neuen Bundesländer, die der Frage nachgingen, ob es „eine systematische politische Einflußnahme der DDR-Staatsmacht auf die Psychiatrie auch unter Ausschaltung des DDR-Rechts“ gegeben hat.[102] Auf der Grundlage von Gesprächen mit Psychiatriebetroffenen, der Auswertung von Krankenakten und der Einsichtnahme in Unterlagen des MfS kam die brandenburgische Untersuchungskommission u.a. zu dem Schluss, dass die Psychiatrie – wie andere Bereiche der DDR-Gesellschaft auch – Beobachtungsobjekt des Geheimdienstes war und dass in der Psychiatrie arbeitende Personen dabei sowohl Opfer als auch Täter waren. So wurden die Direktoren der Nervenkliniken in Neuruppin und Brandenburg-Görden, Rudolf Burian und Siegfried Schirmer – zeitweilig „operativ bearbeitet“, während das MfS einige ihrer Chefärzte als inoffizielle Mitarbeiter führte. In Teupitz kooperierte Direktor Häußer inoffiziell mit der MfS-Kreisdienststelle Königs Wusterhausen, dagegen wurde sein Stellvertreter zeitweilig überwacht und verhört.[103] Die Zusammenarbeit mit der Staatssicherheit beinhaltete in erster Linie Berichte über Kollegen, aber auch über Patienten, was – als Bruch der ärztlichen Schweigepflicht – auch nach DDR-Recht ein Straftatbestand war. Außerdem kam es vereinzelt zur „Zwangspsychiatrisierung von psychisch auffälligen potentiellen ‚Störern‘ anlässlich politischer Höhepunkte“. Einen „politischen Mißbrauch der Psychiatrie im Sinne der Psychiatrisierung psychisch gesunder politischer Gegner“ verneinte die Potsdamer Kommission jedoch. Vielmehr konnte sie feststellen, dass wiederholt „kritische und couragierte, ihrem ärztlichen Ethos verpflichtete Psychiater den Versuchen, politisch mißliebige Personen ohne ausreichende medizinische Indikation zu psychiatrisieren, erfolgreich entgegentraten.“[104]

101 Maschinengeschriebene Tonbandmitschrift eines Berichtes des IM „Grabowski“ der HA XX/2 vom 18.3.1971, IM-Akte „Grabowski“, Teilablage der Arbeitsakte, Bd. 4, Bl. 168-172; zit. bei Süß, Politisch mißbraucht?, S. 323 ff.
102 Bericht der unabhängigen Kommission zur Aufarbeitung der Vergangenheit der Psychiatrie im Land Brandenburg für die Zeit des Bestehens der DDR vom Oktober 1996, hrsg. vom Ministerium für Arbeit, Frauen, Soziales und Gesundheit des Landes Brandenburg, Potsdam 1996, S. 4, zit. bei Süß, Politisch mißbraucht?, S. 108.
103 Süß, Politisch mißbraucht?, S. 252 f.
104 Bericht der unabhängigen Kommission, S. 22, zit. bei Süß, Politisch mißbraucht?, S. 110 f.

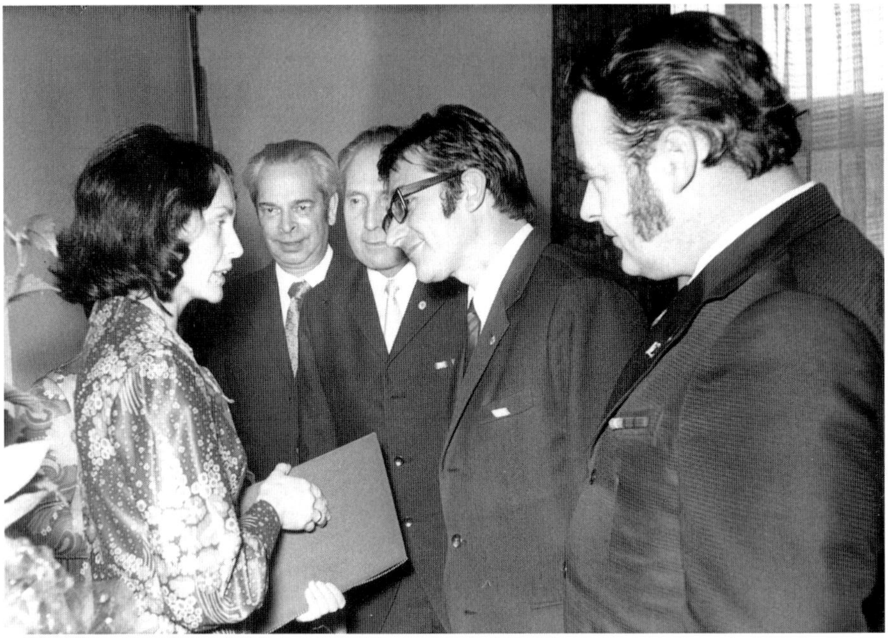

Dr. Siegfried Schirmer, ärztlicher Direktor in Teupitz 1967–1971 und in Görden 1972–1990 (2. v.r.).

Therapeutischer Aufbruch und gesundheitspolitischer Rückzug

Mit der Übernahme des Direktorats in Görden bot sich für Siegfried Schirmer eine Möglichkeit ganz anderer Qualität, seine Ideen über die Entwicklung der Psychiatrie in die Praxis umzusetzen, als in Teupitz. Einerseits erschwerten sich die Bedingungen dafür, denn die Bezirksnervenklinik war im Unterschied zu seiner bisherigen Wirkungsstätte eine riesige Institution mit mehr als viermal soviel Patienten (ca. 2 500) und mehr als fünfmal soviel Mitarbeitern (ca. 900).[105] Andererseits waren die Ausgangspositionen für die Weiterentwicklung reformpsychiatrischer Konzepte bedeutend günstiger als im Teupitzer Krankenhaus, angefangen bei der apparativ-technischen Ausstattung, über die Tatsache, dass in Görden praktisch das gesamte Fachgebiet mit seinen Spezialisierungen vorhanden war, bis hin zu der Möglichkeit, unter dem zahlreicheren ärztlichen und Pflegepersonal leichter Verbündete zu finden. Die ersten beiden Jahre seiner Amtszeit scheint Schirmer dazu genutzt zu haben, sich mit den Verhältnissen in Görden vertraut zu machen und Unterstützer eines neuen Kurses zu suchen. Welche Richtung die Bezirksnervenklinik unter seiner Führung einschlagen sollte deutete sich mit der Gründung einer soziotherapeutischen Abteilung im November 1973 an.[106] Mit der Planung für das

105 Vgl. Stadtarchiv Brandenburg/Havel, Nr.2.0.13./19, Plan der Einrichtung und Betriebskollektivvertrag 1972 des Bezirkskrankenhauses für Neurologie und Psychiatrie Görden, Bl. 4, 5.
106 Vgl. Falk/Hauer, Draußen auf dem Görden, S.44.

Psychiat. Neurol. med. Psychol., Leipzig **26** (1974) Januar, 1, S. 50–54

Bezirksnervenklinik Brandenburg (Ärztl. Direktor: MR Dipl.-Jur. Dr. med. Schirmer)

Neun Thesen zur Therapeutischen Gemeinschaft

Siegfried Schirmer
Karl Müller
Helmut F. Späte

(zugleich Diskussionsgrundlage für die am 2./3. Mai 1974 in der Bezirksnervenklinik Brandenburg stattfindenden Tagung zu diesem Thema)

These 1:

Der Mensch entwickelt und bewährt sich in der Gemeinschaft

Der Mensch ist sowohl in der phylogenetischen Entwicklung als auch in seinem Entstehen als Einzelwesen als Resultat des einheitlichen Zusammenwirkens von organischen, psychischen und sozialen Einflüssen zu betrachten. Eine Vielzahl von Forschungsergebnissen der letzten Jahrzehnte zeigt, daß auch soziale Störfaktoren zu erheblichen passageren oder bleibenden psychischen Veränderungen führen können (Untersuchungen an Verfolgungen des Naziregimes; Untersuchungen an langjährig Inhaftierten; Untersuchungen zu Fragen der sozialen Isolation; Abgrenzung des sogenannten „Anstaltssyndroms").

In der Betreuung psychisch Kranker wurden diese Gesichtspunkte in der Vergangenheit zu wenig berücksichtigt. Anstelle des Gemeinschaftsprinzips herrschte weitgehend eine hierarchisch gegliederte Struktur in allen Bereichen vor, wobei die gemeinsame Gestaltung des Lebens im Krankenhaus in den Hintergrund trat und sich durch das Prinzip der Anordnungen nicht entfalten konnte.

These 2:

Insbesondere psychisch gestörte oder erkrankte Menschen reagieren auf ungünstige soziale Einflüsse mit zusätzlichen psychischen Störungen

Als wissenschaftlich gut erforschte, von den eigentlichen Krankheitsbildern abgrenzbare und durch das ungesunde soziale Klima in psychiatrischen Krankenhäusern hervorgerufene Störung bietet das „Anstaltssyndrom" (F r e u d e n b e r g) Einblicke in die Wirksamkeit sozialer Faktoren auf die psychische Gesundheit. Nach oft jahrelangem Verbleib im psychiatrischen Krankenhaus führt der Verlust des Kontaktes zur Außenwelt zum völligen sozialen Bankrott der Patienten, das u. a. in dem paradox wirkenden Verlangen gipfelt, das psychiatrische Krankenhaus nicht mehr verlassen zu wollen. Die Patienten werden unfähig, realistische Pläne für ihre Zukunft zu gestalten. Gleichzeitig treten psychische Störungen auf, die nicht mit der eigentlichen Erkrankung zusammenhängen, sich auf diese aufpfropfen und oft noch nachweisbar sind, wenn die Krankheit längst abgeklungen ist: affektive Störungen; herabgesetzte Ausdrucksfähigkeit (v. a. auf der verbalen Ebene); fortschreitendes Absinken der Arbeitsfähigkeit; Verschlimmern von eigentlichen Krankheitssyndromen (v. a. bei katatonen Psychosen).

These 3:

Die aus der geschichtlichen Entwicklung ableitbare Struktur unserer psychiatrischen Krankenhäuser ist geeignet, zusätzliche Störungen hervorzurufen oder bestehende zu verstärken

Die geschichtliche Entwicklung und die Organisation der psychiatrischen Großkrankenhäuser, die als Anstalten zur Ausgliederung der psychisch Gestörten aus der bür-

Jahr 1974 erscheinen neue Schwerpunkte auf der Agenda der Klinik. Die „Verwirklichung der therapeutischen Gemeinschaft" wird als Ziel genannt, notwendig dazu sei ein Umerziehungsprozess der Mitarbeiter.[107] Mit dieser Formulierung dürfte sich Schirmer nicht nur Freunde unter dem Personal geschaffen haben, postulierte sie doch, dass das bisherige Handeln und Verhalten falsch gewesen sei. Zugleich deutet sich damit die Richtung an, die die Reformpsychiatrie einschlug – es war eine „Wende nach innen".[108] Deutlich wird das an den „Neun Thesen zur Therapeutischen Gemeinschaft" von Schirmer, seinem Stellvertreter Dr. Karl Müller und Dr. Helmut F. Späte, die im Januar 1974 in der psychiatrischen Fachzeitschrift veröffentlicht wurden und als Diskussionsgrundlage zu einer am 2. und 3. Mai in der Bezirksnervenklinik stattfindenden Tagung zu diesem Thema dienten.[109] Die Kritik der Reformer richtete sich nunmehr vorrangig auf die isolierenden Bedingungen und die interne Hierarchie der Anstaltspsychiatrie als Haupthindernisse therapeutischer Erfolge.[110] Als Ausweg wird die Etablierung einer therapeutischen Gemeinschaft gefordert, in der die Patienten auf der einen und das „therapeutische Kollektiv" auf der anderen Seite „von gegeneinander stehenden in miteinander wirkende Gruppen" umgewandelt werden.[111] Veränderungen des inneren Regimes der psychiatrischen Anstalten waren bereits in der Reformdiskussion, die zu den Rodewischer Thesen führte, als wesentliche Bedingung einer erfolgreichen Therapie erkannt worden. Ehrig Lange, Liese-Lotte Eichler und ihre Mitstreiter hatten jedoch die Erkenntnis von der Notwendigkeit eigener Anstrengungen des Fachgebietes zum Abbau therapiehemmender Faktoren mit der Auffassung verknüpft, dass Staat und Gesellschaft verpflichtet wären, die notwendigen Ressourcen für den Umgestaltungsprozess zur Verfügung zu stellen und entsprechende politische Forderungen formuliert. Diese Komponente fehlte in dem neuen Positionspapier der Reformpsychiatrie fast völlig. Insofern stellten die Thesen zur Therapeutischen Gemeinschaft einen Rückzug dar. Sie waren kein gesundheitspolitischer Forderungskatalog um den sich die gesamte Anstaltspsychiatrie – unabhängig von ihren fachlichen Präferenzen – versammeln konnte, um gemeinsam für dessen Realisierung zu kämpfen. Vielmehr handelte es sich um, durchaus begründete, Vorschläge zur Verbesserung der therapeutischen Rahmenbedingungen in den psychiatrischen Krankenhäusern, deren Bedeutung von Klinik zu Klinik unterschiedlich hoch eingeschätzt worden sein dürfte. Die Hoffnung, dass die sich durch innere Reformen ergebende Wandlung von der Anstalt zu einer echten therapeutischen Institution letztlich auch zu einer veränderten gesellschaftlichen Wahrnehmung der Psychiatrie und psychisch kranker Menschen führen würde[112], war kaum zu erfüllen, solange die offizielle Gesundheitspolitik am System der Anstaltspsychiatrie als Hauptversorgungsform festhielt. Durch den Mangel an Versorgungsalternativen fehlte sowohl der Druck auf die einzelnen Kranken-

107 Stadtarchiv Brandenburg/Havel, Nr.2.0.13./19, Plan der Einrichtung und Betriebskollektivvertrag 1974 Bezirksnervenklinik Brandenburg, Bl. 40
108 Hanrath, Zwischen „Euthanasie" und Psychiatriereform, S.447.
109 Siegfried Schirmer, Karl Müller, Helmut F. Späte, Neun Thesen zur Therapeutischen Gemeinschaft, in: Psych. Neuro. med. Psycho, Jg. 26, H. 1, Leipzig 1974, S.50–54.
110 Ebd., Thesen 1–3, S.50f.
111 Ebd., These 4, S.51f.
112 Ebd., These 8, S.53f.

häuser diese Wandlung konsequent zu vollziehen als auch die Möglichkeit dazu. Die „Entpolitisierung“ des Konzeptes der Therapeutischen Gemeinschaft verstärkte sich in einer zweiten Fassung, die unter dem Titel „Brandenburger Thesen zur Therapeutischen Gemeinschaft“ im Januar 1976 veröffentlicht wurden.[113] Weitgehend beibehalten wurden all jene Elemente, die Forderungen nach Veränderungen im Innern der Anstalten enthielten. Die wenigen Passagen in der ersten Version, die als Gesellschaftskritik verstanden werden konnten bzw. auf die Notwendigkeit von Veränderungen auch außerhalb der Anstaltsmauern hinwiesen, wurden entweder entschärft oder fielen ganz weg.[114] So heißt es in der ersten Fassung, dass die Institution psychiatrisches Krankenhaus auch im sozialistischen Staat „oft noch ein Instrument (sei), um die Gesellschaft von ihrer Verantwortung für ihre kranken Bürger zu entbinden“.[115] Dieser Passus wurde in der zweiten Version der Thesen durch die Aussage ersetzt, die Anstalten seien als Relikte der bürgerlichen Gesellschaft „nur unzureichend in der Lage ihren gesellschaftlichen Auftrag zu erfüllen“.[116] Damit wurde die realsozialistische Gesundheitspolitik praktisch ihrer Mitverantwortung für die anhaltende Misere des Fachgebietes enthoben.

Trotz der defensiven Einstellung der Thesen zur Therapeutischen Gemeinschaft in gesundheitspolitischen Fragen waren sie ein wichtiger Schritt zur Modernisierung und Humanisierung des Selbstverständnisses der Psychiatrie. Der Patient als Individuum und seine Fähigkeit soziale Beziehungen zu knüpfen rückten in den Mittelpunkt therapeutischer Anstrengungen, an Stelle des noch in den Rodewischer Thesen als vorrangig postulierten gesellschaftlichen Interesses an der Rehabilitation seiner Arbeitskraft. Das neue therapeutische Paradigma hatte konkrete Auswirkungen auf die Lebenssituation der Patienten in Görden. Die erwachsenen Patienten wurden nunmehr mit „Sie“ angesprochen, das Essen wurde, statt wie bisher nur mit Löffeln, mit Messer und Gabel eingenommen, die Türen auf den Stationen blieben offen, ein Patientenrat gegründet.[117]

Nahezu die wichtigste Voraussetzung, um die angestrebten Ziele der Brandenburger Thesen zu erreichen, waren Veränderungen im Pflegebereich. Die Pflegerinnen und Pfleger hatten den engsten Kontakt zu den Patienten und waren die eigentlichen Autoritätspersonen im täglichen Leben. Wollte man das bisherige „Prinzip der Anordnungen“ im Klinikalltag mit seinem teilweise „strafenden oder disziplinierenden Charakter“ durch das Prinzip der therapeutischen Gemeinschaft ersetzen[118], musste vor allem beim Verhältnis des Pflegepersonals zu den Patienten angesetzt und eine neues Rollenverständnis gefördert werden.[119] Diesem Ziel diente ein ab 1975 jährlich durchgeführter, DDR-weiter Kongress von Pflegekräften, der unter der Bezeichnung „Bran-

113 Siegfried Schirmer, Karl Müller, Helmut F. Späte, Brandenburger Thesen zur Therapeutischen Gemeinschaft, in: Psych. Neuro. med. Psycho., Jg. 28, H. 1, Leipzig 1976, S.21–25.
114 Sabine Hanrath hat zuerst auf die Bedeutung der Unterschiede in den beiden Fassungen der Thesen zur Therapeutischen Gemeinschaft hingewiesen. Vgl. Hanrath, Zwischen „Euthanasie“ und Psychiatriereform, S.443ff.
115 Schirmer/Müller/Späte, Neun Thesen, These 3, S.51.
116 Schirmer/Müller/Späte, Brandenburger Thesen, These 3, S.22.
117 Falk/Hauer, Draußen auf dem Görden, S.44.
118 Vgl. Schirmer/Müller/Späte, Neun Thesen, These 1, S.50, These 7, S.53.
119 Die radikale Formulierung vom Umerziehungsprozess wurde jedoch später nicht mehr gebraucht.

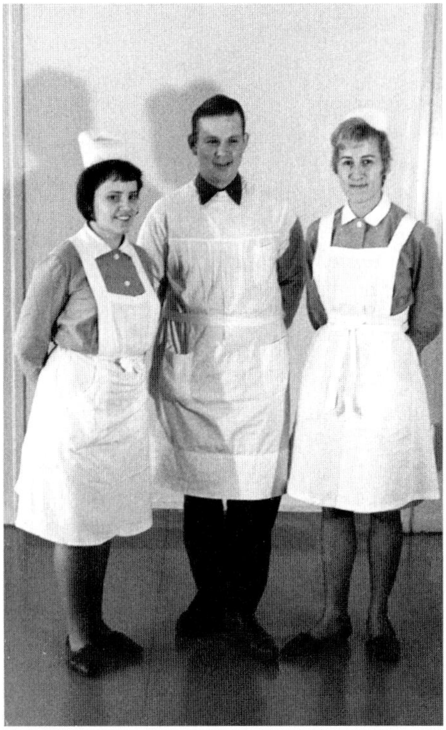

Görden, Pflegekräfte, um 1970.

denburger Schwesterntag“ zum festen Bestandteil des Systems der Neuropsychiatrie in der DDR wurde.[120] Spätestens seit Beginn der 80er Jahre wurde offenbar auch realisiert, dass das Prinzip der Anordnungen auch im Verhältnis zwischen Ärzten und Pflegepersonal durchbrochen werden musste, und der Pflege wurde zumindest ansatzweise eine größere Eigenständigkeit gegenüber der ärztlichen Therapie eingeräumt.[121]

Schirmer schätzte die Tagung zur therapeutischen Gemeinschaft an seiner Klinik mit 300 Gästen aus der gesamten DDR und aus der VR Polen als Erfolg ein. „Diese Tagung wird im Fachbereich Neurologie und Psychiatrie als eine echte Pionierleistung gewertet.“[122] In anderen ehemals brandenburgischen Nervenkliniken war die Resonanz auf die Brandenburger Thesen durchaus unterschiedlich. Der Neuruppiner Direktor Rudolf Burian machte bereits 1977 „entscheidende Umgestaltungen“ in der Binnenstruktur psychiatrischer Einrichtungen im Sinne der Thesen aus.[123] In einer zehn Jahre später entstandenen Festschrift der Nervenklinik Teupitz dagegen, werden zwar die Rode-

120 Vgl. Falk/Hauer, Draußen auf dem Görden, S.58.
121 Vgl. Stadtarchiv Brandenburg/Havel, Nr.2.0.13./50 Bezirksnervenklinik, Plan der Einrichtung 1983, Bl. 95 sowie Plan der Einrichtung 1984, Bl. 137.
122 GÖ, Nr.212, Schirmer an Küpper (Kreisarzt Brandenburg/Havel), 25.6.1974, o.Bl.
123 D. R. Burian, R. Weise und R. Tischendorf, Der Stellenwert der geschützten Arbeit im komplexen Rehabilitationsprogramm für Patienten psychiatrischer Einrichtungen, in: Heinz A. F. Schulze und W. Poppe, Konzeptionen und Modelle der langfristigen Betreuung in der Nervenheilkunde, Ergebnisse des Kongresses der Gesellschaft für Psychiatrie und Neurologie der DDR vom 20.-22. Oktober 1977 mit 62 Beiträgen, Leipzig 1979, S.190-193, hier: S.191.

II. Brandenburger Schwesterntag

Arbeitstagung der medizinischen Fachschulkräfte in der Neurologie und Psychiatrie

Mittwoch, den 12. Mai 1976, 10.00–16.00 Uhr
Klubhaus der Bezirksnervenklinik Brandenburg

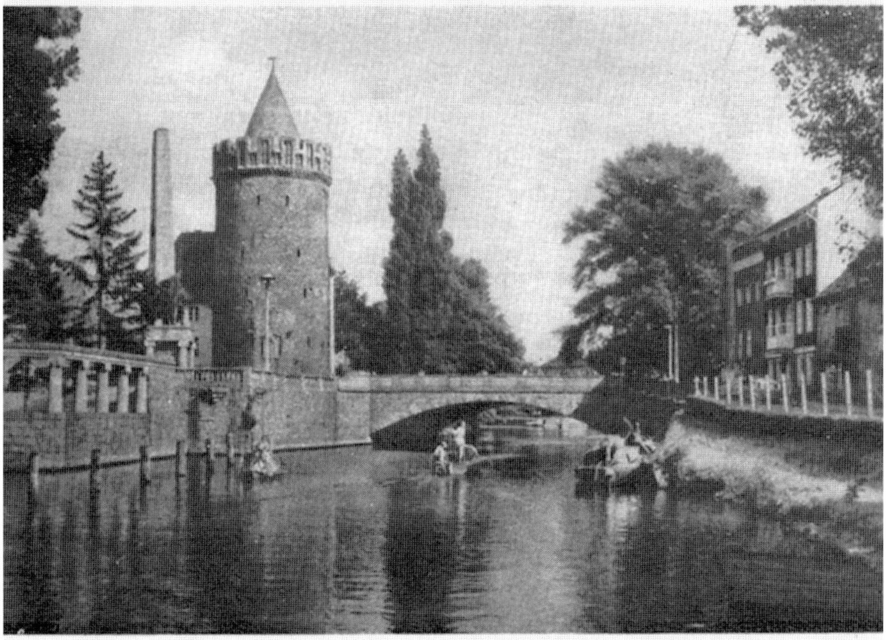

Gesellschaft für Psychiatrie und Neurologie der Deutschen Demokratischen Republik

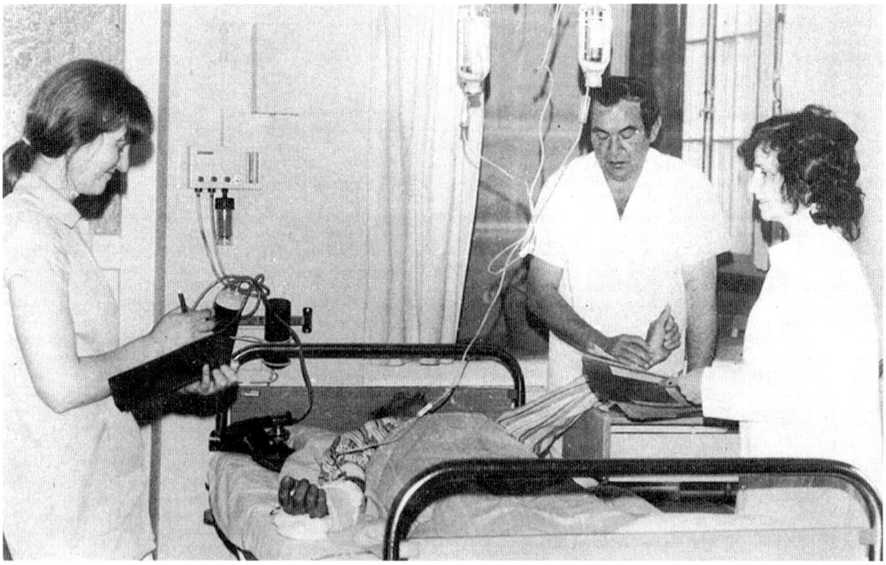

Teupitz, Wachstationsbereich der akuten psychiatrischen Aufnahmeabteilung, 1987.

wischer Thesen als „Meilenstein“ für die klinische Entwicklung der psychiatrischen Krankenhäuser bezeichnet, ein Hinweis auf das Brandenburger Papier fehlt jedoch völlig; auch inhaltlich wird auf die therapeutische Gemeinschaft nicht eingegangen.[124] Ob dafür die eher im neurologischen Bereich liegenden Interessen von Dieter Häußer ausschlaggebend waren oder sein nach wie vor gestörtes Verhältnis zum Verfasser der Brandenburger Thesen, Siegfried Schirmer, lässt sich nicht mit Sicherheit klären.[125] Möglicherweise hatte das Konzept der therapeutischen Gemeinschaft in den 80er Jahren bereits etwas von seiner früheren Anziehungskraft verloren, weil sich die strukturellen Probleme der Anstaltspsychiatrie, wie die chronische Überbelegung, dadurch nicht lösen ließen.[126] Selbst in der Bezirksnervenklinik Brandenburg-Görden rückte das Konzept von der zentralen Position, die es noch in den 70er Jahren innehatte, in die Rolle einer Möglichkeit therapeutischer Einflussnahme unter anderen.[127]

124 Vgl. Häußer, Festschrift, Entwicklung in den Jahren 1963–1987, S. 11–18.
125 Ohne seinen Vorgänger namentlich zu nennen, beschreibt Häußer die zu Beginn der 70er Jahre entstandene „sehr kritische Situation“: „Ohne vorausgegangene kollektive Beratungen waren innerhalb und außerhalb des Krankenhauses Einzelauffassungen entwickelt worden, unsere Einrichtung in ein psychiatrisches Pflegeheim umzuprofilieren …“ – Häußer, Festschrift, S. 12.
126 Vgl. dazu schon für 1977 Burian/Weise/Tischendorf, Der Stellenwert, S. 191.
127 Vgl. Stadtarchiv Brandenburg/Havel, Nr. 2.0.13./50 Bezirksnervenklinik, Plan der Einrichtung 1983, Bl. 96.

Medizinischer Fortschritt und strukturelle Krise

Parallel zu dem Versuch das neue therapeutische Paradigma mit seinen starken sozialpsychiatrischen Elementen zu etablieren, ging in Brandenburg-Görden – wie auch in den anderen Nervenkliniken – das Bestreben weiter in Richtung einer „Profilierung der organischen Seite der Neuropsychiatrie", die nach wie vor als Grundlage jeder Therapie angesehen wurde.[128] Mit dem Verweis auf die organischen Ursachen psychischer Erkrankungen wurde die Notwendigkeit der weiteren Klinisierung und die Forderung nach Gleichstellung mit anderen medizinischen Gebieten begründet. Ganz in diesem Sinne forderte Schirmer „Arbeitsmethoden, Organisationsformen und Strukturen" wie in allgemeinen Kliniken. Als Konsequenz wurde die bisherige Aufteilung der Bezirksnervenklinik in eine Erwachsenen- und eine Kinderklinik aufgelöst.[129] An ihre Stelle traten mehrere „kleine, überschaubare, spezialisierte und weitgehend selbständige Fachkliniken" und Funktionsabteilungen.[130] Der medizinische Bereich gliederte sich nunmehr in folgende Einheiten:

I. Psychiatrische Klinik
II. Psychiatrische Klinik
III. Psychiatrische Klinik
IV. Psychiatrische Klinik
Neurologische Klinik
Klinik für Kinderneuropsychiatrie
Klinik für Soziotherapie
Klinik für Rehabilitation/Arbeitstherapie
Klinik für Alkohol- u. Drogenerkrankungen
Klinik für Geriatrie
Abteilung für klinische Psychologie
Abteilung für forensische Psychiatrie
Abteilung für Neuroradiologie
Abteilung für Neuroelektrodiagnose
Abteilung für Physiotherapie
Zentrallaboratorium
Stomatologische Abteilung
Abteilung für Neuropathologie
Heilpädagogische Abteilung
Poliklinik

Der ökonomische Bereich umfasste die Verwaltung, die Wirtschaftsabteilung, die Technische Abteilung, die Küche sowie Reinigungskräfte. Außerdem gehörten zur Bezirksnervenklinik ein Bereich für die praktische Berufsausbil-

128 Stadtarchiv Brandenburg/Havel, Nr.2.0.13./24, Plan der Bezirksnervenklinik 1975 (Entwurf), Bl. 137–145, hier: Bl. 137. Vgl. auch Schirmer/Müller/Späte, Neun Thesen, These 9, S.54: „Wir ... meinen, daß sich der Psychiater stets auf den naturwissenschaftlichen Boden unseres Faches besinnen muß und sich nicht zum „Sozioter" umfunktionieren lassen darf."
129 Stadtarchiv Brandenburg/Havel, Nr.2.0.13./24, Plan der Bezirksnervenklinik 1975 (Entwurf), Bl. 137–145, hier: Bl. 137.
130 Siegfried Schirmer, Auf dem Wege von der Anstalt zur modernen Klinik, in: Bei Uns (Wochenendbeilage Tageszeitung „Märkische Volksstimme), 20/1989, S.6.

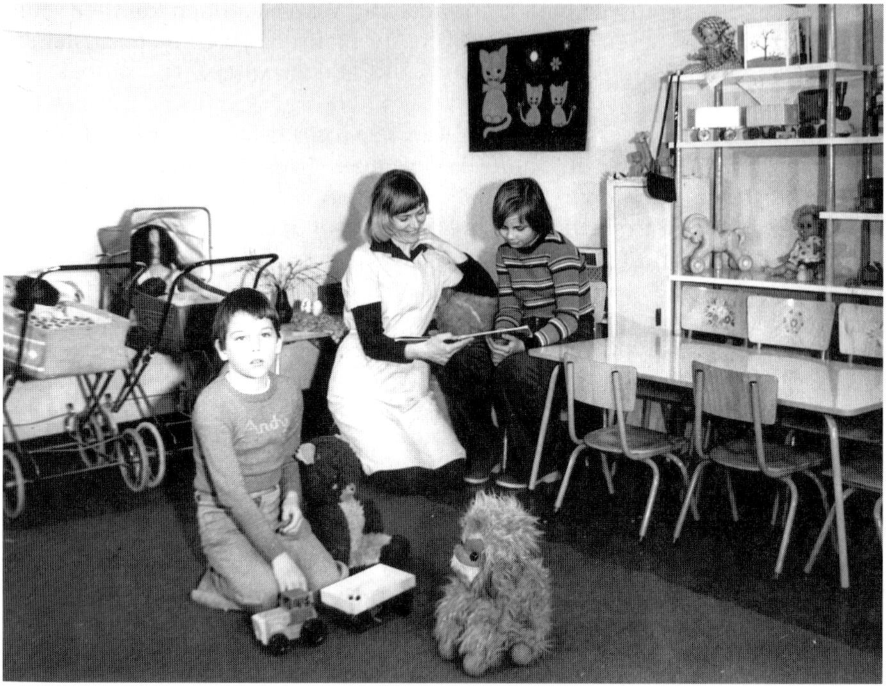

Eberswalde, kinderpsychiatrische Klinik, 1980er Jahre.

dung, die Wäscherei, die Gärtnerei sowie der Betriebskindergarten und eine Kinderkrippe.[131]

Ähnlich wie in Görden wurde die Aufteilung auch in Neuruppin vorgenommen, nachdem das Haus 1977 zur Bezirksnervenklinik geworden war. Hier gab es zwei psychiatrische Basiskliniken, die jeweils für ein bestimmtes Territorium zuständig waren.[132] Analog dazu wurden zunächst zwei gerontopsychiatrische Kliniken eingerichtet, die jedoch im Jahr 1986 zusammengelegt wurden. Weiterhin gab es eine neurologische Klinik, eine Klinik für forensische Psychiatrie, eine psychotherapeutische und eine Rehabilitationsklinik sowie eine poliklinische Abteilung. Ein wachsendes gesellschaftliches Problem in der DDR war der Alkoholmissbrauch. Dementsprechend wurde in Neuruppin, wie auch in den anderen Nervenkliniken, eine Abteilung für Alkohol- und Drogenkranke geschaffen.[133]

Im Zuge der weiteren Klinisierung wurden ab Mitte der 70er Jahre in den Nervenkliniken Intensiv- bzw. Wachstationen für schwer erkrankte Patienten eingerichtet, die das Pflegepersonal direkt von einem Aufenthaltsraum aus überwachen konnte, um bei lebensbedrohlichen Situationen sofort entspre-

131 Vgl. Stadtarchiv Brandenburg/Havel, Nr.2.0.13./50 Bezirksnervenklinik, Plan der Einrichtung 1980 (Entwurf), Bl. 59ff.
132 Die I. Psychiatrische Klinik war für die Versorgung der Kreise Neuruppin, Gransee, Waren und Röbel zuständig, die II. Psychiatrische Klinik für Oranienburg, Pritzwalk, Wittstock und Kyritz.
133 Vgl. Ruppiner Kliniken, Roter Max, S.38f. sowie H. G. Dregler und D. R. Burian, Organisationsprobleme bei teilstationärer Betreuung in Fachkrankenhäusern mit geringer Bevölkerungsdichte des Einzugsgebietes, in: Schulze/Poppe, Konzeptionen und Modelle, S.21–25, hier: S.23.

chende Maßnahmen einleiten zu können. Die Wachstationen konnten – abhängig von den örtlichen Gegebenheiten – für mehrere Abteilungen zuständig sein, wie in Eberswalde oder jeweils einige Betten einer Station umfassen, wie in Teupitz.[134]

Neu war auch die teilweise Aufhebung der bisher üblichen Geschlechtertrennung. Insbesondere Aufnahme- und psychotherapeutische Stationen wurden ab Mitte der 70er Jahre gemischtgeschlechtlich geführt und damit an die Verhältnisse in allgemeinen Krankenhäusern angeglichen.[135]

Ein wichtiger Schritt, der schon in den Rodewischer Thesen gefordert worden war – die Schaffung von teilstationären Kapazitäten in Tages- und Nachtkliniken – wurde erst in den 70er Jahren in größerem Umfang realisiert.[136] Die Idee bestand darin, entweder Patienten, die tagsüber außerhalb der Klinik einer Arbeit nachgingen, abends in der Klinik medizinisch zu betreuen oder Patienten, die die Nacht zu Hause verbrachten, am Tage in der Klinik zu behandeln. In Neuruppin wurde das Konzept auf Grund der geringen Besiedlungsdichte und der relativ großen Entfernungen zwischen der Bezirksnervenklinik und den Wohnorten der Patienten abgewandelt. Die teilstationäre Behandlung erfolgte hier nicht auf einen Tag, sondern auf eine Woche bezogen, d.h. die Patienten kamen jeweils für einige Tage in der Woche zur Therapie. Mit diesem Modellprojekt für ein ländlich-kleinstädtisches Territorium wurden gute Erfolge bei der Verkürzung der Verweildauer und der Wiedereingliederung von Erkrankten erzielt.[137]

Die zunehmende Differenzierung des klinischen Angebots konnte jedoch nicht darüber hinwegtäuschen, dass im Grunde eine Ein-Drittel-Medizin betrieben wurde. Rudolf Burian fasste es folgendermaßen zusammen: „Nach wie vor kontrastieren Aufnahmebereiche, Soziotherapie- und Psychotherapiestationen mit teilweise elitärem Charakter gegenüber der Mehrzahl unprofilierter chronischer Stationen. Man spricht häufig vom klinischen Drittel. Demgegenüber stehen 2/3 teilweise bis 3/4 chronischer Patienten. Oft auf personell unterbesetzten Stationen untergebracht, werden diese Patienten allgemein als Pflegefälle deklariert.“[138] Siegfried Schirmer beschrieb die Situation noch drastischer: „Der größte Teil unserer Stationen – mit Ausnahme der ... wenigen umprofilierten – ist völlig veraltet, unhygienisch, düster, es sind überbelegte Massenunterkünfte von trostlosem Interieur.“[139]

Aus dieser Lage wurden verschiedene Schlussfolgerungen gezogen. Zum einen musste – vor allem in den großen Anstalten – die Zahl der Betten drastisch reduziert werden „um Fachkliniken rationeller Größe zu schaffen“ und um die Verbesserung der „Interieurgestaltung der Stationen in die Wege zu lei-

134 Vgl. für Eberswalde: Christian Donalies, Jens Fehlauer und Kristina Hübener, Von der Irrenanstalt zum sowjetischen Militärhospital, Umbauten und Fremdnutzung 1929–1990, in: Landesklinik Eberswalde, Gropius in Eberswalde, S.131–144, hier: S.139f.; für Teupitz: Häußer, Festschrift, S.13ff., 27f.

135 Vgl. für Görden: Stadtarchiv Brandenburg/Havel, Nr.2.0.13./50 Bezirksnervenklinik, Plan der Einrichtung 1980 (Entwurf), Bl. 40; für Neuruppin: Ruppiner Kliniken, Roter Max, S.38f.; für Teupitz: Häußer, Festschrift, S.14.

136 Vgl. für Lübben: Hübener/Zabel, Zur Geschichte, S.40; für Teupitz: Peter Runge, Von der Nervenklinik zur Landesklinik, in: Landesklinik Teupitz, Landesklinik Teupitz, S.109–118, hier: S.110.

137 Vgl. Dregler/Burian, Organisationsprobleme, S.21–25.

138 Burian/Weise/Tischendorf, Der Stellenwert, S.191.

139 GÖ, Nr. 211, Referat von Schirmer bei einer erweiterten Sitzung der Betriebsparteileitung, 30.5.1973, o.Bl.

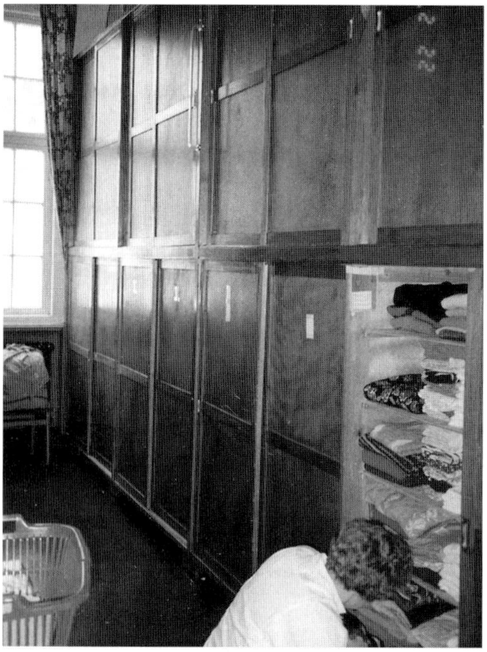

Görden, Patientenkleiderschränke, Aufnahme von 1994.

ten". Für Brandenburg-Görden veranschlagte Schirmer dafür eine jährliche Reduzierung um mindestens 50 Betten. Für 1975 beantragte er sogar eine Verringerung um 102 Betten, da die beiden Außenstellen in Rhinow und Elslake mit zusammen 52 Betten aufgelöst werden sollten. Die dort beschäftigten Patienten benötigte die Bezirksnervenklinik zur Aufrechterhaltung ihrer technischen und wirtschaftlichen Funktionen, zudem mangelte es an Pflegekräften für den Außendienst.[140] Tatsächlich sank die Bettenzahl in Görden von 2 486 im Jahr 1972 auf 1 797 im Jahr 1986 und erreichte damit in etwa die Belegungsgröße, für die die Anstalt ursprünglich gebaut worden war. Allerdings hatten sich die Auffassungen darüber, wie psychisch kranke Menschen untergebracht werden sollten inzwischen grundlegend geändert. Beispielsweise hatte die allmähliche Auflösung der großen Schlafsäle in kleinere Krankenzimmer einen Verlust an Stellfläche zur Folge; ebenso erforderten früher nicht vorhandene Schränke für die persönliche Habe der Patienten zusätzlichen Raum. Die Belegungsdichte war demnach immer noch zu hoch, obwohl die von Schirmer geforderte jährliche Reduzierungsrate im Durchschnitt eingehalten wurde. Noch im Juni 1989 – kurz vor der politischen Wende in der DDR – erbat er von Bezirksarzt Wittig die Genehmigung für den Abbau von weiteren 122 Kran-

140 GÖ, Nr.248, Entwurf Schirmers für ein Schreiben an den Rat der Stadt Brandenburg/Havel, 22.4.1974 (Schreiben vom 21.5.1974), o.Bl. Die Außenstelle Elslake wurde jedoch erst 1981 in die Rechtsträgerschaft des zuständigen Kreises überführt. – Vgl. Stadtarchiv Brandenburg/Havel, Nr.2.0.13./50 Bezirksnervenklinik, Plan der Einrichtung 1980 (Entwurf), Bl. 41.

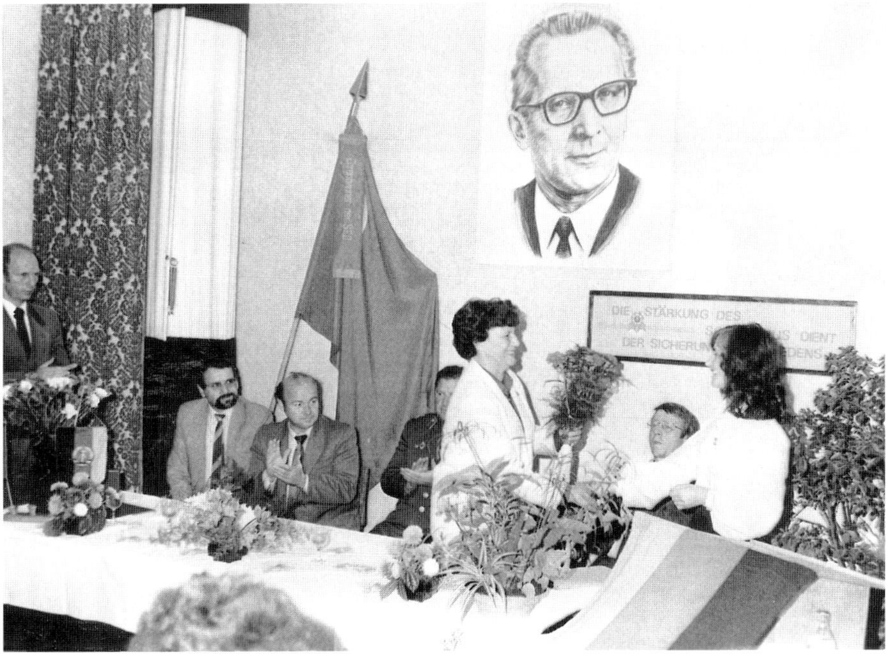

Festveranstaltung an der Nervenklinik Teupitz, 1980er Jahre. Ganz links Dr. Häußer.

kenhausbetten und begründete dies mit der unzureichenden pflegerischen Besetzung sowie der bisher äußerst dichten Bettenaufstellung.[141]

Teupitz hatte zwar eine wesentlich geringere Bettenzahl als die Einrichtung in Görden, war aber seit dem Ende der 40er Jahre immer überbelegt gewesen. Die Nervenklinik konnte wegen der sowjetischen Besetzung der Hauptanstalt im Wesentlichen nur auf die Gebäude der ehemaligen Pensionäranstalt zurückgreifen, die einmal für 150 Kranke ausgelegt waren. Die Enge war bei nunmehr 600 Patienten, trotz einer 1967 neu errichteten festen Baracke mit 90 Betten, bedrückend. Trotzdem hielt man es – wohl wegen der vergleichsweise geringen Gesamtzahl an Betten – in der Gesundheitsverwaltung zunächst nicht für notwendig, Reduzierungen vorzunehmen, obwohl auch hier die Klinikleitung über die hohe Zahl der durch Pflegefälle blockierten Betten klagte. Erst 1985 verringerte sich im Zuge von Rekonstruktions- und Modernisierungsmaßnahmen die Bettenzahl zunächst um 20 und im darauffolgenden Jahr noch einmal um 40 auf insgesamt 540.[142]

In Lübben ging man einen anderen Weg. Die geringe Bettenzahl konnte wegen der allgemeinen Rahmenbedingungen für die Psychiatrie nicht als Chance für die klinische Entwicklung genutzt werden. Auch hier waren die Stationen hoffnungslos überfüllt. Die einzige Möglichkeit zur Schaffung neuer klinischer

141 Vgl. Stadtarchiv Brandenburg/Havel, Nr. 2.0.13./19, Plan der Einrichtung und Betriebskollektivvertrag 1972 des Bezirkskrankenhauses für Neurologie und Psychiatrie Görden, Bl. 5 sowie ebd., Nr. 2.0.13./121 Bettenreduzierungen in medizinischen Einrichtungen, Bl. 1, 2, 12.
142 Vgl. Häußer, Festschrift, S. 16f., 19 sowie GÖ, Nr. 226 Häußer an Bunge (BNK Brandenburg-Görden), 19.6.1974, o.Bl.

Angebote wurde deshalb in der Erweiterung der Bettenkapazität gesehen. Durch die allmähliche Übernahme weiterer Gebäude der früheren Anstalt konnten die Kinder-Neuropsychiatrie ausgebaut sowie eine Nachtklinik und eine sozialpsychiatrische Erwachsenenabteilung eingerichtet werden.[143]

Die zweite Schlussfolgerung aus der Tatsache, dass die medizinische Profilierung nur den geringeren Teil der Psychiatriepatienten erreichte bestand darin, die Rehabilitationsanstrengungen für chronisch Kranke zu verstärken. Der Neuruppiner Direktor wandte sich gegen die pauschale Klassifizierung der chronisch kranken Patienten als Pflegefälle. Seiner Auffassung nach traf das auf die Mehrheit von ihnen nicht zu. Er schätzte den Anteil der rehabilitationsfähigen chronischen Kranken auf etwa ein Drittel aller stationären psychiatrischen Patienten. Als „wichtiges Glied in der Rehabilitationskette" wurde die Existenz so genannter geschützter Arbeitsplätze gesehen, wo die Patienten ohne ökonomischen Druck an eine produktive Tätigkeit herangeführt werden konnten. In Neuruppin wurden allein 166 stationäre Patienten mit geschützter Arbeit versorgt – das waren mehr als 25 Prozent der Gesamtbelegung. Außerdem konnte die Zahl der Plätze in Rehabilitationsheimen im Kreis Neuruppin zwischen 1974 und 1977 von 27 auf 58 gesteigert werden. Weitere 50 Patienten, die zwar einen geschützten Arbeitsplatz hatten, konnten wegen fehlender Unterbringungsmöglichkeiten außerhalb der Bezirksnervenklinik jedoch nicht entlassen werden. Wie schwierig die Bedingungen für die Rehabilitation chronischer Psychiatriepatienten insgesamt waren, zeigt sich daran, dass diese Gruppe im Jahr 1975 DDR-weit etwa 11 000 Personen umfasste, für sie aber nur 1 373 geschützte Arbeitsplätze zur Verfügung standen. Als Teillösung zur Beseitigung dieser Mangelsituation und im Interesse der betroffenen Patienten befürwortete man in Neuruppin die Schaffung geschützter Arbeitsplätze in den psychiatrischen Krankenhäusern, wohl wissend, dass damit das Problem der Überbelegung nicht beseitigt, sondern eher noch zementiert wurde.[144] Geschützte Arbeit war nur ein Teil eines umfassenden Rehabilitationsprogramms für Langzeitpatienten, das in Neuruppin 1975 mit der Eröffnung der ersten Rehabilitationsstation begonnen wurde. Bis 1977 folgten zwei weitere Stationen, die im selben Jahr in der Rehabilitationsklinik zusammengefasst wurden. Letztlich kam es durch die Rehabilitationsbemühungen nicht zu einer spürbaren Entlastung in der Belegung. So gab es in dem Zeitraum von zwei Jahren nur elf Entlassungen von Patienten der Rehabilitationsstationen. Allerdings war den Neuruppiner Psychiatern hier Qualität mindestens genauso wichtig wie Quantität. Die durchschnittliche Verweildauer der elf Entlassenen in der Klinik betrug 13,5 Jahre. Dies bestätigte die Auffassung, dass die so genannten chronischen Patienten keinesfalls nur hoffnungslose Pflegefälle waren.[145] Auch in der Bezirksnervenklinik Eberswalde wurde 1976 eine Abteilung für Rehabilitation zur Wiedereingliederung von Langzeitpatienten eingerichtet. Für die extramurale Rehabilitation gab es ein geschütztes Wohnheim mit 22 Plätzen.[146]

143 Hübener/Zabel, Zur Geschichte, S.40ff.
144 Vgl. Burian/Weise/Tischendorf, Der Stellenwert, S.190–193.
145 Vgl. I. Burian und D. R. Burian, Strategie von Soziotherapie und Rehabilitationsprogrammen für langfristig hospitalisierte Patienten in: Schulze/Poppe, Konzeptionen und Modelle, S.131–134.
146 Donalies/Fehlauer/Hübener, Von der Irrenanstalt, S.139f.

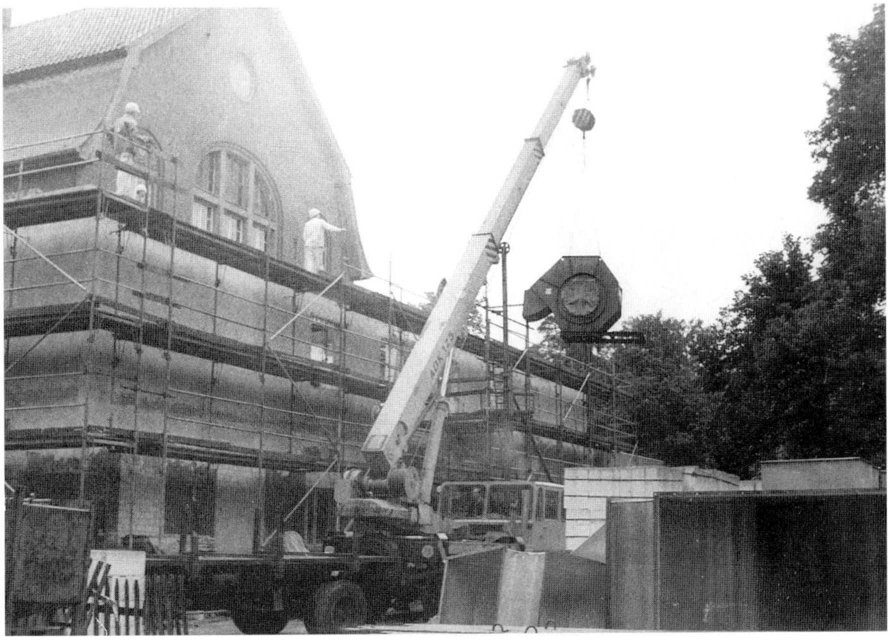

Görden, Bauarbeiten am Küchengebäude, 1985/1986.

Die therapeutischen Bemühungen um den einzelnen Patienten und um eine Verbesserung der Lebensumstände in den Nervenkliniken fanden ihre Entsprechung in dem Versuch, die marode Bausubstanz und das teilweise noch trostlose Interieur zu erneuern. Die Gebäude waren oft seit Jahrzehnten nicht mehr überholt worden, selbst für einfache Wartungsarbeiten, wie neue Anstriche, reichten die Mittel selten. Die Versorgungsleitungen für Wasser und Elektrizität stammten in der Regel noch aus der Gründungszeit der Anstalten und waren zum Teil verrottet. Dringend notwendige Baumaßnahmen zogen sich unter den Bedingungen des Mangels an Arbeitskräften und Material in der DDR-Volkswirtschaft über Jahre hin. So erstreckte sich allein der schon seit den frühen 60er Jahren angemahnte Bau eines neuen Heizhauses in Teupitz über den Zeitraum von 1971 bis 1975. Mit seiner Fertigstellung war erstmals seit der Beschlagnahme der Heizungsanlage in der Hauptanstalt durch die Rote Armee wieder eine zentrale Wärme- und Warmwasserversorgung aller Häuser der Nervenklinik möglich. Jahrelange Rekonstruktions- und Modernisierungsmaßnahmen an einzelnen Gebäuden werden aus allen Kliniken berichtet. Viele Bauleistungen und Verschönerungsarbeiten wurden in unentgeltlicher Eigeninitiative des Klinikpersonals und der Patienten erbracht. Die Neu- und Umbauarbeiten dienten neben der Verbesserung der Bausubstanz der Einrichtung neuer Abteilungen und Stationen, deren Notwendigkeit sich aus dem Prozess der Klinisierung und Profilierung des therapeutischen Angebots ergaben. Ebenso wichtig war die Behebung des Mangels an Aufenthaltsräumen, die Verbesserung des Angebots an Freizeiträumen, die Modernisierung der Sanitäranlagen und die Überholung der technischen Systeme.

Praktisch zu jedem Zeitpunkt wurde in den 70er und 80er Jahren an irgendeiner Stelle in den Kliniken gebaut. Während der Umbauarbeiten verschlechterten sich zeitweise immer wieder die Lebens- und Arbeitsbedingungen von Patienten und Personal, da mitunter ganze Stationen in Provisorien untergebracht werden mussten.[147]

Eine wesentliche Ursache für den schleppenden Fortgang der baulichen Erneuerung der psychiatrischen Krankenhäuser war nach wie vor ihre Randstellung im staatlichen Gesundheitswesen, die noch verschärft wurde durch ihre Lage außerhalb der vorrangig zu entwickelnden regionalen Zentren. In einem Memorandum über die Aufgaben des Kreisgesundheitswesens der Stadt Brandenburg im Fünfjahrplanzeitraum von 1981 bis 1985 heißt es resignierend: „Da das Bezirkskrankenhaus in Potsdam absoluter Schwerpunkt des Investitions- und Baugeschehens ist, gilt es, unsere Einrichtungen in Brandenburg durch zweckmäßigsten Einsatz der Werterhaltung funktionsfähig zu halten und die für nach 1985 vorgesehenen Rekonstruktionsmaßnahmen weiter umsichtig vorzubereiten."[148] Trotz größter Anstrengungen der Kliniken gelang es bis zum Ende der DDR-Zeit nicht, ihren baulichen Zustand wesentlich zu verbessern. Eine 1990 eingesetzte Kommission des Bundesgesundheitsministerium zur Überprüfung der Lage in der DDR-Psychiatrie kam daher auch bei den brandenburgischen Kliniken durchweg zu solchen Bewertungen wie „den Erfordernissen einer zeitgemäßen Unterbringung und Therapie nur minimal angepaßt" oder „für die Nutzung als Unterbringungs- und Therapie-Gebäude eher dysfunktional". [149]

Gegen Ende der 80er Jahre wurden die positiven Entwicklungen hinsichtlich der Therapie sowie der Lebensbedingungen in den psychiatrischen Krankenhäusern zunehmend von den strukturellen Problemen der Anstaltspsychiatrie Überbelegung, Personalmangel und Baussubstanzverfall überlagert. Die Bilanz fiel bitter aus: „Seit langem können wir einer wirklich effektiven hochspezialisierten Behandlung auf den Stationen nicht mehr gerecht werden – die stationäre Versorgung unserer Patientinnen ... ist in Wahrheit überaus dürftig (auch wegen unzureichender Besetzung mit Ärzten) ... International geforderte, wissenschaftlich begründete therapeutische Möglichkeiten können nicht einmal im Ansatz realisiert werden, auf therapeutische Maßnahmen, die vor 10 bis 15 Jahren noch zum üblichen Standard gehörten, muß verzichtet werden."[150] Die permanente Unterbesetzung mit Pflegepersonal führte zur Erhöhung des Risikos von Eigen- und Fremdgefährdungen der Patienten.[151] Die latente Krise der Anstaltspsychiatrie verband sich mit den allgemeinen gesellschaftlichen Krisensymptomen, die das Ende der DDR einläuteten. Seit 1988

147 Vgl. für Görden: Stadtarchiv Brandenburg/Havel, Nr. 2.0.13./50, 114 sowie GÖ, SC 1 (Karton), Manuskript zur Geschichte und zur aktuellen Situation, Verfasser: unleserlich, 22.5.1973; für Lübben: Hübener/Zabel, Zur Geschichte, S. 40ff.; für Neuruppin: Ruppiner Kliniken, Roter Max, S. 38f.; für Teupitz: Häußer, Festschrift, S. 18ff. sowie Runge, Von der Nervenklinik, S. 110f.
148 Stadtarchiv Bandenburg/Havel, Nr. 2.0.13./115 Staatliche Aufgaben und Planinformationen zum Fünfjahrplan, Bl. 9.
149 Zur Lage der Psychiatrie in der ehemaligen DDR, Bestandsaufnahme und Empfehlungen, im Auftrag des Bundesministers für Gesundheit, 30.5.1991, S. 76f.
150 Stadtarchiv Brandenburg/Havel, Nr. 2.0.13/121 Bettenreduzierungen in medizinischen Einrichtungen, Bl. 13f.
151 Ebd., Bl. 4f.

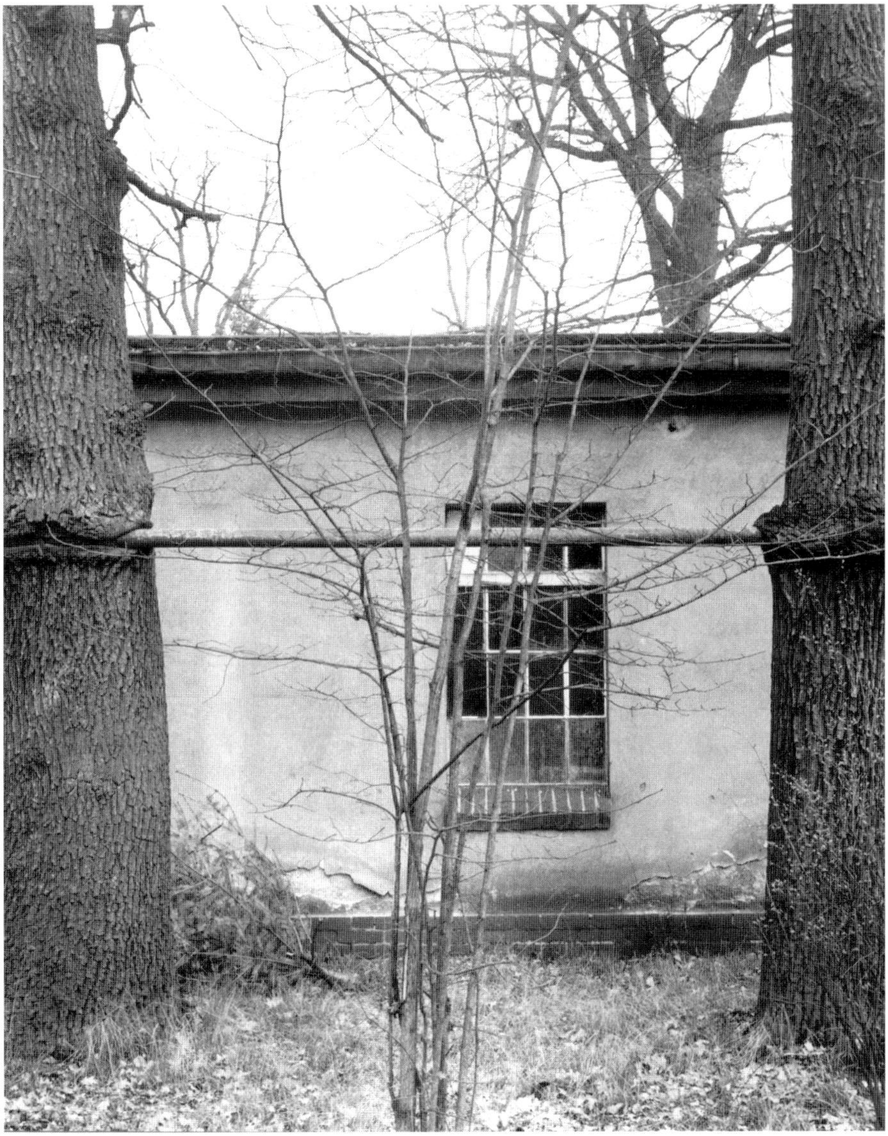

Brandenburg-Görden, Baubestand aus der DDR-Zeit, 2004.

kam es zu einem sprunghaften Anstieg des Zugangs von Patienten mit Alkoholproblematik, die schließlich mehr als 50 Prozent aller Aufnahmen in den Akutstationen ausmachten. Die dadurch verursachte Blockierung der Aufnahmekapazitäten führte zur Vernachlässigung der Behandlung von Psychosen, insbesondere von Schizophrenie. In den Sommermonaten des Jahres 1989 kam es in Brandenburg-Görden deswegen und wegen Schwesternmangels, der vermutlich durch die beginnende Fluchtbewegung über Ungarn in die Bundesrepublik verschärft wurde, zur Schließung einer Aufnahmestation.

Siegfried Schirmer und der Chefarzt der I. Psychiatrischen Klinik, Dr. T. Liefke, sprachen in dem entsprechenden Schreiben an den Bezirksarzt von einer „Bankrotterklärung".[152] Diese Einschätzung galt nicht nur für die Brandenburger Klinik, sondern für die gesamte Anstaltspsychiatrie und sollte sich wenig später auch für das politische, ökonomische und soziale System der DDR insgesamt als zutreffend erweisen.

152 Ebd., Bl. 6ff.

Annette Weinke

Nachkriegsbiographien brandenburgischer „Euthanasie"-Ärzte und Sterilisationsexperten. Kontinuitäten und Brüche

Im Juni 1967 lud Lieselotte Eichler[1], seit 1954 ärztliche Direktorin am Bezirkskrankenhaus für Neurologie und Psychiatrie Brandenburg-Görden, eine Reihe leitender Mitarbeiter aus der DDR-Gesundheitsverwaltung und den neurologischen Einrichtungen der Bezirke und Kreise zu einem Kurzbesuch auf den Görden ein. Anlass der geplanten Zusammenkunft war die Vorführung von Ursula – oder das unwerte Leben, einer Schweizer Dokumentarfilmproduktion über den therapeutischen Umgang mit minderjährigen Psychiatriepatienten, die auf Initiative der „BE"-Intendantin und Brecht-Witwe Helene Weigel in die DDR geholt worden war. Auf der Gästeliste befand sich auch der Name des Stadtrodaer Anstaltsleiters Erich Drechsler[2]. Drechsler, den man für seine langjährigen Verdienste um das thüringische Gesundheitswesen 1956 mit dem Titel Verdienter Arzt des Volkes[3] ausgezeichnet hatte, bedankte sich höflich für die Einladung, ließ jedoch ausrichten, er sei terminlich leider verhindert, müsse sich daher durch zwei seiner Ärzte auf dem Görden vertreten lassen.[4]

In erinnerungs- wie gedächtnisgeschichtlicher Hinsicht[5] illustriert diese kleine Episode vor allem Zweierlei: Zum einen bestätigt sie das auch in anderen Teilbereichen zu beobachtende Phänomen, dass sich die ostdeutsche Erinnerungskultur spätestens ab der zweiten Hälfte der sechziger Jahre vermehrt äußeren Einflüssen zu öffnen begann, während zuvor eine Tendenz der Abschottung und Vereinheitlichung vorgeherrscht hatte, die nicht selten mit einer von oben verordneten Tabuisierung einherging. Zum anderen verdeutlicht dieser Vorgang, dass ungeachtet eines sich zunehmend pluralisierenden Geschichtsbildes eine Form der Auseinandersetzung mit dem Nationalsozialismus und dessen Verbrechen vorherrschte, die durch eine anhaltende Abstrahierung und Externalisierung des kollektiven Gedächtnisses gekennzeichnet war. Was der DDR-Erinnerungskultur somit nach wie vor fehlte bzw. mit Mitteln aktiver staatlicher Geschichtspolitik teilweise massiv unterdrückt wurde, war die Vergegenwärtigung konkreter Handlungen, Orte und Akteure

1 Lieselotte Eichler: Siehe biographische Daten im Anhang.
2 Erich Drechsler: Siehe biographische Daten im Anhang.
3 Instruktiv zum DDR-Ordens- und Titelwesen als Relikt absolutistischen Staatsverständnisses der Exkurs bei Anna-Sabine Ernst, „Die beste Prophylaxe ist der Sozialismus". Ärzte und medizinische Hochschullehrer in der SBZ/DDR 1945–1961, Münster 1997, S.123f.
4 Ordner „Ursula - oder das unwerte Leben". GÖ, Unverzeichneter Bestand Görden (Pos. 60).
5 Zu der im deutschen Sprachgebrauch üblichen Abgrenzung zwischen Gedächtnis und Erinnerung vgl. Jakob Tanner, Erinnern/Vergessen, in: Lexikon Geschichtswissenschaft, hrsg. von Stefan Jordan, Stuttgart 2002, S.77–81; Ute Schneider, Geschichte der Erinnerungskulturen, in: Christoph Cornelißen (Hrsg.), Geschichtswissenschaften. Eine Einführung, Frankfurt a. M. 2000, S.259–270.

der nationalsozialistischen Rasse- und Vernichtungspolitik und deren Einbettung in einen regional-, sozial- oder alltagsgeschichtlichen Kontext.[6] Obschon die geplante Kulturveranstaltung auf dem Görden eine spezifische Konstellation von Topographien, Institutionen und Funktionsträgern beinhaltete, die eine nähere Beschäftigung mit strukturellen und personellen Grundlagen des organisierten Krankenmordes in den brandenburgischen Heil- und Pflegeanstalten nahe gelegt hätte – die Landesanstalt (LA) Brandenburg-Görden zählte vor 1945 zu den Zentren der reichsweiten NS-„Kindereuthanasie";[7] außer Eichler und Drechsler selbst dürften mit hoher Wahrscheinlichkeit noch weitere der nach Brandenburg geladenen Ärzte direkt oder indirekt in „Euthanasie"- oder Zwangssterilisationsmaßnahmen involviert gewesen sein – unterblieb bis zum Ende der achtziger Jahre eine umfassende Auseinandersetzung mit den vielfältigen lokalen Traditionen, Zusammenhängen und Bezügen der selektionistischen Erbgesundheits- und „Ausmerzungs"-Politik gegenüber erwachsenen und minderjährigen Anstaltsinsassen.[8]

Untersuchungsgegenstand, Methode, Quellenmaterial

Vorrangiges Ziel des folgenden Beitrags ist es, nach einigen Ursachen für den spezifischen ostdeutschen Umgang mit „Euthanasie"- und Sterilisationsverbrechen und deren Opfern zu fragen. Verschiedene Wege erscheinen denkbar, sich diesem Thema zu nähern. Die vorliegende Untersuchung bedient sich dazu eines Ansatzes, der herrschafts-, gesellschafts- und wissenschaftshistorische Fragestellungen in einem regionalgeschichtlichen Rahmen miteinander zu verbinden versucht. Im Mittelpunkt der Betrachtung steht eine Gruppe von Medizinern, welche sowohl in der Zeit des Nationalsozialismus wie auch unter kommunistischer Herrschaft als Neurologen und Psychiater im (Anstalts-)Psychiatriewesen tätig waren, von denen also in gewisser Weise gesagt werden kann, dass sie die deutsche Psychiatrieentwicklung unter zwei unterschiedlichen Diktaturformen repräsentiert und aktiv mitgestaltet haben. Zentrales Auswahlkriterium für den hier untersuchten Personenkreis war zum ersten, dass es sich um Mediziner handeln musste, welche vor 1945 als Klinikleiter, behandelnde und begutachtende Ärzte, Wissenschaftler oder Hochschullehrer die eugenisch-rassenhygienischen Maßnahmen gegen als „unheilbar" eingestufte Anstaltsinsassen entweder ideell befördert und orga-

6 Einen Überblick zu Besonderheiten der DDR-Erinnerungskultur vermittelt Detlef Siegfried, Zwischen Aufarbeitung und Schlussstrich. Der Umgang mit der NS-Vergangenheit in den beiden deutschen Staaten, in: Axel Schildt/Detlef Siegfried/Karl Christian Lammers (Hrsg.), Dynamische Zeiten. Die 60er Jahre in beiden deutschen Gesellschaften, Hamburg 2000, S.77–113.

7 Thomas Beddies und Kristina Hübener (Hrsg.), Kinder in der NS-Psychiatrie (= Schriftenreihe zur Medizingeschichte des Landes Brandenburg, Bd. 10), Berlin 2004.

8 Hierbei handelt es sich um eine der auffälligen Gemeinsamkeiten im deutsch-deutschen Umgang mit der NS-Medizinvergangenheit. Sieht man einmal von den am Widerstand von Justiz und Ärzteschaft scheiternden juristischen Aufarbeitungsversuchen des Frankfurter Generalstaatsanwalts Fritz Bauer in den Sechzigern ab, fand auch in der Bundesrepublik erst zwei Jahrzehnte später eine verstärkte Auseinandersetzung mit der kollektiven Verstrickung der Ärzteschaft im NS statt; vgl. dazu Tobias Freimüller, Mediziner: Operation Volkskörper, in: Hitlers Eliten nach 1945, hrsg. von Norbert Frei, Frankfurt am Main 2003, S.13–65.

nisatorisch mitgetragen hatten oder aber im Rahmen ihrer jeweiligen Arbeitszusammenhänge zumindest zeitweise mit ihnen in Berührung gekommen waren. Entscheidend war zum zweiten, dass die betreffenden Personen nach Kriegsende wenigstens einige Jahre in der Sowjetischen Besatzungszone (SBZ) verblieben waren bzw. sich später teilweise auch dauerhaft in der DDR niedergelassen hatten. Der untersuchte Personenkreis umfasst insgesamt drei verschiedene Kohorten;[9] es dominieren jedoch deutlich die mittleren Jahrgänge der zwischen 1890 und 1910 Geborenen. Diese Medizinergeneration hatte ihre entscheidende berufliche Sozialisation in den zwanziger und dreißiger Jahren erfahren. Ihre überwiegend positive Haltung zum Nationalsozialismus war im wesentlichen dadurch bedingt, dass kollektiver beruflicher Aufstieg und ideologisch begründete Aufwertung der Psychiatrie im Nationalsozialismus Hand in Hand verlaufen waren. Anders als in den überwiegend standardisierten Selbstauskünften der Nachkriegsära behauptet, wurde die seit 1933 gesetzgeberisch geforderte Beteiligung an Zwangssterilisations- und „Euthanasie"-Maßnahmen von dieser Gruppe nicht etwa als „Zumutung" oder gar „Nötigung", sondern als willkommene Chance zur beruflichen Profilierung empfunden.[10] Den räumlichen Hintergrund der Studie bilden im weitesten Sinne die Landesanstalten der Provinz Brandenburg, welche nicht nur im Hinblick auf ihre Rolle in der NS-Zeit, sondern auch für die Zeit des Umbruchs und die daran anschließenden Aufbaujahre der SBZ/DDR vergleichsweise gut erforscht sind.[11] Untersuchungszeitraum sind die ersten fünf Jahre nach Kriegsende. Als Materialgrundlage dienten in erster Linie die Personalakten ehemals in Brandenburg tätiger Ärzte, welche sich heute größtenteils im Brandenburgischen Landeshauptarchiv (BLHA) in Potsdam befinden.[12] Neben den Beständen der bereits kurz nach Kriegsende reorganisierten brandenburgischen Provinzialverwaltung wurden darüber hinaus Ermittlungs- und Strafverfahrensakten aus der unmittelbaren Nachkriegsphase ausgewertet. Einblicke in den ostdeutschen Umgang mit der „Euthanasie"-Problematik liefern darüber hinaus personalbezogene Akten der DDR-Staatssicherheit und der Ost-Berliner Generalstaatsanwaltschaft, die sich heute im Archiv des Bundesbeauftragten für die Unterlagen des Staatssicherheitsdienstes der ehemaligen DDR (BStU) sowie in der Berliner Außenstelle des Bundesarchivs befinden. Der sperrige Untersuchungsgegenstand erforderte es zudem, auf die vielfältigen Erfahrungen von Wissenschaftlern und Archivaren zurückzugreifen, die bereits in der Vergangenheit zur „Euthanasie"-Problematik und deren Nach-

9 Zum Organisationsgrad der einzelnen Kohorten im NS siehe Ernst, „Die beste Prophylaxe", S. 151 ff.

10 Ausgehend von den frühen Arbeiten Götz Alys und Ernst Klees hat der Forschungsstand zur Psychiatrie im NS ein sehr hohes Niveau erreicht; die Forschungslinien in Ost und West vor und nach dem Ende deutscher Zweistaatlichkeit zeichnet nach Sabine Hanrath, Zwischen „Euthanasie" und Psychiatriereform. Anstaltspsychiatrie in Westfalen und Brandenburg: Ein deutsch-deutscher Vergleich (1945–1964)(= Forschungen zur Regionalgeschichte, Bd. 41), Paderborn 2002.

11 Im Rahmen des seit 2000 am Historischen Institut der Universität Potsdam bearbeiteten, vom Landesamt für Soziales und Versorgung Brandenburg in Kooperation mit den Landeskliniken und den Ruppiner Kliniken geförderten Drittmittelprojekts „Fürsorge und Wohlfahrtspflege in Brandenburg im 19. und 20. Jahrhundert befassen sich folgende Bände schwerpunktmäßig mit der NS-Geschichte: 3, 6, 7, 8, 10.

12 Grundlegend zum methodischen Umgang mit Personalakten der entsprechende Beitrag von Gisela Fleckenstein, in: Bernd-A. Rusinek (Hrsg.), Die Interpretation historischer Quellen. Schwerpunkt: Neuzeit, Paderborn 1992, S. 95–109.

geschichte gearbeitet hatten.[13] Die Fülle wertvoller Hinweise, die die Autorin auf ihre Anfragen hin erhielt, spiegelt nicht nur das deutlich gewachsene Forschungsinteresse an diesem Teilbereich deutsch-deutscher Aufarbeitungsgeschichte wider, sondern zeigt auch, dass sich Einzelfälle über in der DDR lebende und reüssierende „Euthanasie"-Ärzte, welche seit Anfang der neunziger Jahre nach und nach bekannt wurden, allmählich zu einem größeren, komplexen Gesamtbild verdichten.

Inhaltlich konzentriert sich die Darstellung im wesentlichen auf drei Themenkomplexe. In einem ersten Abschnitt wird am Beispiel ehemals in der Provinz Brandenburg tätiger Neurologen und Psychiater geschildert, wie sich der militärische und politische Zusammenbruch aus der Perspektive der betroffenen Ärzte vollzog und wie diese Gruppe die Auswirkungen von Personalaustausch, Entnazifizierung und vereinzelt auch Strafverfolgung unter den Bedingungen der sowjetischen Besatzungsherrschaft erlebte. Dabei gilt es zunächst auf Grundlage lückenhaft überlieferter Personalakten zu rekonstruieren, wer nach 1945 unter welchen Umständen in Ostdeutschland verblieb, um sich sodann der Frage anzunähern, wie sich die überwiegend halbherzig erfolgten Säuberungen auf die Lebenswege einzelner Mediziner ausgewirkt haben. Unter vergleichenden Gesichtspunkten erscheint vor allem die Frage von Interesse, ob die Betroffenen ähnlich wie im Westen versucht haben, die administrativen Entscheidungsprozesse durch die Inanspruchnahme traditioneller bürgerlicher Netzwerke zu ihren Gunsten zu beeinflussen oder ob sie sich dabei eher ihrer Verbindungen zu den neuen „antifaschistischen" Eliten bedient haben. Ein weiterer Schwerpunkt der Untersuchung ist dem sowjetischen Strafverfahren gegen den Gördener Anstaltsleiter Prof. Dr. Hans Heinze gewidmet, dessen Hintergründe hier erstmals ausführlicher erörtert werden. Abschließend wird noch einmal die Frage nach Ursachen und möglichen Auswirkungen der unterbliebenen Auseinandersetzung mit „Euthanasie"- und Sterilisationsverbrechen aufgeworfen.

Geschichtspolitische Herausforderungen

Obwohl sich nach Zusammenbruch des „Dritten Reiches" nur relativ wenige der ehemals in der Provinz Brandenburg tätigen „Euthanasie"-Ärzte und Sterilisationsexperten freiwillig für einen Verbleib im sowjetischen Herrschaftsbereich entschieden, erscheint eine nähere historische Betrachtung der betreffenden Gruppe doch insofern ein lohnenswertes Unternehmen zu sein, als ihre Existenz in augenfälliger Weise mit dem zu DDR-Zeiten postulierten Ge-

13 Folgenden Wissenschaftlern und Archivaren sei an dieser Stelle für ihre Hinweise auf Material oder die erwiesene Unterstützung bei der Bereitstellung von Akten gedankt: Dr. Ute Hoffmann (Gedenkstätte Bernburg), Dr. Ines Reich (Gedenkstätte Sachsenhausen), Dr. Dieter Pohl, Prof. Dr. Heinz-Peter Schmiedebach, Dr. Thomas Beddies, Wolfgang Rose, Dr. Rebecca Schwoch, Dr. Beatrice Falk, Dr. Mike Schmeitzner, Dr. Sabine Hanrath, Dr. Uwe Kaminsky, Dr. Henrik Eberle, Dr. Matthias Meusch (HstA Düsseldorf/Landesarchiv NRW), Dr. Monika Nakath (BLHA), Torsten Hartisch (BLHA), Anke Kandler (BHLA), Matthias Meissner (Bundesarchiv, Außenstelle Berlin), Frau Jungnickel (BStU), Dr. Dieter Degreif (HHStA), Bianca Welzing (Landesarchiv Berlin), Frau Zahn, Frau Kunisch (Landesklinik Brandenburg-Görden), Frau Kleinschmidt (Uni-Archiv Rostock) sowie die Mitarbeiter der Personalverwaltung Uni-Klinik Greifswald.

schichtsbild kontrastiert, alle Verantwortlichen des NS-Unrechtsregimes seien mit Herannahen der Roten Armee entweder geschlossen in die westlichen Besatzungszonen Deutschlands geflüchtet oder hätten – sofern sie nicht von einem sowjetischen oder deutschen Gericht abgeurteilt wurden – unter Verschleierung ihrer wirklichen Identität den Wiedereinstieg in die früheren Berufe betrieben. Wie jedoch spätestens anhand der zurückliegenden Auseinandersetzungen um den Jenaer Kinderarzt Jussuf Ibrahim und die Stadtrodaer Ärzte deutlich wurde,[14] traf in der Realität weder das eine noch das andere zu: Weder bildete die alte Bundesrepublik einen exklusiven Rückzugsraum für belastete NS-Mediziner und Verwaltungsfachleute, noch war eine erfolgreiche Reetablierung im östlichen Teil Deutschlands durchgehend das Ergebnis von Identitätswechseln oder vergleichbaren Täuschungsmanövern. Vielmehr bestätigte sich mit wachsendem Forschungsinteresse an diesem Thema eine Hypothese, die schon seit jeher ein hohes Maß an historischer Plausibilität für sich beanspruchen konnte: Wie die westlichen Besatzungsmächte waren auch die Sowjets beim Wiederaufbau einer funktionstüchtigen medizinischen Infrastruktur dazu gezwungen, die 1945 verabschiedeten interalliierten Richtlinien über Entnazifizierung und Bestrafung von NS-Unrecht mehrere Male zu modifizieren. Wie im Westen hing auch im Osten die praktische Umsetzung der verordneten Säuberungsmaßnahmen in wesentlichem Maße von der deutschen Verwaltungsbürokratie und deren Definitionsmacht über den Charakter typisch nationalsozialistischen Unrechts ab. Im übrigen ähnelten sich die Situationen in Ost und West auch in der Hinsicht, dass die Gelegenheit zu einer umfassenden politischen Säuberung von Belasteten sowie einer konsequenten Bestrafung von Tätern auf ein relativ enges Zeitfenster beschränkt blieb, welches sich wenige Monate nach Kapitulation des Reiches kurzfristig geöffnet hatte, das sich aber ebenso rasch wieder schloss, als die politisch-ideologischen Spannungen zwischen den ungleichen Verbündeten der Anti-Hitler-Koalition stärker hervorzutreten begannen.

Um Missverständnissen vorzubeugen: Mit der Betonung übergreifender Problemlagen im Umgang mit den personellen Hinterlassenschaften des NS-Unrechts sollen keineswegs jene gravierenden Fehler und Versäumnisse bagatellisiert werden, die das noch immer überwiegend negative Urteil über diesen Aspekt deutscher Nachkriegsgeschichte bedingen. Angesichts eines Themas, das aufgrund seiner zeitgeschichtlichen Brisanz voraussichtlich auch weiterhin Gegenstand wissenschaftlicher, öffentlicher und politischer Kontroversen – also im Sinne Martin Sabrows Teil einer spezifisch deutschen „Streitgeschichte"[15] – bleiben wird, gilt es aber ein Bewusstsein dafür schaffen, dass die DDR-Forschung damit zwar eine Entwicklung nachholt, die die alte Bundes-

14 Zur Ibrahim-Kontroverse siehe Peter Reif-Spirek, Später Abschied von einem Mythos. Jussuf Ibrahim und die Stadt Jena, in: Annette Leo und Peter Reif-Spirek (Hrsg.), Vielstimmiges Schweigen. Neue Studien zum DDR-Antifaschismus, Berlin 2001, S. 21–50 sowie Ute Hoffmann, „Das ist wohl ein Stück verdrängt worden...". Zum Umgang mit den „Euthanasie"-Verbrechen in der DDR, in: ebd., S. 51–66.
15 Martin Sabrow/Ralph Jessen/Klaus Grosse Kracht (Hrsg.), Zeitgeschichte als Streitgeschichte. Grosse deutsche Kontroversen seit 1945, München 2003.

republik bereits in den siebziger und achtziger Jahren durchlaufen hat, dies jedoch nicht notwendigerweise in dem individualisierenden Enthüllungsmodus geschehen muss, welcher für viele altbundesdeutschen Debatten kennzeichnend war. Der Schlüssel zum Verständnis des ostdeutschen Umgangs mit dem NS-Personal liegt demzufolge in seiner Kontextualisierung, nicht aber in einer sich erneut abzeichnenden Personalisierung komplexer Ereignisse und Prozesse.[16] Ein historisierender Ansatz ist im übrigen nicht nur erkenntnistheoretisch von Vorteil, er bietet auch einen gewissen Schutz vor kruden geschichtspolitischen Instrumentalisierungen, wie sie leider gerade im Zusammenhang mit der defizitären Aufarbeitung von NS-Medizinverbrechen durch sowjetische und ostdeutsche Organe durchaus nicht unüblich sind. So sieht sich die professionelle Geschichtswissenschaft schon seit längerem mit der Herausforderung konfrontiert, einer seit Verschwinden der DDR verstärkt zu beobachtenden Tendenz zur Nivellierung unterschiedlicher diktatorischer Vergangenheiten entgegenwirken zu müssen.[17] Wie am Beispiel des Gedenkstättenstreits um den nach 1945 in sowjetischen Speziallagern einsitzenden Gördener Kinderpsychiater Professor Hans Heinze deutlich wurde,[18] hat sich während der letzten fünfzehn Jahre seit Zusammenbruch der DDR eine Allianz aus rechtslastigen Stalinismusopfern und Familienangehörigen ehemals inhaftierter Altnazis zusammengefunden, die auch nicht davor zurückschreckt, die öffentliche Ehrung von nachweislich schwer belasteten NS-Tätern zu fordern, sofern diese nach 1945 auch Opfer sowjetischer Menschenrechtsverletzungen geworden sind. Ganz offensichtlich geht es bei dieser Art von symbolischer Vergangenheitspolitik weder um geschichtliche Aufklärung noch um Stärkung des universellen Menschenrechtsschutzes, sondern der fatale Ruf nach später historischer „Gerechtigkeit" für einen führenden „Euthanasie"-Praktiker und -Ideologen entspringt vielmehr dem geschichtspolitischen Willen, sowohl essentielle Unterschiede zwischen beiden totalitären Unrechtssystemen zu verwischen als auch Kausalitäten zwischen genozidaler deutscher Okkupationspolitik und sowjetischen Nachkriegsreaktionen zu negieren. Abgesehen von Tendenzen zur Exkulpierung des NS-Systems ist seit 1990 außerdem das verstärkte Bedürfnis erkennbar, das moralische Debakel der Adenauerschen Restaurations- und Integrationspolitik, welches bis zum heutigen Tage auf den altbundesdeutschen Eliten lastet, bereinigen zu wollen, indem man die öffentliche Aufmerksamkeit nunmehr vermehrt auf die unü-

16 Vor den Gefahren einer einseitigen Debatte um den DDR-Antifaschismus warnend, plädiert Jürgen Danyel für eine Perspektivenerweiterung unter Einbeziehung westdeutscher und osteuropäischer Parallelentwicklungen; Jürgen Danyel, DDR-Antifaschismus: Rückblick auf zehn Jahre Diskussion, offene Fragen und Forschungsperspektiven, in: Leo/ders., Vielstimmiges Schweigen, S.7–19, S.9.

17 Vgl. dazu Bernd Faulenbach, Konkurrierende Vergangenheiten, in: Deutschland-Archiv 37 (2004), H. 4, S.648–659.

18 Anlässlich der Neukonzeptionierung einer „Speziallager"-Dauerausstellung für die brandenburgische Gedenkstätte Sachsenhausen trat der Opferverband „Arbeitsgemeinschaft Lager Sachsenhausen 1945–1950 e.V." im September 1996 mit einer Ankündigung in der Zeitschrift des Bundes der stalinistisch Verfolgten „Stacheldraht" hervor, in der eine Gedenkveranstaltung für den ehemaligen Speziallagerhäftling Hans Heinze angekündigt wurde. Aufgrund öffentlicher Proteste musste die geplante „Posthume Ehrung für einen Massenmörder", so Anita Kugler in der „TAZ" vom 28./29. September 1996, kurzfristig abgesagt werden. Ausführlich zum „Fall Heinze" und der 1998 erfolgten, auf einen Antrag des Dresdner Osteuropaforschers Klaus-Dieter Müller zurückgehenden strafrechtlichen Rehabilitierung durch die russische Militärstaatsanwaltschaft der entsprechende Abschnitt in diesem Beitrag.

bersehbar gewordenen Verwerfungen und Rechtsverletzungen der ostdeutschen Säuberungs- und Bestrafungspraxis lenkt. Die Zeitenwende von 1989 hat aber nicht nur zur Wiederbelebung längst überholt geglaubter Geschichtsbilder, sondern auch zur Fortsetzung eines „deutsch-deutschen Entlastungszusammenhangs“ geführt. Wie Peter Reif-Spirek richtig bemerkte, dienen zeitgeschichtliche Mythen wie die um Jussuf Ibrahim oder Hans Heinze bis heute als „Projektionsfläche für all diejenigen ..., die meinen, unbeschädigt und anständig durch zwei Diktaturen gekommen zu sein.“[19] Dass Solidarisierung mit den „Tätern in Weiß“ immer auch eine Verharmlosung und Relativierung von „Euthanasie“-Verbrechen bedeutet, wird dabei zumeist ignoriert, teilweise aber wohl auch billigend in Kauf genommen.

Aber auch wenn geschichtspolitische Auseinandersetzungen gelegentlich dazu Anlass geben, an teilweise bestehende Gemeinsamkeiten und Konvergenzen im justiziell-administrativen Umgang mit NS-belasteten Medizinern und Verwaltungsbeamten im besetzten Nachkriegsdeutschland zu erinnern, überwiegen doch im Ost-West-Vergleich bei weitem die Unterschiede. So waren beispielsweise die Westalliierten trotz Schwierigkeiten bei der Handhabung des fortentwickelten völkerrechtlichen Instrumentariums von Anfang an darauf bedacht, bei politischer Disqualifizierung und strafrechtlicher Verfolgung westliche Rechtsstandards zu Grunde zu legen, während beide Pfeiler des Potsdamer Denazification Programs im sowjetischen Herrschaftsbereich in wachsendem Maße als Vehikel zur Durchsetzung des ubiquitären kommunistischen Führungs- und Erziehungsanspruchs benutzt wurden.[20] Die Folge dieses Prioritätenwechsels, der sich mit unterschiedlicher zeitlicher Schwerpunktsetzung in allen Ländern und Provinzen der SBZ vollzog, führte zu wachsender Willkür im Umgang mit NS-Belasteten, richteten sich politische und strafrechtliche Sanktionierung doch schon bald nicht mehr nur gegen einzelne Individuen, sondern zunehmend gegen ganze Gruppen, die laut Dimitroffscher Faschismusdoktrin[21] als ökonomische Träger oder Profiteure des Nationalsozialismus galten. Diese ideologische Form der Abrechnung mit dem NS-Regime, die in ihren Auswüchsen schwerste Menschenrechtsverletzungen nach sich ziehen sollte, war jedoch paradoxerweise von einem zunehmenden Hang zum Pragmatismus auf Seiten von SMAD und SED-dominierter Verwaltung begleitet. Ausdruck des allseits vorhandenen Willens, die Überprüfungskriterien für NS-Belastete nach und nach zu lockern und die Reintegration bereits entlassener oder verurteilter Personen zu betreiben, waren nicht nur einzelne Amnestiegesetze, die seit Ende der vierziger Jahre in Kraft traten, son-

19 Reif-Spirek, Später Abschied von einem Mythos, S.24.
20 Im Zuge einer verhalten liberalisierten Archivpolitik der russische Behörden seit Beginn der neunziger Jahre sind im letzten Jahrzehnt eine Vielzahl quellengestützter Studien zur sowjetischen Deutschlandpolitik entstanden; stellvertretend für andere Arbeiten seien hier genannt: Stefan Creuzberger, Die sowjetische Besatzungsmacht und das politische System der SBZ, Weimar 1996; Norman Naimark, Die Russen in Deutschland. Die sowjetische Besatzungszone 1945 bis 1949, Berlin 1997; Jan Foitzik, Sowjetische Militäradministration in Deutschland (SMAD) 1945–1949, Berlin 1999; Gerhard Wettig, Bereitschaft zu Einheit in Freiheit? Die sowjetische Deutschlandpolitik 1945–1955, München 1999.
21 Zu Konstanten und Veränderungen in der kommunistischen Faschismusdiskussion Ian Kershaw, Geschichtsinterpretationen und Kontroversen im Überblick, erw. u. bearb. Neuausgabe, Reinbek bei Hamburg 1999.

dern auch ein weitgehend konsensfähiger gesellschaftlicher Entlastungsdiskurs, der sich im Umgang mit „Euthanasie"- und Sterilisationsverbrechen in besonders eindrücklicher Weise manifestierte. Charakteristisch für die Entwicklung in der SBZ im Vergleich zu den Westzonen ist daher, dass sich mit fortlaufender Konsolidierung eines stalinistisch geprägten Herrschaftssystems ein starkes Spannungsverhältnis zwischen rigider vergangenheitsbezogener Sanktionierungspraxis einerseits und der De-facto-Rehabilitierung ganzer Berufsgruppen andererseits herausbilden sollte.

Bruch oder Kontinuität? Brandenburgische Anstaltspsychiater während der Besatzungszeit

Kriegsende in der Provinz Brandenburg

Als am 30. Januar 1945 Truppen der 1. Weissrussischen Front auf der Höhe von Küstrin das Oderufer erreichten und kurz darauf in den „Gau Kurmark" einmarschierten, fielen nach und nach auch alle größeren brandenburgischen Heil- und Pflegeanstalten in sowjetischen Besitz. Als erstes traf es die Landesanstalt Landsberg/Warthe,[22] die bereits am darauffolgenden Tag eingenommen und besetzt wurde. Danach folgte die Landesanstalt Sorau (13.2.), und mit größerem zeitlichen Abstand gerieten schließlich auch die Landesanstalten Teupitz (26./27.4.), Görden (27.4.), Neuruppin (1.5.) und Eberswalde (Ende April) in sowjetische Hand. Über die dramatischen Umstände, unter denen sich Besetzung, Auflösung und etappenweise Wiederinbetriebnahme der Landesanstalten vollzog, sind wir vergleichsweise gut informiert, ließ sich doch die brandenburgische Provinzialverwaltung in Potsdam, seit Beginn des Jahres in regelmäßigen Zeitabständen über die aktuelle Situation in den Pflegeeinrichtungen der Mark berichten. Die anschaulichste Schilderung zu jener chaotischen Umbruchphase vom Frühjahr 1945 stammt aus der Feder des Provinzialobermedizinalrats Dr. Hans Berendes, seit 1942 geschäftsführender Direktor an der Landesanstalt Neuruppin.[23] So hielt dieser in seinem Bericht vom 7. Juni 1945 u.a. fest:

„Am 1. Mai 1945 abends gegen 19 Uhr wurde die hiesige Landesanstalt von Russen besetzt, nachdem etwa vom Mittag dieses Tages an Angriff [sic] auf die an der Südseite der Landesanstalt aufgestellten SS-Truppen erfolgt war. Unterzeichneter wurde von diesen Truppen nachmittags verhaftet und zur Stadt gebracht, weil ohne seine Kenntnis ein Geisteskranker eine weiße Fahne auf dem Turm des Hauptgebäudes gehisst hatte. Nach Verhör wurde er wieder freigelassen und kehrte an demselben Nachmittag zur Anstalt zurück. [...] Schon 8 Tage vor Besetzung durch Russen war in der Anstalt infolge der bedrohlichen Lage große Unruhe, viele Angehörige von Beamten und Angestellten flohen nach Westen, ein Teil ist wieder zurückgekehrt, Dr. Schmitz, der am 24.4.45 seine Angehörigen wegbringen wollte, wie ich annahm, zur Bahn, und die Anweisung von mir erhielt, baldigst zurückzukehren, hat sich bisher hier

22 Bericht über in Feindeshand gefallene Landesanstalten vom 7.3.1945; BLHA, Rep. 55 Provinzialverband, Abt. I, Nr.1128, Bl. 187.
23 Hans Berendes: Siehe biographische Daten im Anhang.

nicht wieder eingefunden. [...] Am 24. und 25.4. trafen Trecks der Anstalt Eberswalde hier ein (Kranke und Personal). Diese kehrten am 4.5. größtenteils nach Eberswalde zurück. Es mussten zeitweise Hunderte von Flüchtlingen in der Anstalt und auf dem Gutshof untergebracht werden. Ein kleiner Teil von diesen, etwa 30, befinden sich noch hier, da sie vorläufig kein Weiterkommen finden und nicht wissen, wohin sie sich wenden sollen. Auch jetzt kommen noch fast täglich Flüchtlinge hier durch, die im Festsaal vorübergehend untergebracht werden. [...] Die Nacht nach der Besetzung am 1.5.45 war sehr unruhig und unheilvoll. Viele Frauen, Pflegerinnen und Oberpflegerinnen wurden vergewaltigt. Von diesen schieden Frau Direktor Meyer, die Tochter des Oberpflegers W., Pflegerin W. und Pflegerin J. durch Suizid aus dem Leben, die Leiche der Frau Meyer wurde erst am 10.5. im See aufgefunden. Die Bestattungen erfolgten auf dem hiesigen Anstaltsfriedhof, auch viele in den Krankenhäusern Verstorbene mussten hier beerdigt werden, da Transport zum städtischen Friedhof zeitweise nicht möglich war."[24]

Im Frühsommer 1945, als Berendes seinen Lagebericht dem zunächst noch weiter amtierenden Landesmedizinaldirektor Dr. Friedrich Baumann[25] übersandte, verfügte die Provinzialverwaltung nur noch über vier landeseigene Heil- und Pflegeanstalten. Nachdem man Potsdam bereits 1938 und Lübben zwei Jahre später geschlossen hatte, befanden sich weiterhin Eberswalde (seit 1865), Neuruppin (seit 1897), Görden bei Brandenburg (seit 1914) und Teupitz (seit 1908) in brandenburgischem Besitz, während Landsberg/Warthe (seit 1888) und Sorau (seit 1812) polnischer Verwaltung unterstellt wurden.[26] Auch wenn Form und Dauer der nach 1945 einsetzenden russischen Besatzung von Anstalt zu Anstalt variierten, so dürfte doch aus Sicht der leidgeprüften Insassen eine gemeinsame Grunderfahrung verbindend gewesen sein: Anders als für die Masse von herumirrenden Konzentrationslagerhäftlingen, entflohenen Zwangsarbeitern oder aus Zuchthäusern befreiten Gegnern des NS-Regimes bedeutete der Einmarsch der Sowjets für die Psychiatriepatienten bis auf weiteres keine spürbare Erleichterung, sondern brachte stattdessen für die meisten eine Verschärfung ihrer ohnehin schwer bedrängten Lage. Dabei gilt es zu

24 Provinzialobermedizinalrat Berendes, Neuruppin an Landesmedizinalrat Baumann vom 7.6.1945; BLHA, Rep. 55, Abt. I, Nr.1128, Bl. 202–204, hier: Bl. 202; auch zu den anderen Landesanstalten Landsberg, Sorau, Eberswalde, Görden, Lübben und Teupitz liegen in der oben genannten Akte aus Provinzialverbandsbeständen vergleichbare Berichte für die Zeit März bis August 1945 vor. Kennzeichnend für den Beginn sowjetischer Besatzungsherrschaft in der SBZ waren sporadische Verhaftungen unter Anstaltsärzten, Pflegepersonal und Verwaltungsmitarbeitern durch Militär und Geheimpolizei. Teilweise hat die Forschung während der letzten Jahre einiger dieser Fälle unter Rückgriff auf deutsche und sowjetische Aktenbeständen rekonstruieren können, viele Einzelschicksale bleiben jedoch wegen der weiterhin unter Verschluss stehenden Aktenbestände des Föderalen Sicherheitsdienstes der Russischen Föderation (FSB) bis auf weiteres ungeklärt; einen instruktiven Einblick in die derzeitige russische Archivlage vermittelt die Einleitung von Andreas Hilger und Mike Schmeitzner in: Sowjetische Militärtribunale. Bd. 2: Die Verurteilung deutscher Zivilisten 1945–1955 (=Schriften des Hannah-Arendt-Instituts für Totalitarismusforschung, Bd. 17/2), hrsg. von Andreas Hilger/Mike Schmeitzner/Ute Schmidt, Köln/Weimar/Wien 2003, S.7–33.

25 Friedrich Baumann: Siehe biographische Daten im Anhang.

26 Da die Belegzahlen von stationär untergebrachten psychisch Kranken in den brandenburgischen Einrichtungen gegen Kriegsende stark rückläufig waren, fielen gering ausgelastete Anstalten wie Lübben und Wittstock kurz nach Übernahme durch die Russen der vollständigen Fremdbelegung anheim. Die ehemaligen Insassen wurden in den verbliebenen vier Anstalten Eberswalde, Neuruppin, Teupitz und Görden zusammengefasst, die laut Hanrath bis zur Wiedergewinnung des Pflegeheims in Wittstock im Jahre 1950 allein für diesen Zweig der Gesundheitsversorgung in Brandenburg zuständig blieben; Hanrath, Zwischen „Euthanasie" und Psychiatriereform, S.161.

berücksichtigen, dass viele Anstaltsbewohner durch die systematische Vernachlässigung zu Kriegszeiten bereits derart geschwächt waren, dass sie eine erneute Phase chronischer Unterversorgung, wie sie nach dem Kriege fast überall auf dem Territorium der SBZ herrschte, körperlich kaum noch zu überstehen vermochten. Maßgebend für die verminderten Überlebenschancen ostdeutscher Psychiatriepatienten nach Kriegsende war, dass sich der nationalsozialistische Terror gegen „unnütze Esser“ und „Ballastexistenzen“ in den staatlichen und konfessionellen Fürsorgeeinrichtungen des Reiches, der die psychisch Kranken zu einer Hauptverfolgtengruppe der nationalsozialistischen Rasse- und Vernichtungspolitik werden ließ, insbesondere während der letzten Kriegsmonate nochmals drastisch erhöht hatte. So sahen sich diejenigen unter den brandenburgischen Anstaltsinsassen, welche weder dem seit 1939 betriebenen, reichsweit organisierten Krankenmord noch dem kriegsüblichen „Hungersterben“[27] zum Opfer gefallen waren, während der Schlussphase des Krieges mit der Situation konfrontiert, dass die von ihnen bewohnten Häuser nach und nach zu Lazaretten für verwundete deutsche und ausländische Soldaten umfunktioniert wurden. Für die erwachsenen und minderjährigen Kranken bedeutete dies zum einen, dass sie gezwungen wurden, ihre angestammten Schlafstätten zu räumen und in die Keller und Wirtschaftsgebäude der Anstalten auszuweichen, wo im günstigsten Fall gerade mal ein Strohsack als Schlafgelegenheit zur Verfügung stand. Zum anderen war ihr Alltag gegen Kriegsende aber vor allem dadurch geprägt, dass sich die prekäre Lebensmittel- und Medikamentenversorgung aufgrund der allgemeinen Überbelegung weiter verschlechterte.

Obwohl Krankentransporte verwundeter Wehrmachtsangehöriger gen Westen, die während der letzten Kriegstage in fast allen zu Lazarettabteilungen umgewandelten Anstaltshäusern stattfanden, zumindest an einzelnen Orten das Schicksal der Patienten vorübergehend erleichtert haben dürften, bewirkte die sowjetische Inbeschlagnahme dann eine nochmalige Verschärfung der Lage, und zwar in einem Ausmaß, das die an sich kaum noch zu überbietenden Härten der Krieges noch um einiges übertreffen sollte: An der Tagesordnung, insbesondere während der ersten Phase der Übernahme, waren Massenvergewaltigungen und andere physische Übergriffe gegen Anstaltsinsassen und Personal, Plünderungen von Nahrungsmitteln, Medikamenten und Wertgegenständen sowie die Überführung alter und hilfloser Patienten in abgelegene Notunterkünfte,[28] wo die Menschen, in der Regel sich selbst überlassen, entweder Opfer von Gewaltverbrechen wurden oder aber jämmerlich zu Grunde

27 Der auf Faulstich zurückgehende Begriff „Hungersterben“ bezeichnet den durch systematische Hungerernährung herbeigeführten Tod von Psychiatriepatienten. Laut neuerer Berechnungen Faulstichs fielen allein in der Provinz Brandenburg an die 7 000 Menschen dem zur Kriegszeiten herrschenden Regime aus Hungerernährung, Mangelversorgung und Medikamentenmord zum Opfer; Heinz Faulstich, Hungersterben in den brandenburgischen Anstalten, in: Kristina Hübener (Hrsg.) in Zusammenarbeit mit Martin Heinze, Brandenburgische Heil- und Pflegeanstalten in der NS-Zeit (=Schriftenreihe zur Medizin-Geschichte des Landes Brandenburg, Bd. 3), S.319–338, hier: S.331.

28 Vgl. die Darstellung bei Wolfgang Rose, Brüche und Kontinuitäten, Die Landesanstalt 1945–1964, in: Landesklinik Teupitz (Hrsg.), Landesklinik Teupitz, Geschichte – Architektur – Perspektiven, S.81–108, hier: S.83–87. Vgl. auch S. 35 ff. im vorliegenden Band.

gingen. Eine direkte Folge des allgemeinen Nahrungsmittelmangels und der überwiegend indifferenten Haltung der lokalen sowjetischen Militärkommandanten gegenüber dem sich über die Epochenzäsur hinaus fortsetzenden Patientensterben in den Anstalten war,[29] dass die ohnehin hohe Mortalitätsquote in den brandenburgischen Heil- und Pflegeanstalten in den Monaten zwischen Mai und Dezember 1945 nochmals steil anstieg. Ihren höchsten Stand erreichte sie im November, als die permanente Unterernährung in Verbindung mit ansteckenden Darmerkrankungen und dem völligen Fehlen jeglicher medikamentöser Versorgung zu einem Massensterben unerreichten Ausmaßes führte. Zu der bitteren Bilanz der ersten sieben Monate unter sowjetischer Besatzungsherrschaft zählte, dass Schätzungen zufolge allein in den Einrichtungen des Provinzialverbandes mehrere hundert Tote zu beklagen waren.[30] In krassem Gegensatz zu dem von Berendes beschriebenen, eher optimistisch stimmenden Bild über jene Neuruppiner Psychiatriepatienten, die sich kurzerhand von dem inhumanen, NS-dominierten Anstaltsregiment befreit hatten, indem sie die anrückende Rote Armee mit weißer Flagge begrüßten, war somit der Nachkriegsalltag in den Heil- und Pflegeanstalten bis auf weiteres durch Hunger, Seuchen und physische Drangsalierungen geprägt. Hauptleidtragende waren und blieben in erster Linie die Kranken, denen es im Gegensatz zur übrigen deutschen Bevölkerung verwehrt war, sich selbstständig um diejenigen Dinge kümmern zu können, die in der akuten Phase des Zusammenbruchs für die Frage nach Leben oder Tod entscheidend sein konnten.

„Wie lange ich noch Direktor bleibe, ahne ich nicht". Die erste „wilde" Verhaftungswelle unter den Anstaltsärzten

Während die Einquartierung sowjetischer Truppenteile und verletzter Kriegsgefangener auf dem Gelände der Landesanstalten für die Mehrheit aller ostdeutschen Psychiatriepatienten mit extremen Härten verbunden war, stellte sich die Lage für das in den Anstalten verbliebene Ärztepersonal um einiges differenzierter dar. Ein bemerkenswertes, wegen seiner Inkonsistenz jedoch weiterhin erklärungsbedürftiges Phänomen der unmittelbaren Umbruchphase war, dass eine ganze Reihe von Medizinern sofort nach Ankunft der Sowjets von NKWD-Truppen festgenommen und interniert wurden. Zu vermuten ist, dass diese Personen aus Sicht des stalinistischen Geheimdienstes unter die Festnahme-Kriterien der Berija-Befehle Nr. 0016 vom 11. Januar und Nr. 00315 vom 18. April 1945 fielen. Letzterer verfügte nicht nur die Bildung

29 Bei der Beantwortung der Frage, inwieweit das individuelle Verhalten der örtlichen Militärkommandanten ausschlaggebend für die desaströsen Lebensbedingungen der Anstaltsinsassen waren, sind deren stark eingeschränkte Handlungsspielräume zu berücksichtigen. Oberste Priorität hatte die Versorgung der eigenen Armeeangehörigen sowie die Versorgung der kriegsgefangenen deutschen Wehrmachtssoldaten, während die Bedürfnisse der Zivilisten zunächst nachgeordnet behandelt wurden. Diese insbesondere zu Lasten der Patienten gehende Maxime galt, wie Sabine Hanrath am Beispiel der in der britischen Zone gelegenen westfälischen Provinzialheilanstalten herausgearbeitet hat, in abgemilderter Form auch für die westalliierten Besatzungszonen. Zudem wurde die ohnehin schwierige Ernährungslage in der SBZ während des ersten Besatzungsjahrs durch eine schwere Missernte verschärft; Hanrath, Zwischen „Euthanasie" und Psychiatriereform, S. 61 ff.
30 Hanrath, Zwischen „Euthanasie" und Psychiatriereform, S. 160 f.

einer Abteilung „Speziallager" beim Volkskommissariat des Inneren, sondern ermächtigte die NKWD-Operativorgane u.a. auch zur präventiven Internierung von „aktiven Mitgliedern der nationalsozialistischen Partei".[31] Auch wenn die wahllosen Massendeportationen, die seit Anfang des Jahres die sowjetische Festnahmepraxis bestimmt hatten, wenige Tage nach dem Angriff auf die Reichshauptstadt zurückgeschraubt wurden, bedeutete Inhaftierung durch die totalitäre Geheimpolizei auch danach noch für viele der Betroffenen Tod, jahrelange Gefangenschaft in einem der berüchtigten „Speziallager" auf deutschem Boden oder Verschleppung in ein Kriegsgefangenenlager in der Sowjetunion. Zumindest in der Anfangsphase erfolgten die Internierungen vielfach in Zusammenarbeit mit autonomen deutschen Antifa-Ausschüssen, die sich in zahlreichen Städten und Gemeinden der SBZ konstituiert hatten.[32] So formierte sich beispielsweise am 3. Mai 1945 auch ein so genannter „Antifaschistischer Vollzugsrat" in Potsdam, der sich aus NS-Verfolgten und ehemaligen Widerstandskämpfern zusammensetzte.[33] Rückschlüsse darauf, inwieweit dieses Gremium auch an der Identifizierung und Festnahme brandenburgischer „Euthanasie"-Ärzte beteiligt war, ergeben sich aus den überlieferten Akten nicht. Laut Sabine Hanrath soll jedoch einer dieser Ausschüsse die erstmalige, nur wenige Tage währende Inhaftierung des Gördener Anstaltsleiters Hans Heinze im Frühjahr 1945 betrieben haben.[34]

Zu Hintergründen und Stoßrichtung der sowjetischen Internierungspraxis in der unmittelbaren Nachkriegsphase fehlen uns auch heute noch weitergehendere Kenntnisse, so dass in vielen Fällen nicht nur der Haftort der Betroffenen, sondern auch die jeweiligen Haftgründe unklar bleiben. Neben überwiegend privat motivierten Denunziationen waren es in der Regel formale Belastungsmomente wie Mitgliedschaft in der NSDAP, ein Führungsamt in der HJ oder auch Zugehörigkeit zu SS, SD und Gestapo, die während der ersten Besatzungsmonate zur Festnahme führen konnten. Maßgebend war ferner, dass die sowjetischen Sicherheitsorgane ihr paranoides stalinistisches Wachsamkeitsdogma nach Kriegsende umstandslos auf die deutschen Verhältnisse übertrugen, sich also Maßnahmen zur Überwindung des Nationalsozialismus und zur

31 Auch waren Wehrmachts-, Volkssturm-, SS- und SA-Mitglieder sowie Angehörige des KZ- und Gefängnispersonals in Kriegsgefangenenlager einzuweisen. Der Befehl ist abgedruckt bei Alexander von Plato, Sowjetische Speziallager in Deutschland 1945 bis 1950: Ergebnisse eines deutsch-russischen Kooperationsprojektes, in: Peter Reif-Spirek und Bodo Ritscher (Hrsg.), Speziallager in der SBZ. Gedenkstätten mit „doppelter Vergangenheit", Berlin 1999, S.124–148, hier: S.136f.

32 Die Tätigkeit der überwiegend aus KPD- und SPD-Mitgliedern bestehenden Antifa-Ausschüsse bestand vor allem darin, den Panzern der Roten Armee den Weg in die Stadtkerne frei zu räumen, die Rathäuser zu besetzen sowie „führende Faschisten" an die Sowjets zu übergeben. Die Festnahmepraxis richtete sich nach den im April 1945 ausgegebenen Direktiven der hinter der Front operierenden Moskauer KPD-Leitung. Bereits im Juni wurden diese Versuche deutscher Selbstreinigung von den Sowjets unterbunden und die Ausschüsse aufgelöst; Timothy Vogt, Denazification in Soviet-Occupied Germany. Brandenburg, 1945–1948, Cambridge 2000, S.31ff.

33 Vgl. Dieter Pohl, Justiz in Brandenburg 1945–1955. Gleichschaltung und Anpassung in einer Landesjustiz, München 2001, S.15.

34 Nach seiner Rückkehr nach Görden soll Heinze als Chefarzt wiedereingesetzt worden sein, während die Anstaltsleitung Verwaltungsdirektor Ernst Schulz übertragen wurde. Leider nennt Hanrath keine Belege für diese Episode; Hanrath, Zwischen „Euthanasie" und Psychiatriereform, S.185.

Herstellung von Ordnung und Sicherheit zunehmend überlappten.[35] Die erste von insgesamt vier Säuberungswellen, die unmittelbar nach Kriegsende in der SBZ durchgeführt wurde, war „unsystematisch" und von „vielerlei Zufälligkeiten" geprägt.[36] Aus diesem Grunde erscheint es auch eher unwahrscheinlich, dass die Mehrheit von brandenburgischen Anstaltsärzten, welche kurz nach Kriegsende vom NKWD verschleppt und teilweise später von Sowjetischen Militärtribunalen verurteilt wurden, wegen einer möglicherweise damals schon bekannt gewordenen Beteiligung an „Euthanasie"-Maßnahmen zur Verantwortung gezogen worden sind. Auch wenn aus russischen Archiven kaum substantielle Angaben zum Festnahmekomplex zu erhalten sind, lassen sich doch aus deutschen Quellen immerhin einige sporadische Hinweis zum Verbleib der Mediziner finden, welche allerdings im Einzelfall noch genauerer Verifizierung bedürfen.

Aufschlussreich ist zunächst, dass noch bis zum Sommer des Jahres 1945 ein Teil der ehemaligen Anstaltsleiter in Untersuchungs- oder Lagerhaft landete, während der andere als verschollen gemeldet wurde. Als erstes traf es offenbar den Eberswalder Direktor Dr. Heinrich Ehlers.[37] Laut Angaben seines ehemaligen Stellvertreters Dr. Max Gillwald[38] geriet Ehlers am 17. Juni 1945 in Haft,[39] wenige Tage nach dessen Rückkehr aus einem Ausweichquartier in der LA Neuruppin, wo er sich am 21. April aufgrund einer Weisung des Eberswalder Oberbürgermeisters zusammen mit etwa 60 seiner Mitarbeiter und Patienten hingeflüchtet hatte.[40] Zum Zeitpunkt seiner Inhaftierung war Ehlers 62 Jahre alt. Er hatte die Leitung der Anstalt im Herbst 1940 von seinem Vorgänger Baumann übernommen,[41] mit dem ihn ein engeres, möglicherweise auch freundschaftlich zu nennendes Verhältnis verband.[42] Obwohl keine Personalakte zu ihm überliefert ist, wissen wir doch aus Begutachtungen, die er über andere Kollegen schrieb, dass er die nationalsozialistische Gesundheitspolitik in all ihren inhumanen Auswirkungen befürwortet hatte und wie die übrigen Anstaltsleiter vermutlich auch frühzeitig Parteimitglied geworden

35 Wie Hilger und Petrov in ihrer Darstellung zur Tätigkeit sowjetischer Sicherheitsorgane auf deutschem Boden schreiben, begnügten sich die Apparate vor Ort nicht mit der Verfolgung konkreter Handlungen, sondern ließen sich in hohem Maße von „vorgestanzten Erwartungshaltungen, hochideologisierten Interpretationsmustern und weitgreifenden Präventionsgedanken" leiten; Andreas Hilger und Nikita Petrov, „Erledigung der Schmutzarbeit"? Die sowjetischen Justiz- und Sicherheitsapparate in Deutschland, in: Sowjetische Militärtribunale, Bd. 2, S.59–152, hier: S.82. Zur Festnahmepraxis auf der Grundlage des Geheim-Befehls Nr.00315 siehe auch Jan Foitzik, Der sowjetische Terrorapparat in Deutschland. Wirkung und Wirklichkeit (=Schriftenreihe der Berliner LStU, Bd. 7), S.4–28.

36 Helga A. Welsh, „Antifaschistisch-demokratische Umwälzung" und politische Säuberung in der sowjetischen Besatzungszone Deutschlands, in: Klaus-Dietmar Henke und Hans Woller (Hrsg.), Politische Säuberung in Europa. Die Abrechnung mit Faschismus und Kollaboration nach dem Zweiten Weltkrieg, München 1991, S.84–107, hier: S.87.

37 Heinrich Ehlers: Siehe biographische Daten im Anhang.

38 Max Gillwald: Siehe biographische Daten im Anhang.

39 Lebenslauf Gillwald vom 29.12.1945; BHLA, Rep. 211, PA 5 (Max Gillwald) [unverz. Material]; Schreiben Ehlers an Baumann vom 30.5.1945; BHLA; Rep. 55, Abt. I, Nr.1128, Bl. 196–197.

40 Vgl. dazu auch den Bericht von Berendes über das Eintreffen der Trecks aus Eberswalde; BLHA, Rep. 55, Abt. I, Nr.1128, Bl. 202–204, hier: Bl. 202f.

41 Kristina Hübener, Die Landesanstalt Eberswalde 1933 bis 1945, in: dies. (Hrsg.), Brandenburgische Heil- und Pflegeanstalten, S.179–194, hier: S.188.

42 In diesem Sinne Hübener, Die Landesanstalt Eberswalde 1933 bis 1945, S.191.

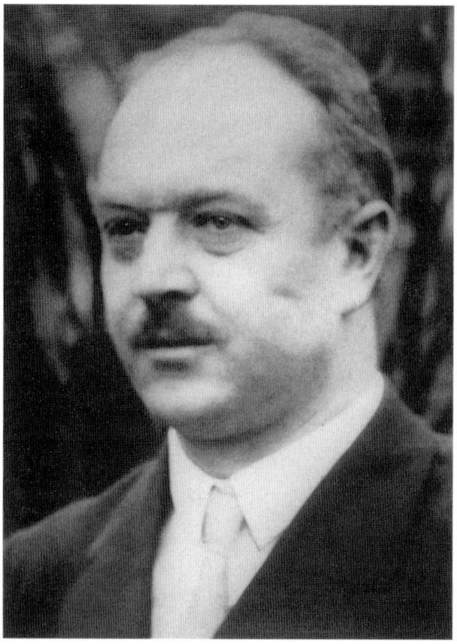

Dr. Heinrich Ehlers.

war.[43] Im übrigen zählte Ehlers, wie Kristina Hübener kürzlich noch einmal betont hat, zu jenem kleinen Zirkel brandenburgischer Verwaltungsbeamter und Anstaltsleiter, die „vollständig mit dem gesamten Umfang" der nationalsozialistischen Patientenmordaktion vertraut waren.[44] Inwieweit Ehlers seine Beteiligung an „Euthanasie"-Verbrechen nach der vernichtenden Niederlage des NS-Regimes als potenzielles Verhaftungsrisiko für sich selbst und seine Familie wahrgenommen hat, lässt sich anhand der vorhandenen Überlieferung nur schwer bestimmen. In einem längeren Schreiben, das er zwei Wochen vor seiner Verhaftung an Baumann richtete und in dem er die Ereignisse vor und nach der sowjetischen Einnahme ausführlich schildert, berichtet er jedenfalls auch über die kurz zuvor erfolgten Neubesetzungen des Eberswalder Oberbürgermeisteramtes, der beiden Bezirksbürgermeisterstellen und der örtlichen Gesundheitsverwaltung, die in Personalunion mit dem Bezirksbürgermeisteramt von dem ehemaligen DNVP-Mitglied und Neurologen Dr. Rudolf

43 Aufschlussreich ist in dieser Hinsicht ein Schreiben vom April 1938, in dem Ehlers festhält, dass „für Teupitz meines Wissens ein Direktor gesucht wird, der schon länger Pg. ist und sich in der Bewegung schon aktiv betätigt hat"; zit. nach Marco Zabel, Die brandenburgischen Landesanstalten Lübben und Potsdam in der NS-Zeit, in: Hübener (Hrsg.), Brandenburgische Heil- und Pflegeanstalten, S. 105–128, hier: S. 188, FN 36.
44 Kristina Hübener, Die Auswirkungen der „Machtergreifung" auf das System der provinzialen Heil- und Pflegeanstalten Brandenburgs, in: dies. (Hrsg.), Brandenburgische Heil- und Pflegeanstalten, S. 15–46, hier: S. 39f. Außer den jeweiligen Leitern der als Zwischenanstalten fungierenden Einrichtungen Teupitz (ab 1938 Dr. Ehlers, ab Oktober 1940 Dr. Felix Großmann) und Görden (Prof. Dr. Hans Heinze) sowie der LA Eberswalde gehörten dazu der Landeshauptmann Dietloff von Arnim-Rittgarten, Landesmedizinalrat Friedrich Baumann sowie Amtmann Stüwert; vgl. dazu die Aufzeichnungen des ehemaligen Leiters der Vernichtungsanstalt Bernburg, Irmfried Eberl, aus dem Winter 1942/43; abgedruckt bei Ernst Klee (Hrsg.), Dokumente zur „Euthanasie", 5. Aufl., Frankfurt am Main 2001, S. 129–131.

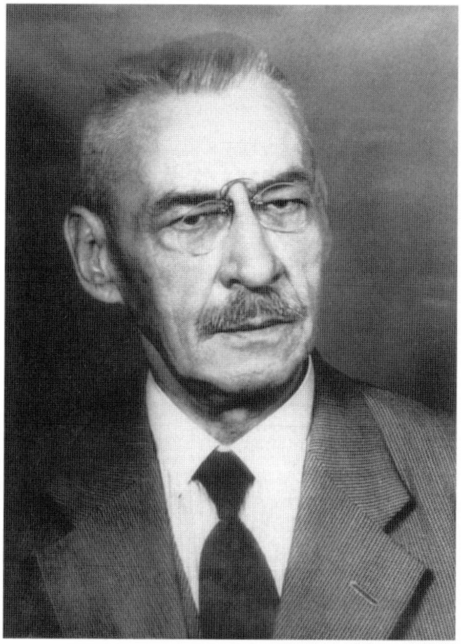

Dr. Max Gillwald.

Seele[45] übernommen wurde. Offensichtlich war Ehlers der Auffassung, dass das Revirement an der Spitze der lokalen Behörden Konsequenzen für seine eigene berufliche Situation haben könnte, schlossen doch seine Ausführungen mit dem vielsagenden Stoßseufzer: „Wie lange ich noch Direktor bleibe, ahne ich nicht."[46] Ehlers Misstrauen war nur allzu berechtigt, denn schon wenig später stellte sich heraus, dass einer der neuen Bezirksbürgermeister eine Schlüsselrolle bei seiner Absetzung und nachfolgenden Verhaftung spielen sollte. Der Anstoß dazu ging aber vermutlich weder von der Stadtverwaltung noch von den umherstreifenden sowjetischen Suchtrupps, sondern von dem erwähnten Max Gillwald aus. Die These, dass Gillwald in den Sommermonaten des Jahres 1945 die Absetzung seines Vorgesetzten Ehlers betrieb, kann zwar anhand der vorliegenden Unterlagen nicht mit letzter Sicherheit bewiesen werden, erscheint aber insofern wahrscheinlich, als sowohl handfeste berufliche Interessen als auch starke emotionale Motive für eine diesbezüglichen Schritt sprachen. Der 1877 geborene Gillwald dürfte zum Zeitpunkt der Kapitulation einer der dienstältesten Ärzte in Eberswalde gewesen sein. Er war bereits 1909 als Assistenzarzt in den Anstaltsdienst eingetreten. Nachdem er im Laufe der dreißiger Jahre, zuerst unter der Leitung von Leonhard Roesen,[47] dann unter der von Friedrich Baumann zeitweise auch den Posten des Stellvertretenden Direktors bekleidet hatte, trat er Ende 1937 vorübergehend in den vorzeitigen Ruhestand. Ursache für sein abruptes Ausscheiden aus dem Anstaltsdienst war die Ehe mit seiner Frau Hedwig, welche nach den Kriterien

45 Dieser ist nicht zu verwechseln mit dem in der LA Görden tätigen Psychiater Dr. Wolfgang Seele, Ehemann von Elisabeth Seele, geb. Peters.
46 Ehlers an Baumann vom 30.5.1945; BHLA, Rep. 55, Abt. I, Nr.1128, Bl. 196–197, hier: Bl. 196.
47 Leonhard Roesen: Siehe biographische Daten im Anhang.

der nationalsozialistischen Rassegesetzgebung als „Volljüdin" galt. Zu den Umständen seiner erzwungenen Frühpensionierung schrieb Gillwald später rückblickend: „Am 29.9.37 wurde ich plötzlich und unerwartet meines Dienstes enthoben wegen der jüdischen Abstammung meiner Ehefrau und am 31.12.37 in den Ruhestand versetzt."[48] Auch wenn der Mediziner offensichtlich in einer neuralgischen Frage der NS-Rassepolitik standhaft geblieben war, indem er sich, anders alle viele Deutsche zu jener Zeit, nicht von seiner „nichtarischen" Ehepartnerin getrennt hatte, so sagte dies jedoch noch nichts über seine Haltung zur offiziellen NS-Gesundheitspolitik aus. Dafür, dass Gillwald der sozialdarwinistisch determinierten Leistungsmedizin eher aufgeschlossen denn ablehnend gegenüberstand, spricht allerdings weniger seine zehnjährige Mitgliedschaft in der „Nationalsozialistischen Volkswohlfahrt" (NSV) als die Tatsache, dass er bereits einen Monat nach dem Tod seiner Ehefrau im Januar 1940 wieder in den Anstaltsdienst zurückkehrte und dort fast bis Kriegsende verblieb. Wie sich während dieser zweiten Dienstperiode sein Verhältnis zu Anstaltsleiter Dr. Heinrich Ehlers gestaltete, der im Oktober 1940 die Nachfolge von Dr. Friedrich Baumann angetreten hatte, wissen wir nicht. Zu vermuten ist jedoch, dass der jüngere und fest im Nationalsozialismus verwurzelte Ehlers seinen stigmatisierten Kollegen hat spüren lassen, dass dessen Wiederaufnahme in Eberswalde lediglich eine Notlösung darstellte, die dem kriegsbedingten Ärztemangel geschuldet war. Demgegenüber lässt sich mit ziemlicher Bestimmtheit sagen, dass die Beziehung zwischen beiden Ärzten während der letzten Kriegswochen nachhaltig und endgültig beschädigt wurde. So trug Ehlers offenbar die Verantwortung dafür, dass Gillwald Anfang März 1945 erneut aus dem Anstaltsdienst entfernt wurde. Ausschlaggebend dafür war, dass der aus Landsberg stammende Dr. Deffge, welcher sich auf Weisung des dortigen Anstaltsleiters Dr. Paul Syring kurz vor Herannahen der russischen Panzer rechtzeitig nach Eberswalde abgesetzt hatte,[49] Gillwalds Posten übernehmen sollte. Welche Enttäuschung und Demütigung diese willkürliche Personalentscheidung für den mittlerweile 67-jährigen Gillwald bedeutete, lässt sich anhand der diesbezüglichen, sehr knapp gehaltenen Ausführungen im Lebenslauf nur erahnen. Die weiteren Vorgänge schilderte der Mediziner dort wie folgt:

„Als die Rote Armee sich Eberswalde näherte, begab ich mich am 21.4.45 in die Anstalt, um mich dort eventuell nützlich zu machen. Da der Direktor, Dr. Deffge und eine Ärztin sich nach Neuruppin am 21. zum 22.4. absetzten und auch das Pflegepersonal fast vollzählig abwanderte, übernahm ich während der Tage der Beschießung vom 23. – 25.4. allein die Betreuung der zurückgebliebenen Kranken. Auf Wunsch der Stadtverwaltung Eberswalde übernahm ich dann auch weiter die Leitung der Anstalt, bis am 8.5.45 Direktor Ehlers aus Neuruppin zurückkehrte. Dieser wurde bereits am 17.6.45 verhaftet und seines Amtes enthoben. Nachdem die Ärztin Ende August 45 aus dem Anstaltsdienst ausschied und Dr. Deffge am 8.5.46 gestorben war, habe ich fast 1 Jahr lang

48 Lebenslauf Gillwald vom vom 16.4.1947; BLHA, Rep. 211, PA 5 (Gillwald, Max) [unverz. Material].
49 Bericht Abt. I Provinzialverband an den Leitenden Medizinalbeamten Reg-Dir. Dr. Abromeit, Potsdam über in Feindesland gefallene Landesanstalten vom 7.3.1945; BLHA, Rep. 55, Abt. I, Nr.1128, Bl. 187RS, hier: Bl. 187.

die ärztliche Betreuung der Anstalt durchgeführt. Am 12.2.46 erhielt ich von der Provinzialregierung meine Bestellung als Direktor."[50]

Aus einem früheren, Ende 1945 verfassten Lebenslauf erschließt sich zudem die Information, dass der sowjetische Militärkommandant Gillwald am 26. April dazu gezwungen habe, „die Anstalt zu verlassen und in die Stadt zu gehen". Schon wenige Tage später sei er dann jedoch auf Wunsch des Eberswalder Bezirksbürgermeisters wieder zurückgekehrt und habe die Leitung des Anstaltsbetriebes übernommen, „besonders", so fügte er erläuternd hinzu, „weil der Direktor am 17. Juni verhaftet und seines Amtes enthoben wurde."[51] Ehlers scheint in sowjetischer Lagerhaft umgekommen zu sein, aber auch Gillwald selbst sollte das Ende des NS-Regimes nur um wenige Jahre überleben. Am 13. August 1948 verstarb er mit 70 Jahren an Herzasthma.

Ehlers war nicht der einzige brandenburgische Anstaltsleiter, der noch in den Sommermonaten des Jahres 1945 in die Fänge des sowjetischen Terrorapparates geriet. Auch sein Kollege Dr. Felix Großmann,[52] der im Oktober 1940 von seinem Vorgänger Ehlers die Leitung der LA Teupitz übernommen hatte, wurde offenbar schon Ende April 1945, also kurz nach Übernahme der Landesanstalt durch die Rote Armee und nachfolgender Errichtung einer lokalen Militärkommandantur auf dem Anstaltsgelände, von russischen Suchtrupps festgenommen.[53] Ebenso wie sein Kollege Ehlers hatte der 1883 geborene Großmann im Rahmen seiner Funktion als Direktor der Zwischenanstalt LA Teupitz eine exponierte Rolle bei der organisatorisch-bürokratischen Abschirmung und Durchführung von Patientenverlegungen gespielt. So stammten allein 1564 von ca. 4 000 brandenburgischen Patienten, die in die Vernichtungsanstalt Bernburg überführt und dort getötet wurden, aus Teupitz.[54] Auch zählte Großmann zu jenem Zirkel von Personen, die in vollem Umfang über Zielsetzungen und Ausmaß des „Euthanasie"-Mordprogramms informiert waren.[55] Aus diesem Grunde ist zu vermuten, dass er tatsächlich wegen seiner Verantwortung für umfangreiche Patiententransporte interniert und, wie es in einem zeitgenössischen Bericht der Provinzialverwaltung heißt, „unbekannt wohin fortgeschafft wurde".[56] Hinweise darauf ergeben sich zumindest aus den Aussagen einer ehemals in Teupitz beschäftigten Krankenschwester, die zwei Jahre nach Kriegsende zu den Vorgängen in der Anstalt befragt wurde.

50 Lebenslauf Gillwald vom 16.04.1947; BLHA, Rep. 211, PA 5 (Max Gillwald) [unverz. Material].
51 In Gillwalds Personalunterlagen wird das Datum für den Beginn der Direktorenstelle fälschlicherweise auf den 1. Juni 1945 vordatiert, als zumindest de iure noch Ehlers zuständiger Direktor war; zu Gillwalds Wiedereinsetzung siehe auch die befürwortende Stellungnahme der Abteilung VIII der Provinzialverwaltung; BLHA; Dr. Christians, Abt. VIII (Provinzialgesundheitsamt) an Abteilung I (Inneres) vom 5.2.1946; BLHA, Rep. 211, PA 5 (Max Gillwald) [unverz. Material]. Daraus geht hervor, dass Gillwald im Laufe des Jahres 1945 mehrere Male bei Christians vorstellig wurde, um die amtliche Bestätigung als Anstaltsdirektor zu erreichen. Diesem Gesuch wurde schließlich im Februar 1946 stattgegeben.
52 Felix Großmann: Siehe biographische Daten im Anhang.
53 Bericht Landesoberverwaltungsrat Laging vom 25.06.1945 über den Zustand der Landesanstalt Teupitz; BLHA, Rep. 55, Abt. I, Nr. 1128, Bl. 219–220, hier: Bl. 219 RS.
54 Dietmar Schulze, Die Landesanstalt Teupitz als Zwischenanstalt der „Euthanasie"-Anstalt Bernburg 1940–1941, in: Hübener (Hrsg.), Brandenburgische Heil- und Pflegeanstalten, S. 195–206, hier: S. 201.
55 Hübener, Die Auswirkungen, S. 39f.
56 Bericht Landesoberverwaltungsrat Laging vom 25.06.1945 über den Zustand der Landesanstalt Teupitz; BLHA, Rep. 55, Abt. I, Nr. 1128, Bl. 219–220, hier: Bl. 219 RS.

Diese gab an, außer Großmann selbst seien auch der gleichfalls verhaftete Oberarzt Dr. Kurt Hellwig,[57] der ehemals für Sterilisationen zuständige Oberarzt Dr. Karl Sitzler[58] sowie die anfangs in Sorau, später in Neuruppin tätige Ärztin Berta Wüsten[59] an der Auswahl von Patienten beteiligt gewesen.[60] Während somit Großmann möglicherweise wegen Beteiligung an NS-Verbrechen inhaftiert wurde, scheint der Fall des etwa zeitgleich festgenommenen Dr. Hellwig etwas anders gelagert zu sein. So geht aus dem bereits zitierten Bericht der Provinzialverwaltung hervor, dass sich Patienten bei der russischen Kommandobehörde über die mangelhafte Verpflegung beklagt hatten. Dies hatte zur Einsetzung einer Untersuchungskommission geführt, welche mit Hellwigs Festnahme endete.[61] Beide Teupitzer Ärzte blieben nach ihrer Inhaftierung verschollen, dürften also aller Wahrscheinlichkeit nach ebenfalls in sowjetischer Haft verstorben sein. Unklar bleibt, inwieweit der zunächst als kommissarischer Ärztlicher Direktor eingesetzte und später als Chefarzt fungierende Dr. Sitzler an der Entfernung seiner beiden früheren Kollegen beteiligt war. Trotz seiner Verstrickung in Medizinverbrechen blieb Sitzler noch bis Februar 1948 im Anstaltsdienst tätig, musste dann jedoch wegen eines negativen Entnazifizierungsbescheids ausscheiden.[62]

In bezug auf andere brandenburgische Anstaltsleiter fehlen uns verlässlichere Informationen. Dr. Herbert Meyer,[63] seit 1936 kommissarischer Direktor der LA Neuruppin, blieb offenbar auch nach dem Zusammenbruch noch für einige Monate im Amt. Trotz der früheren Funktion Neuruppins als eine von drei brandenburgischen Zwischenanstalten der „T4“-Aktion war Meyer zeitweise sogar als künftiger Anstaltsdirektor vorgesehen. Wegen des tragischen Todes seiner Frau – diese war Opfer sowjetischer Übergriffe geworden und nahm sich kurze Zeit später das Leben[64] – lehnte dieser das Angebot ab und verließ kurze Zeit später seine frühere Wirkungsstätte mit unbekanntem Zielort.[65] Dr. Hans Berendes geriet zwar nach Kriegsende kurzzeitig in sowjetische Haft, kehrte jedoch alsbald in die Anstalt zurück, wo er den Dienst wiederaufnahm. Diese Maßnahme scheint keinen vergangenheitspolitischen Hintergrund gehabt zu haben, sondern ging – dies war zumindest die Einschätzung des Be-

57 Kurt Hellwig: Siehe biographische Daten im Anhang.
58 Karl Sitzler: Siehe biographische Daten im Anhang.
59 Berta Wüsten: Siehe biographische Daten im Anhang.
60 Schreiben Landrat des Kreises Beeskow-Storkow an MR Dr. Winter, Abt. VIII Provinzialverwaltung vom 10.6.47 betr. „Verbrechen gegen die Menschlichkeit“ in der Anstalt Teupitz [Abschrift]; BLHA, Rep. 211, PA 7 (Karl Sitzler) [unverz. Material].
61 Anders als Rose, im vorliegenden Band, S. 46 interpretiert die Autorin die dazu vorliegenden Quellen in der Weise, dass im Fall Hellwig gegenwartsbezogene Vorwürfe wegen extremer Mangelrationierung den eigentlichen Anlass für die nachfolgende Festnahme lieferten, während dessen Involvierung in „Euthanasie“-Verbrechen erst zwei Jahre später zur Sprache kam; siehe dazu den Bericht von Landesoberverwaltungsrat Laging vom 25.06.1945 über den Zustand der Landesanstalt Teupitz; BLHA, Rep. 55, Abt. I, Nr.1128, Bl. 219-220, hier: Bl. 220 RS.; Schreiben Landrat des Kreises Beeskow-Storkow an MR Dr. Winter, Abt. VIII Provinzialverwaltung vom 10.6.1947 betr. „Verbrechen gegen die Menschlichkeit“ in der Anstalt Teupitz [Abschrift]; BLHA, Rep. 211, PA 7 (Karl Sitzler) [unverz. Material].
62 Vgl. dazu den entsprechenden Abschnitt in diesem Beitrag.
63 Herbert Meyer: Siehe biographische Daten im Anhang.
64 Provinzialobermedizinalrat Berendes, Neuruppin an Landesmedizinalrat Baumann vom 7.6.1945; BLHA, Rep. 55, Abt. I, Nr.1128, Bl. 202-204, hier: Bl. 202f.
65 Bericht Baumeister Habedank vom 5./6.10.1945; Vermerk über die Verhältnisse in der LA Neuruppin vom 25.10.1945; BLHA, Rep. 211, Nr.403, Bl. 24 und Bl. 30.

troffenen – auf die Umstände der Eroberung, speziell den vorübergehenden Kontrollverlust der Anstaltsleitung, zurück. Nachdem er der Landesanstalt im August 1945 endgültig den Rücken gekehrt hatte, wurde er im Februar 1946 erneut von der Kriminalpolizeistelle Neuruppin festgenommen. Auch hier bleibt unklar, ob dies in Umsetzung der Entnazifizierungsrichtlinien geschah.[66] Leider fehlt uns auch jeglicher Hinweis zum Verbleib von Obermedizinalrat Dr. Bruno Petzsch, welcher zu Kriegszeiten in Vertretung für den häufig abwesenden Meyer die Transportlisten für die in Brandenburg/Havel getöteten jüdischen Psychiatriepatienten unterschrieben hatte.[67] Dr. Paul Schmidt,[68] der letzte Leiter der LA Sorau, tauchte offenbar in den letzten Kriegsmonaten unter.[69] Sein Stellvertreter Dr. Wolfgang Dreibholz,[70] der die Anstalt bis kurz vor Einmarsch der Russen geleitet hatte, ergriff Anfang Februar angesichts anhaltender Kämpfe gemeinsam mit einem Großteil des Arzt- und Pflegepersonals die Flucht und überließ die Patienten einem ungewissen Schicksal.[71] Dr. Paul Syring,[72] bis Ende Januar 1945 Direktor der LA Landsberg, gilt seit diesem Zeitpunkt als verschollen.[73]

Während somit der Beginn der sowjetischen Besatzungsherrschaft bei den meisten größeren Landesanstalten einen scharfen Bruch auf der Leitungsebene verursachte, zeichnete sich die Personalsituation in der LA Brandenburg-Görden dadurch aus, dass sich ein wesentlicher Teil der alten Ärzteschaft, darunter auch der seit 1938 amtierende Direktor Professor Dr. med. habil. Hans Heinze,[74] noch über die Sommermonate hinaus im Anstaltsdienst halten konnte. Dieser Befund mag erstaunen, wenn man bedenkt, dass sich Brandenburg-Görden während der Zeit des Nationalsozialismus den zweifelhaften Ruf einer „Renommieranstalt“[75] erworben hatte. In Anbetracht der zentralen Rolle, die die Einrichtung bei der praktischen Umsetzung des rassenhygienischen Paradigmas spielte, erscheint es wenig wahrscheinlich, dass den Sowjets die herausragende Bedeutung Gördens länger als einige Wochen verborgen geblieben sein könnte. Insofern illustriert das Beispiel Görden einmal mehr die hohe Ambiguität und Inkonsistenz der ersten Säuberungsphase, in der radikale Maßnahmen zur Abrechnung mit NS-belastetem Personal und zur Lösung drängender gegenwärtiger Probleme, wie etwa die Herstellung einer

66 Vgl. Schulze, Neuruppin in der NS-Zeit, S.201f
67 Zum Schicksal der jüdischen Psychiatriepatienten siehe Henry Friedländer, Jüdische Anstaltspatienten im NS-Deutschland, in: Aktion T4 1939–1945. Die „Euthanasie“-Zentrale in der Tiergartenstraße 4, hrsg. von Götz Aly, Berlin 1989 (2. erw. Auflage), S.34–44; Annette Hinz-Wessels, Das Schicksal jüdischer Patienten in brandenburgischen Heil- und Pflegeanstalten im Nationalsozialismus, in: Hübener (Hrsg.), Brandenburgische Heil- und Pflegeanstalten, S.259–286.
68 Paul Schmidt: Siehe biographische Daten im Anhang.
69 Bericht des Oberpflegers Ernst Thomann vom 04.04.1945; BLHA, Rep. 55, Abt. I, Nr.1128, Bl. 214.
70 Zu Dreibholz' Biographie liegen zur Zeit keine Daten vor.
71 Nach der Flucht von Dreibholz wurde die Anstaltsleitung von einem namentlich nicht näher identifizierbaren Dr. Brandt übernommen. Im Dienst verblieben ferner Dr. Alfons Michalke, Dr. Berta Wüsten und ein Dr. Müller, welcher jedoch schon kurze Zeit später von Sowjettruppen verschleppt wurde; vgl. dazu Bericht des Oberpflegers Ernst Thomann vom 04.04.1945; BLHA, Rep.55, Abt. I, Nr.1128, Bl. 214.
72 Paul Syring: Siehe biographische Daten im Anhang.
73 Bericht Abt. I Provinzialverband an den Leitenden Medizinalbeamten Reg-Dir. Dr. Abromeit, Potsdam über in Feindesland gefallene Landesanstalten vom 7.3.1945; BLHA, Rep. 55, Abt. I, Nr.1128, Bl. 187RS, hier: Bl. 187.
74 Hans Heinze: Siehe biographische Daten im Anhang.
75 Vernehmungsprotokoll Heinze vom 27.9.1961; BAB, R 178, EVZ I K. 28 Akte 2, Bl. 77.

rudimentären Gesundheitsversorgung und Bekämpfung von sich bedrohlich ausbreitenden Seuchenkrankheiten, ineinander verschränkt waren, vielfach jedoch auch miteinander kollidierten.[76]

Laboratorium der Entschuldung. Wiederaufbau der brandenburgischen Gesundheitsverwaltung und Beginn systematischer Säuberungen

Entscheidend für den Verlauf der folgenden drei Säuberungsphasen, die Helga A. Welsh auf die Zeit von Juli 1945 bis Herbst 1946, Ende 1946 bis Sommer 1947 und August 1947 bis März 1948 datiert,[77] war der Übergang von der Herrschaft lokaler Kriegskommandanturen zum Aufbau eines regional gegliederten sowjetischen Besatzungsapparates. Etwa einen Monat nach Schaffung der Sowjetischen Militäradministration in Deutschland (SMAD) mit Sitz in Berlin-Karlshorst erging am 9. Juli 1945 der Befehl Nr.5, der den Aufbau einer sowjetischen Verwaltung auf Länder- und Provinzialebene verfügte.[78] Das Amt des für Zivilangelegenheiten zuständigen Stellvertreters des Brandenburger SMA-Truppenchefs übte Wassilij Michajlowitsch Scharow aus, als Fachabteilungsleiter für das Gesundheitswesen und damit als Ansprechpartner und Kontrolleur für die nachgeordnete deutsche Gesundheitsverwaltung wirkte seit Sommer 1945 Major Rubanow.[79] Rubanow vertrat im Umgang mit belastetem medizinischen Personal eine gemäßigte Linie; diese scheint jedoch weniger auf gesundem Pragmatismus und solider Kenntnis der Gesamtlage als auf einer charakterlichen Disposition beruht zu haben, die zu Günstlingswirtschaft und Schlendrian neigte.[80] Im Zuge der Entflechtung des sowjetischen Sicherheitsapparates NKWD/MGB wurden die exekutiven NKWD-Einheiten in den Verwaltungsapparat der in Potsdam residierenden SMA Brandenburg eingebunden, während die Geheimpolizei MGB unter der Leitung der Generalmajore Fokin und Filatow getrennt von der eigentlichen Besatzungsverwaltung agierte. Parallel zum Aufbau regionaler Besatzungsstrukturen erfolgte dann ab Anfang Juli 1945 auch der Wiederaufbau einer deutschen Provinzialverwaltung. Als erster Präsident wurde der als konziliant geltende SPD-Verwaltungsfachmann Carl Steinhoff eingesetzt, die faktische Leitung hatte aber der ehemalige Wehrmachtsmajor und spätere NKFD-Frontbevollmächtigte Bernhard Bechler (parteilos/KPD/SED) inne. Bechler, dessen Verhältnis zur sowjetischen Besatzungsmacht durch bedingungslosen Kadavergehorsam gekennzeichnet war, übte als 1. Vizepräsident und Innenminister des Landes Brandenburg sowie als späterer Vorsitzender des Ende 1946 gebildeten Regierungsausschusses zur Durchführung der Direktive Nr.24 (Landesentnazifizierungskommission) eine Schlüsselrolle bei den personellen Säuberungen

76 Vgl. Helga A. Welsh, Deutsche Zentralverwaltung für das Gesundheitswesen (DZVG), in: SBZ-Handbuch. Staatliche Verwaltungen, Parteien, gesellschaftliche Organisationen und ihre Führungskräfte in der Sowjetischen Besatzungszone Deutschlands 1945-1949, hrsg. von Martin Broszat und Hermann Weber, München 1990, S.244-252.
77 Welsh, „Antifaschistisch-demokratische Umwälzung", S.86ff.
78 Jan Foitzik, Sowjetische Militäradministration in Deutschland (SMAD), in: SBZ-Handbuch, S.7-69, S.24f.
79 Hanrath, Zwischen „Euthanasie" und Psychiatriereform, S.154.
80 Die Kontroverse zwischen dem ZVG-Präsidenten Dr. Konitzer und Rubanow um die Absetzung des LGA-Leiter Dr. Christians schildert Ernst, „Die beste Prophylaxe", passim.

aus. Seinen Ruf als Scharfmacher begründete er bereits kurz nach Amtseinführung, als er vollmundig ankündigte, binnen Monatsfrist sämtliche nominellen NSDAP-Mitglieder aus dem Provinzialdienst Brandenburgs entfernen zu wollen.[81] Auch wenn Bechler sein Maximalziel um Längen verfehlte, hielt er auch danach an einem Entnazifizierungskonzept fest, das, wie Timothy Vogt schreibt, auf einer ideologisch überformten Kollektivschuldthese beruhte.[82] Die Leitung des Fachressorts Gesundheitswesen lag bis Oktober 1945 in den Händen des 4. Vizepräsidenten Georg Remak (Demokrat). Sein Nachfolger war der CDU-Verfassungsexperte Frank Schleusener, welcher Ende der vierziger Jahre Opfer der Parteisäuberungen wurde und im April 1950 in MfS-Untersuchungshaft an den Folgen von Folterungen verstorben sein soll.[83] Ihm oblag damit auch die ministerielle Verantwortung für das Provinzialgesundheitsamt, das die aufsichtführende Behörde für die provinz-/landeseigenen Kranken- und Pflegeanstalten war. Die landeseigenen Gesundheitsämter waren für die Durchführung der Entnazifizierung im Gesundheitswesen zuständig, während die Ost-Berliner Zentralverwaltung lediglich koordinierende Funktionen ausübte.[84] Für den Verlauf der personellen Überprüfungen unter der Ärzteschaft der brandenburgischen Anstaltspsychiatrie dürfte es daher von nicht zu unterschätzender Bedeutung gewesen sein, dass die Leitung des Provinzial- bzw. späteren Landesgesundheitsamtes (PGA/LGA), welches nach der Landtagswahl vom Oktober 1946 als Abteilung Gesundheitswesen (Abt. VIII) dem von Fritz Hermann Schwob (CDU) geleiteten Ministerium für Arbeit und Sozialwesen zugeordnet wurde, einer hohen Fluktuation unterlag, die zudem von schweren Turbulenzen und dadurch verursachten längeren Vakanzen begleitet war. Bis Juli 1945 wurde die Abteilung VIII noch von dem früheren Landesmedizinalrat Dr. Friedrich Baumann geführt. Baumann, laut Kristina Hübener „eine der wichtigsten Personen bei der Umsetzung der nationalsozialistischen Rassenpolitik in der Provinz Brandenburg“,[85] erhielt in seiner kurzen Amtsperiode immerhin noch Gelegenheit, den sowjetischen Untersuchungskommissionen bei ihrer Ermittlungsarbeit in den Landesanstalten „behilflich“ zu sein.[86] Über die Hintergründe von Baumanns Absetzung ist nichts bekannt. Zu vermuten ist jedoch, dass er infolge der von Bechler ausgerufenen „klare[n] politische[n] Linie“[87] im Umgang mit ehemaligen „Pgs.“ als nicht mehr tragbar galt. Zu seinem Nachfolger wurde dann ein Mann bestellt, der sich als besonders schillernder Vertreter einer Spezies herausstellte, welche unter den chaotischen Verhältnissen des besetzten Nachkriegsdeutschlands verstärkt ihr Unwesen trieb. Wie Anna-Sabine Ernst schreibt, machte sich der Typus des gegen Kriegsende allerorten auftauchenden Hochstaplers sowohl den Zusammenbruch einer funktionstüchtigen Verwaltung als auch das verstärkte gesellschaftliche Bedürfnis nach unbelasteten Autoritäten zunutze, indem er sich vorzugsweise eine Ersatzidentität als alliierter Be-

81 Zit. nach Vogt, Denazification, S.42f.
82 Ebd., S.43
83 Ehrhardt Neubert, Geschichte der Opposition in der DDR 1949–1989, Berlin 1997 (2., durchg., erw. und korr. Auflage Berlin 2000), S.57.
84 Hanrath, Zwischen „Euthanasie“ und Psychiatriereform, S.178.
85 Hübener, Die Landesanstalt Eberswalde 1933 bis 1945, S.188
86 Vgl. dazu den Abschnitt zum „Fall Heinze“ in diesem Beitrag.
87 Zit. nach Pohl, Justiz in Brandenburg, S.22.

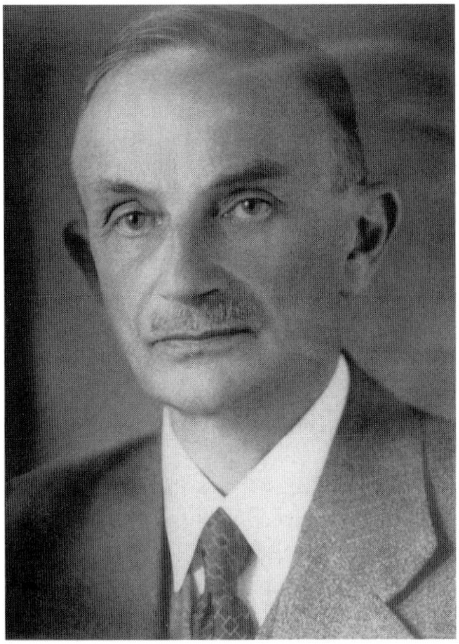

Dr. Friedrich Baumann.

satzungsoffizier, Filmproduzent oder eben als „Halbgott in Weiß" zulegte.[88] Im Falle des 1946 enttarnten PGA-Chefs, welcher sich wahlweise „Dr. Christians" oder „Dr. Christians-Landau" nannte, in Wirklichkeit jedoch Hans Maria Landau hieß und aus Österreich stammte, handelte es sich um einen ehemaligen Journalisten und Schriftsteller, dessen einzige Verbindungen zum medizinischen Fach darin bestanden, dass er vorübergehend mit einer Arzttochter verheiratet gewesen war und außerdem während der letzten Kriegsjahre zeitweise als kleiner Verwaltungsangestellter im Zentralarchiv für Wehrmedizin ausgeholfen hatte. Im Frühjahr 1945 beantragte der von Wien nach Potsdam übergesiedelte Landau beim dortigen Kreisarzt eine Niederlassungsgenehmigung unter der fiktiven Berufsbezeichnung „Facharzt für nervös-seelische Störungen". Landau revanchierte sich für die erwiesene Gefälligkeit, indem er dem betreffenden Kreisarzt trotz dessen SA- und NSDAP-Mitgliedschaft einen „Persilschein" ausstellte. Sein angeblicher Opferstatus als verfolgter „Halbjude" sowie Sprachkenntnisse des Russischen ermöglichten es ihm, „allerbeste Beziehungen" zu SMA-Vertreter Rubanow aufzubauen.[89] Dies war wohl auch der Grund dafür, dass die SMA Brandenburg sogar noch dann ihre schützende Hand über den falschen „Dr. Christians" hielt, als dessen wahre Identität im Frühjahr 1946 aufgrund zahlloser Fehlentscheidungen offenkundig geworden war. Nachdem Landau zunächst Ende Mai vom NKWD verhaftet, dann aber aufgrund einer Intervention der SMA wieder in sein früheres Amt gesetzt wurde, kostete es den Präsidenten der Deutschen Zentralverwaltung für das Gesundheitswesen (DZVG) Dr. Paul Konitzer noch mehrere Monate, ehe er

88 Ernst, „Die beste Prophylaxe", S. 194ff.
89 Ebd., S. 196.

Rubanow schließlich davon überzeugen konnte, dass man Landau dringend von seinem Posten entfernen müsse.[90] Nach Landaus abermaliger Verhaftung übernahm zuerst dessen Mitarbeiter Günther die kommissarische Leitung des PGA, bis Anfang 1947 Dr. med. Kurt Winter (SED) dieses Amt antrat. Der Sozialhygieniker Winter verkörperte zwar in idealtypischer Weise den offiziell verfolgten „antifaschistischen" Neuanfang im Gesundheitswesen der SBZ/DDR, in Fragen der politisch-ideologischen Überprüfung von Ärzten nahm er jedoch im Gegensatz zu Bechler eine eher konservative Haltung ein, die von einem starken professionellen Standesbewusstsein geprägt war. Nach Winters Berufung zum Vizepräsidenten der DZVG im Jahre 1948 wurde das LGA zuerst von Dr. Herrmann, ab 1949 dann von Dr. Reinhard Schwarzlose (NDPD) geleitet.

Auch wenn die Entnazifizierung in der SBZ noch keineswegs in allen Aspekten hinreichend erforscht ist, werden bestimmte Voraussetzungen heute weithin als zentral erachtet. Einvernehmen besteht zum einen darüber, dass die politischen Säuberungen von Anfang an eine doppelte Zielsetzung verfolgt haben. Neben dem ursprünglich verfolgten Anspruch, zur Überwindung des Nationalsozialismus beizutragen, dienten die administrativen Überprüfungen gleichzeitig der Durchsetzung und Befestigung des kommunistischen Führungsanspruchs. Zum anderen konnte in den letzten Jahren anhand neuen Quellenmaterials herausgearbeitet werden, dass SMAD und KPD im Gegensatz zu den Amerikanern über kein programmatisches Grundkonzept für ihre Entnazifizierungspolitik verfügten. Da es zumindest während der Anfangsphase an einheitlichen Regeln und übergreifenden Direktiven fehlte, musste in den einzelnen Ländern und Provinzen der SBZ nach unterschiedlichen Vorgaben verfahren werden.[91] Der sich daraus ergebende Partikularismus wurde zusätzlich dadurch verstärkt, dass auch in bezug auf einzelne Berufsgruppen abweichende Instrumentarien, Verfahrensweisen und Kriterien zugrunde gelegt wurden, so dass die verkündete „antifaschistisch-demokratische Umwälzung" je nach Profession mit sehr unterschiedlichen Ergebnissen endete. Wie Timothy Vogt in seiner Fallstudie zu Brandenburg überzeugend nachgewiesen hat, war insbesondere der von Bechler propagierte scharfe Ausgrenzungskurs durch eine Reihe gravierender Widersprüche geprägt. Die Folge war, dass schon bald erste Kurskorrekturen nötig wurden, die allerdings oftmals auf verstecktem Wege erfolgten. Das allmähliche Abrücken von realitätsfremden Maximalvorstellungen und die Rückkehr in die Niederungen der Realpolitik manifestierte sich beispielsweise darin, dass die zuvor ausgegebenen Richtlinien durch die schrittweise Wiedereinstellung bereits entlassenen Personals in schleichender Form unterlaufen wurden.[92]

90 Im Februar 1949 wurde Landau in Potsdam wegen „Abgabe einer falschen eidesstattlichen Erklärung zu einer sechsmonatigen Gefängnisstrafe verurteilt; siehe dazu den Vorgang BLHA, Rep.241, Nr.919.
91 Clemens Vollnhals, Entnazifizierung. Politische Säuberung und Rehabilitierung in den vier Besatzungszonen 1945–1949, München 1991; ders., Politische Säuberung als Herrschaftsinstrument. Entnazifizierung in der Sowjetischen Besatzungszone, in: Horch&Guck 12 (2003), H.4, S.9–13; Ruth-Kristin Rössler (Hrsg.), Entnazifizierungspolitik der KPD/SED 1945–1948. Dokumente und Materialien, Goldbach 1994; Damian van Melies, Entnazifizierung in Mecklenburg-Vorpommern. Herrschaft und Verwaltung 1945–1948, München 1999.
92 Vogt, Denazification, S.232 ff.

Das der Entnazifizierung zugrunde liegende Dilemma, das allerorten händeringend gesuchte Fachpersonal nach einem politisch-ideologischen Raster aussieben zu müssen, war im Fall der Ärzteschaft besonders virulent. Anna-Sabine Ernst, die die bislang verlässlichste, wenn auch notwendigerweise lückenhaft gebliebene Bilanz zur Entnazifizierung innerhalb der ostdeutschen Ärzteschaft vorgelegt hat, kommt zu dem ernüchternden Ergebnis, dass die Säuberungen bei den Ärzten im Vergleich zu Juristen und Lehrern nur „geringe Eingriffstiefe" gezeigt hätten, und dies, „obwohl sich die Ärzte stärker als andere akademische Berufe politisch im NS engagiert hatten"[93]. Von Bedeutung im Hinblick auf das hier untersuchte Thema ist zudem ihr Befund, dass das Land Brandenburg auch nach dem 1948 erfolgten Abschluss der Entnazifizierung mit 47,4 Prozent (SBZ: 34 Prozent) einen überdurchschnittlich hohen Anteil politisch belasteter Ärzte aufwies.[94] Auch wenn der ermittelte Belastungsgrad auf formalen Kriterien beruhte, die in der Regel nicht viel über die tatsächliche Rolle des einzelnen Mediziners im „Dritten Reich" aussagen, so verweisen die abstrakten Zahlenwerte dennoch auf die Sonderrolle, die das agrarisch geprägte, vom Krieg schwer verwüstete Brandenburg im Bereich der ostdeutschen Gesundheitsversorgung spielte. Denn das Land war, ebenso wie Mecklenburg, von der DZVG wegen der dort herrschenden, überdurchschnittlich schwierigen Arbeitsbedingungen offiziell zum „Sühneeinsatzgebiet" erklärt worden und galt deshalb in Medizinerkreisen, um die Worte des feinsinnigen brandenburgischen LGA-Chefs „Dr. Christians" zu gebrauchen, als „Konzentrations-Provinz" für „alte Kämpfer" oder einfach nur als „Negerkolonie".[95] Auch wenn vermutlich nicht alle Ärzte, die in den ersten Nachkriegsjahren per Notdienstverpflichtung in den Seucheneinsatz nach Brandenburg geschickt wurden, hochgradig belastete SS-Chargen waren, waren mit dem zeitweiligen Status als „Sühneeinsatzgebiet" dennoch weitreichende Folgen für soziale Zusammensetzung und mentale Befindlichkeit der brandenburgischen Ärzteschaft verbunden. So hatten diejenigen unter den für den „Sühneeinsatz" rekrutierten Ärzten, denen es gelungen war, bis zum Abschluss der Entnazifizierung in Brandenburg zu „überwintern", danach keine weiteren Sanktionen mehr zu befürchten. Auf der anderen Seite durften Mediziner, die nach der Kapitulation in Brandenburg verblieben waren, um sich dort in tatkräftiger Weise am Wiederaufbau des maroden Gesundheitswesens zu beteiligen, mit gewisser Berechtigung davon ausgehen, dass die kommunistischen Machthaber ihre Schuld – sofern sie denn eine solche überhaupt je

93 Ernst charakterisiert die fehlende Auseinandersetzung mit der spezifischen Verstrickung der Mediziner im NS als gesamtdeutsches Nachkriegsphänomen: „Das Interesse an Fachpersonal musste in Anbetracht der gesundheitlichen Probleme der Nachkriegszeit vor politischer Prinzipientreue rangieren – was zumindest bei den Ärzten auch auf die westlichen Besatzungszonen zutraf. Der Zielkonflikt von gesellschaftlicher Umwälzung einerseits und Systemstabilisierung andererseits wurde, bei den praktizierenden Ärzten ebenso wie bei den Hochschullehrern, zugunsten der belasteten Experten entschieden, die deshalb auch in der SBZ mit ermäßigten moralischen Ansprüchen und reduzierter Erinnerungsfähigkeit rechnen durften. Getragen wurde diese Politik sowohl von der Besatzungsmacht als auch von den deutschen Kommunisten, wenngleich die Rolle der SED als der ‚große Freund der kleinen Nazis' intern heftig umstritten war; Ernst, „Die beste Prophylaxe", S.204f.

94 Zieht man davon diejenigen Ärzte ab, die tatsächlich von den in Kontrollratsdirektive vorgesehenen Zwangsmaßnahmen betroffen waren, lag der Anteil mit 41 Prozent immer noch weit über dem landesweiten Durchschnitt. Im Bereich der Leitenden Krankenhausärzte und Chefärzte lag Brandenburg hingegen mit 31,4 Prozent leicht unter dem landesweiten Mittelwert von 33 Prozent; Ernst, „Die beste Prophylaxe", S.203.

95 Zit. nach ebd., S.183f.

empfunden hatten – als gesühnt ansahen. Insofern lässt sich sagen, dass die spezifischen Verhältnisse im frühen provinzialen Gesundheitswesen als Laboratorium der Entschuldung wirkten. Problematisch daran war vor allem, dass jener Exkulpierungseffekt eintrat, ohne dass von offizieller Seite je eine Verantwortung der Ärzteschaft anerkannt oder gar die individuelle Schuld einzelner Vertreter hinreichend festgestellt worden wäre.

Gut einen Monat, bevor mit dem SMAD-Befehl Nr.201 vom August 1947 die Rehabilitierung aller nominellen NSDAP-Mitglieder eingeleitet wurde, versuchte sich das Potsdamer Provinzialgesundheitsamt einen Überblick über das fachliche und ideologisch-politische Profil der im Lande tätigen Psychiater und Neurologen zu verschaffen. Die Auszählung unter insgesamt 24 Fachärzten für Nerven- und Geisteskrankheiten ergab, dass ganze zehn Personen zwischen 1933 und 1945 der NSDAP angehört hatten. Von diesen gehörte allerdings nur ein Arzt – nämlich der 1950 als neuer ärztlicher Direktor der LA Teupitz berufene Walter Brand[96] – nicht zur Gruppe der „Märzgefallenen".[97] Als „politisch belastet" im Sinne des Artikels 10 der Kontrollratsdirektive Nr.24 (KRD 24) vom Januar 1946, und damit als „zwingend" zum 1. Januar 1947 zu entlassen, galten jeweils drei freipraktizierende Neurologen und drei leitende Mitarbeiter der brandenburgischen Landesanstalten. Weitere fünf Ärzte, darunter drei frei niedergelassene, fielen in die Kategorie des Artikel 12 KRD 24, der eine Entlassung bzw. einen Entzug von Niederlassungsgenehmigung und ggf. auch Approbation in das Ermessen von Landesentnazifizierungskommission und SMA legte.[98] Auch wenn die Liste sicherlich nur eine Momentaufnahme darstellt, so spiegelt sich in ihr dennoch deutlich der stark ausgeprägte Pragmatismus, der die Entnazifizierungspolitik in diesem besonders stark ausgedünnten Bereich des Gesundheitswesens von Anfang an bestimmte.[99] Symptomatisch für die fehlenden Handlungsspielräume der brandenburgischen Gesundheitspersonalpolitik war, dass es sich offenbar weder Innenminister Bechler noch der ebenfalls als Hardliner bekannte Fritz Lange (SED), nach 1945 Oberbürgermeister von Brandenburg/Havel und späterer Vorsitzender der Zentralen Kontrollkommission, leisten konnten, auf eine schärfere Gangart gegenüber den Ärzten zu drängen. Trotz fehlenden Personals wurden allerdings in den nächsten Monaten dennoch einige unter den Anstaltsärzten vom Dienst suspendiert. Es ist daher weniger die allgemein festzustellende

96 Walter Brand: Siehe biographische Daten im Anhang.
97 Provinzialgesundheitsamt, Aufstellung „Fachärzte für Nerven- u. Geisteskrankheiten. Psychiater und Neurologen" vom 14. 07.1947; BLHA, Rep. 211, Nr.548, o.Bl.
98 Zu den Überprüfungskategorien der KRD 24 und deren Implementierung in Brandenburg siehe Vogt, Denacification, S.83ff.
99 Bereits am 9. September 1945 hatte die DZVG „Richtlinien über die Reinigung der Pflege und Volksgesundheit dienenden Verwaltung von nazistischen Elementen" herausgebracht. Parallel dazu erging in Sachsen eine „Verfügung über die politische Bereinigung der Heilberufe". Thüringen hatte bereits im Juli 1945 ein „Gesetz über die Bereinigung der öffentlichen Verwaltung von Nazielementen" herausgebracht, das NSDAP-Mitgliedern unter den Ärzten, sofern sie gleichzeitig Angehörige von SS, SA gewesen waren oder Führungsfunktionen in anderen Gliederungen innegehabt hatten, mit dem Entzug von Bestallung oder Approbation drohte. In Brandenburg fehlte es nicht nur an vergleichbaren Versuchen zur personellen Erneuerung des Gesundheitswesens, sondern Vizepräsident Bechler gab stattdessen Ende August in einem Rundschreiben bekannt, dass ehemalige NS-Mitglieder in den Landesanstalten nur dann entlassen werden dürften, wenn sie nicht als „fachlich unentbehrlich" galten. Mit Einführung dieser Blankettklausel war einem florierenden „Persilscheinunwesen" Tür und Tor geöffnet; zit. nach Rose, Brüche und Kontinuitäten, S.89.

Laxheit, sondern vor allem die okkasionelle Unentschiedenheit, manifest in einer zwischen Inkonsequenz und Rigorosität hin und her schwankenden Vorgehensweise gegenüber einzelnen NS-belasteten Psychiatern, welche zu der Frage herausfordert, inwieweit möglicherweise noch andere Faktoren für Fortsetzung oder Ende einer Berufskarriere im brandenburgischen Anstaltsdienst entscheidend gewesen sein könnten. Im folgenden Text soll versucht werden, dieses Problem anhand einzelner Fallbeispiele zu klären.

Dr. Friederike-Christine Pusch

Der Umgang mit den Entnazifizierungs- und Personalakten NS-belasteter Anstaltsärzte birgt die methodische Schwierigkeit, auf der Grundlage fragmentarisch überlieferter Dokumente herausdestillieren zu müssen, welche Fakten der aktenführenden Behörde über die jeweilige Verstrickung ihrer Mitarbeiter bekannt gewesen sein könnten, ohne dass dies in die Personalunterlagen eingeflossen wäre. Der Fall der Gördener Ärztin Dr. Friederike-Christine Pusch kann insofern als exemplarisch für dieses Problem gelten, als in der Überlieferung zwar eine deutliche Diskrepanz zwischen tatsächlich festgestellter Belastung und dem unterschwellig vorhandenen Wissen über Puschs Verantwortung für schweres NS-Unrecht erkennbar ist, dieses Wissen jedoch in einer Weise für die praktischen Handlungen der Behörde relevant wurde, die von der Betroffenen selbst weder eingesehen noch nachvollzogen werden konnte, so dass die Behandlung durch den Dienstherrn nicht etwa als verdiente Sanktion für begangenes Unrecht, sondern als schikanöse Willkür wahrgenommen werden musste. Die berufliche Entwicklung der 1905 in Staßfurt geborenen Pusch war eng mit der Karriere ihres langjährigen Vorgesetzten und Mentors Hans Heinze verknüpft: Nachdem Pusch zunächst ab 1935 gemeinsam mit ihrem Kollegen Dr. Werner Röhricht[100] die Sondererziehungsabteilung der Potsdamer Landesanstalt geleitet hatte, wechselte sie nach deren Auflösung zusammen mit Heinze an die Heil- und Pflegeanstalt Görden. Hier wurde sie zunächst Leiterin der „Fürsorgeabteilung" sowie einer als „Säuglingsabteilung" bezeichneten Station.[101] Nachdem Heinze eigenen Aussagen zufolge im Jahre 1942 seinen schärfsten Rivalen, den ebenfalls aus dem Schülerkreis des Leipziger Kinderpsychiaters Paul Schröder stammenden Provinzial-Obermedizinalrat Dr. Ernst Illing,[102] an die Wiener Heilpädagogische Klinik „Am Spiegelgrund" „weggelobt" hatte,[103] übernahm die inzwischen zur Oberärztin avancierte Pusch die Leitung der nunmehr als „Abteilung III" firmierenden „Kinderfachabteilung".[104] Wie aus einem 1944 verfassten Brief Heinzes an sei-

100 Werner Röhricht: Siehe biographische Daten im Anhang.
101 Ausführlich zu Puschs professioneller Entwicklung im NS: Beatrice Falk und Friedrich Hauer, Erbbiologie, Zwangssterilisation und „Euthanasie" in der Landesanstalt Görden, in: Hübener (Hrsg.), Brandenburgische Heil- und Pflegeanstalten, S. 79–104.
102 Ernst Illing: Siehe biographische Daten im Anhang.
103 Vernehmungsprotokoll Heinze vom 27.9.1961; BAB, R 178, EVZ I K. 28 Akte 2, Bl. 85.
104 Die Abteilung III umfasste Aufnahme- und Beobachtungsabteilungen, Sondererziehungsabteilung, Abteilungen für bildungsfähige und bildungsunfähige Schwachsinnige sowie Abteilungen für epileptische Kinder; Thomas Beddies, Kinder- und Jugendliche in der brandenburgischen Heil- und Pflegeanstalt Görden als Opfer der NS-Medizinverbrechen, in: Hübener (Hrsg.), Brandenburgische Heil- und Pflegeanstalten, S. 129–154.

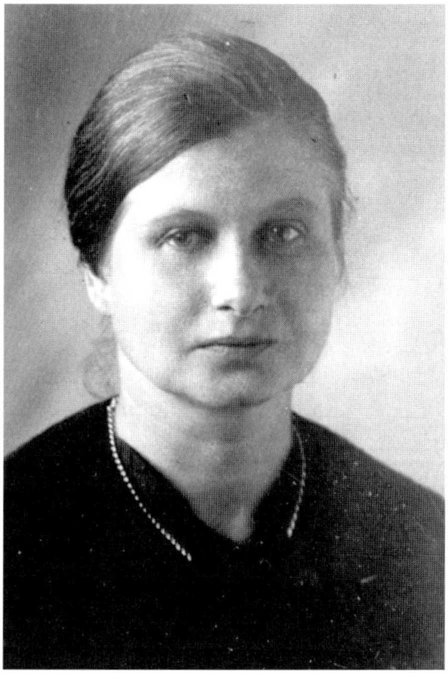

Dr. Friederike-Christine Pusch.

nen zweiten Stellvertreter Oberarzt Dr. Heinz Lohwasser[105] hervorgeht, war es Pusch, die während des letzten Kriegsjahres gemeinsam mit Oberärztin Dr. Elise Seele und Oberarzt Dr. Hans Fischer[106] den praktischen Betrieb in der Anstalt Görden aufrechterhielt,[107] nachdem Heinzes erster Stellvertreter, Provinzial-Obermedizinalrat Dr. Hugo Birnbaum,[108] im Februar 1942 den Dienst im Wehrbezirkskommando Potsdam I angetreten hatte und die befristeten „UK"-Stellungen der übrigen männlichen Ärzte nicht mehr verlängert worden waren. Wie zahlreiche von Pusch unterzeichnete Patientenakten belegen, wirkte sie in ihrer Funktion als Abteilungsleiterin sowohl an der Aussonderung von Kindern und Jugendlichen im Rahmen der „Aktion T4", der Begutachtung und „Einschläferung" so genannter „Reichsausschusskinder" als auch an der vor allem von Julius Hallervorden[109] vorangetriebenen pathologisch-anatomischen Grundlagenforschung einschließlich der damit verbundenen wissenschaftlichen „Verwertung" getöteter Kinder mit.[110] In ihrer Studie zur Nachkriegsgeschichte der LA Görden hat Sabine Hanrath darauf hingewiesen, dass unter Puschs Ägide die Zusammenarbeit mit dem seit 1944 in Dillenburg/Hessen forschenden KWI-Pathologen Hallervorden noch bis

105 Heinz Lohwasser: Siehe biographische Daten im Anhang.
106 Hans Fischer: Siehe biographische Daten im Anhang.
107 Schreiben Heinze an Lohwasser vom April 1944; BLHA, Rep. 55 C Brandenburg-Görden, P 227 (Heinz Lohwasser).
108 Hugo Birnbaum: Siehe biographische Daten im Anhang.
109 Julius Hallervorden: Siehe biographische Daten im Anhang.
110 Nachweise bei Beddies, Kinder- und Jugendliche, S. 134 und S. 140ff.

mindestens Ende 1946 fortgesetzt wurde.[111] Dabei blieb die Tatsache, dass es sich bei den verwendeten Gehirnpräparaten um „Organmaterial" aus den Körpern getöteter „Euthanasie"-Opfer handelte, unreflektiert bzw. es erschien nicht opportun, diesen Sachverhalt im Zuge der wissenschaftlichen Neuprofilierung nach 1945 zu problematisieren. Möglicherweise trug der Umstand, dass Provinzial-Obermedizinalrätin Pusch über ausgewiesene theoretische und praktische Kompetenzen auf dem Gebiet der – unter anderen Vorzeichen weiterhin anerkannten[112] – Neuropathologie verfügte, dazu bei, dass sie auch nach der Übernahme Gördens durch die Sowjets noch vergleichsweise passable Arbeitsbedingungen vorfand. Im Gegensatz zu ihren Kollegen[113], die der Einrichtung zwischen September 1945 und Sommer 1946 überwiegend aus freien Stücken[114] den Rücken kehrten, verblieb Pusch noch bis Ende 1947 im Dienst der Landesanstalt. Die Entnazifizierung überstand die Medizinerin unbeschadet, obwohl ihr eine Belastung gemäß Artikel 10/2/b attestiert worden war. Ausschlaggebend dafür dürfte in erster Linie gewesen sein, dass sich Ernst Schulz, welcher im Sommer 1945 von Oberbürgermeister Max Herm mit Genehmigung der sowjetischen Kommandantur zum kommissarischen Leiter der LA Görden bestellt worden war, Anfang 1947 positiv zu Puschs Verbleib in der Anstalt ausgesprochen und ihr Gesuch auf Weiterbeschäftigung auf der Basis „täglicher Kündigung" befürwortet hatte.[115] Zudem war Pusch von zwei Pflegerinnen bescheinigt worden, sich im NS „nie politisch betätigt" zu haben. Mitte April 1947 setzte der zuständige Fachausschuss die Betroffene sowie PGA-Chef Dr. Kurt Winter davon in Kenntnis, dass ihre Betätigung im NS „keinen Ausschluß aus dem öffentlichen oder halböffentlichen Dienst" rechtfertige, die Weiterbeschäftigung jedoch in „nichtleitender Stellung" zu erfolgen habe.[116] Puschs exponierte Rolle im NS wäre danach wohl kaum noch zur Sprache ge-

111 So heißt es in einem Vermerk der neuen Gördener Anstaltsleitung vom 17.12.1946 in bezug auf die Kooperation mit Hallervorden: „Das Material wird von Fräulein Pusch, die bisher die konservierenden und präparierenden Arbeiten und die Auswertung für die Krankengeschichten vorgenommen hat, als umfangreich und vielseitig genug bezeichnet, um als Basis für pathologische Forschungen zu dienen"; zit. nach Hanrath, Zwischen „Euthanasie" und Psychiatriereform, S.220.
112 Laut Hanrath betrieb die SMAD bei der „Entnazifizierung" der medizinischen Wissenschaft von der „pseudowissenschaftlichen nazistischen Ideologie" eine ambivalente Doppelstrategie: Während Studien- und Lehrbücher konsequent von allen rassenhygienisch-eugenischen Inhalten und Begriffen gereinigt wurden, bediente man sich im medizinischen Fachdiskurs einer theorieimmanenten Argumentation, die das rassenhygienisch-eugenische Paradigma aus Rücksichtnahme auf die Ärzteschaft nicht prinzipiell in Frage stellte, sondern lediglich deren wissenschaftliches Erkenntnispotential bestritt; Hanrath, Zwischen „Euthanasie" und Psychiatriereform, S.243; zur Weiterverwendung der Präparate auch Götz Aly, Je mehr, desto lieber. Über den Umgang mit Präparaten von Nazi-Opfern vor 1945 und danach", in: „Die Zeit" vom 3. Februar 1989.
113 Dr. Elisabeth Seele (auf eigenen Wunsch im September 1945 ausgeschieden), Dr. Karl Brockhausen (auf eigenen Wunsch im Januar 1946 ausgeschieden; siehe biographische Daten im Anhang), Dr. Heinz Lohwasser (Entlassung aus dem Provinzialdienst im April 1946), Dr. Hans Fischer (auf eigenen Wunsch im Juli 1946 ausgeschieden), der gegen Kriegsende als 1. Abteilungsarzt auf der Psychiatrisch-Neurologischen Abteilung des benachbarten Kriegsgefangenen-Lazarett Görden beschäftigte Dr. Franz Kleine (Flucht in den Westen im Frühjahr 1945; siehe biographische Daten im Anhang) sowie der ebenfalls dort tätige Dr. Otto Hebold (im September 1945 mit Auflösung des Lazaretts als Chefarzt ausgeschieden; siehe biographische Daten im Anhang).
114 Für viele Ärzte dürfte diese Entscheidung dadurch begründet gewesen sein, dass die Verhältnisse in Görden während der ersten Nachkriegsjahre besonders schwierig waren. In diesem Sinne äußerte sich jedenfalls Anfang 1946 Heinzes letzter Stellvertreter Karl Brockhausen gegenüber einem der in Görden beschäftigten Pfleger; Bericht Paul M. vom 21.1.46; BLHA, Rep. 55 C Brandenburg-Görden, P3 (Karl Brockhausen).
115 Aktenvermerk Schulz vom 19.1.1947 an den Ausschuß für die Durchführung der KRD 24; BLHA, Rep. 211, P3 (Friederike-Christine Pusch).
116 Bescheid des Ausschusses für die Durchführung der KRD 24 vom 15.4.1947; BLHA, Rep. 211, P3 (Friederike-Christine Pusch).

gesamt belasteten Funktionselite an die neuen Machthaber oder aber um ein gesamtgesellschaftliches Entlastungsmotiv gehandelt hat.[132]
Kurz nach Heinzes Verhaftung im Oktober 1945 wurde der mittlerweile 45jährige Oberarzt Fischer zum kommissarischen Chefarzt der Anstalt Görden ernannt. Diese in Anbetracht von Fischers NSDAP-Mitgliedschaft doch eher überraschende Personalentscheidung erklärt Hanrath mit dem Hinweis, Fischers älterer Kollege Dr. Karl Brockhausen, der in Medizinerkreisen als „strebsam“, aber „eigenartig“ galt, sei aufgrund früherer Mitarbeit am Münchner Kaiser-Wilhelm-Institut für Genealogie und Demographie als der stärker kompromittierte Kandidat erschienen.[133] Von gewisser Bedeutung war möglicherweise auch, dass Heinze seinen langjährigen Mitarbeiter Fischer noch im Juni 1945 mit einem exzellenten Zeugnis ausgestattet hatte.[134] Entscheidender dürfte jedoch gewesen sein, dass sich Fischer schon frühzeitig der Unterstützung des unbelasteten, mit den Interna der Anstalt aber nur unzureichend vertrauten Verwaltungsdirektors Ernst Schulz versichert hatte. So trat Schulz im weiteren Verlauf der Überprüfungen als Fischers Bürge auf und attestierte diesem, sich „nicht im faschistischen Sinne geäußert oder betätigt“ zu haben.[135] Der Rückhalt durch Schulz ermöglichte es Fischer nicht nur, unbeschadet durch die verschiedenen Säuberungsphasen zu gelangen, sondern verlieh ihm offenbar neben seinem guten fachlichen Ruf auch einen gewissen Nimbus an politisch-moralischer Integrität. Jedenfalls scheint in der Folgezeit so etwas wie eine Umwertung vom „Belasteten“ zum „ nicht faschistischen“ Gewährsmann stattgefunden haben, so dass Fischer alsbald auch von ehemaligen Kollegen um die Ausstellung von „Persilscheinen“ gebeten wurde.[136] Dass sich selbst Heinzes früherer Stellvertreter Lohwasser einer rückhaltlos positiven Stellungnahme Fischers erfreuen konnte, bestätigt die zuvor getroffene Feststellung, nach der das im NS gepflegte, vermeintlich „unpolitische“

132 Aufschlussreich ist in dieser Hinsicht auch die folgende Stellungnahme zur NS-Vergangenheit des ebenfalls in Görden beschäftigten Assistenzarztes Richard Fischer: „Zu Ihrer Anfrage [...] über den dort beschäftigten Herrn Dr. Fischer bin ich gern bereit, Ihnen nähere Angaben zu machen. Herr Dr. F. ist mir aus meiner Tätigkeit als Leiter der vertrauensärztlichen Dienststelle bis zum Beginn der Kampfhandlungen vorteilhaft bekannt gewesen. Er hat stets sachlich und mit großer Sachkenntnis seines Amtes gewaltet und sich niemals irgendwie im Sinne der NSDAP betätigt. Herr Dr. F., der, wie ich erst seit Anfang des Jahres 1944 zufällig erfuhr, Mitglied der NSDAP gewesen ist, hat, soweit ich es weiß, nie ein Parteiabzeichen getragen. Seine verantwortungsvolle Stellung brachte ihm viel Ärger mit seinen vorgesetzten Dienststellen, so dass er sich bei mannigfachen Gelegenheiten, darunter auch oft fernmündlich, mir gegenüber aussprach. Hierbei gab er ganz offen zu erkennen, dass er nur aufgrund seiner Stellung genötigt worden war, der Partei beizutreten, mit ihr aber nicht sympathisierte und ihr ein baldiges Ende wünschte. Herr Dr. Richard F. hat sich gegen mir bekannte links eingestellte Deutsche und auch gegen alle Ausländer stets korrekt, höflich, hilfsbereit und entgegenkommend verhalten, so dass ich niemals eine Klage nach dieser Richtung über ihn gehört habe. Besuche in seiner Wohnung ließen angenehm das Fehlen von Bildern der Nazigrößen, insbesondere Hitlers, sowie das Fehlen irgendwelcher Embleme und Fahnen vermissen. In seiner Wohnung habe ich dann mehrfach Gelegenheit genommen, mit ihm offen seine politische Einstellung zu besprechen. Er gab dabei zu erkennen, dass er ein Nazigegner und überhaupt ein Feind aller faschistischen Bestrebungen sei. Für ihn existierte nur der Arztberuf als solcher, der wie auch er als Wissenschaftler betonte, von Politik frei bleiben müsse. Zusammenfassend kann ich somit sagen, dass Herr Dr. Fischer niemals aktiver Nationalsozialist gewesen ist und sich niemals irgendwie faschistisch betätigt hat. Er war nur nominelles Mitglied der Partei.“ Schreiben des Polizei und Gerichtsarztes S.an Schulz, LA Görden vom 26.1.1946; BLHA, Rep. 211, PA 9 (Richard Fischer) [unverz. Material].
133 Hanrath, Zwischen „Euthanasie“ und Psychiatriereform, S.191.
134 Zeugnis Heinze für Hans Fischer vom 30.6.1945; BLHA, Rep. 55C Brandenburg-Görden, P 1574 (Hans Fischer) [Abschrift, o.Bl.].
135 Erklärung Schulz vom 16.03.1946; BLHA, Rep. 211, PA 6 (Hans Fischer) [unverz. Material].
136 Erklärung Fischer über Dr. Heinz Lohwasser vom 12.03.1946; BLHA, Rep. 55C Brandenburg-Görden; P 227 (Heinz Lohwasser).

Wissenschafts- und Expertenparadigma auch unter den neuen Verhältnissen zunächst keine grundsätzliche Infragestellung erfuhr.

Positiv für die weitere Berufskarriere Fischers wirkte sich aus, dass er nach seinem freiwilligen Ausscheiden aus dem Anstaltsdienst im Juni 1946 für mehrere Jahre als einer der wenigen frei niedergelassenen Ärzte im Stadtteil Görden praktizierte. 1950 trat er vorübergehend in den Dienst des Landes-Tuberkulosekrankenhauses Treuenbrietzen/Mark, wo er eine Anerkennung als Facharzt für Lungenkrankheiten erlangte. Nur kurze Zeit später wurde der Mediziner dann zum Leiter der Poliklinischen Abteilung für Lungenkrankheiten und Tuberkulose in Brandenburg/Havel berufen. Gekrönt wurde diese zweite Berufskarriere mit dem Ehrentitel „Verdienter Arzt des Volkes".[137] Wie anhand von Fischers Personalakte deutlich wird, war allerdings einige Jahre nach Kriegsende schon eine nicht unwesentliche Erweiterung des Anforderungsprofils eingetreten. Ein wichtiger Unterschied im Vergleich zur unmittelbaren Nachkriegszeit ist, dass für höherrangige Stellen im Gesundheitswesen nicht mehr nur fachliche Qualifikationen und berufliche Erfahrungen ausreichten, sondern zunehmend auch der Faktor der politisch-ideologischen Loyalität eine Rolle spielte.[138] Greifbar wird dieser intelligenzpolitische Wandel beispielsweise in der Begründung, mit der Fischers damaliger Arbeitgeber dessen Umgruppierung in eine höhere Besoldungsgruppe zu erreichen suchte. So lautet die Formulierung in dem entsprechenden Antrag vom Frühjahr 1950: „Herr Dr. Fischer hat bereits während seiner verhältnismäßig kurzen Tätigkeit im Landeskrankenhaus Treuenbrietzen unter anderem durch Diskussionen mit Patienten bewiesen, dass er positiv zur hiesigen Arbeit und zum Wiederaufbau unserer DDR steht. Sein Interesse für die sowjetische Literatur (Entwicklung der Krankenfürsorge) beweist weiterhin, dass er nicht zu den reaktionär gesinnten Ärzten gehört."[139]

Dr. Karl Sitzler

Der Fall des Teupitzer Anstaltsarztes Dr. Karl Sitzler stellt insofern ein Ausnahmephänomen unter den brandenburgischen Anstaltspsychiatern dar, als er auf den ersten Blick das seltene Beispiel einer „erfolgreichen" Entnazifizierung zu demonstrieren scheint. Beim näheren Hinsehen zeigt sich jedoch, dass die Dinge auch in diesem Fall komplizierter liegen, denn die politische Überprüfung führte erst nach einem zweiten Anlauf zu Sitzlers Entfernung aus dem Anstaltsdienst. Der 1882 in Kronach/Oberfranken geborene Sitzler zählte gegen Kriegsende zu den dienstältesten Psychiatern im brandenburgischen Anstaltswesen. Seit 1913 im Dienst der Provinzialverwaltung, wurde er 1927 zunächst Assistenzarzt an der LA Lübben und wechselte 1935 an die LA Teupitz. Zu seiner Tätigkeit im NS gab Sitzler nach Kriegsende lediglich an, 1937 die

137 Klee, Personenlexikon, S. 153.
138 Zu den Entwicklungslinien der SED-Intelligenzpolitik siehe Ernst, „Die beste Prophylaxe", passim.
139 Antrag Hoffmann, Verwaltungsleiter der Krankenhauses Treuenbrietzen vom 15.5.50; BLHA, Rep. 211, PA 6 (Hans Fischer) [unverz. Material].

Aufnahme in die NSDAP beantragt, sich danach jedoch „politisch nie betätigt“ zu haben.[140] Nach Übernahme der LA Teupitz durch die Sowjetarmee und der wenige Tage später erfolgenden Verhaftung des ärztlichen Direktors Dr. Großmann und des Oberarztes Dr. Hellwig wurde Sitzler offenbar noch im Juni 1945 zum kommissarischen Chefarzt der Landesanstalt berufen.[141] Während keine Anhaltspunkte darüber vorliegen, ob Sitzler möglicherweise an der Entfernung seiner beiden Kollegen beteiligt war, wissen wir aus einem bei Rose zitierten Vermerk, dass das Potsdamer Provinzialgesundheitsamt Sitzler zu diesem Zeitpunkt noch als relativ harmlosen „Mitläufer“ einstufte.[142] An dieser Auffassung hielt das PGA zunächst auch noch nach dem Wechsel von Landau zu Winter fest. Nachdem Sitzler seinen Interimsposten Anfang 1947 im Zuge der erneuten Überprüfungen an den politisch unbelasteten Dr. Erich Raabe hatte abtreten müssen,[143] übersandte das PGA dem Ausschuss zur Durchführung der Direktive Nr.24 im Mai 1947 einen Antrag Raabes an die Provinzialverwaltung, in dem dieser darum bat, dem Antrag Sitzlers auf Weiterbeschäftigung stattzugeben.[144] Als der zuständige Fachausschuß am 22. Mai über den Fall Dr. Sitzler verhandelte, scheint der Bitte des Teupitzer Anstaltsleiters entsprochen worden zu sein. Jedoch sollte sich das Blatt für Sitzler schon kurz darauf wenden, als unerwartet Anschuldigungen über seine angebliche Beteiligung an „Euthanasie“-Verbrechen laut wurden. Eine Krankenschwester aus Storkow, die während des Krieges in Teupitz gearbeitet hatte, berichtete über die Rolle, die die Landesanstalt bei der Abschirmung der reichsweiten Krankentransporte gespielt hatte und beschuldigte dabei auch Sitzler, persönlich an der Selektion von „unheilbar“ Kranken beteiligt gewesen zu sein.[145] Daraufhin leitete die Provinzialverwaltung den Vorgang an die Potsdamer Generalstaatsanwaltschaft weiter und veranlasste gleichzeitig, dass der Fall Sitzler erneut vor dem Entnazifizierungsausschuss verhandelt werden musste. Nach einer Vorladung Sitzlers vor dem Fachausschuss, die Mitte September stattfand, landete der Fall dann Ende November vor der Landesentnazifizierungskommission, der Innenminister Bechler vorsaß. Diese hielt eine schwere Belastung gemäß Artikel 10/2/b für gegeben. Sitzler wurde angewiesen, den Dienst in der Landesanstalt bis zum 15. Dezember 1947 zu quittieren. Auch eine weitere Berufsausübung als Arzt wurde ihm untersagt. Obwohl das LGA offenbar in einer Reihe von Bescheiden, die vom Tenor her ähnlich drakonisch ausgefallen waren, schon erfolgreich bei der Innenverwaltung zu Gunsten von Anstalten und betroffenen Ärzten hatte intervenieren können, nahm man im Fall Sitzler von dieser Möglichkeit Abstand, nachdem von dort der unmissverständliche Fingerzeig gekommen war, jeder Einspruch werde angesichts der Schwere der Vorwürfe von vornherein als zwecklos er-

140 Lebenslauf Sitzler vom 27.6.1947; BLHA, Rep. 211, PA 7 (Karl Sitzler) [unverz. Material].
141 In dieser Funktion verfasste Sitzler am 13. Juni 1945 für die neu eingerichtete Provinzialverwaltung einen längeren Bericht über die Zustände in der Teupitzer Anstalt; zit. bei Rose, Brüche und Kontinuitäten, S.82.
142 Zit. nach ebd., S.88, FN 37.
143 Ebd., S.89f.
144 Schreiben Winter, Dezernat II (Personalwesen) der Abt. Gesundheitswesen an des Ausschuß Dir. 24 vom 9.5.1947; BLHA, Rep. 211, PA 7 (Karl Sitzler) [unverz. Material].
145 Abschrift eines Schreiben Landrat des Kreises Beeskow-Storkow an MR Dr. Winter, Abt. VIII vom 10.6.47 betr. „Verbrechen gegen die Menschlichkeit“ in der Anstalt Teupitz; BLHA, Rep. 211, PA 7 (Karl Sitzler) [unverz. Material].

achtet.[146] Stattdessen sorgte Winter dafür, dass ungefähr zwei Wochen später ein geharnischter Protestbrief auf Bechlers Schreibtisch landete, mit dem die Betriebsgewerkschaftsgruppe der LA Teupitz Sitzlers Entlassung rückgängig machen wollte.[147] Aber weder diese Initiative noch ein persönliches Gespräch, das Winter im Januar 1948 mit Bechler hatte, konnten an der Beschlusslage im Fall Sitzler etwas ändern. So musste der LGA-Chef dem Betroffenen am 19. Januar in bedauerndem Unterton mitteilen, dass „der Herr Minister des Innern auf Grund meiner Unterredung entschieden hat, dass es bei dem Beschluss der Landes-Entnazifierungskommission vom 28.11.47 bleiben muss."[148] Sitzler schied daraufhin zum 15. Februar aus dem Dienst und entzog sich seiner drohenden Verhaftung kurzerhand durch Flucht in den Westen.[149]

Das SMT-Verfahren gegen den Gördener Anstaltsleiter Professor Dr. Hans Heinze

Die Nachkriegsbiographie des langjährigen Gördener Anstaltsleiters und führenden NS-Kinderpsychiaters Professor Dr. med. habil. Hans Heinze scheint insofern ein Sonderfall in der Geschichte des ostdeutschen Umgangs mit dem NS-Krankenmord zu sein, als es sich bei Heinze um einen der wenigen hochrangigen „Euthanasie"-Ärzte handelt, von denen bekannt ist, dass gegen sie schon unmittelbar nach Kriegsende mit strafrechtlichen Mitteln vorgegangen wurde. Im Gegensatz zu dem Leipziger „T4"-Gutachter Dr. Herrmann Paul Nitsche, der 1947 von einem nationalen Gericht abgeurteilt und anschließend

146 Vermerk Abt. VIII vom 2.12.1947; BLHA, Rep. 211, PA 7 (Karl Sitzler) [unverz. Material].
147 In dem Schreiben heißt es u.a.: „Nach jetzt getroffener Entscheidung des Ausschusses zur Durchführung der Direktive Nr.24 bei der Landesregierung Brandenburg hat sich im Hinblick auf das ärztliche Personal eine folgenschwere Härte ergeben. Der in der Landesanstalt Teupitz seit etwa 20 Jahren beschäftigte Herr Dr. med. Karl Sitzler muss auf Grund der getroffenen Entscheidung des Ausschusses sofort seine Tätigkeit als Arzt in der Anstalt einstellen. Es ist hierbei auf keinen Fall auf die Belange der werktätigen Bevölkerung Rücksicht genommen worden. Bei der z.Zt. herrschenden Knappheit an Ärzten – in diesem Falle außerdem noch an alt erfahrenen Psychiatern – in der sowj. Zone Deutschlands, ist es untragbar, die Zahl der noch amtierenden Ärzte zu verringern. Es wird daher gebeten, die vom Ausschuss getroffene Entscheidung auf sofortige Entlassung des Herrn Dr. med Sitzler einer erneuten Prüfung zu unterziehen. Sollte in diesem Falle eine anderweitige Regelung nicht ermöglichen lassen, so erleidet nicht nur die ärztliche Betreuung der Patienten, sondern auch die Betreuung der Belegschaft der Anstalt mit dem Fortgang des oben genannten Arztes einen schweren Schlag. Dr. Sitzler wurde im Einvernehmen mit dem Betriebsrat und der Belegschaft in vorbildlicher Weise betreut. Auf Grund der Verpflegungslage war es dringend erforderlich, eine monatliche Gewichtskontrolle aller Belegschaftsmitglieder durchzuführen, um besonders gefährdete Mitarbeiter mit großem Untergewicht beratend und helfend zur Seite zu stehen. Es war daher möglich, in Zusammenarbeit mit der Anstaltsleitung, den Mitarbeitern mit erheblichem Untergewicht eine tägliche Zusatzverpflegung zu geben. Mit dem Ausscheiden von Dr. Sitzler müsste die betriebsärztliche Versorgung der Belegschaft eingestellt werden, da für die in der Anstalt z.Zt. vorhandenen Patienten (etwa 360) nur noch ein Arzt zur Verfügung steht und es diesem nicht zugemutet werden kann, außerdem die Betreuung von 140 Mitarbeitern zu übernehmen." Betriebsgewerkschaftsgruppe der LA Teupitz an Landesvorstand des FDGB vom 15.12.1947; BLHA, Rep. 211, PA 7 (Karl Sitzler) [unverz. Material].
148 Schreiben Winter, Abt. VIII an Sitzler vom 19.1.1948; BLHA, Rep. 211, PA 7 (Karl Sitzler) [unverz. Material].
149 Hans Sussmann, Das Krankenhaus, in: Ders. Teupitz und das Schenkenländchen, T. II, Königs Wusterhausen (1975), S. 57–61, hier: S. 60.

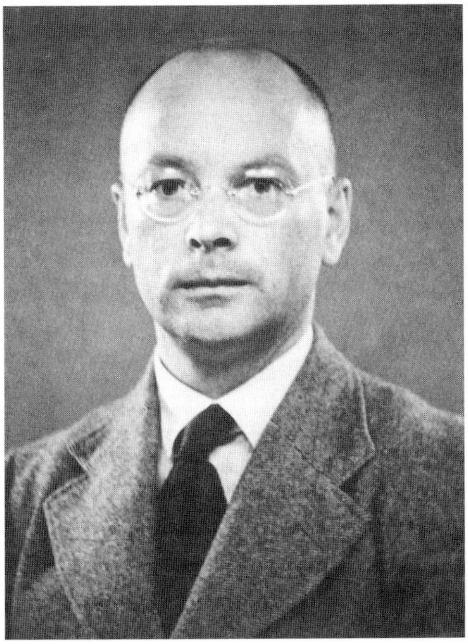

Dr. Hans Heinze.

hingerichtet wurde,[150] erhielt Heinze ein Verfahren vor einem in Brandenburg stationierten Sowjetischen Militärtribunal (SMT). Um die Hintergründe dieses Falls haben sich in den vergangenen Jahren, insbesondere vor dem Hintergrund der seit 1990 kontrovers diskutierten „Speziallager"-Problematik, mancherlei Spekulationen und Hypothesen gebildet. Genährt wurden diese in erster Linie durch die weitgehend undurchsichtigen Umstände von Heinzes Verhaftung im Oktober 1945. Bei der Bewertung der verschiedenen Erklärungsversuche und Deutungsangebote ist die bestehende Asymmetrie der Quellenlage zu berücksichtigen. So hat Hans Heinze, der 1953, kurz nach seiner Übersiedlung in den Westen, aufgrund guter Kontakte zum Münsteraner Landrat Dr. Schneider zunächst eine Assistenzarztstelle in der Heilanstalt Marienthal erhielt und wenig später zum Leiter der Jugendpsychiatrischen Klinik beim Niedersächsischen Landeskrankenhaus in Wunstorf avancierte, nach der Wiederaufnahme bundesdeutscher Ermittlungen gegen das „T4"-Personal versucht, ein möglichst positives Bild seiner Gördener Jahre zu entwerfen. Gegenüber Staatsanwaltschaften, Gerichten und Medien bediente sich der Mediziner hauptsächlich zweier rhetorischer Entlastungsstrategien. Zum ersten war er ebenso wie seine früheren Kollegen Dr. Werner Catel[151] und Dr. Ernst Wentzler darauf bedacht, einen fiktiven Trennstrich zwischen Erwachsenen-

150 Joachim S. Hohmann, Der „Euthanasie"-Prozeß Dresden 1947 – Eine zeitgeschichtliche Dokumentation, Frankfurt am Main 1947. Heinzes früherer Kollege Ernst Illing wurde 1946 aufgrund des Urteils eines Wiener Volksgerichts der „Euthanasie" für schuldig befunden und hingerichtet; Falk/ Hauer, Erbbiologie, Zwangssterilisation und „Euthanasie", S. 104.
151 Zur westdeutschen Nachkriegskontroverse um Catels Tätigkeit als „Reichsausschußgutachter" siehe auch den Sachstandsvermerk Ltn. Wallner, Abteilung V/6 der BV Leipzig des MfS vom 23.09.1960; BstU, MfS HA XX, Nr. 4982 („Euthanasie"), Bl. 5–15.

und Kinder-„Euthanasie" zu ziehen. Damit verband sich die der Realität nicht standhaltende Behauptung, die Kinder-„Euthanasie" sei im Gegensatz zur Erwachsenen-„Euthanasie" nach hohen wissenschaftlichen Standards und unter Vermeidung größerer Opferzahlen verlaufen.[152] Ein weiteres, mindestens ebenso zugkräftiges Argument war, dass Heinze sich als Opfer eines sowjetischen Erpressungsversuchs zu präsentieren suchte. Wie er in staatsanwaltschaftlichen Vernehmungen angab, hätten ihm sowjetische Untersuchungsoffiziere während der ersten Nachkriegsmonate angeboten, auf der Krim eine Jugendpsychiatrische Einrichtung nach Gördener Vorbild aufzubauen.[153] Erst als er diese Offerte abgelehnt habe, sei die Festnahme durch das NKWD erfolgt. Unabhängig davon, wie man den Wahrheitsgehalt dieser Aussage gewichten will, manifestiert sich darin ganz deutlich das Bedürfnis nach einer Relativierung und Delegierung von Schuld. Nicht nur sollte durch die ostentative Erwähnung des Rekrutierungsversuchs der verfälschende Eindruck erweckt werden, es habe in der stalinistischen Sowjetunion eine dem Nationalsozialismus vergleichbare systematische Ermordung von psychisch Kranken gegeben, sondern angesichts der neu gegen ihn erhobenen Beschuldigungen war Heinze offenbar auch daran gelegen, den nicht ganz fern liegenden Verdacht zu entkräften, die Verhaftung könne etwa aufgrund von „Euthanasie"-Vorwürfen erfolgt sein.

Nach der Eroberung der Landesanstalt Brandenburg-Görden am 27. April 1945 geriet Heinze kurzzeitig in Untersuchungshaft, wurde aber schon einige Tage später wieder freigelassen. Während seiner Abwesenheit fungierte vorübergehend ein ehemaliger Insasse des benachbarten Zuchthauses Görden als kommissarischer Anstaltsleiter. Nach dessen Absetzung übernahm der 35-jährige Ernst Schulz[154] diesen Posten, während der 15 Jahre ältere Heinze mit der Chefarztposition betraut wurde. Diese Vorgehensweise, dem NS-belasteten ärztlichen Leitungspersonal einen dem NS-System fernstehenden Verwaltungsdirektor beizuordnen, wurde auch in anderen brandenburgischen Landesanstalten praktiziert. Wie Wolfgang Rose betont hat, handelte es sich hierbei um den Versuch, einen „Kompromiss zwischen dem politisch Gewollten und dem sozialmedizinisch für notwendig Erachteten" zu finden.[155] Ob der frühere Sanitätsgefreite Schulz jedoch vor dem Hintergrund seiner mehrjährigen Tätigkeit im benachbarten Lazarett Brandenburg-Görden überhaupt Willens und in der Lage war, die ihm zugedachten Funktionen auszufüllen, darf angesichts der von ihm vorliegenden Beurteilungen über Gördener Ärzte

152 Vgl. dazu Thomas Beddies, Kinder-„Euthanasie" in Berlin-Brandenburg, in: Günter Morsch und Sylvia de Pasquale (Hrsg.), Perspektiven für die Dokumentationsstelle Brandenburg. Beiträge der Tagung in der Justizschule der Justizvollzugsanstalt Brandenburg am 29./30. Oktober 2002 (=Materialien der Stiftung Brandenburgische Gedenkstätten, Bd. 2), Münster 2004, S. 123–132; Udo Benzendörfer, Kinder- und Jugendpsychiatrie und „Euthanasie" – Hans Heinze. In: Arbeitskreis zur Erforschung der nationalsozialistischen "Euthanasie" und Zwangssterilisation (Hrsg.): Beiträge zur NS-„Euthanasie"-Forschung 2002, Ulm 2003, S. 9–53; Hans-Walter Schmuhl, Hirnforschung und Krankenmord. Das Kaiser-Wilhelm-Institut für Hirnforschung 1937–1945, in: Vierteljahreshefte für Zeitgeschichte 4 (2002).

153 Es besteht hier eine auffällige Parallele zum Aussageverhalten von Werner Catel, der gegenüber westdeutschen Strafverfolgern ähnliche Angaben machte; Untersuchungsrichter bei dem LG Hannover, Vernehmungsprotokoll Dr. Werner Catel vom 14.05.1962; BAB, R 178, EVZ I K. 25. Akte 2.

154 Ernst Schulz: Siehe biographische Daten im Anhang.

155 Rose, S. 50 im vorliegenden Band.

zumindest bezweifelt werden.[156] Sofort nach Inspektion der Anstaltseinrichtungen unternahmen die Sowjets erste Anstrengungen, die Rolle von Görden im NS aufzuklären. Dabei bediente man sich offenbar auch der Mithilfe von Personen, die zuvor in Brandenburg eine führende Rolle bei der ideologischen Vorbereitung und praktischen Durchführung der Auslesemedizin gespielt hatten. Während sich die Besatzungsorgane anfangs noch von der Vorstellung leiten ließen, bei der Landesanstalt handele es sich die so genannte „Tötungsanstalt Brandenburg", gelang es den deutschen Verantwortlichen vor Ort alsbald, die Aufmerksamkeit von Görden weg auf die Geschehnisse im Alten Zuchthaus zu lenken. In Heinzes knapp zwanzig Jahre später erstelltem Bericht heißt es dazu:

„Nach der Einnahme Brandenburgs am 27.4.1945 übergab ich den sowjetischen Offizieren und Ärzten die Anstalt mit allen speziellen Einrichtungen. Sehr bald begannen sie, wie in allen Anstalten, unter Mitwirkung der NKWD Erhebungen über die Euthanasiemaßnahmen der nationalsozialistischen Regierung anzustellen. Dabei wurden sie unterstützt von dem noch im Amte befindlichen Landesmedizinalrat Dr. Baumann. Dabei hatte ich gelegentlich dieser Besichtigungen die Möglichkeit, den von mir in dieser Angelegenheit mit dem Landeshauptamt geführten Schriftwechsel in Abschriften zu übergeben und durch Herrn Landesmedizinalrat Dr. Baumann bestätigen zu lassen. In den Monaten Mai bis Oktober 1945 wurde ich wie die übrigen Anstaltsleiter von solchen sowjetischen Untersuchungskommissionen laufend verhört. Sie kontrollierten die Krankenabteilungen, vernahmen die Ärzte, die Patienten und deren Angehörige, verglichen die Aufnahme- und Abgangslisten, kontrollierten den Medikamentenverbrauch, die Prosektur, wo sie sich von Fachleuten makroskopisch und mikroskopisch über die Obduktionsergebnisse unterrichten ließen. Ich selbst wurde monatelang von einem Oberstabsarzt der NKWD begleitet, der neben mir in unserer Wohnung schlief."[157]

Folgt man den späteren Ausführungen Heinzes, liefen die sowjetischen Untersuchungen in Görden noch bis Anfang Oktober weiter, ohne dass die Verhaftung des Eberswalder Anstaltsleiters Dr. Ehlers im Juni 1945, die Absetzung des PGA-Chefs Baumann gut einen Monat später oder auch der Beginn systematischer Säuberungen unter der Ärzteschaft Brandenburgs konkretere Auswirkungen auf das Gördener Personal allgemein und den Fall Heinze im besonderen gehabt hätte.[158] Diese retrospektive Selbstauskunft des mittlerweile unter Mordverdacht stehenden Anstaltsleiters kollidiert allerdings mit einem interzonalen Rechtshilfevorgang aus dem Jahr 1946/47, der nur in einer Kopie

156 Schreiben Schulz an Magistrat der Stadt Brandenburg vom 18.1.1946 betr. Befehl Nr.124 des Marschall Shukow Beschlagnahme-Verordnung: „Gemäß Punkt 1b der o.a. Beschlagnahme-Verordnung ist das Eigentum von einflussreichen Anhängern der NSDAP als beschlagnahmt zu erklären. Innerhalb des Anstaltsgebietes befinden sich Eigentumswerte des früheren Anstaltsdirektors Prof. Dr. Heinze, der z.Zt. verhaftet ist. Es obliegt nicht meiner Beurteilung, ob Prof. Heinze als einflussreicher Anhänger der NSDAP anzusehen ist."; BLHA, Rep. 55 C Brandenburg-Görden, P1 (Hans Heinze).
157 Ms. Schreiben Heinze an OStA beim LG Hannover vom 15.8.1957; BAB, R 178, EVZ I K. 28 Akte 2.
158 Es fällt allerdings auf, dass Heinze zu dem Kreis von Berliner Universitätsprofessoren zählte, die sich bis Ende Juni nicht bei der Personalverwaltung der Friedrich-Wilhelm-Universität zum Dienst zurückgemeldet hatten; BAB, ZB II 1154 Bd. 1

in den Beständen des Bundesarchivs, Außenstelle Berlin, erhalten ist.[159] Aus diesem geht hervor, dass sich die Frankfurter Staatsanwaltschaft im Dezember 1946 an die Landeskriminalpolizei der Mark Brandenburg wandte und von dort Auskünfte zu Personalien und Aufenthaltsort von Hans Heinze erbat, um diesen für ein in Hessen anhängiges Ermittlungsverfahren zu vernehmen.[160] Daraufhin meldete sich der Leiter des Stadt-Kriminalkommissariats von Brandenburg /Havel mit dem Hinweis zurück, der ehemalige Gördener Pädiater sei bereits im „August 45 von der Sowjet-Armee interniert“ worden. Da aber ungeachtet dieser Tatsache von Seiten der deutschen Kriminalpolizei weiterhin wegen „Verbrechen gegen die Menschlichkeit“ gegen ihn ermittelt werde, bitte man um die Überlassung weiterer Informationen.[161] Oberstaatsanwalt Dr. Linzner von der Frankfurter Staatsanwaltschaft reagierte gut drei Wochen später und ließ die Polizeibehörden Brandenburgs wissen, dass „Prof. Heinze in dem hier anhängigen Verfahren wegen der in den Landesheilanstalten des Bezirksverbandes Nassau in Wiesbaden begangenen Straftaten beschuldigt wird, an der Auswahl solcher Anstaltsinsassen mitgewirkt zu haben, die beseitigt wurden. Darüber hinaus soll die Anstalt Brandenburg-Görden der ‚Gemeinnützigen Stiftung für Anstaltspflege‘ in Berlin überlassen worden sein, die in der Anstalt zahlreiche Geisteskranke durch Giftgas tötete und ihre Leichen verbrannte.“ Abschließend bat Linzner um genauere Angaben zu dem in Brandenburg anhängigen Verfahren wegen „Verbrechen gegen die Menschlichkeit (VgM)“, da er beabsichtige, eine Verbindung der beiden Einzelverfahren herbeizuführen.[162] Das dazu vorliegende Antwortschreiben der LKP Mark Brandenburg ist in doppelter Hinsicht bemerkenswert. So zeigt es zum einen, dass sich zu diesem Zeitpunkt bereits unterschiedliche kriminalpolitische Konzepte bei Anwendung und Auslegung des neuen völkerrechtlichen Straftatbestands „Verbrechen gegen die Menschlichkeit“ herausgebildet hatten. Während sich die Anwendung in den Westzonen auf vergangenheitsbezogene Delikte beschränkte, machte sich im Osten schon allmählich eine Erweiterung auf Nachkriegsdelikte, insbesondere solche mit antikommunistischem Charakter, bemerkbar. Zum anderen ist das Dokument aber auch deshalb von Interesse, weil darin Heinzes Verhaftung einschließlich der Umstände, die dem

159 Der Vorgang zum Verfahren Az 4a Js 28/46 der Staatsanwaltschaft Frankfurt a.M. wurde offenbar von der DDR-Staatssicherheit im Zuge der strafrechtlichen Voruntersuchung, welche die Staatsanwaltschaft Hannover ab 1962 gegen Heinze führte, recherchiert und bei der HA IX/11 archiviert. Eine Recherche in Beständen des HHStA ergab, das sich Hans Heinze ausweislich des überlieferten Registers der StA Frankfurt/M. nicht unter den 23 Beschuldigten des Verfahrens 4a Js 28/46 befindet. Dieses Verfahren bildete einer der Vorläufer des über 400 Bände umfassenden Strafverfahrens Ks 2/66 des OLG Frankfurt/M. gegen Dr. Werner Heyde, Dr. Gerhard Bohne, Dr. Hans Hefelmann und Friedrich; die Akten befinden sich heute unter der Signatur Abt. 631 a Nr.53 im HHstA (Auskunft Dr. Degreif, HHstA vom 16.08.2004). Gegen Heinze wurden in der Folgezeit noch eine Reihe weiterer Ermittlungsverfahren geführt, u.a. die Verfahren 1 P Js 1026/56 ./. Heinze und 3 P (K) Js 58/60 StA ./. Blankenburg, Wentzler und Heinze der Berliner Staatsanwaltschaft sowie die Verfahren 2 Js 237/56./.Heinze,19 Js 328/60 ./. Catel, Wentzler, Catel sowie 2 Js 340/69 ./. Heinze der Hannoveraner Staatsanwaltschaft (Auskunft von Dr. Matthias Meusch, HstA Düsseldorf vom 30.08.2004). In einer 1965 angeordneten Begutachtung Heinzes war das Gesundheitsamt Nienburg/Weser zu dem Befund gekommen, der Angeschuldigte sei „psychisch ein Wrack“; Beschluss des LG Hannover in der VU 24 AR 16/66 ; BstU, MfS HA XX, Nr.4636, Bl. 149–150.

160 Schreiben OStA Wagner b. d. LG Frankfurt/M. an LKP Mark Brandenburg vom 18.12.1946; BAB, R 178, EVZ I K. 30 Akte 11.

161 Schreiben Kommissariatsleiter des Stadt-Kriminalkommissariats Brandenburg/Havel an OStA Frankfurt/M. vom 2.1.1947; BAB, R 178, EVZ I K. 30 Akte 11.

162 Schreiben OStA Dr. Linzner b. d. LG Frankfurt/M. an LKP Mark Brandenburg vom 22.1.1947; BAB, R 178, EVZ I K. 30 Akte 11.

vorausgingen, erstmals in völlig neuem Licht erscheinen. So stellte der brandenburgische Kriminalbeamte am 11. Februar 1947 gegenüber seinem hessischen Kollegen klar: „In der obigen Angelegenheit besteht offenbar ein Missverständnis Ihrerseits. Am 30.8.1945 wurde der damalige Küchenleiter der Heil- und Pflegeanstalt Brandenburg/Havel, Antifaschist, Friedrich Heil, auf dem Gelände der Landesanstalt bestialisch ermordet. Professor Heinze wurde unter Mordverdacht von der russischen Militärpolizei festgenommen, während sein Sohn, unter dem gleichen Verdacht, flüchtig ist. Der Vorgang wurde von uns unter der Tgb.-Nr.102/45 abgeschlossen und der russischen Polizei übergeben. Vom Verbrechen des Prof. Heinze (Tötung und Verbrennung usw.) in der Anstalt ist hier nichts bekannt, dagegen lief hier ein Ermittlungsverfahren gegen einen Dr. Schmitt wegen der Verbrechen in einer provisorischen Heilanstalt Brandenburg /Havel, Neuendorfer Str. 90 c.“[163]

Leider konnten bislang keine Dokumente aufgefunden werden, anhand derer sich der Mordfall Heil sowie die davon abgeleiteten Schuldvorwürfe gegen die beiden Heinzes[164] hätten erhärten lassen. Ungeachtet der noch ausstehenden Verifizierung durch ost- und westdeutsche Parallelüberlieferungen sollte der hier zitierte Schriftwechsel aber insofern bei der weiteren Rekonstruktion des Falls Heinze berücksichtigt werden, als er die These unterstützt, nach der die „Euthanasie“-Vorwürfe vielleicht erst zu einem späteren Zeitpunkt kumulativ hinzugefügt wurden. Angesichts der zuvor erwähnten Schieflage beim Zugang zu Aktenbeständen deutscher und sowjetischer Provenienz verdeutlicht der Vorgang aber darüber hinaus, dass es bei intensiveren Recherchen in deutschen Archiven ohne weiteres möglich gewesen wäre, neue und möglicherweise auch weiterführende Erkenntnisse zu den Hintergründen von Heinzes Verurteilung zu Tage zu fördern, ohne dass der Weg einer funktional begründeten Rehabilitierung hätte beschritten werden müssen.[165]

Am 15. Oktober 1945, drei Tage vor Vollendung seines fünfzigsten Lebensjahres, wurde der Gördener Anstaltsleiter von in Brandenburg stationierten NKWD-Einheiten festgenommen und abgeführt. Man kann es als späte Rache

163 Schreiben Kommissariatsleiter des Stadt-Kriminalkommissariats Brandenburg/Havel an OStA Frankfurt/M. vom 11.2.1947; BAB, R 178, EVZ I K. 30 Akte 11.
164 Bei dem ebenfalls unter Mordverdacht stehenden Sohn handelt es sich offenbar um Heinzes zweitältesten Sohn Horst Heinze (Jahrgang 1927). Heinze behauptete später gegenüber der Staatsanwaltschaft Hannover, sein Sohn sei 1945 bei dem Versuch, seiner Schwester zur Flucht in den Westen zu verhelfen, gefasst und zu einer mehrjährigen Zuchthausstrafe verurteilt worden. Aus Heinze sen. Haftakte geht hervor, dass Horst Heinze offenbar ebenfalls einige Zeit in Sachsenhausen eingesessen hat. Im Jahre 1950 gibt Heinze sen. zum Aufenthaltsort seines Sohnes an, jener sei „unbekannt“. Später berichtete er den Strafverfolgungsbehörden, Horst sei 1949 aus der Strafanstalt Bautzen entflohen und in den Westen übergesiedelt; Fragebogen Heinze zum Vollzugsverfahren U-0840-50, Bl. 1–2 RS; Rudolf, Abt.-Leiter GW der Strafvollzugsanstalt Torgau, Führungszeugnis zum Strafgefangenen Heinze vom 24.01.1952; BstU, MfS Abt. XII RF 524 („Dr. Heinze“), Bl. 18 sowie Ms. Schreiben Heinze an OStA beim LG Hannover vom 15.8.1957; BAB, R 178, EVZ I K. 28 Akte 2.
165 Klaus-Dieter Müller, der 1997 im Rahmen seiner damaligen Funktion als Wissenschaftlicher Mitarbeiter am Dresdner Hannah-Arendt-Institut für die Antragstellung verantwortlich war, hat seine Vorgehensweise rückblickend mit dem Argument gerechtfertigt, dies sei der einzig erfolgversprechende Weg gewesen, die tatsächlichen Hintergründe der 1946 ergangenen Verurteilung aufzuklären; Klaus-Dieter Müller, Aus der Geschichte gelernt. Gemeinsame Aufarbeitung von Kriegsgefangenen- und Zivilistenschicksalen, in: Verfolgung unterm Sowjetstern. Stalins Lager in der SBZ/DDR. XV. Bautzen-Forum der Friedrich-Ebert-Stiftung, Büro Leipzig, vom 13./14. Mai 2004, S.37–61, zum Fall Heinze: S.54ff.; vgl. dazu auch Mike Schmeitzner, Sowjetische Militärtribunale in der SBZ/DDR 1945–1950. Deutsche vor Gericht, in: Verfolgung unterm Sowjetstern, S.94–107; ausführlich zu der Kontroverse um die posthume Rehabilitierung Heinzes der entsprechende Abschnitt in diesem Beitrag.

der Geschichte betrachten, dass der sowjetische Geheimdienst das Gefängnis des Operativen Kreises Brandenburg in den Kellerräumen einer Villa an der Neuendorfer Straße Nr. 89 eingerichtet hatte, wo sich nicht nur das Hauptquartier der Operativen Gruppe Brandenburg des NKWD befand, sondern gleichzeitig auch ein Sowjetisches Militärtribunal (SMT) getagt haben soll.[166] Damit fand sich Heinze nach seiner Inhaftierung nur wenige Steinwürfe entfernt von dem Ort wieder, an dem er fünfzehn Jahre zuvor die massenhafte Tötung von Kranken angeordnet und beaufsichtigt hatte. Heinzes rückblickender Darstellung zufolge wurde während der etwa sechs Monate dauernden Untersuchungshaft die Frage einer Verstrickung in „Euthanasie"-Verbrechen zwar „anhand der bereits vorliegenden Akten erneut erörtert", angeblich später aber „als eindeutig geklärt" beiseite gelegt. Stattdessen habe ihn die Geheimpolizei mit willkürlichen, fast täglich wechselnden Vorwürfen konfrontiert. Dabei seien auch Foltermethoden zum Einsatz gekommen. Einen Tag vor der Gerichtsverhandlung, so berichtete Heinze weiter, habe ihm der Chefdolmetscher die Mitteilung überbracht, dass der zuständige NKWD-General in Potsdam seine Entlassung verfügt und die Wiederaufnahme der Chefarzttätigkeit in Görden angeordnet habe.[167] Noch in der gleichen Nacht tagte dann aber ein dreiköpfiges Militärtribunal und verurteilte den Mediziner am 14. März 1946 aufgrund von Artikel 58-2 („Bewaffneter Aufstand oder Eindringen von bewaffneten Banden in das Sowjetgebiet in gegenrevolutionärer Absicht, Ergreifung der zentralen oder örtlichen Gewalt in der gleichen und insbesondere der Absicht, von der Union der SSR und der einzelnen Unionsrepubliken irgend einen ihrer Gebietsteile gewaltsam abzutrennen"), einer im Fall von NS-Verbrechen relativ häufig angewandten Strafvorschrift des Strafgesetzbuches der Russischen Sozialistischen Föderativen Sowjetrepubliken (RSFSR),[168] zu sieben Jahren „Freiheitsentzug in einem Arbeits- und Entziehungslager unter Einziehung des Vermögens".[169] Grundsätzlich umfasste die Gruppe der SMT-Verurteilungen nach Artikel 58-2 so unterschiedliche Delikte wie „Misshandlungen sowjetischer Kriegsgefangener", „Beteiligung an der Erschießung, Erhängung oder Verschleppung sowjetischer Bürger in den besetzten Gebieten" oder „Strafvollzugstätigkeit gegen Partisanen". Obwohl der Schwerpunkt auf der Ahndung klassischer Kriegsverbrechen lag, wurden darunter auch Handlungen subsumiert, die sich auf exponierte Funktionen im NS oder mitunter auch auf „Werwolf"-Tätigkeit bezogen.[170] Insgesamt handelt es sich damit um einen jener typischen „Gummiparagraphen" im sowjetischen Strafrecht, die heute Probleme bei der Eingrenzung der davon betroffenen deutschen Zivilis-

166 Vgl. Natalja Jeske, Die Repressionspraxis der sowjetischen Besatzungsmacht in Berlin-Brandenburg 1945–1949, in: Morsch/de Pasquale (Hrsg.), Perspektiven für die Dokumentationsstelle Brandenburg, S. 161 f.

167 Ms. Schreiben Heinze an OStA beim LG Hannover vom 15.8.1957; BAB, 178, EVZ I K. 28 Akte 2.

168 Eine im Auszählung von SMT-Verurteilungen im Rahmen des HAIT-Projektes ergab, dass in 71,6 Prozent aller SMT-Verfahren, in den der Artikel 58-2 als alleiniger Urteilsgrund angegeben war; eine Belastung wegen NS-Verbrechen oder Mitgliedschaft in einer NS-Organisation, Polizei oder SD vorlag; vgl. dazu die Tabelle II c 1 im Anhang von: Sowjetische Militärtribunale, Bd. 2, S. 788

169 Rehabilitierungsbescheid der russischen Militärstaatsanwaltschaft vom 28.1.1998; HAIT-Archiv.

170 Natalja Jeske und Ute Schmidt, Zur Verfolgung von Kriegs- und NS-Verbrechen, in: Sowjetische Militärtribunale, Bd. 2, S. 155–192; 166 f. sowie die Tabellen II b, II c 1 und IV b 1. Aus der letztgenannten Tabelle ergibt sich, dass das Gros aller 1946 gefällten Verurteilungen nach 58-2 mit Strafen in Höhe von 10 Jahren endeten (1094), während sich nur 145 Verfahren im Bereich zwischen 6–9 Jahren bewegten.

ten verursachen. Legt man allerdings die quantitativen und qualitativen Ergebnisse des Dresdner SMT-Forschungsprojektes zugrunde, ergibt sich daraus für den Fall Heinze, dass sowohl die Anwendung des Artikels 58-2 auf einen führenden NS-Wissenschaftler als auch das dabei verhängte, im unteren Bereich liegende Strafmaß von sieben Jahren Lagerhaft durchaus noch im Rahmen dessen lag, was in den ersten beiden Nachkriegsjahren im Bereich der disparaten SMT-Strafpraxis üblich war. Insofern liefert dieser Sachverhalt allein zunächst einmal keine äußeren Anhaltspunkte, die es rechtfertigen würden, die Verurteilung Heinzes als „Sonderfall“ zu qualifizieren und vor diesem Hintergrund einen erhöhten „Klärungsbedarf“ im Hinblick auf einen vorhandenen oder nicht vorhandenen NS-Hintergrund zu postulieren.[171] Im Gegenteil kann der Umstand, dass der Gördener Anstaltsleiter bereits kurz nach Kriegsende auf der Grundlage eben jenes Artikels verurteilt worden ist, wohl eher als Hinweis darauf gewertet werden, dass dies tatsächlich auch wegen einer damals schon bekannten Verstrickung in NS-Verbrechen geschah. Auch die wenigen überlieferten Unterlagen, die zu Heinzes SMT-Verfahren vorliegen, verweisen auf einen NS-Bezug. Allerdings fällt dabei als eventuelle Besonderheit auf, dass die dahinter stehenden Schuldvorwürfe teilweise erheblich variieren. Während in einer 1949 entstandenen Aufstellung von „Beteiligung an Zwangssterilisierungen“ und „Beihilfe zur Tötung von 200 Geisteskranken“ die Rede ist,[172] heißt es demgegenüber in einem 1950 gefertigten Urteilsauszug aus der deutschen Haftakte Heinzes, dieser sei „wegen grausamer Behandlung ausländischer Arbeiter im Krankenhaus während seiner Tätigkeit“ verurteilt worden.[173] Heinze selbst gab zwei Jahrzehnte später gegenüber westdeutschen Strafverfolgern an, das Gericht habe ihn seinerzeit mit der Begründung verurteilt, er habe „als Universitätsprofessor keine Mediziner sondern Faschisten ausgebildet“.[174] Aus dem nunmehr zugänglichen, dem Rehabilitierungsbescheid vom 28. Januar 1998 beigefügten Gutachten der russischen Militärhauptstaatsanwaltschaft[175] ergeben sich nun insofern neue Gesichtspunkte für den Fall Heinze, als die Voruntersuchung gegen ihn offenbar anfangs auf der Grundlage des so genannten Ukaz 43 vom 19. April 1943[176] geführt wurde, welcher vielfach im Zuge des so genannten „Automatischen Arrests“ wegen Zugehörigkeit zu bestimmten NS-Formationen zur Anwen-

171 Im Gegensatz dazu Klaus-Dieter Müller, der eine besondere Klärungsbedürftigkeit des Falls Heinze sowohl wegen der Heranziehung des Artikel 58-2 als auch wegen der „relativ geringe[n] Strafe“ für gegeben hält; Klaus-Dieter Müller, Aus der Geschichte gelernt. Gemeinsame Aufarbeitung von Kriegsgefangenen- und Zivilistenschicksalen, in: Verfolgung unterm Sowjetstern. Stalins Lager in der SBZ/DDR. XV. Bautzen-Forum der Friedrich-Ebert-Stiftung, Büro Leipzig, vom 13./14. Mai 2004, S. 37–61, zum Fall Heinze S. 54ff.

172 Zit. bei Jeske/Schmidt, Zur Verfolgung von Kriegs- und NS-Verbrechen, S. 174.

173 BAB, DO 1, Nr. 4572, S. 3.

174 Ms. Schreiben Heinze an OStA beim LG Hannover vom 15.8.1957; BAB, R 178, EVZ I K. 28 Akte 2.

175 Dieses Gutachten wurde offenbar von dem Antragsteller im Hinblick auf die besondere „Klärungsbedürftigkeit“ angefordert; zu den formalen Abläufen des Rehabilitierungsverfahrens nach dem deutsch-russischen Rehabilitierungsgesetz siehe der entsprechende Abschnitt in diesem Beitrag.

176 Zu dem 1943 dekretierten Erlass „Über Maßnahmen zur Bestrafung der deutschen faschistischen Übeltäter, schuldig der Tötung und Misshandlung der sowjetischen Zivilbevölkerung und der gefangenen Rotarmisten, der Spione, der Verräter der Heimat unter den sowjetischen Bürgern und deren Mithelfern“ siehe Andreas Hilger/Nikita Petrov/Günther Wagenlehner, Der Ukaz 43: Entstehung und Problematik des Dekrets des Präsidium des Obersten Sowjets vom 19. April 1943, in: Sowjetische Militärtribunale, Bd. 1: Die Verurteilung deutscher Kriegsgefangener 1941 bis 1953, hrsg. von Andreas Hilger, Ute Schmidt und Günther Wagenlehner, Köln 2001, S. 177–210.

dung kam. Warum die sowjetischen Sicherheitsorgane dann im Laufe der Ermittlungen den Straftatbestand wechselten, ist zwar anhand der vorliegenden Unterlagen nicht klar ersichtlich. Andere vergleichbare Fälle aus der frühen SMT-Rechtsprechung zeigen jedoch, dass auch dies eine durchaus nicht untypische Vorgehensweise der erratischen stalinistischen Strafpraxis darstellte.[177] Die im Gutachten paraphrasierten sowjetischen Justizakten weisen außerdem darauf hin, dass Heinze sowohl wegen bloßer Mitgliedschaft in NSDAP und „verschiedenen faschistischen Vereinigungen", also auf der Grundlage des im Sowjetrecht üblichen, seit 1945 von den Westalliierten zunächst bestätigten „Organisationstatbestandes",[178] *als auch* wegen Beteiligung an Zwangssterilisations- und „Euthanasie"-Verbrechen verurteilt wurde. Konkret warfen ihm sowjetische Sicherheits- und Justizorgane im Frühjahr 1946 vor, er habe im Rahmen „seiner Tätigkeit als Arzt die Sterilisierung praktiziert sowie im September 1939 in Ausführung eines Befehls des Ministeriums für Innere Angelegenheiten Deutschlands aus einer Anstalt für Geisteskranke 200 Kranke ausgesondert und weitergeleitet. Diese Kranken seien getötet und ihre Leichen eingeäschert worden."[179] Folgende drei Aspekte sind an dieser Urteilsbegründung bemerkenswert. So geht daraus zum ersten hervor, dass sich die Selektions- und Tötungsvorwürfe der sowjetischen Behörden offenbar weder auf die Vorgänge im Alten Zuchthaus von Brandenburg/Havel noch auf die damit in Verbindung stehenden Vernichtungsaktionen in der „T4"-Gasmordanstalt Bernburg bezogen, zu denen laut Erkenntnissen Günther Wielands bereits seit Oktober 1945 erste Untersuchungen der sachsen-anhaltinischen Kriminalpolizei liefen, welche allerdings Mitte November aufgrund einer Weisung des sowjetischen Kommandanten von Bernburg vorläufig abgestoppt wurden.[180] Stattdessen heißt es in dem SMT-Urteil, Heinze sei für schuldig befunden worden, an der Überführung von Gördener Psychiatriepatienten nach „Gademar [sic] (Deutschland)" beteiligt gewesen zu sein. Dahinter verbarg sich offensichtlich die im westzonalen Hessen-Nassau gelegene Landesanstalt Hadamar, wo zu NS-Zeiten an die 15 000 Menschen umgebracht worden waren. Zum zweiten fällt auf, dass die Morde, welche Heinze zur Last gelegt wurden, auf die Opfergruppe „hoffnungslos geisteskranker" deutscher Staatsbürger beschränkt blieben.[181] Und schließlich wäre als dritter Punkt hervorzuheben, dass die sowjetischen Organe dabei explizit auf das schriftliche Regelwerk Bezug nahmen, mit dem die NS-Führung ab Spätsommer 1939 die „Euthanasie"-Aktion vorbereitet und eingeleitet hatte, wobei allerdings fälschlicherweise die zwei Runderlasse des Reichsinnenministeriums vom 18. Sep-

177 Vgl. dazu das bei Jeske und Schmidt erwähnte Sachsenhausen-Verfahren von 1947; Jeske/Schmidt, Zur Verfolgung von Kriegs- und NS-Verbrechen, S.162.
178 Eine Einschränkung des damit verbundenen, dem liberalen Strafrecht widersprechenden Kollektivschuldprinzips erfolgte erst mit dem Urteil des Nürnberger Hauptkriegsverbrechertribunals vom Oktoker 1946; Christian Meyer-Seitz, Die Verfolgung von NS-Straftaten in der Sowjetischen Besatzungszone, Berlin 1998, passim.
179 Gutachten Oberst der Justiz Bulutschewski vom 28.1.1998 (bestätigt von Abteilungsleiter Kopalin), paraphrasiert nach dem Urteilstext vom 14.3.1946, Bl. 39.
180 Günther Wieland, Der Beitrag der DDR zur Ahndung nationalsozialistischer Medizinverbrechen, in: Joachim Hohmann/ders., MfS-Operativvorgang „Teufel". „Euthanasie"-Arzt Otto Hebold vor Gericht, Berlin 1996, S.73–106, hier: S.78ff.
181 Im Urteil und dem darauf basierenden Gutachten ist von einer „Überführung von 200 hoffnungslos geisteskranken deutschen Staatsbürgern ... nach Gademar (Deutschland)" die Rede.

tember und 9. Oktober 1939 mit der so genannten „Führerermächtigung“ vom Oktober 1939 (rückdatiert auf 1. September 1939) gleich gesetzt wurden.[182]

Neue Einblicke in Intentionen und Zielstellungen des sowjetischen Umgangs mit dem Fall Heinze ergeben sich, wenn man das im Urteilstext erwähnte Stichwort „Gademar“ (richtig: Hadamar) aufgreift und dabei den Blick über die Grenzen der SBZ hinaus in die westlichen Besatzungszonen richtet, denn den Schlüssel zum Verständnis des sowjetischen SMT-Verfahrens gegen den Gördener Anstaltsleiter liefert offensichtlich ein anderer Strafprozess, welcher am 15. Oktober 1945 – auffällig ist die Koinzidenz zu Heinzes Inhaftierung – im Wiesbadener Amtsgericht geendet hatte. Hier hatte seit dem 8. Oktober 1945 eine US-Militärkommission unter dem Vorsitz von Richter Leon Jaworski getagt, um die Vorwürfe im Fall US vs. Alfons Klein, et al. zu prüfen. Angeklagt in diesem frühen US-amerikanischen Nachkriegsverfahren waren neben dem früheren Verwaltungsdirektor der Landesanstalt Hadamar Alfons Klein auch der ehemalige Chefarzt Dr. Adolf Wahlmann sowie eine Reihe weiterer Beschäftigter aus dem Pflege- und Verwaltungspersonal. Sie wurden beschuldigt, sich zwischen Juli 1944 und April 1945 an der Tötung von insgesamt 476, angeblich nicht lebensgefährlich erkrankter Tuberkulosepatienten polnischer und sowjetischer Herkunft beteiligt zu haben. Bei den ermordeten Opfern handelte sich um „Ostarbeiter“, welche ab Juni 1943 entsprechend eines Befehls des Generalbevollmächtigten Fritz Sauckel wegen physischer und psychischer Erkrankungen in eine der im Deutschen Reich eingerichteten elf „Sammelstellen“ eingewiesen und dort getötet worden waren.[183] Obwohl die Ermittlungen, die die US-Justiz seit März 1945 in Vorbereitung des „Hadamar Murder Factory Trial“ betrieb, ergeben hatten, dass es sich bei der Landesanstalt Hadamar um eines von insgesamt sechs reichsweiten „Euthanasie“-Tötungszentren handelte, wo man zwischen Januar und August 1941 und erneut ab August 1943 Tausende von erwachsenen und minderjährigen deutschen Psychiatriepatienten, so genannte jüdische „Mischlingskinder“, kriegsversehrte Soldaten aus Waffen-SS und Wehrmacht sowie traumatisierte deutsche Bombenopfer mit Gas vernichtet hatte, fällte die amerikanische Anklagebehörde nach härteren Auseinandersetzungen mit dem Washingtoner Justizministerium und in Rücksprache mit den Rechtsexperten der United States War Crimes Branch (USWCB) schließlich den Entschluss, sich auf Rechtsverletzungen an Bürgern aus Staaten der „Anti-Hitler-Koalition“ zu beschränken. Maßgebend dafür war, dass kein unerwünschter Präzedenzfall geschaffen werden sollte und sich auch die juristische Zuständigkeit auf diesem Wege leichter begründen ließ.[184]

182 Zur Diskussion um eine gesetzliche Regelung der „Euthanasie“ vgl. Susanne Benzler und Joachim Perels, Justiz und Staatsverbrechen. Über den juristischen Umgang mit der NS-„Euthanasie“, in: Hanno Loewy und Bettina Winter (Hrsg.), NS-„Euthanasie“ vor Gericht. Fritz Bauer und die Grenzen juristischer Bewältigung, Frankfurt/M. 1996, S.15–34.

183 Vgl. dazu Matthias Hamann, Die Morde an polnischen und sowjetischen Zwangsarbeitern in deutschen Anstalten, in: Götz Aly u.a. (Hrsg.), Aussonderung und Tod: Die klinische Hinrichtung der Unbrauchbaren, Berlin 1985, S.121–187; Volker Kaufmann und Klaus Schulmeyer, Die polnischen und sowjetischen Zwangsarbeiter in Hadamar, in: Dorothee Roer und Dieter Henkel (Hrsg.), Psychiatrie im Faschismus: Die Anstalt Hadamar, 1933–1945, Bonn 1986, S.256–282.

184 Ausführlich dazu Patricia Heberer, The American Military Commission Trials of 1945 [unveröff. Ms. eines Vortrags zu der Tagung „Nazi Crimes and the Law“ vom 16.–18. August 2003, veranstaltet vom German Historical Institute, Washington D.C. und der University of Amsterdam [Tagungsband erscheint voraussichtlich 2005].

Damit verband sich eine Anklagestrategie, die in Anlehnung an die taktisch begründete, hochgradig selektive Geschichtsinterpretation der US-Vertretung im großen Nürnberger Hauptkriegsverbrecherverfahren den im Reich verübten Krankenmord als Bestandteil eines imperialen nazistischen Angriffskrieges gewertet wissen wollte. Da die Amerikaner insbesondere in der unmittelbaren Nachkriegsphase noch stark darauf bedacht waren, den durch die Ex-post-Strafverfolgung ins Wanken geratenen Grundsatz der Staatensouveränität aufrechtzuerhalten, konzentrierte man sich im Hadamar-Verfahren nicht nur ausschließlich auf nichtdeutsche Opfer, sondern schrieb darüber hinaus Hitlers bekanntem Geheimschreiben aus dem Oktober 1939 Gesetzeskraft zu,[185] obwohl das Dokument noch nicht einmal die formalen Anforderungen eines „Führererlasses“ erfüllte.[186] Nach nur sieben Verhandlungstagen verurteilte das sechsköpfige Gericht am 15. Oktober 1945 den Hauptangeklagten Klein und zwei Pfleger zum Tod durch Erhängen, während die anderen Täter mit hohen Zwangsarbeitsstrafen davon kamen. Die drei Todeskandidaten wurden am 14. März 1946 in Wiesbaden hingerichtet. Ein Nachfolgeverfahren gegen Wahlmann, das ab Februar 1946 von der Frankfurter Staatsanwaltschaft betrieben wurde, endete ebenfalls mit einem Todesurteil, welches allerdings schon bald nach Gründung der Bundesrepublik in eine Haftstrafe umgewandelt wurde.

Sowohl die auffälligen zeitlichen Parallelitäten als auch der direkte Verweis auf die hessische Landesanstalt Hadamar im sowjetischen Urteil sprechen dafür, dass der Wiesbadener „Hadamar Murder Factory Trial“ der eigentliche Bezugspunkt für das SMT-Verfahren gegen Heinze gewesen ist. Damit ordnet sich dieser Prozess in einen in Ansätzen bereits seit Kriegsende erkennbaren, nach 1947 mit verstärkter Intensität betriebenen vergangenheitspolitischen Kurs der östlichen Besatzungsmacht ein, der darin bestand, herausgehobene westalliierte NS-Strafverfahren mit eigenen „antifaschistischen“ Gegenprozessen zu beantworten. Ein besonders prägnantes Beispiel für diese Strategie ist der bereits erwähnte Dresdner „Euthanasie“-Prozeß von 1947, der als Kontrapunkt zum US-amerikanischen Ärzteprozess inszeniert wurde.[187] Auch wenn das Heinze-Verfahren ohne Gerichtsöffentlichkeit blieb, kam der darin liegende Abgrenzungsversuch gegenüber amerikanischen Straf- und Geschichtsansprüchen dennoch klar genug zum Ausdruck. Besonders bemerkenswert an dem sowjetischen Urteil ist daher, dass es im Gegensatz zu den amerikanischen Militärrichtern auf die angebliche „Unheilbarkeit“ der Opfer abstellte, dabei jedoch weder RMI-Erlasse noch „Führerermächtigung“ als gesetzliche Legitimationsgrundlage gelten ließ. Gleichzeitig wurden die Tötungsvorwürfe gegen Heinze auf einen Zeitraum datiert, an dem das systematische Morden in Hadamar noch gar nicht eingesetzt hatten. Mit der

185 Michael Bryant, Justice and National Socialist Medicalized Killing. Postwar "Euthanasia" Trials and the Spirit of Nuremberg, 1945–53, in: Staatsverbrechen vor Gericht. Festschrift für Christiaan Frederik Rüter zum 65. Geburtstag, hrsg. Von Dick de Mildt, Amsterdam University Press 2003, S. 9–26, hier: S. 11.
186 Paul Meusinger, Juristen als Wegbereiter der Verbrechen an Psychiatriepatienten im Dritten Reich, in: Hübener (Hrsg.), Brandenburgische Heil- und Pflegeanstalten, S. 47–60, hier: S. 55.
187 Wolfgang U. Eckart, Fall 1: Der Nürnberger Ärzteprozeß, in: Der Nationalsozialismus vor Gericht. Die alliierten Prozesse gegen Kriegsverbrecher und Soldaten 1943–1952, hrsg. von Gerd R. Ueberschär, Frankfurt am Main 1999, S. 73–85.

Verfälschung historischer Fakten verband sich eine Tendenz zur Geschichtsamnesie, welche sich vor allem darin manifestierte, dass sowjetische und polnische „Euthanasie"-Opfer Hadamars wohlweislich unerwähnt blieben. Wie aber anhand des amerikanischen Verfahrens deutlich wurde, kann darin allein noch keine Besonderheit der stalinistischen Terrorjustiz gesehen werden. Nach seiner Verurteilung landete Heinze offenbar zunächst im NKWD-Gefängnis in Alt-Strelitz, welches allerdings zu diesem Zeitpunkt schon völlig überfüllt war.[188] Nachdem die Abteilung Speziallager dann im September 1946 verfügt hatte, alle Häftlinge mit Strafen unter 15 Jahren nach Sachsenhausen zu verlegen, verbrachte der verurteilte Mediziner die nächsten Haftjahre in der so genannten „Zone II" des Speziallagers Nr.7 (ab 1948 Nr.1). Als Chefarzt des Sachsenhausener Lagerlazaretts soll sich Heinze dort besonders um tuberkulinerkrankte Mithäftlinge gekümmert haben.[189] Nach seiner Überstellung in den DDR-Strafvollzug erkrankte Heinze zeitweise selbst an Tuberkulose, musste seine Strafe jedoch ungeachtet eines Gnadengesuchs bis zum Oktober 1952 absitzen.

Hans Heinzes posthume Rehabilitierung – Hintergründe und (vorläufige) Bilanz eines geschichtspolitischen Skandals

In der Septemberausgabe von 1996 erschien im „Stacheldraht", dem Verbandsblatt des Berliner Landesverbandes des Bundes der stalinistisch Verfolgten (BvS), eine leicht kryptisch wirkende Veranstaltungsankündigung der „Arbeitsgemeinschaft Lager Sachsenhausen 1945–1950". Einige ehemalige Häftlinge des früheren sowjetischen Speziallagers Nr.7/ Nr.1 luden insbesondere „Lagerkameraden aus den neuen Bundesländern" dazu ein, am 18. Oktober 1996 der Ehrung eines „großen Arztes" beizuwohnen. Genauer Zeitpunkt und Ort der Feierstunde konnten bei Verbandsmitglied Werner Pfeiffer oder Professor Hans Heinze jr.[190] erfragt werden. Die Geheimnistuerei um die vermeintlich private Gedenkveranstaltung war begründet, denn gedacht werden sollte dem 101. Geburtstag des berüchtigten „Euthanasie"-Arztes Hans Heinze sen., ehemals Chefarzt des Sachsenhausener Lagerlazaretts und in dieser Funktion für die Gesundheitsversorgung und das Überleben zahlloser Mitgefangener verantwortlich. Alle Vorsichtsmaßnahmen konnten indes nicht verhindern, dass die Medien nur wenige Tage später auf den darin liegenden Skandal aufmerksam wurden. Anlässlich einer Ende September in Berlin stattfindenden Fachtagung zur Geschichte des Speziallagers Sachsenhausen, veranstaltet von der Hanns-Seidel-Stiftung in Zusammenarbeit mit dem Dresdner Hannah-Arendt-Institut und der „Arbeitsgemeinschaft Lager Sachsenhausen 1945–1950", verurteilte die „Tageszeitung" die angekündigte Veranstaltung

188 Jeske, Repressionspraxis der sowjetischen Besatzungsmacht, S.162.
189 Werner Pfeiffer, Abgeholt. Chronik einer geraubten Jugend, Gütersloh 2000 [Selbstverlag], S.94.
190 Der 1927 geborene Hans Heinze jr. ist der älteste Sohn von Hans Heinze sen. Nach seiner Entlassung aus sowjetischer Kriegsgefangenschaft war er lange Jahre als Psychiatriedezernent des Landes Niedersachsen tätig. Mit Erreichen der Pensionierung avancierte Heinze jr. zum Vorsitzenden des Ausschusses für Angelegenheiten der psychiatrischen Krankenversorgung in Sachsen-Anhalt; Angaben nach Ernst Klee, Verschonte Medizinverbrecher. Die Professoren Heinze und Hallervorden, in: Dachauer Hefte. Studien und Dokumente zur Geschichte der nationalsozialistischen Konzentrationslager, 13 (1997), H. 13, S.142–152.

als den „bisher krasseste[n] Versuch, einen Naziverbrecher als Opfer des Stalinismus darzustellen.“ Jenes Vorhaben sei, so schrieb die Autorin Anita Kugler, vor allem deshalb „fatal“, weil es selbstverständlich nicht getrennt werden könne „von dem überaus heftigen, seit einem Jahr andauernden Streit zwischen Gedenkstättenleitern und Teilen der Opferverbände kommunistischer Gewaltherrschaft“.[191] Eine eindeutige Ablehnung erfuhr das Unternehmen auch vom „Bund der ‚Euthanasie‘-Geschädigten und Zwangssterilisierten e.V.“. So wurde dessen Vorsitzende Klara Nowak in dem betreffenden Artikel mit den Worten zitiert: „Während wir bis heute nicht als Verfolgte des Naziregimes anerkannt werden und um lächerliche Renten streiten müssen, wird versucht, einen Täter klammheimlich zu rehabilitieren.“[192] Stellvertretend für die „Euthanasie“-Forschung bezogen außerdem Götz Aly sowie die ehemals in Görden tätigen Psychiater Hans-Hinrich Knaape und Folkert Schröder gegen die posthume Ehrung Stellung. Nach weiterem Anschwellen der Proteste – am 1. Oktober sendete der ORB einen 11-minütigen Beitrag zu Heinze, der den Fall auch bundesweit bekannt machte – wurde die Feier dann wenige Tage später auf Wunsch von Heinzes Sohn abgesagt. Da dies ohne Nennung von Gründen geschah, klärte die weiterhin für die „Tageszeitung“ berichtende Berliner Journalistin Anita Kugler die interessierte Leserschaft über die dem zugrunde liegenden Ursachen auf: Es sei, so der Tenor eines ihrer Folgeartikel, aufgrund des ersten Pressebeitrags auf der Berliner Speziallager-Tagung zu einem veritablen Eklat zwischen Verbandsvertretern, Repräsentanten der „Stiftung Brandenburgische Gedenkstätten“ und anwesenden Wissenschaftlern des Hannah-Arendt-Instituts gekommen, nachdem zuvor stundenlang hinter verschlossenen Türen über den Fall Heinze debattiert worden sei. Konfrontiert mit massiver Kritik an seiner Vorgehensweise, habe sich Pfeiffer schließlich von allen Ämtern in der „Arbeitsgemeinschaft“ zurückgezogen.[193]

Damit war die Auseinandersetzung aber noch nicht beendet: Nachdem Pfeiffer die Aktion in der Öffentlichkeit erneut als rein private Veranstaltung verteidigt hatte, gab die „Stiftung Brandenburgische Gedenkstätten“ unter ihrem Leiter Dr. Günther Morsch bekannt, man fordere die „Arbeitsgemeinschaft“ auf, sich „öffentlich gegen die Ehrung eines Naziverbrechers zu positionieren“.[194] Dieser Appell sollte allerdings folgenlos bleiben, da die Gruppierung zum damaligen Zeitpunkt ihre Zusammenarbeit mit der Stiftung bereits aufgekündigt hatte, um gegen die ihrer Meinung nach untragbare (befristete) Beschäftigung eines Historikers mit PDS-Parteibuch zu protestieren. Ungeachtet dessen durfte die Kontroverse um den Fall Heinze jedoch aus Sicht aller Beteiligten als wichtiges Exempel für politische und ethische Grenzmarkierungen in der Debatte um die „doppelte Vergangenheit“ gelten: Angesichts des Vorstoßes einer marginalen Minderheit von Stalinismusopfern war zum einen für jeder-

191 Anita Kugler, „Posthume Ehrung für einen Massenmörder“, in: „Die Tageszeitung“ vom 28./29. September 1996.
192 Ebd.
193 Anita Kugler,„Keine Ehrung für NS-Täter“, in: „Die Tageszeitung“ vom 3. Oktober 1996.
194 Ebd.

mann erkennbar geworden, dass die Ehrung von Opfern kommunistischer Repression, welche sich nach historischem Kenntnisstand eindeutig schwerer NS-Verbrechen schuldig gemacht hatten, politisch nicht durchsetzbar war. Zum anderen konnte die Auseinandersetzung als Zeichen dafür gewertet werden, dass bereits der bloße Versuch, die Ehrung einer Opfergruppe auf Kosten einer anderen zu betreiben, zur Verschärfung eines ohnehin mit großer Härte geführten Interessenkonfliktes führen würde, bei dem es allerdings im Kern weniger um die Täter und deren Schuld, sondern hauptsächlich um die Frage symbolischer Anerkennung für verschiedene Opfergruppen ging.

Trotz des 1996 ausgebrochenen Streits um die Gedenkfeier für Hans Heinze sollte es jedoch ein gutes Jahr später doch noch zu einer posthumen, in vieler Hinsicht unerwarteten Ehrenrettung für den „Euthanasie"-Arzt und verurteilten Speziallagerhäftling kommen. Unter dem Stichwort „Schicksalsermittlung" – und möglicherweise in zeitlichem Zusammenhang mit einem 1997 erfolgten Wechsel an der Spitze der obersten russischen Ermittlungsbehörde – beantragte der Dresdner Osteuropahistoriker Klaus-Dieter Müller, seinerzeit Leiter des Arbeitsbereichs Widerstandsforschung am Dresdner Hannah-Arendt-Institut und in dieser Funktion mit der Erforschung der SMT-Urteilspraxis befasst, am 20. Oktober 1997 bei der russischen Militärhauptstaatsanwaltschaft, das am 14. März 1946 gegen Heinze verhängte SMT-Urteil aufzuheben.[195] Daraufhin erhielt der Wissenschaftler am 26. Februar 1998 von der Deutschen Botschaft Moskau ein Schreiben zugestellt, das u.a. die folgende Nachricht enthielt: „Ich freue mich, Ihnen mitzuteilen, dass die Militärstaatsanwaltschaft der Russischen Föderation in Moskau Hans Heinze mit der beigefügten Bescheinigung rehabilitiert hat."[196] In der Anlage fand sich außer der vom damaligen Referatsleiter Leonid P. Kopalin unterzeichneten Originalbescheinigung auch eine deutsche Übersetzung des Textes, aus der hervorging, dass die Entscheidung keinen Rechtsanspruch im Hinblick auf mögliche Vermögensforderungen deutscher Staatsbürger auslösen würde.[197] Im Nachgang kam außerdem eine ebenfalls auf den 28. Januar 1998 datierte ausführliche Begründung der Rehabilitierungsentscheidung, die – eventuell auf eine entsprechende Nachfrage aus Deutschland zurückgehend – von einem Mitarbeiter der für Rehabilitierungen zuständigen Abteilung der Militärhauptstaatsanwaltschaft verfasst worden war.[198] Diese enthielt, was die Tatbestandsgrundlagen und die Umstände von Heinzes Verurteilung anging, zwar einzelne neue Informationen, bestätigte jedoch im Hinblick auf den Tatvorwurf im wesentlichen nur das, was andere Forscher bereits zuvor aus in Deutschland zugänglichen

195 Die standardisierte Begründung in dem entsprechenden Formdruck lautet: „Durch ein sowjetisches Militär-Tribunal fühle ich mich unschuldig verurteilt. Ich bitte das Urteil aufzuheben (Rehabilitation).

196 Schreiben der Deutschen Botschaft Moskau an Klaus-Dieter Müller, HAIT Dresden, vom 26.02.1998 (Kopie im Besitz der Verf.).

197 Deutsche Übersetzung des Rehabilitierungsbescheids vom 28. Januar 1998 (Kopie im Besitz der Verf.).

198 Dieses Dokument erreichte Müller möglicherweise erst am 30. August 1998 durch die Vermittlung von Günther Wagenlehner, dem inzwischen verstorbenen Direktor des Bonner „Instituts für Archivauswertung" (Kopie im Besitz der Verf.).

Unterlagen gezogen hatten.[199] Ausgehend von einer knappen Zusammenfassung biographischer Daten, den in der Anklage erhobenen Tatvorwürfen – konkret der Aussonderung und Überführung von 200 Geisteskranken nach „Gademar" (richtig: Hadamar) – sowie den in der Beweisaufnahme zusammengetragenen Fakten waren die russischen Justizvertreter bei ihrer Sichtung der Strafakten zu dem Schluss gekommen, Heinze habe tatsächlich keine Kenntnis von der beabsichtigten Tötung der „Euthanasie"-Opfer gehabt.[200] Ferner wurde der Umstand, dass die Untersuchungsorgane während des Ermittlungsverfahrens gegen die Strafprozessordnung verstoßen hätten, als weiterer Anhaltspunkt dafür gewertet, dass die erhobenen Vorwürfe insgesamt ungerechtfertigt gewesen seien. Da der Antragsteller selbst keine gegenteiligen Informationen nach Moskau übermittelt hatte,[201] war das Urteil damit gemäß formaler Gesetzeslage aufzuheben. Entsprechend lautete der entscheidende letzte Passus des Gutachtens: „Unter diesen Umständen muß man zu dem Schluß gelangen, dass Heinze aus politischen Motiven verurteilt wurde, ohne dass hinreichend Gründe dafür vorlagen, und deshalb gilt Heinze entsprechend Art. 3 des Gesetzes der RF ‚Über die Rehabilitierung der Opfer politischer Repressionen' vom 18. Oktober 1991 rehabilitiert."[202]

Während „T4"-Gutachter Heinze seitdem in Russland als unschuldiges Opfer der sowjetischen SMT-Rechtsprechung gilt, waren in Deutschland sowohl der Rehabilitierungsantrag einschließlich des dazu ergangenen positiven Bescheids als auch der Inhalt der gutachterlichen Begründung bis August 2004 offenbar nur einem kleinen Kreis von Eingeweihten bekannt. Ausschlaggebend dafür war, dass weder der Antragsteller selbst noch einer der übrigen am HAIT-Projekt beteiligten Mitarbeiter die Tatsache der Rehabilitierung öffentlich machte.[203] Dass Müller selbst keine Neigung verspürte, den Vorgang nach außen zu tragen, ist noch am ehesten nachvollziehbar, stand doch zu befürchten, dass die Antragstellung vom Oktober 1997 in den Kontext der ein Jahr zu-

199 So hieß es dort u.a.: „Laut Beschluß wurde der verurteilte Heinze, Hans für schuldig befunden, dass er, seit 1933 Mitglied der faschistischen Partei, verschiedenen faschistischen Vereinigungen angehört und die Hitlerpolitik zur Reinhaltung der arischen Rasse aktiv durchgesetzt habe. Bei der Durchsetzung dieser Politik habe der Angeklagte in seiner Tätigkeit als Arzt die Sterilisierung praktiziert sowie im September 1939 in Ausführung eines Befehls des Ministeriums für Innere Angelegenheiten Deutschlands aus einer Anstalt für Geisteskranke 200 Kranke ausgesondert und weitergeleitet. Diese Kranken seien getötet und ihre Leichen eingeäschert worden (aus dem Urteil, Aktenbl. 39). Der deutsche Staatsbürger Klaus-Dieter Müller bittet in einem Schreiben darum, die Angelegenheit Heinze zu überprüfen und Heinze, wenn die entsprechenden Grundlagen vorhanden sind, zu rehabilitieren"; Gutachten Oberst der Justiz Bulutschewski, MHStA der RF, Referat Rehabilitierung ausländischer Staatsbürger, vom 28.1.1998 (bestätigt von Referatsleiter Kopalin) (Kopie im Besitz der Verf.); zum sowjetischen Verfahren von 1945/46 siehe Jeske/Schmidt, Verfolgung von Kriegs- und NS-Verbrechen; Falk/Hauer, Erbbiologie, Zwangssterilisation und „Euthanasie".

200 Von dem Fehlen eines Nachweises zur subjektiven Tatseite ist hingegen in der Begründung nicht die Rede.

201 Wie aus dem ausführlichen Erfahrungsbericht Günther Wagenlehners hervorgeht, wären Erläuterungen zum Hintergrund des Verfahrens nicht nur ohne weiteres möglich gewesen, sondern gehören in schwierigen Fällen ohnehin zum üblichen Prozedere. Da ein Hinweis auf die inzwischen eindeutig belegbare Verantwortung Heinzes für Patientenmorde jedoch im vorliegenden Fall zweifellos zu einer Ablehnung und damit zu einem spärlicheren Informationsfluss geführt hätte, verzichtete Müller offenbar auf die Übermittlung entsprechender Erkenntnisse; vgl. dazu die Einführung Wagenlehners zu: Die russischen Bemühungen um die Rehabilitierung der 1941–1956 verfolgten deutschen Staatsbürger: Dokumentation und Wegweiser, Electronic ed.: Bonn: FES Library, 2000 library.fes.de/fulltext/historiker/00700001.htm.

202 Ebd.

203 Auch in dem bereits zitierten Aufsatz von Jeske/Schmidt werden weder die Rehabilitierung noch die dadurch gewonnenen Erkenntnisse erwähnt; Jeske/Schmidt, Zur Verfolgung von Kriegs- und NS-Verbrechen.

vor geführten Kontroverse gerückt werden würde. Noch bedrohlicher mögen ihm die Folgen erschienen sein, die sich im Hinblick auf die bereits recht gut eingespielten Arbeitsbeziehungen zu russischen Behörden hätten ergeben können: So betreibt der Historiker seit seinem 1999 erfolgten Wechsel vom Hannah-Arendt-Institut zur „Stiftung Sächsische Gedenkstätten“ erneut ein Forschungsprojekt zu „Deutschen Kriegsgefangenen und Internierten in sowjetischer Hand“. Im Gegensatz zum HAIT-Projekt handelt es sich dabei um ein hochoffizielles Unternehmen, das die Unterstützung einer Vielzahl von Bundes- und Länderinstitutionen[204] erfährt und außerdem mit verschiedenen ausländischen Partnern[205] auf den Ebenen Recherche, Dokumentation und Rehabilitierung kooperiert. Im Sommer 1999 ist Müller zum Leiter der so genannten „Dokumentationsstelle Widerstands- und Repressionsgeschichte in der NS-Zeit und der SBZ/DDR“ bei der Stiftung Sächsische Gedenkstätten avanciert. Laut Selbstbeschreibung beackert der umtriebige Forscher seitdem drei – angeblich „untrennbare“ – Teilprojekte, welche so unterschiedliche Gebiete wie die geschichtswissenschaftliche Erforschung der sowjetischen Militär- und Administrativjustiz, die Beratung bei Rehabilitierungsanträgen einschließlich der Amtshilfe für rehabilitierte Opfer sowjetischer Militärtribunale sowie schließlich die Vermittlung von Informationen zu Haftnachweisen umfassen.[206] In jedem anderen Bereich aktiver Zeitgeschichte hätte eine derart weitreichende, fast schon schwindelerregende Verquickung wissenschaftlicher, forschungspolitischer, geschichtssymbolischer, humanitär-sozialer wie finanziell-rechtlicher Interessen vermutlich schon längst zu kritischen Nachfragen von Journalisten und Berufskollegen geführt. Dass dies in Bezug auf die Tätigkeit der Dresdner Dokumentationsstelle und ihres Leiters bislang nicht der Fall war, dürfte neben dem halbamtlichen Charakter des Projektverbundes auch darauf zurückzuführen sein, dass die Rechtsfolgen des russischen Rehabilitierungsgesetzes von 1991 bzw. 1992, welches erst seit Mitte der neunziger Jahre auf Deutsche angewandt wird und auf dessen Grundlage bereits 7 000–7 400 verurteilte deutsche Staatsbürger rehabilitiert worden sind,[207] zum Teil noch Gegenstand der laufenden Rechtsprechung in Deutschland sind.[208] Ein weiterer Faktor ist, dass die fragilen deutsch-russischen Arbeitskontakte in doppelter Hinsicht latent gefährdet sind: Wegen der anhaltend problematischen politischen und rechtlichen Verhältnisse in Russland, die jederzeit zu einer willkürlichen Sperrung von Archivbeständen führen können,

204 Im einzelnen sind dies Bundesinnenministerium, Auswärtiges Amt, Bundesbeauftragte für Kultur und Medien, Volksbund Deutsche Kriegsgräberfürsorge, DRK-Suchdienst, Deutsche Dienststelle, Bundesarchiv, Niedersächsische Landeszentrale für politische Bildung.

205 Auf russischer Seite zählen dazu: Föderaler Archivdienst Russlands (ROSArchiv), Archivdienste des Föderalen Sicherheitsdienstes der Russischen Föderation (FSB), Archivdienst des Verteidigungsministeriums.

206 Vgl. dazu „Forschung – Schicksalsklärung – Aussöhnung“. Arbeitsbeschreibung zur Tätigkeit des Teilprojekts „Auskunftsstelle“ bei der Dokumentationsstelle Stiftung Sächsische Gedenkstätten (erhältlich bei der Stiftung).

207 Vgl. dazu die Pressemitteilung des Auswärtigen Amtes (Referat 511) vom 8.8. 2000 <http://www.auswaertiges-amt.de/www/de/ausgabe_archiv?archiv_id=280>.

208 Vgl. dazu Vladimir Kupec, Probleme bei der Rehabilitierung politisch verfolgter deutscher Staatsbürger, in: Klaus-Dieter Müller/Konstantin Nikischin/Günther Wagenlehner (Hrsg.), Die Tragödie der Gefangenschaft in Deutschland und in der Sowjetunion, 1941–1956, Köln 1998; Volker Röben, Rechtsfolgen der Wiedervereinigung: Kriegs-, Besatzungs- und Teilungsfolgen (XVIII, 2, 208), in: Virtual Institute of the Max Planck Institute for Comparative Public Law and International Law Heidelberg/ Völkerrechtliche Praxis der Bundesrepublik Deutschland <http://www.virtual-institute.de/en/Prax1996/epr96_51.cfm>.

ergibt sich für deutsche und österreichische Forscher und Einrichtungen, die zu Themen sowjetischer Geschichte oder binationaler Beziehungen arbeiten, die dauerhafte Versuchung, gelegentliche Tauwetterphasen in der russischen Archivpolitik dazu zu nutzen, um sich, auch auf unkonventionellen Wegen, ein Maximum an Material für die eigenen Forschungsprojekte zu sichern. Je eher einzelne Wissenschaftler bereit sind, dieser Versuchung nachzugeben, desto mehr wächst die Gefahr, dass dies in Russland zum Vorwand genommen wird, die Akten für ausländische Benutzer vollständig zu schließen. Dies ist, vereinfacht ausgedrückt, das Grunddilemma, in dem sich die deutsche SBZ/DDR-Forschung seit längerer Zeit befindet und vermutlich einer der Hauptgründe dafür, dass das russische Rehabilitierungsgesetz im Fall Heinze – und höchstwahrscheinlich noch in einer unbekannten Zahl weiterer Fälle – als „Akteneinsichtsgesetz“ zweckentfremdet wurde. Im Fall der sowjetischen SMT-Strafakten kommt zusätzlich noch die Schwierigkeit hinzu, dass sich die russischen Behörden bislang nicht dazu haben entschließen können, eine Akteneinsicht in Prozessunterlagen ohne vorherige Rehabilitierung zu gestatten. Insofern haben Gesetzeslage und Herausgabepraxis, ohne dass das Vorgehen Müllers dadurch in irgendeiner Weise entschuldigt würde, geradezu zum Missbrauch herausgefordert.

Wie Müller rückblickend einräumte, wurde der Antrag zur Rehabilitierung von Hans Heinze ohne vorherige Konsultation und Vollmachtsübertragung des in Niedersachsen lebenden Sohnes gestellt. Dies geschah angeblich deshalb, weil eine Verweigerung der Zustimmung befürchtet wurde. Sollte diese – angesichts der Vorgeschichte im ganzen eher unglaubwürdige – Behauptung zutreffen, wäre dies wahrscheinlich der einzige Fall, in dem die Rehabilitierung eines deutschen SMT-Verurteilten und Speziallagerhäftlings gegen den antizipierten Willen der Angehörigen erfolgt ist. Darin kann man, was die zuvor angesprochene Diffundierung unterschiedlicher Interessen und Zuständigkeiten betrifft, einen weiteren qualitativen Schritt in Richtung wechselseitiger Vereinnahmung sehen: Nachdem eine öffentliche Forschungseinrichtung jahrelang in Vertretung von Opfern und Angehörigen Rehabilitierungen beantragt bzw. die von jenen zur Verfügung gestellten russischen Rehabilitierungsbescheide als Forschungsmaterial genutzt hatte,[209] ohne dass die darin liegende Kompetenzüberschreitung aufgefallen ist, geschweige denn grundsätzlich moniert wurde, war es im Prinzip nur eine Frage der Zeit, wann die Kehrseiten dieser Praxis zu Tage treten würden. So zeigte sich spätestens anlässlich des Umgangs mit dem Fall Heinze, in dem individuelle wie kollektive Opferinteressen – und zwar sowohl diejenigen mit Bezug zum Nationalsozialismus wie zum Stalinismus – aufgrund eines angeblich objektiv vorhandenen, tatsächlich jedoch nur subjektiv definierten Aufklärungsdrucks rücksichtslos beiseite geschoben wurden, dass eine derartige Entgrenzung und Entdifferenzierung gleichermaßen zu Lasten von gesellschaftlicher Aufarbeitung und his-

209 Nach Angaben von Müller befinden sich im Bestand der Dokumentationsstelle Unterlagen zu insgesamt 7 400 rehabilitierten deutschen SMT-Verurteilten; Müller, Aus der Geschichte gelernt, S. 49; instruktiv zu den Gefahren einer extensiven Nutzung von Rehabilitierungsbescheiden als historische Forschungsquelle der Aufsatz von Andreas Hilger und Ute Schmidt, „Russisch Roulette“ oder empirische Forschung? Eine Replik auf Klaus-Dieter Müller, in: Deutschland-Archiv 33 (2000), H. 5, S. 796–800.

torisch-wissenschaftlicher Forschung geht. Insofern ist der Fall Heinze ein geradezu klassisches Lehrstück dafür, wie sich ohne ausreichende Fundierung zuerst die Forschungspraktiken und mit diesen auch die inhaltlichen Ziele und Fragestellungen verselbständigen. Begibt man sich einmal auf eine schiefe Ebene und gibt essentielle Forschungsstandards preis – dies scheint die allgemeine Lektion zu sein, die aus dem Fall Heinze zu ziehen wäre – dann gerät man sehr schnell in Gefahr, in einem wissenschaftsethischen und theoretisch-methodischen Niemandsland zu landen. Zu den bedenklichsten Aspekten des geschichtspolitischen Skandals um die Rehabilitierung von Hans Heinze zählt daher, dass sowohl der Verantwortliche selbst wie auch ihn unterstützende Einrichtungen und Personen weiterhin nicht zur Kenntnis nehmen wollen, dass eine gravierende Verletzung von Forschungsstandards stattgefunden hat.[210] Wenn somit von dieser Seite weiterhin argumentiert wird, es sei im Sinne der wissenschaftlichen Aufklärung nicht nur gerechtfertigt, sondern geradezu geboten gewesen, einen Mann wie Hans Heinze notfalls auch rehabilitieren zu lassen, um Zugriff auf die sowjetischen Strafakten zu erlangen, dann zeugt dies von einem skrupellosen, geradezu zynischen Wissenschaftsverständnis, das sich zwar zu forschungsstrategischen Zwecken allseits und zu jeder Zeit auf die Opfer beruft,[211] diese jedoch in der praktischen Arbeit gegebenenfalls auch als quantité négligeable behandelt.

Seit die Verfasserin die Vorgänge um die Rehabilitierung Hans Heinzes im Sommer letzten Jahres gegen den ausdrücklichen Willen des Verantwortlichen publik gemacht hat, wird über den Fall und dessen geschichtspolitische Implikationen heftig gestritten. Ausgelöst durch einen längeren Beitrag in der Internetausgabe des „Spiegels"[212] haben vor allem die regionalen Medien Brandenburgs, der früheren Wirkungsstätte Heinzes, ausführlich über den Fall berichtet.[213] Auf Initiative der „Märkischen Allgemeinen Zeitung" fand Ende Oktober 2004 in Brandenburg/Havel eine öffentliche Diskussionsveranstaltung statt, auf der die Rolle der Geschichtswissenschaft bei der Aufarbei-

210 Vgl. dazu Müller, Aus der Geschichte gelernt.
211 Zu dieser Vereinnahmungsstrategie gehört auch, sich angesichts berechtigter fachlicher Kritik auf das funktionale Argument zurückzuziehen, dies würde Opferinteressen oder das geschichtspolitisch „bedeutsame Anliegen" der deutsch-russischen Aussöhnung beeinträchtigen. So bezog Müller gegen den seinerzeit erhobenen Einwand, er nehme auf der Grundlage einer einseitigen Datenbasis (diese besteht vor allem aus Rehabilitierungsbescheiden) methodisch unzulässige Schlussfolgerungen über juristische Schuld oder Unschuld vor, in einer Weise Stellung, die seiner heutigen Rechtfertigung zum Fall Heinze in diametraler Weise entgegensteht. In der betreffenden Entgegnung heißt es u.a.: „Zuletzt noch eine Bemerkung zur Aussage der Autoren [Hilger/ Schmidt, AW], es könne angesichts der ‚generellen rechtlichen Fragwürdigkeit aller SMT-Urteile' (was nicht zu bestreiten ist) nicht um Schuld oder Unschuld von Verurteilten gehen. Diese Frage auszublenden bedeutet zum einen, bei einem für die Aufarbeitung der deutsch-russischen Beziehungen höchst sensiblen Thema NS-Verbrechen faktisch zu eskamotieren. Es würde nicht nur eine wissenschaftliche Lücke hinterlassen, sondern zudem das bedeutsame Anliegen der deutsch-russischen Verständigung behindern. Zudem ist es für die zu Unrecht abgeurteilten Opfer oder ihre Hinterbliebenen heute von eminenter Bedeutung – wie wir immer wieder in unserer Arbeit mit diesen Personen erfahren können –, auch offiziell die Unschuld eines Verurteilten im Rahmen der Rehabilitierung feststellen zu lassen"; Klaus-Dieter Müller, Eine konstruktive Kritik? Replik auf eine Replik, in: Deutschland-Archiv 33 (2000), H.5, S.801–802, hier: S. 802.
212 Jürgen Dahlkamp, „Wissenschaftlicher Kollateralschaden. Warum ein Nazi-Massenmörder rehabilitiert wurde", in: „Spiegel Online" vom 24.8.2004 <http://www.spiegel.de/panorama/0,1518,314049,00.html>; siehe dazu auch die Stellungnahme der Stiftung Sächsische Gedenkstätten vom 27.8.2004 <http://www.stsg.de/main/stsg/ueberblick/aktuelles/>.
213 Ulrich Wangemann, „Brauner Arzt weiß gewaschen", in: „MAZ" vom 26.8.2004 <http://www.xpedient.org/content/modules.php?name=News&file=article&sid=737>, sowie ebd. der Leserbrief der Klinikleitung Brandenburg-Görden vom 14.9.2004 und die Gegendarstellungen von Klaus-Dieter Müller vom 14.9.2004 und Norbert Haase vom 16.9.2004.

tung diktatorischer Vergangenheiten kritisch erörtert wurde.[214] Zuvor hatte bereits der „Bund der ‚Euthanasie'-Geschädigten und Zwangssterilisierten e.V." gegen die „Umdeutung von Tätern zu Opfern" protestiert und dabei gleichzeitig auf die möglichen negativen Rückwirkungen in Russland hingewiesen.[215] Infolge des nicht nachlassenden Drucks durch NS-Opferverbände, einzelne Vertreter der Geschichtswissenschaft[216] und die – durchgehend negative – mediale Berichterstattung über den Missbrauch eines genuinen Unrechtsbereinigungsgesetzes hat sich die Leitung der Stiftung Sächsische Gedenkstätten immerhin vor kurzem „im Einvernehmen mit den zuständigen Bundesministerien" dazu entschlossen, das russische Rehabilitierungsgesetz künftig nicht mehr für die „wissenschaftliche Informationsbeschaffung" zu nutzen.[217] Insofern lässt sich als vorläufige Bilanz der Kontroverse zum Fall Heinze festhalten, dass der erneute Versuch, einen führenden NS-Täter durch die Hintertür zu rehabilitieren, auf nahezu einhellige Ablehnung in der Öffentlichkeit gestoßen ist. Dieses Ergebnis, das in Übereinstimmung zu dem von 1996 steht, dürfte sicherlich als das wichtigste und im ganzen erfreulichste Zwischenergebnis der zur Zeit noch im Fluss befindlichen Diskussion gelten. Angesichts weiterhin bestehender Verschränkungen zwischen historischer, juristischer und gesellschaftlicher Aufarbeitung der Folgen stalinistischer Repressionspraxis gegen Deutsche ist jedoch damit zu rechnen, dass die damit verbundenen Probleme die Öffentlichkeit voraussichtlich auch noch in Zukunft beschäftigen werden.

„... Auch gibt es Unterlagen über Euthanasie". Staatliche Vergangenheitspolitik und historisches Gedächtnis

Am 23. März 1948 setzte das Potsdamer LGA das brandenburgische Innenministerium davon in Kenntnis, dass sich US-Anklagevertreter Robert M.W. Kempner an die Anstaltsleitung in Görden gewandt und diese gebeten hatte, Todesdatum und Todesursache eines mutmaßlich in der Landesanstalt getöteten „Euthanasie"-Opfers feststellen und an die amerikanischen Justizbehörden in Nürnberg weiterleiten zu lassen.[218] Bereits einige Monate zuvor hatte ein westzonales Rechtshilfeersuchen dazu geführt, dass die Gesundheitsverwaltung erstmals versuchte, sich einen umfassenden Überblick zu Umfang und Opferzahlen der von den brandenburgischen Heilanstalten ausgehenden Krankentransporte in die württembergische Tötungsanstalt Grafeneck zu verschaffen.[219] In beiden Fällen sowie allen nachfolgenden Ersuchen liefen die Bemühungen der westlichen Strafverfolgungsbehörden jedoch ins Leere.

214 Klaus D. Grote, Debatte um Euthanasiearzt, in: „MAZ" vom 29.10.2004.
215 Schreiben des Bundes der ‚Euthanasie'-Geschädigten und Zwangssterilisierten e.V. an die Stiftung Sächsische Gedenkstätten vom 9. September 2004 (Kopie im Besitz der Verf.) sowie der Beitrag „BEZ: ‚unfassbar' NS-Arzt Heinze rehabilitieren?" <openpr.de/news/ 36491-bez-unfassbar-ns-arzt-hans-heinze-rehabilitieren.html>.
216 Vgl. dazu den Offenen Brief von Ingo Haar an die Stiftung Sächsische Gedenkstätten vom 24. August 2004 (Kopie im Besitz der Verf.).
217 Mitteilung des Leiters Dr. Norbert Haase an die Verfasserin vom 3. Januar 2005.
218 Abt. Gesundheitswesen an Ministerium des Innern, Potsdam vom 25.3.1948 betr. „Telegraphische Anfrage der Staatsanwaltschaft (Justizpalast Nürnberg)"; BLHA, Rep. 211, Nr.554, Bl. 23.
219 Vorgang „Voruntersuchung gegen Dr. med. Stähle u.a. wegen Ermordung von Geisteskranken in der Euthanasieanstalt Schloss Grafeneck, Krs. Münsingen, 1947–1948"; BLHA, Rep. 211, Nr. 554.

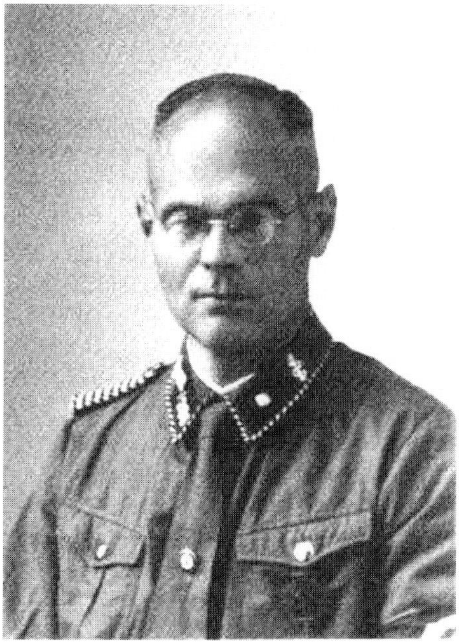

Otto Hebold.

Nicht nur waren die Auskünfte, die sie auf ihre Anfragen hin erhielten, bestenfalls nichtssagend, in der Regel jedoch abwiegelnd und damit irreführend, sondern sie führten auch zu keinerlei nachweisbaren Anstrengungen auf ostdeutscher Seite, die von außen kommenden Indizien, die in ihrer Gesamtheit auf eine Einbindung der Landesanstalten in das nationalsozialistische Tötungsprogramm hinwiesen, durch eigenständige Ermittlungen aufzuhellen.[220] Selbst wenn es in Ausnahmefällen, wie beispielsweise dem 1964 eingeleiteten Verfahren gegen den früheren „T4"-Gutachter Dr. Otto Hebold, zu strafrechtlichen Ermittlungen gegen „Euthanasie"-Ärzte kam, war damit noch kein Wille zu umfassender Aufklärung verbunden. So belegen die Akten zum Fall Hebold nicht nur die Existenz eines über die Grenzen der DDR hinaus wirksamen Netzwerkes von ehemaligen „Euthanasie"-Ärzten und Funktionären der Evangelischen Kirche, sondern es wird auch deutlich, dass die strafrechtlichen Ermittlungen von dem unausgesprochenen Ziel getragen waren, eine drohende Ausweitung der Untersuchungen zum „Euthanasie"-Komplex zu verhindern. Als exemplarisch kann hier ein mit dem Ermittlungskomplex Hebold in Zusammenhang stehender Vorgang aus dem Jahr 1964 gelten: Als die MfS-Kreisdienststelle Eberswalde im März 1964 bei Recherchen in der LA Eberswalde auf größere Bestände an „Euthanasie"-Akten stieß und diesen Fund an die Berliner Zentrale meldete, war dies kein Anlass für weitere Nachforschungen. Über die verschiedenen Gründe für die noch bis Ende der acht-

220 Hpt. Kirschke, BV Frankfurt/O. Kreisdienststelle Eberswalde an MfS, HA XX/1 vom 18.3.1964: BSTU; ZUV 45 (Ermittlungs- und Strafakten Dr. Otto Hebold), Bd. 3, Bl. 108; zum Fall Hebold vgl. auch Annette Weinke, Die Verfolgung von NS-Tätern im geteilten Deutschland. Vergangenheitsbewältigungen 1949–1969 oder: Eine deutsch-deutsche Beziehungsgeschichte im Kalten Krieg, Paderborn 2002, passim.

ziger Jahre anhaltende Weigerung, sich näher mit der problematischen Geschichte der Landesanstalten im NS auseinander zu setzen, kann man zur Zeit zu nur spekulieren. Erste zaghafte Versuche, die Rolle Gördens und anderer Zwischenanstalten aufzuklären, prallten offenbar an einer Mauer des Schweigens ab, welche im wesentlichen durch die überwiegende Verstrickung der befragten Ärzte erklärt werden kann.[221] Gleichzeitig bildete sich schon während der frühen Nachkriegsepoche die Tendenz heraus, sowohl die Opferzahlen wie auch den Topos „Altes Zuchthaus Brandenburg/Havel" in einer die Landesanstalten entlastenden Weise zu verwenden. Diese Narrative einer vergangenheitsbezogenen Selbstverständigung nahmen in den folgenden Jahrzehnten zunehmend abstrakte und realitätsferne Züge an, so dass die Rede über in Brandenburg verübte Medizinverbrechen zwanzig Jahre nach Kriegsende jeglichen Bezug zu den lokalen Gegebenheiten verloren zu haben schien. Besonders greifbar wird dies in einer Formulierung der Gördener Anstaltsleiterin Lieselotte Eichler aus dem Jahr 1966, mit der diese auf eine Anfrage westdeutscher Strafverfolgungsbehörden reagierte. Befragt nach den Vorgängen in der LA Görden zur Zeit des NS, erteilte Eichler die zwar sachlich korrekte, jedoch am Inhalt der Frage vorbeizielende Auskunft: „Wie Ihnen bekannt ist, nannte sich das jetzige Bezirkskrankenhaus Brandenburg-Görden ‚Brandenburgische Landesanstalt Görden Brandenburg-Havel'. Die Heil- und Pflegeanstalt Brandenburg/Havel hat mit der ehemaligen Brandenburgischen Landesanstalt nichts zu tun, und war lediglich eine fingierte Dienststelle die Euthanasie an Geisteskranken vornahm. Wie ich aus einer der letzten Nummern der Zeitschrift ‚Für Dich' entnahm, wurden dort 8 000 Geisteskranke vergast."[222] Eine weitere Ursache für die Nichtbeschäftigung mit NS-Medizinverbrechen in der DDR war, dass zumindest während der ersten Nachkriegsjahrzehnte die übereinstimmende Vorstellung bei Behörden- und Ärztevertretern bestand, strafrechtliche Ermittlungen würden den Ruf der neu aufzubauenden Institutionen, die teilweise noch mit dem alten Personal auskommen mussten, in jedem Fall beschädigen. Diese überwiegend pragmatisch motivierte, angesichts der Personalengpässe im ostdeutschen Psychiatriewesen anfangs durchaus noch verständliche Haltung führte dann allerdings in dem Maße, in dem sie als Teil des offiziellen „Antifaschismus" ideologisch überhöht und legitimiert wurde, langfristig zu schwerwiegenden Verwerfungen in der DDR-Erinnerungskultur und im kollektiven Gedächtnis der Ostdeutschen. Es wird künftigen Sozial- und Kulturhistorikern überlassen bleiben, unter Rückgriff auf neuere methodische Ansätze in der Bundesrepublik-Forschung zu klären, inwieweit sich

221 So heißt es in einem Schreiben Abt. Gesundheitswesen an GStA vom 29.1.1948: „Es besteht der Verdacht, dass ein Teil des Personals der Landesanstalt Görden von den sich in der Nazizeit abgespielten Vorgängen Kenntnis hat, wenn nicht sogar z.T. selbst belastet ist. Eine eingehende Vernehmung des Personals durch die Landeskriminalpolizei wird dringend für erforderlich gehalten, um ‚ein für alle mal in dieser Angelegenheit Klarheit zu schaffen. Aus dem Bericht der Landesanstalt Görden geht auch hervor, dass trotz mehrmaliger Umfrage beim Personal, das lange vor Kriegsbeginn schon dort tätig war, keine Aussagen oder Mitteilungen zu erhalten sind."; BLHA, Rep. 211, Nr.554, Bl. 22.

222 OMR Dr. Eichler, Ärztl. Direktor des Bezirkskrankenhauses für Neurologie und Psychiatrie Görden an Rat der Stadt Brandenburg betr. Anfrage des LG Frankfurt/M. vom 28.10.1966; BAB, DP 3, 1792; vgl. dazu auch Schreiben Dr. Eichler an OStA beim LG Hannover vom 13.1.1960; zit. bei Hübener, Auswirkungen der „Machtergreifung", S.41, FN 94.

mit dem Generationenwechsel möglicherweise auch in der DDR-Gesellschaft eine innere Wandlung durch narrative Distanzierung[223] gegenüber dem „Euthanasie"-Erbe durchsetzen konnte. Zu berücksichtigen wären dabei allerdings bestimmte Spezifika des ostdeutschen Umgangs mit dem NS-Krankenmord, welche erst in den letzten Jahren sichtbar wurden und auf die hier zum Teil auch hingewiesen worden ist: Als Hemmnisse auf dem Wege zu einem kritischeren Umgang mit diesem Teil der NS-Vergangenheit dürften sich außer der gescheiterten Entnazifizierung vor allem das Fehlen systematischer strafrechtlicher Aufklärung, die Nichtanerkennung der Opfer von „Euthanasie" und Zwangssterilisation[224] sowie der Verzicht auf eine nachhaltige „ideologische Säuberung" des NS-Zwangssterilisationsgesetzes ausgewirkt haben.[225] Positiv zu werten sind hingegen der deutliche Bruch mit der „faschistisch-tendenziösen" Vererbungslehre sowie die in der SBZ vollzogene Aufhebung des „Gesetzes zur Verhütung erbkranken Nachwuchses". Wie Sabine Hanrath zu Recht betonte, wurde die Symbolkraft dieser vergangenheitspolitischen Distanzierung gegenüber einem NS-Unrechtsgesetz allerdings von Beginn an dadurch unterminiert, dass Deutsche Justizverwaltung und DZVG die Strafwürdigkeit von Zwangssterilisationen auf Eingriffe aus „politischen und rassischen Gründen" beschränken wollten und sich damit gegen eine Initiative der Potsdamer Provinzialverwaltung stellte, die ursprünglich keine derartige Differenzierung in der Strafverfolgung beabsichtigt hatte. Eine interessante, auch im regionalgeschichtlichen Zusammenhang zu beobachtende Entwicklung der späten DDR-Geschichte ist, dass die Geschichtsbilder und Vergangenheitsdiskurse der Aufbaujahre mit Auflösung des „antifaschistischen" Paradigmas nach und nach erodierten. Spätestens in der zweiten Hälfte der achtziger Jahre ließen sich kritischere Nachfragen nach dem spezifischen Beitrag der Landesanstalten zum NS-Krankenmord nicht mehr einfach mit dem Hinweis beiseite wischen, die in Brandenburg verübten Verbrechen hätten sich ausschließlich an einem Tatort – der Mordstätte Zuchthaus Brandenburg, deren materielle Überreste man zehn Jahre nach Kriegsende im Rahmen einer FDJ-Aktion beseitigt hatte[226] – vollzogen. Mit einer im Vergleich zum Westen etwas länger andauernden zeitlichen Verzögerung setzte dann schließlich auch im Osten Deutschlands die Spurensuche nach den historischen Orten ein, welche wiederum zu Ansätzen einer zivilgesellschaftlichen, von staatlichen Vorgaben unbeeinflussten Geschichtsaufarbeitung führte. Zusammen mit den Initiativen zur Aufstellung eines Gedenksteines an die Gasmordopfer Brandenburgs sind diese Bemühungen daher als ein wichtiger Bestandteil des ostdeutschen Umgangs mit „Euthanasie"-Verbrechen zu würdigen, machen sie doch ungeachtet aller hier veranschaulichten Defizite deutlich, dass Aufarbeitung in der DDR eben doch mehr als Abfolge von Unterlassungen und Verdrängungen war.

223 Siehe Patrick Wagner, Die Resozialisierung der NS-Kriminalisten, in: Wandlungsprozesse in Westdeutschland. Belastung, Integration, Liberalisierung 1945–1980, hrsg. von Ulrich Herbert, Göttingen 2002, S.179–213.
224 Vgl. Ute Hoffmann, „Das ist wohl ein Stück verdrängt worden ...", S.60f.
225 Hanrath, Zwischen „Euthanasie" und Psychiatriereform, S.207, S.202ff.
226 Stefanie Endlich, „Das Gedanken braucht einen Ort". Formen des Gedenkens an den authentischen Orten, in: Hübener (Hrsg.), Brandenburgische Heil- und Pflegeanstalten, S.341–388, hier: S.345.

A b s c h r i f t

Der Präsident
der Provinzialverwaltung Mark Brandenburg
Az. VI 5 - 401- 220/46

Potsdam, den 12. 2. 1946

Runderlass Nr. 82/VI

An die Herren Landgerichtspräsidenten und Oberstaatsanwälte,
die Herren aufsichtsführenden Amtsrichter, Staatsanwälte
und Amtsanwälte bei den Amtsgerichten,
die Herren Oberlandräte, Landräte und Oberbürgermeister
sowie nachrichtlich an das Amtsgericht Falkensee.

Betrifft: Sterilisationsverbrechen.

Die Vornahme von Sterilisationen in der Hitlerzeit stellen Verbrechen gegen die Menschlichkeit dar, die nach dem Kontrollratgesetz Nr. 10 zu bestrafen sind. Das gilt auch für Fälle, in denen die Sterilisation lediglich zwecks Verhütung von Erbkrankheiten vorgenommen worden ist. Erheblich schwerer sind selbstverständlich die Fälle zu bestrafen, in denen die Sterilisation an gesunden Menschen aus rassischen oder politischen Gründen erfolgt ist.

Ich ersuche die Gerichte, Staats- und Amtsanwaltschaften, ebenso wie die Verwaltungsbehörden, nach einschlägigen Vorgängen, insbesondere nach etwa im dortigen Bereich befindlichen Akten der Erbgesundheitsgerichte zu forschen und dieses Material mit grösstmöglicher Beschleunigung hierher einzureichen, damit es von hier aus der sowjetischen militärischen Administration zugeleitet werden kann.

Sofern die örtlichen sowjetischen Befehlsstellen einzelne Fälle betreffend die Vornahme von verbrecherischen Sterilisationen an ein deutsches Gericht abgeben, sind diese Fälle mit grösstmöglicher Beschleunigung abzuurteilen.

Über jedes derartige Strafverfahren ist mir unverzüglich zu berichten.

gez. Dr. S t e i n h o f f

Runderlaß Nr. 82/VI von Dr. Karl Steinhoff, Präsident der Provinzialverwaltung Mark Brandenburg, (AZ VI 5-401-220/46) vom 12. Februar 1946 an die Landesgerichtspräsidenten und Oberstaatsanwälte, aufsichtsführenden Amtsrichter, Staatsanwälte und Amtsanwälte bei den Amtsgerichten, Oberlandräte, Landräte und Oberbürgermeister sowie nachrichtlich an das Amtsgericht Falkensee betr. Ahndung Sterilisationsverbrechen nach Kontrollratsgesetz Nr. 10; BAB, DQ 1, 1611 [o.P., Abschrift].

Abt. II Berlin, den 21. März 1946

B.-Nr. 225/46
Dr. H/Ra.

A k t e n v e r m e r k :

Betrifft: Besprechung vom 20. 3. 1946 in der Zentralen Justizverwaltung mit Herrn Dr. Melzheimer, Abteilungsdirektor der Gesetzgebungsabteilung, und Herrn Dr. Guski über die Strafverfolgung von Ärzten, die sich an Sterilisationen beteiligt haben.

Der Justizverwaltung ist der Runderlass des Präsidenten der Provinzialverwaltung Mark Brandenburg vom 12. 2. 1946 betr. Sterilisationsverbrechen bekannt. (Eine Abschrift des Erlasses liegt bei.)

Die Justizverwaltung tritt der Auffassung von Brandenburg, dass Sterilisationen in der Hitlerzeit auch dann nach dem Kontrollratgesetz Nr. 10, Art. II, Ziff. 1c als Verbrechen gegen Menschlichkeit zu bestrafen sind, wenn sie lediglich zur Verhütung von Erbkrankheiten vorgenommen worden sind, nicht bei. Vielmehr wird meine Ansicht geteilt, dass alle Ärzte, die an vielleicht als "echten" Sterilisationen zur Verhütung von Erbkrankheiten zu bezeichnenden Unfruchtbarmachungen mitgewirkt haben, rechts- und gesetzmässig gehandelt haben und jetzt nicht für diese Handlungen zu verfolgen sind.

Dabei ist besonders zu berücksichtigen, dass die Frage der Sterilisation in einer Anzahl von Ländern von vielen Wissenschaftlern, die dem Faschismus durchaus abgeneigt sind, bejaht oder wenigstens wohlwollend geprüft worden ist. Sie spielte auch in Deutschland bereits vor 1933 bei den Erwägungen zur Strafrechtsreform eine Rolle. In den Vereinigten Staaten von Nordamerika begann die Gesetzgebung auf dem Gebiet der Sterilisation bereits im Jahr 1907. Andere Länder, z. B. die Schweiz und Dänemrk kennen ebenfalls derartige Gesetze.

Sterilisationen, die auf Grund gesetzlicher Bestimmungen beantragt oder vorgenommen worden sind, dürfen deshalb nach dem oben erwähnten Kontrollratgesetz nur dann verfolgt werden, wenn die Beteiligten, das Gesetz in gewissenloser Weise angewendet haben, um Menschen aus politischen Gründen unfruchtbar zu machen.

Dieser Standpunkt ist auf einer Besprechung der Zentralen Justizverwaltung mit den Vertretern der Juristischen Abteilungen bei den Landes- und Provinzialverwaltungen in Gegenwart von Angehörigen der SMAD vorgetragen worden und ohne Widerspruch geblieben.

Vertraulich gibt die Justizverwaltung zur Kenntnis, dass sie sich bei der SMAD bemüht, eine Anweisung an die Sowj. Militärverwaltungen in den Ländern und Provinzen zu erwirken, in der diese Ansicht niedergelegt ist.

- 2 -

Aktenvermerk Dr. Werner Holling, Abt. II der DZVG vom 21. März 1946 über Besprechung mit Melsheimer und Gurski (DJV) zur Strafverfolgung von Sterilisationsverbrechen; BAB, DQ 1, 1611.

- 2 -

Allerdings muss betont werden, dass die Zahl der Fälle, in denen aus politischen Gründen Sterilisationen vorgenommen worden sind, nicht klein ist, und daher alle Fälle von Unfruchtbarmachung genauestens und tatkräftig untersucht werden müssen. Zu verfolgen sind z.B. m. E. die von Herrn Dr. von Bergmann erwähnten Sterilisationen von Zigeunern.

Hollin / 24/3.46

Anlage

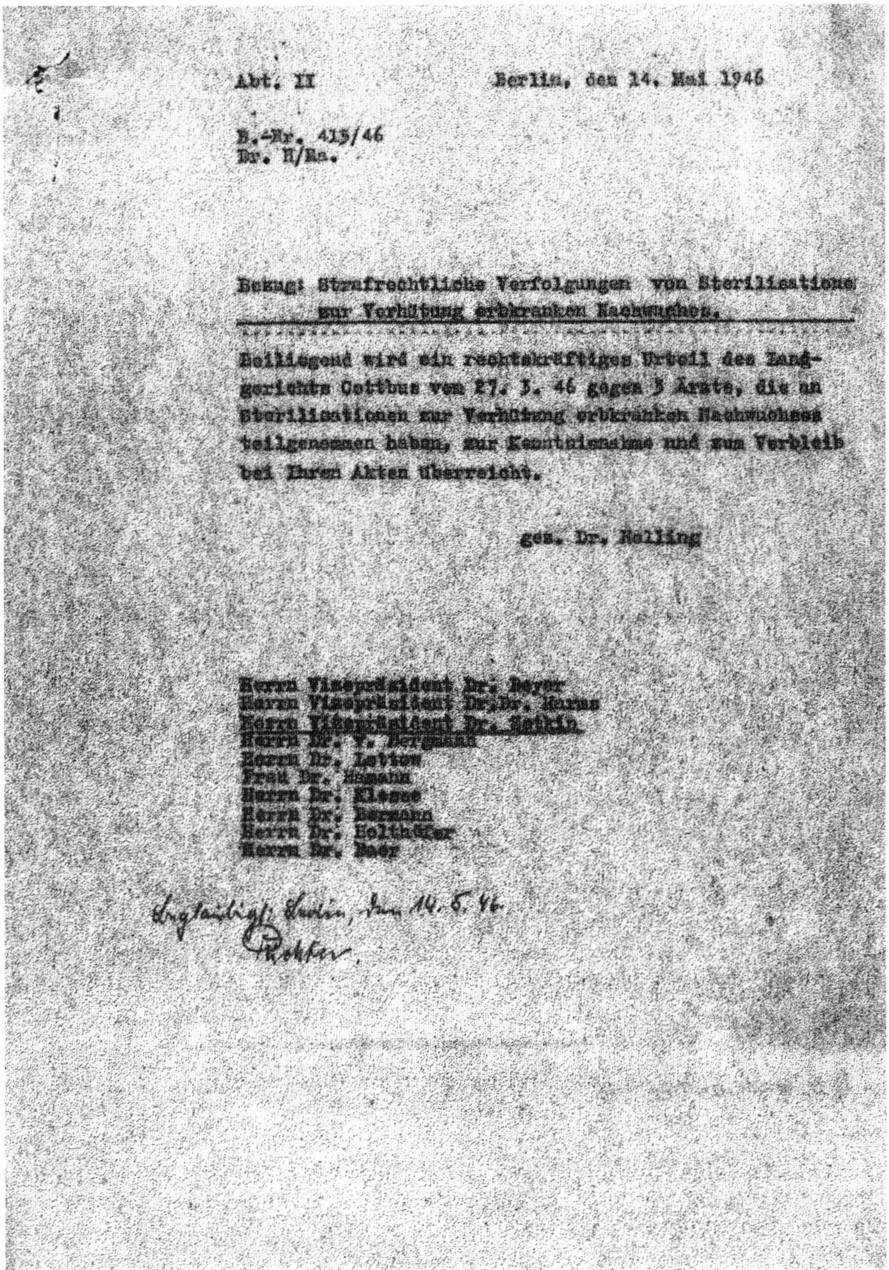
Abt. II Berlin, den 14. Mai 1946

B.-Nr. 413/46
Dr. H/Ra.

Bezug: Strafrechtliche Verfolgungen von Sterilisationen zur Verhütung erbkranken Nachwuchses.

Beiliegend wird ein rechtskräftiges Urteil des Landgerichts Cottbus vom 27. 3. 46 gegen 3 Ärzte, die an Sterilisationen zur Verhütung erbkranken Nachwuchses teilgenommen haben, zur Kenntnisnahme und zum Verbleib bei Ihren Akten überreicht.

gez. Dr. Nolling

Herrn Vizepräsident Dr. Beyer
Herrn Vizepräsident Dr.Dr. Harms
Herrn Vizepräsident Dr. Matkin
Herrn Dr. v. Bergmann
Herrn Dr. Lattow
Frau Dr. Hamann
Herrn Dr. Klesse
Herrn Dr. Bormann
Herrn Dr. Holthöfer
Herrn Dr. Baer

Richtigkeit: Berlin, den 14. 5. 46.

Anschreiben mit Verteiladressen vom 14. Mai 1946 sowie Urteil des Landgerichts Cottbus vom 27. März 1946 in der Strafsache gegen Hammer, Carthaus und Bode wegen Sterilisationsverbrechen; BAB, DQ 1, 1611[o.P., Abschrift].

Abschrift.

U r t e i l.

Im Namen des Volkes!

In der Strafsache
gegen

1. Dr. Ulrich H a m m e r , geboren am 7. 5. 1888 in Forst, Leiter des Staatl. Gesundheitsamtes in Cottbus, Hüfnerstr. 20,
2. Dr. Paul C a r t h a u s, geboren am 12. 10. 1883 in Bonn, Kreisarzt in Cottbus, Grosshainerstr. 3,
3. Dr. Otto B o d e , geboren am 22. 2. 1898 in Goslar, Leiter der Frauenabteilung des Krankenhauses in Cottbus, Bahnhofstr. 28

wegen Sterilisationen,

hat das Landgericht in Cottbus auf Grund der mündlichen Verhandlungen am 27. 3. 1946, an welcher teilgenommen haben:

Landgerichtsdirektor Theopold
als Vorsitzender,
die Landgerichtsräte Wimmer und Buschmann
als Beisitzer,
Arthur Nowka
Oskar Haik, beide aus Cottbus
als Schöffen,
Amtsanwalt Altrichter
als Beamter der Staatsanwaltschaft,
Rechtspflegeranwärter Kuchenbecker
als Urkundsbeamter der Geschäftsstelle,

für Recht erkannt:

Die Angeklagten Dr. Ulrich Hammer, Dr. Paul Carthaus und Dr. Otto Bode sind schuldig, durch Sterilisationen zur Verhütung erbkranken Nachwuchses - Verbrechen gegen die Menschlichkeit nach Artikel II des Kontrollrates - Gesetzes Nr. 10 - begangen zu haben und werden hierfür bestraft:

Dr. Hammer mit neun Monaten Gefängnis
Dr. Carthaus und Dr. Bode mit je vier Monaten Gefängnis.

Die Untersuchungshaft wird allen Angeklagten auf die Strafzeit angerechnet.

Die Kosten des Verfahrens fallen den Angeklagten zur Last.

Gründe:

- 2 -

G r ü n d e :

Der Angeklagte Dr. Ulrich H a m m e r war Leiter des staatlichen Gesundheitsamtes und zwar von 1933 bis 1939 in Berleburg und von 1939 bis 1945 in Cottbus. Als solcher oblag ihm die gesetzliche Verpflichtung, die von Ärzten und Anstalten einlaufenden Berichte über Erbkranke zu sammeln, zu überprüfen und gegebenenfalls beim Erbgesundheitsgericht die Sterilisation zu beantragen. Während seiner langjährigen Praxis hat er auf diese Weise bei sehr vielen Fällen mitgewirkt. In ungefähr 200 Fällen hat er die Sterilisation beantragt.
Selbst hat er jedoch keine durchgeführt, dies oblag den hierzu bestimmten Ärzten des Krankenhauses.

Der Angeklagte Dr. Paul Carthaus war als Chefarzt des Gesundheitsamtes in Düsseldorf bei der Beschlussfassung, ob Erbkranke zu sterilisieren sind, beim Erbgesundheitsgericht mit tätig, und seit 1. 2. 1938 bis zur Kapitulation als Kreisarzt in Cottbus gemäss seinen Amtsobliegenheiten verpflichtet, die von verschiedenen Stellen einlaufenden Anzeigen von Erbkrankheiten daraufhin zu überprüfen, ob ein Sterilisationsverfahren einzuleiten ist und bejahendenfalls leitete er sie weiter, was er etwa in 10 bis 15 Fällen tat. Selbst hat er keine Sterilisationen durchgeführt.

Der Angeklagte Dr. Otto Bode war im August 1939 bis zum 15. Februar 1945 Leiter der Frauenabteilung des städt. Krankenhauses in Cottbus und hatte als solcher die auf Grund des Gesetzes zur Verhütung erbkranken Nachwuchses beschlossenen Sterilisationen an Frauen durchzuführen, bzw. die Durchführung anzuordnen und zu überwachen. Er hat etwa 16 - 20 Sterilisationen selbst durchgeführt.

Dies wurde durch das Geständnis der Angeklagten festgestellt. Alle drei Angeklagten haben also bei Sterilisationen mitgewirkt bzw. solche durchgeführt. Sie suchen sich dadurch zu entlasten, dass sie geltend machen, ein Verbrechen gegen die Menschlichkeit liege nicht vor, da sie die Sterilisationen nie aus rassischen oder politischen Gründen, sondern lediglich zur Verhütung von Erbkrankheiten, also im Interesse der zu Sterilisierenden vorgenommen bzw. dabei mitgewirkt hätten, wozu sie auf Grund gesetzlicher Vorschriften verpflichtet waren. Überdies hätten in den meist ausweislichen Fällen die Erbkranken selbst oder deren Eltern oder gesetzliche Vertreter darum gebeten, oder ihre Zustimmung erteilt.

Dieser Einwand greift nicht durch. Nach dem Runderlasse des

Präsidenten der Provinzialverwaltung Mark Brandenburg Nr. 82/ VI vom 12. 2. 1946 stellen Sterilisationen in der Hitle zeit Verbrechen gegen die Menschlichkeit dar, auch wenn sie lediglich zur Verhütung von Erbkrankheiten vorgenommen worden sind, und sind nach dem Kontrollratsgesetz Nr. 10. vom 29. 12. 1945 zu bestrafen. Dieser Rechtsstandpunkt der Provinzialverwaltung ist gerechtfertigt, da die Angeklagten sich bewusst sein mussten, dass mit einem Gesetz zur Verhütung erbkranken Nachwuchses das in demokratisch regierten Ländern sich zum Segen für die Betroffenen auszuwirken vermag, unter dem Hitlerregime aus politischen und rassischen Gründen verbrecherische Missbräuche getrieben werden kon ten und in unzähligen Fällen auch getrieben worden sind.

Es befreit sie also nicht von einer Bestrafung, auch wenn sie nur im Rahmen der gesetzlichen Vorschriften gehandelt haben. Wenn sie sich darauf berufen, dass sie auf Grund ihrer Amtsstellung zur Mitwirkung bei Sterilisationen oder zu ihrer Durchführung verpflichtet waren, so muss demggenüber daran festgehalten werden, dass sie dies gemäss Artikel II 4a des Kontrollratgesetzes Nr. 10 nicht von ihrer Verantwortlichkeit befreit und dass es auch keinen Milderungsgrund bildet. Grundsätzlich sind zur Aburteilung solcher Verbrechen die von den Zonenbefehlshabern errichteten oder bestimmten Gerichte zuständig, doch können nach Artikel III Zahl 1 b Abs. II die Besatzungsbehörden auch ein deutsches Gericht für zuständig erklären. Dies hat im vorliegenden Falle stattgefunden. Nach Atikel II Zahl 3 hat das Gericht jene Strafe zu verhängen, die es als gerecht erkennt. Da kein Fall festgestellt wurde, dass die Angeklagten aus politischen oder rassischen Gründen Sterilisationen durchgeführt oder dabei mitgewirkt haben, sondern in allen Fällen lediglich zur Verhütung von Erbkrankheiten und dabei allen drei Angeklagten als strafmildernd ihre bisherige Unbescholtenheit angenommen werden musste, wurde eine Gefängnisstrafe als gerechte Sühne erkannt, weil durch sie der Strafzweck am besten erreicht wird. Hinsichtlich des Angeklagten Dr. Hammer musste in Erwägung gezogen werden, dass er in einer grossen Anzahl von Sterilisationen mitgewirkt hat. Mit Rücksicht darauf wurde gegen ihn eine Gefängnisstrafe von neun Monaten als angemessen erkannt. Dagegen hat der Angeklagte Dr. Garthaus nur in wenigen Fällen mitgewirkt und der Angeklagte Dr. Bode hat ebenfalls nur in wenigen Füllen Sterilisationen durchgeführt. Gegen diese beiden Angeklagten wurde daher eine Gefängnisstrafe von je vier Monaten als angemessen erkannt.

Da alle Angeklagten geständig waren, wurde ihnen die Untersuchungshaft auf die Strafzeit angerechnet (§ 60 StGB).

Nach § 465 StPO haben sie die Kosten des Strafverfahrens zu tragen und zwar gemäss § 466 StGB als Gesamtschuldner.

gez. Duschmann. gez. Wimmer.

Ausgefertigt.
Cottbus, den 4. April 1946
Geschäftsstelle des Landgerichts

Fuchs
Justizangestellte
als Urkundsbeamtin der Geschäftsstelle
des Landgerichts.

Beglaubigt:
Berlin, den 8. 5. 46

[signature]

Annette Weinke

Biographischer Anhang

Asmussen, Arnold
* 31.08.1912. 1942–43 Oberarzt auf der Gördener Forschungs- und Beobachtungsstation für „Reichsausschusskinder". 1943 Wehrdienst. Nach 1945 Universitäts-Nervenklinik Greifswald.

Baumann, Friedrich
* 1874. 1934 Direktor der LA Sorau. 1935 Direktor der LA Eberswalde; in Personalunion zunächst ehrenamtlicher Landesmedizinalrat der Provinz Brandenburg. 1940 hauptamtlicher Landesmedizinaldirektor, in dieser Funktion einer der Hauptverantwortlichen für die Umsetzung des nationalsozialistischen Erb- und Rasseparadigmas in der Provinz Brandenburg. 1945 erster Leiter der neu gebildeten Abt. VIII der brandenburgischen Provinzialverwaltung, im Juli 1945 unter ungeklärten Umständen aus dem Amt entfernt.

Benthin (Vorname und Geburtsdatum unbekannt)
1933 Arzt in der LA Potsdam, verantwortlich für Zwangssterilisation männlicher Patienten der Anstalt.

Berendes, Hans
* 1879. 1933 Oberarzt in der LA Neuruppin, verantwortlich für Zwangssterilisation männlicher Patienten der Anstalt. 1942 geschäftsführender Direktor der LA Neuruppin.

Birnbaum, Hugo
* 05.11.1876 Falkenburg, Pommern. Studium an der Universität Leipzig. 1902 Approbation in Freiburg/Br. 1902–09 Assistenzarzt in der Provinzial-Irren-Anstalt Conradstein, Westpreußen. 1909–11 Oberarzt in der Irren-Provinzialanstalt Schwetz, Westpreußen. 1918 Wehrdienst. 1919 Eintritt in den brandenburgischen Provinzialdienst, Oberarzt in der LA Landsberg/Warthe. 1934 NSV. 1935 Antrag auf NSDAP-Beitritt aufgrund Auseinandersetzungen mit NSDAP-Ortgruppenleiter abgelehnt, Ausschluss aus dem RDB; B. legt dagegen bei der Kreisleitung mit folgender Begründung Einspruch ein: „Ich habe mich in jeder Beziehung nationalsozialistisch betätigt und bin nationalsozialistisch gesinnt". 1935 Oberarzt in der LA Görden. 1938 Stellvertreter von Heinze in der LA Görden. 1939 Auszeichnung mit dem Treuedienstehrenzeichen 1. Stufe. 1944 Oberfeldarzt im Reserve-Lazarett Brandenburg-Görden. 1944 Tod nach Herzschlag.

Brand, Walter
* 5.1.1900. 1929–44 Facharzt für Psychiatrie und Neurologie in der Anstalt Hildburghausen. NSDAP. 1950–67 Ärztlicher Direktor des Fachkrankenhauses für Psychiatrie und Neurologie in Teupitz. 1952 und 1961 Vernehmung im Zuge des Ermittlungsverfahrens gegen Johannes Schottky; B. entlastet seinen früheren Chef in Bezug auf Krankenverlegungen in Hildburghausen und gibt gleichzeitig an, selbst einen Krankentransport 1944 geleitet zu haben, ohne dessen Zweck zu kennen.

Brockhausen, Karl
* 21.11.1890 Berlin. 1914–20 Wehrdienst und franz. Kriegsgefangenschaft. 1928-29 freiwilliger Hilfsarzt am Pathologischen Institut der Universität Berlin (Prof. Lubarsch). 1931 Eintritt in den Provinzialdienst als außerplanmäßiger Assistenzarzt in der LA Landsberg/Warthe. 1933 Assistenzarzt in der LA Görden, zuständig für Außenfürsorge in Brandenburg und Prosektur der LA, in dieser Funktion seit 1933 Mitarbeit bei der Deutschen Forschungsanstalt der Psychiatrie in München, einer Einrichtung der Kaiser-Wilhelm-Gesellschaft (Forschungsprojekt an der von Ernst Rüdin geleiteten Genealogisch-Demographischen Abteilung „Psychosen im Rückbildungsalter"). 1934 Ernennung zum Oberarzt, Heirat. 1936 Stellvertreter Heinzes als Landesobmann der Erbbiologischen Landeszentrale. 1937 NSDAP. 1939 Wehrdienst. 1940–1942 Wiederaufnahme des Dienstes in der LA Görden. 1942 Wehrdienst. 1944 Oberarzt und Stellv. Heinzes im Reservelazarett der LA Görden. 1946 freiwilliges Ausscheiden aus der LA Görden wegen „unhaltbarer Zustände", Niederlassung als frei praktizierender Arzt in Rathenow.

Bunke, Heinrich
* 24.07.1914 Wohlde bei Celle. 1937 NSDAP. 1939 Notapprobation. 1940 Arzt in den Vergasungsanstalten Brandenburg (Tarnname „Dr. Rieper") und Bernburg (Tarnname „Dr. Keller"). 1941 Organisation Todt. 1950 Frauenarzt in Celle. 1967 Freispruch wegen „unvermeidbaren Verbotsirrtum" im „T4-Prozeß" vor dem Landgericht Frankfurt. 1971 erneuter Prozess wegen Verhandlungsunfähigkeit ausgesetzt. 1986/87 erneuter Prozess. 1988 Verurteilung durch den Bundesgerichtshof wegen Beihilfe zum Mord an 9 200 Patienten.

Donalies, Gustav
* 18.2.1894 Wilhelmshaven. 1914–1918 Wehrdienst. 1917 Truppenarzt. 1922 Promotion in Berlin. 1936 Assistenzarzt in der LA Potsdam. 1937 NSDAP, NSV, RLB, NSKOV, HJ (als Arzt), RDB. 1937 Assistenzarzt in der LA Eberswalde. 1939 Wehrdienst in Polen, Frankreich und Belgien. 1942 Oberstabsarzt, Facharzt in verschiedenen Kriegslazaretten. 1945 Gefangennahme an der Westfront durch die Amerikaner. 1947 Leitender Arzt in der LA Eberswalde. 1948–61 Ärztlicher Direktor des Krankenhauses für Psychiatrie und Neurologie Eberswalde. 1961 verstorben.

Drechsler, Erich
* 16.06.1903 Debschitz/Gera. Vor 1933 SPD-Mitglied. 1937 Assistent an der Universitätsnervenklinik Jena, Richter am Erbgesundheitsgericht. 1945 KPD/

SED, Kreisarzt in Gera. 1946 Leiter des Thüringer Landesgesundheitsamtes, 1949–74 Leiter der Anstalt Stadtroda, 1963 Vernehmung im westdeutschen Strafverfahren gegen Lemke/Kloos. 1979 gestorben in Gera.

Eberl, Irmfried
* 08.09.1910 Bregenz. 1931 NSDAP in Innsbruck. 1933 Wechsel ins Deutsche Reich. Aushilfe beim Dresdner Hygiene-Museum und als Werksarzt, NSV, NS-Ärztebund. 1940 Direktor der Vergasungsanstalten Brandenburg und Bernburg (Tarnname „Dr. Schneider“). 1942 Kommandant in Treblinka, danach wieder Bernburg. 1948 Suizid in U-Haft Ulm.

Ehlers, Heinrich
* 1883. Bis Ende 1935 Direktor der LA Potsdam (in Vertretung des erkrankten Direktors Försterling). 1936 Ernennung zum Direktor der LA Potsdam. 1938–40 Direktor der LA Teupitz. 1940–45 Direktor der LA Eberswalde. 1945 Verhaftung durch das NKWD, in Internierungshaft verstorben.

Eichler, Lieselotte
* 21.07.1907. 1943 Fachärztin in der LA Hildburghausen. 1945–47 Direktorin der LA Hildburghausen. 1954–71 Direktorin des Bezirkskrankenhaus Görden. 1961 im Bielefelder Rechtshilfeverfahren zusammen mit dem Teupitzer Anstaltsleiter Brand zu ihrem früheren Chef Schottky richterlich vernommen; E. behauptet, es habe während ihrer Dienstzeit keine Krankentransporte gegeben.

Eicke, Werner-Joachim
* 18.06.1911 Berlin. 1939 Militärärztliche Akademie am KWI für Hirnforschung in Berlin, Assistent Hallervordens (Leiter der Prosektur in der LA Görden). Bis Januar 1945 Prosektur, danach kurzzeitig Einsatz als Truppenarzt. 1945 Gefangennahme durch die Rote Armee und Kriegsgefangenschaft. 1946 nach Rückkehr aus der Sowjetunion kurzzeitige Beschäftigung an der inneren Abteilung des Krankenhauses Berlin-Westend, danach Oberarzt in der Universitätsnervenklinik Würzburg. 1947 Oberarzt und Dozent der Universitätsnervenklinik Frankfurt/Main. 1955 außerplanmäßiger Professor. 1955–74 Direktor der Anstalt Marburg-Cappel (Ausscheiden auf eigenen Wunsch). 1988 verstorben.

Fischer, Hans
* 02.10.1910 Mildenau/Krs. Annaberg, Erzgebirge. 1933 NSDAP. 1937–38 Praktikum im Tuberkulosekrankenhaus Treuenbrietzen. 1938 Assistenzarzt in der LA Görden. 1940 wegen gesundheitlicher Probleme Kündigung, diese wird abgelehnt. 1942 Promotion. 1944 Anerkennung als Facharzt für Psychiatrie und Neurologie. 1942 Oberarzt in der LA Görden. 1945–46 kommissarischer Chefarzt der LA Görden. 1946 Kündigung. 1946 praktischer Arzt im Ortsteil Görden der Stadt Brandenburg/Havel. 1950 Arzt am Landes-Tuberkulosekrankenhaus Treuenbrietzen/Mark. 1951 Leiter der Poliklinischen Abteilung für Lungenkrankheiten und Tuberkulose in Brandenburg/Havel; Titel „Verdienter Arzt des Volkes“.

Fischer, Richard
* 22.4.1893 Berlin. 1914–18 Kriegsdienst, danach Studium. 1921–24 Wissenschaftlicher. Assistent am Pharmakologischen Institut der Universität Berlin. 1925–26 praktischer Arzt in Potsdam. 1933 NSDAP, NSV, RLB. 1936–38 stellvertretender Amtsarzt beim Gesundheitsamt Potsdam. 1938-45 Vertrauensarzt der Landesversicherungsanstalt Potsdam, ärztliche Leitung des Zivilkrankenhauses der Strafanstalt Brandenburg. 1945 Arzt der LA Görden. 1945 Oberarzt in der LA Görden. 1946-48 kommissarischer Chefarzt der LA Görden, wegen Belastung auf der Basis „täglicher Kündigung" beschäftigt. 1949 als Vertretung für Dr. Polik an die LA Neuruppin abgeordnet. 1950 Kündigung an der LA Görden.

Gillwald, Max
* 01.11.1877. 1908–37 erst Oberarzt, dann stellvertretender Direktor der LA Eberswalde. 1937 Antrag auf vorzeitige Pensionierung (Ehe mit einer „Nicht-Arierin"). 1940 nimmt nach dem Tod seiner Frau den Dienst wieder auf. 1946–48 Ärztlicher Direktor der LA Eberswalde. 1948 verstorben.

Großmann, Felix
* 21.4.1883.1937–40 Direktor der LA Lübben. 1940 Direktor der LA Teupitz. 1945 Festnahme durch die Rote Armee, wahrscheinlich im Internierungslager verstorben.

Hagemeister, Friedrich (Geburtsdatum unbekannt)
Arzt in der LA Treuenbrietzen. Ab 1937 verantwortlich für Zwangssterilisierungen an männlichen Patienten in der LA Potsdam.

Hallervorden, Julius
* 21.10.1882 Allenberg, Ostpreußen. 1913 Arzt in der LA Landsberg/Warthe. 1929 ebenda, Leiter der Zentralprosektur. 1933 förderndes Mitglied SS. 1934 Referent auf erbbiologischem Kurs in der Berliner Charité. 1936 Umzug in die LA Potsdam, Oberarzt bei Hans Heinze. 1938 Abteilungsleiter Neuropathologie am KWI in Berlin-Buch, als Nichthabilitierter von Hitler zum Professor ernannt. 1937 NSDAP. 1938 Übersiedlung der Anstalt Potsdam (einschließlich der Außenstelle Hallervordens) nach Brandenburg-Görden. 1939 Leiter der Außenabteilung der Militärärztlichen Akademie zur Erforschung der Kriegsschäden des Zentralnervensystems in Berlin-Buch im Range eines Sonderführers. 1944 Ausweichquartier in Dillenburg (Villa Grün). 1949 Abteilungsleiter des Max-Planck-Instituts für Hirnforschung in Gießen (ab 1961 Frankfurt am Main). 1956 Großes Verdienstkreuz. 1965 verstorben in Frankfurt am Main.

Hamann oder Hagemann (Vorname und Geburtsdatum unbekannt)
Ab 1933 verantwortlich für Zwangssterilisierungen männlichen Patienten der LA Neuruppin.

Hebold, Otto
* 27.07.1896. 1933 NSDAP, SA, Sanitätssturmführer, Arzt in der LA Teupitz. 1936 Oberarzt in der LA Eberswalde, in dieser Funktion verantwortlich für

Zwangssterilisierungen an männlichen Patienten. 1940 Abteilungsarzt im Reservelazarett Berlin-Buch, Klinik des KWI für Hirnforschung. 1941–43 „T4"-Gutachter. 1943–45 Stellv. Direktor der LA Eberswalde. 1944–45 Lazarett Brandenburg-Görden, sowjetische Kriegsgefangenschaft. 1945 Niederlassung als praktischer Arzt in Schmetzdorf, dann Kleinwusterwitz. 1952 Übernahme einer größeren Praxis in Lückstedt, leitender Arztes des Landambulatoriums Lückstedt, 1954 Chefarzt des Landambulatoriums Falkenberg/Elster, 1961 Anerkennung als Facharzt „Praktischer Arzt". 1962 Ernennung zum Sanitätsrat. 1964 Verhaftung durch das MfS. 1965 Verurteilung durch das Bezirksgericht Cottbus zu lebenslänglicher Haft. 1975 in Haft verstorben.

Heinze, Hans
* 18.10.1895. 1933 NSDAP. 1934 Leiter der LA Potsdam. 1938 Sachverständiger für Erforschung des Schwachsinns im Kindesalter zur besonderen Betreuung der Abteilung Hallervorden. Ab Nov. 1938 Leiter der LA Görden, Mitglied im Kuratorium des KWI für Hirnforschung. 1939 Dozent an der Friedrich-Wilhelm-Universität in Berlin. 1939 „T4"-Gutachter, neben Ernst Wentzler und Werner Catel einer von drei Gutachter für den „Reichsausschuss zur wissenschaftlichen Erforschung erb- und anlagebedingter Leiden". 1943 außerplanmäßiger Professor in Berlin; Mitarbeit am „Euthanasie"-Gesetz. 1941 Vorsitzender der Deutschen Vereinigung für Kinderpsychiatrie und Heilpädagogik. 1945 Verhaftung durch das NKWD. 1946 Verurteilung zu 7 Jahren Haft durch ein sowjetisches Militärgericht wegen Sterilisation und Tötung von 200 Anstaltsinsassen. 1952 Entlassung aus der Haftanstalt Torgau. 1953 Übersiedlung in den Westen und Assistent in der LA Münster-Marienthal. 1954 Leiter der Jugendpsychiatrischen Klinik beim Niedersächsischen Landeskrankenhaus Wunstorf. 1956–71 strafrechtliche Ermittlungen wegen Beteiligung an „Euthanasie"-Verbrechen. 1998 von der russischen Militärstaatsanwanwaltschaft rehabilitiert aufgrund eines Antrag des Dresdner Hannah-Arendt-Instituts.

Hellwig, Kurt
* 1892. 1933 Arzt in der LA Teupitz, SS-Obersturmführer. 1945 vom NKWD wegen Beteiligung an der „Selektion von Kranken" verhaftet, in Haft verstorben.

Honekamp, Paul
* 08.04.1900. 1935–37 Sterilisationsarzt in der LA Görden

Hussels, Hans
* 31.10.1880. 1933 Arzt in der LA Görden. 1934 Oberarzt in Teupitz. 1935 Direktor der LA Landsberg/Warthe. 1937 Ruhestand.

Illing, Ernst
* 06.04.1904 Leipzig. 1933 NSDAP. 1938 Oberarzt in der LA Görden; Gauhauptstellenleiter für Propaganda im Rassenpolitischen Amt. 1941 Oberarzt der Luftwaffe. 1942 Leiter der Städtischen Kindernervenklinik Wien-Spiegelgrund. 1946 Verfahren vor dem Volksgericht Wien. 1946 Hinrichtung.

Kleine, Franz
* 1906. 1938–45 Oberarzt in der LA Görden, seit ca. 1944 außerdem 1. Abteilungsarzt auf der Psychiatrisch-Neurologischen Abteilung des Reserve-Lazaretts Görden. 1945 Flucht in den Westen.

Klose, Johanna (geb. Brückner)
* 26.01.1914 Halle/Saale. Hitler-Jugend und NSD-Studentenbund. 1934–38 Studium. 1938 Approbation. 1939–42 erst Assistenzärztin, dann Oberärztin in der LA Görden. 1939 Leiterin einer oder mehrerer Sondererziehungsabteilungen innerhalb der Anstalt, in dieser Funktion an der Verlegung jugendlicher Patienten in „Jugend-Schutzlager" beteiligt. Gutachtertätigkeit für Fürsorgeerziehungsbehörde und Erbgesundheitsgerichte. 1940 Heirat mit dem ebenfalls in Görden tätigen Volontärarzt Dr. Alfred Klose. 1942 Kündigung wegen Geburt des ersten Kindes. Nach 1945 Niederlassung im Westen. 1963 Vernehmung im Zuge des Ermittlungsverfahrens gegen Georg Renno. 1964 Vernehmung im Zuge des Ermittlungsverfahrens gegen Hans Heinze.

Lehmann, Lisbeth (verh. Nerdel)
* 3.7.1912 Schkölen, Thüringen. 1937 Approbation und Promotion. Ärztin im Städtischen Wenzel-Hanke-Krankenhaus Breslau. 1938 Assistenzärztin in der LA Görden, beteiligt an der Begutachtung „jugendlicher Erbkranker". 1939 Teilnehmerin eines Fortbildungslehrgangs in der Führerschule der Deutschen Ärzteschaft Alt-Rehse. 1939 Kündigung und Niederlassung als praktische Ärztin, kriegsdienstverpflichtet.

Leupoldt, Curt von
* 22.09.1873 Spremberg, Niederlausitz. 1894 Studium in Berlin. 1897 Promotion. 1908 Eintritt in den Provinzialdienst, Arzt in den LA Teupitz, Görden und Neuruppin. 1919 2. Stellvertretender Direktor der LA Neuruppin. 1929 Oberarzt in der LA Neuruppin. 1931–37 Direktor der LA Lübben, in dieser Funktion verantwortlich für Zwangssterilisierungen männlicher Patienten. 1933 NSDAP, NSV. 1937 verstorben infolge Schlaganfall.

Lochmann, Martha
* 24.09.1912. Oberärztin in der LA Neuruppin. NSDAP. 1945 Oberärztin in der LA Neuruppin. 1947 Nachfolgerin von Medizinalrätin Pusch als Leiterin der Jugend- und Kinderabteilung der LA Görden. In den 1960er Jahren stellvertretende ärztliche Direktorin des Krankenhauses für Neurologie und Psychiatrie Neuruppin.

Lohwasser, Heinz
* 16.08.1900. Arzt in der LA Landsberg/Warthe. 1938 1. Oberarzt in der LA Görden, verantwortlich für Zwangssterilisierungen männlicher Patienten. 1945 Flucht in den Westen. 1963/64 Vernehmung im Zuge der Voruntersuchung gegen Georg Renno.

Meyer, Herbert
* 1901. 1934–36 Arzt in der LA Eberswalde, verantwortlich für Zwangssterilisierungen männlicher Patienten. 1936 kommissarischer Direktor der LA Neuruppin.

Notzke, Edwin
* 1895. Oberarzt in der LA Sorau, zwischenzeitlich LA Potsdam. 1934 Teilnehmer eines erbbiologischen Kurses an der Berliner Charité. 1938 1. Oberarzt in der LA Lübben. 1940 LA Teupitz.

Ottow, Benno
* geb. 14.05.1984. 1933 NSDAP, außerplanmäßiger Professor an der Friedrich-Wilhelm-Universität. Direktor der Landesfrauenklinik Berlin-Neukölln, in dieser Funktion verantwortlich für die Unfruchtbarmachung von Frauen durch Radiumbestrahlung. 1934 kurzzeitig Nachfolger von Kurt Gallus als Landesmedizinalrat der Provinz Brandenburg. 1945 nicht an der Universität zurückgemeldet.

Petzsch, Bruno
* 1876. Obermedizinalrat in der LA Neuruppin. 1940 in Vertretung des Direktors an der Verlegung von Patienten in die Tötungsanstalt Brandenburg beteiligt.

Polik, Franz
* 04.12.1889. Arzt in der LA Neuruppin. 1946 Chefarzt der LA Neuruppin. 1952–57 Ärztlicher Direktor des Krankenhauses für Neurologie und Psychiatrie Neuruppin.

Pusch, Friederike
* 20.06.1905 Staßfurt. Ausbildung als Technische Assistentin an medizinischen Instituten. Studium in Freiburg, Innsbruck, Leipzig. 1933 NSDAP. 1936 Approbation. 1937 Promotion. 1935–38 Assistenzärztin in der LA Potsdam, gemeinsam mit Werner Röhricht Leitung der Sondererziehungsabteilung. 1938 Oberärztin in der LA Görden. 1941 Angestellte des „Reichsausschusses". 1942 Leiterin der „Kinderfachabteilung". 1943 Neurohistologisches Praktikum am KWI für Hirnforschung (Hallervorden). 1945–47 Leiterin der Jugend- und Kinderabteilung der LA Görden. 1947 Versetzung an die LA Neuruppin. 1948 Kündigung. 1949 Universitätsnervenklink Halle. 1958/59 Neuropsychiatrische Abteilung des Allg. Krankenhauses Blankenburg/Harz. 1980 verstorben in Beckendorf/Neindorf.

Röhricht, Werner
* 9.7.1909. 1933 SA. 1935 Approbation. 1936 von Heinze vorgeschlagen für Mitarbeit in der Hauptstelle für Erb- und Rassenpflege: R. habe sich „in seiner parteidienstlichen Stelle in jeder Weise ärztlich und charakterlich bewährt. An seiner politischen Zuverlässigkeit ist nicht zu zweifeln". 1936 Arzt in der LA Potsdam. 1937 Gutachter für Erbgesundheitsgericht Potsdam. 1938 Kündigung und Niederlassung als praktischer Arzt.

Roesen, Leonhard (Geburtsdatum unbekannt)
1929 Direktor der LA Eberswalde. 1935 vorzeitige Pensionierung. 1941 auf Weisung des Oberpräsidenten der Mark Brandenburg „abgeordnet" zur LA Eberswalde. 1943 Wehrdienst.

Rotzinger, Karl-Friedrich
* 16.09.1905. 1933 Assistenzarzt in der LA Lübben, Leiter des Kreisamtes für Rassenpolitik in Lübben. 1944 gestorben.

Schmidt, Paul (Geburtsdatum unbekannt)
1935 Direktor der LA Sorau.

Schmorl, Ernst-Adolf
* 11.03.1906 Dresden. 1932 Arzt in der Anstalt Sonnenstein in Pirna. 1933 NSDAP, Richter am Erbgesundheitsgericht Dresden. 1940/41 Gesundheitsamt Pirna sowie Rückwandererlager auf dem Gelände der Vergasungsanstalt Sonnenstein. 1941 Leiter der Anstalt Waldheim. 1942 Oberarzt auf der Gördener Forschungsstation für „Reichsausschusskinder". 1942–43 (Auflösung der Einrichtung) in 14–4 wöchigem Wechsel mit Johannes Suckow (Leipzig-Dösen) Mitarbeiter am hirnhistopathologischen Forschungsprojekt der Universitätsnervenklinik Heidelberg (Carl Schneider). 1943 Gesundheitsamt Meißen, dann Heil- und Pflegeanstalt Wiesloch. 1951 Oberarzt in der Anstalt Herborn. 1958 Jugendpsychiater und Landesobermedizinalrat in Kalmenhof. 1964 in Wiesbaden verstorben.

Schumacher, Wolfgang
* 19.11.1908. Assistent in der Universitätsnervenklinik Würzburg (Lehrstuhl Werner Heyde). 1941 Arzt in der Anstalt Rostock-Gehlsheim. 1940 „T4"-Gutachter. 1942 Oberarzt auf der Gördener Forschungsstation für „Reichsausschusskinder". 1945 Jugendpsychiatrische Abteilung der Universitätsklinik in Rostock, nach Flucht in den Westen Facharzt für Psychiatrie und Neurologie in Aschaffenburg.

Seele, Elisabeth (geb. Peters)
* 07.07.1910 Köln. Studium in Köln, Innsbruck. 1935 Praktikum im Städtischen Krankenhaus Köln-Deutz (Prof. Wüllenweber), NSV und NS-Frauenschaft. 1936 Eintritt in den Provinzialdienst, Approbation. 1937 außerplanmäßige Assistenzärztin in der LA Görden. 1938 planmäßige Assistenzärztin. 1940 Oberärztin. 1940 Heirat mit dem in der LA Görden tätigen Oberarzt Wolfgang Seele. 1941 Geburt des ersten Kindes. 1945 Kündigung, Zeugnis Heinze vom 10.9.1945 „Während ihrer Beschäftigungszeit hat sie jede Gelegenheit benutzt, ihre Kenntnisse auf dem Gebiete der Diagnostik und Therapie psychiatrischer und neurologischer Erkrankungen zu erweitern und zu vertiefen und sich dazu mit den besonderen heilerzieherischen Fragen auf den von ihr versorgten jugendpsychiatrischen Abteilungen auseinanderzusetzen". Flucht in den Westen, Niederlassung in Bünden/Westfalen. 1945 Vernehmung durch Landgerichtsrat Dr. Düx (Untersuchungsrichter IV am Landgericht Frankfurt am Main) im Zuge der der Voruntersuchung gegen Gerhard Godenschweig.

Sitzler, Karl
* geb. 27.08.1882. 1933 Arzt in der LA Teupitz, verantwortlich für Zwangssterilisierungen männlicher Patienten. 1945–47 zunächst kommissarischer Ärztlicher Direktor, dann Chefarzt der LA Teupitz. 1947 aufgrund Entnazifizierungsbescheids entlassen.

Splieth, Walter (Geburtsdatum unbekannt)
1933–35 Direktor der LA Landsberg/Warthe.

Stecher, Gerda
* 13.01.1911. Studium in Berlin. NSDAP. 1937 Praktikum an der Orthopädischen Klinik der Charité Berlin und dem Kinderkrankenhaus Berlin-Wedding. 1938 Ärztin auf der inneren Abteilung des Krankenhauses Schöneberg. 1939 Ärztin auf der Geburtshilflichen Abteilung der Charité Berlin und der Chirurgischen Abteilung des Achenbach-Krankenhauses Berlin. 1939–45 ärztliche Allgemeinpraxis in Meseritz. 1945–50 erst Assistenz-, dann Oberärztin in der LA Görden. 1949 Abordnung an die LA Neuruppin. 1948 Anerkennung als Fachärztin für Psychiatrie und Neurologie. 1949 Abteilungsärztin. 1950 Kündigung.

Syring, Paul
* 19.05.1884. 1938–45 interimistischer Direktor der LA Landsberg.

Ullrich, Aquilin
* 14.03.1914 Dillingen/Donau. 1933 SA; 1937 NSDAP, Notapprobation. 1940 Vergasungsarzt in Brandenburg (Tarnname „Dr. Schmitt“). Ab Dezember 1940 in der Planungsabteilung der „T4“-Zentrale, Mitarbeit am „Euthanasie“-Gesetz. 1942–43 Arzt am Pathologischen Institut der Universität München. 1946 Bergmann im Saargebiet. 1949 Assistenzarzt in Stuttgart. 1949 Niederlassung als Frauenarzt. 1967 Freispruch durch das Landgericht Frankfurt/Main wegen „unerlaubten Verbotsirrtums“. 1971 erneuter Prozess wegen Verhandlungsunfähigkeit ausgesetzt. 1986/87 erneuter Prozess. 1988 Verurteilung durch Bundesgerichtshof wegen Beihilfe zum Mord an 2.340 Menschen zu 3 Jahren Haft; nach 20 Monaten vorzeitig entlassen. 2001 in einem Stuttgarter Krankenhaus verstorben.

Wüsten, Berta
* 1902. 1933 Ärztin in der LA Teupitz, später LA Sorau. 1945 Ärztin in der LA Neuruppin.

Abbildungsnachweis

Archiv der Landesklinik Brandenburg/Havel: 37, 54, 75, 79, 81, 82, 86, 87, 132, 164, 168, 169, 174, 177
Archiv der Landesklinik Eberswalde: 57, 73, 77, 90, 99, 114, 128, 134, 136, 141, 157, 172, 194, 195, 202
Archiv der Landesklinik Lübben: 110, 137, 160
Archiv der Landesklinik Teupitz: 26, 152, 156, 171, 175
Birck, Harald (Berlin): 31, 47, 92
Brandenburgische Denkmalpflege, Jg. 9, H. 1, Berlin 2000: 12
Brandenburgisches Landesamt für Denkmalpflege und Archäologisches Landesmuseum/Dieter Möller: 33
Brandenburgisches Landeshauptarchiv: 44, 102, 207, 210
Bundesarchiv Berlin: 83, 217, 235
Eichler, Liese-Lotte (Hrsg.): Einführung in die heilpädagogische Arbeit mit geistig schwer und schwerst behinderten Kindern, Berlin 1967: 122, 140
Gropius, Martin: Die Provinzial-Irrenanstalt zu Neustadt-Eberswalde, mit 13 Kupfertafeln und 14 in den Text eingearbeiteten Holzschnitten, in: Zeitschrift für Bauwesen, Jg. 19, 1869, S. 147-194: 16
Hofmeister, Karl-Heinz: 93
Kreisarchiv Eberswalde: 13
Manteuffel, Otto von: Die neue Landes-Irrenanstalt in Teupitz, Berlin 1908: 17
Die Provinzial-Irrenanstalt zu Landsberg a. W., Berlin 1892: 14
Museum im Frey-Haus, Brandenburg/Havel: 27
Psychiatrie, Neurolologie und medizinische Psychologie, Jg. 26, 1 (1974), Leipzig: 165
Ruppiner Kliniken GmbH: Und über allem wacht der Rote Max, Ein Streifzug durch die Geschichte der Ruppiner Kliniken, Neuruppin 2000: 48, 60
Strahl, Magdalena: 52
Viedenz, Franz: Die brandenburgische Landesanstalt Görden bei Brandenburg an der Havel, Düsseldorf o.J. (1931): 22
Wohlfahrtspflege in den brandenburgischen Provinzialanstalten, Düsseldorf o.J. (1931): 23

Abkürzungsverzeichnis

Abt.	Abteilung
Aufl.	Auflage
Ausg.	Ausgabe
BAB	Bundesarchiv in Berlin-Lichterfelde
Bd.	Band
BGL	Betriebsgewerkschaftsleitung
Bl.	Blattnummer
BLHA	Brandenburgisches Landeshauptarchiv in Potsdam
BNK	Bezirksnervenklinik
BSTU	Bundesbeauftragte für die Unterlagen des ehemaligen Staatssicherheitsdienstes der DDR
bzw.	beziehungsweise
CDU	Christlich-Demokratische Union
DDG	Das Deutsche Gesundheitswesen (Fachzeitschrift)
DDR	Deutsche Demokratische Republik
ders.	derselbe
d.h.	das heißt
dies.	dieselben, dieselbe
DNVP	Deutschnationale Volkspartei
Diss.	Dissertation
Dr.	Doktor
DWK	Deutsche Wirtschaftskommission
DZV	Deutsche Zentralverwaltung
DZVG	Deutsche Zentralverwaltung für das Gesundheitswesen
ebd.	ebenda
f., ff.	folgende Seite, folgende Seiten
FDGB	Freier Deutscher Gewerkschaftsbund
GmbH	Gesellschaft mit beschränkter Haftung
GÖ	Archiv der Landesklinik Görden
GStA	Generalsstaatsanwalt
H.	Heft
HAIT	Hannah-Ahrendt-Institut für Totalitarismusforschung
HJ	Hitlerjugend
Hrsg.	Herausgeber
HHStA	Hessisches Hauptstaatsarchiv
HStA	Hauptstaatsarchiv
i.V.	in Vertretung
Jg.	Jahrgang
KPD	Kommunistische Partei Deutschlands
KRD	Kontrollratsdirektive
Krs.	Kreis
KWH	Königs Wusterhausen
KWI	Kaiser-Wilhelm-Institut
LA	Landesanstalt
LASV	Landesamt für Soziales und Versorgung
LDP	Liberaldemokratische Partei
LGA	Landesgesundheitsamt

LPG	Landwirtschaftliche Produktionsgenossenschaft
LStU	Landesbeauftragte für die Unterlagen des Staatssicherheitsdienstes der DDR
MdI	Ministerium des Innern
MfG	Ministerium für Gesundheitswesen
MfS	Ministerium für Staatssicherheit
MGB	sowjetischer Geheimdienst
NDPD	Nationaldemokratische Partei Deutschlands
NKFD	Nationalkomitee Freies Deutschland
NKWD	sowjetischer Geheimdienst
N.L.	Niederlausitz
Nr.	Nummer
NRW	Nordrhein-Westfalen
NS	Nationalsozialismus
NSDAP	Nationalsozialistische Deutsche Arbeiterpartei
NSDÄB	Nationalsozialistischer Deutscher Ärztebund
NSD-Studentenbund	
NSKOV	Nationalsozialistischer Kriegsopferverband
NSV	Nationalsozialistische Volkswohlfahrt
NVA	Nationale Volksarmee
o.Bl.	ohne Blattnummer
o.D.	ohne Datum
PDS	Partei des Demokratischen Sozialismus
PGA	Provinzialgesundheitsamt
PMB	Provinzialverwaltung Mark Brandenburg
Prof.	Professor
Psych. Neuro. med. Psycho.	Psychiatrie, Neurologie und medizinische Psychologie (Fachzeitschrift)
RDB	
Rep.	Repositur
RF	Russische Föderation
RLB	
S.	Seite
SA	Sturmabteilung
SAPMO	Stiftung Archiv der Parteien und Massenorganisationen der DDR
SBZ	Sowjetische Besatzungszone
SD	Sicherheitsdienst
SED	Sozialistische Einheitspartei Deutschlands
SMAB	Sowjetische Militäradministration in Brandenburg
SMAD	Sowjetische Militäradministration in Deutschland
SMT	Sowjetisches Militärtribunal
SPD	Sozialdemokratische Partei Deutschlands
SS	Schutzstaffel
T.	Teil
Tbk	Tuberkulose
TEU	Archiv der Landesklinik Teupitz
u.a.	und andere; unter anderem
v.a.	vor allem
VEG	Volkseigenes Gut
vgl.	vergleiche
VOBl	Verordnungsblatt
vorl.	vorläufig(e)
WHO	World Health Organization, Weltgesundheitsorganisation
Z. ges. Hyg.	Zeitschrift für die gesamte Hygiene
zit.	zitiert
ZK	Zentralkomitee
z.T.	zum Teil